Rationelle Therapie mit Blutkomponenten und Plasmaderivaten (Hämotherapie)

UNI-MED Verlag AG
Bremen - London - Boston

Hellstern, Peter:
Rationelle Therapie mit Blutkomponenten und Plasmaderivaten (Hämotherapie)/Peter Hellstern und
Ulrich Theo Seyfert.-
2. Auflage - Bremen: UNI-MED, 2005
(UNI-MED SCIENCE)
ISBN 3-89599-848-6

© 2000, 2005 by UNI-MED Verlag AG, D-28323 Bremen,
             International Medical Publishers (London, Boston)
             Internet: www.uni-med.de, e-mail: info@uni-med.de
Printed in Europe

UNI-MED. Die beste Medizin.

In der Reihe UNI-MED SCIENCE werden aktuelle Forschungsergebnisse zur Diagnostik und Therapie wichtiger Erkrankungen "state of the art" dargestellt. Die Publikationen zeichnen sich durch höchste wissenschaftliche Kompetenz und anspruchsvolle Präsentation aus. Die Autoren sind Meinungsbildner auf ihren Fachgebieten.

Vorwort und Danksagung

Zellhaltige Blutkomponenten, Plasma und Plasmaderivate sind Arzneimittel, die aus menschlichem Blut oder gentechnologisch hergestellt und unter dem Oberbegriff Hämotherapeutika zusammengefasst werden. Die Präparate sind teilweise knapp und teuer, und ihre Anwendung kann relativ häufig mit teilweise schweren unerwünschten Wirkungen einhergehen. Deshalb sind Herstellung, Vertrieb und Anwendung der Hämotherapeutika in Gesetzen, Verordnungen, Richt- und Leitlinien geregelt. Der behandelnde Arzt muss wissen, dass er Arzneimittel mit hohem Risikopotenzial einsetzt und dabei zahlreiche schwere Fehler begehen kann. Er muss Nutzen und Risiken abwägen und unerwünschte Wirkungen minimieren können. Dies setzt eingehende Kenntnisse nicht nur der Indikationen und Kontraindikationen, sondern auch der Besonderheiten der Herstellung, Zusammensetzung, Haltbarkeit und praktischen Anwendung der Präparate voraus.

Dieses Buch soll den Erfordernissen an eine rationelle Hämotherapie in Klinik und Praxis Rechnung tragen. In zwei vorangestellten Kapiteln werden die Herstellung von Hämotherapeutika und Grundprinzipien ihrer Anwendung dargestellt. Anschließend werden die einzelnen Präparate beschrieben. Diese Kapitel beinhalten die pharmazeutischen und pharmakologischen Eigenschaften, praktische Gesichtspunkte zur Anwendung und Dosierung, Indikationen, Kontraindikationen sowie unerwünschte Wirkungen der Präparate. Die klinikbezogene Darstellung der Differenzialtherapie wichtiger angeborener und erworbener Hämostasestörungen in den folgenden Kapiteln soll dem Arzt eine praxisorientierte Hilfe an die Hand geben, um diese Krankheitsbilder bzw. Syndrome rationell behandeln zu können. Die Indikationen wurden gemäß den Prinzipien der Evidenz-basierten Medizin in 5 Qualitätskategorien eingeteilt, die in Kapitel 2.4. erläutert werden. Besonderer Wert wurde auf aktuelle Literaturverzeichnisse gelegt, die allgemeine und spezielle Literatur zur Vertiefung des Wissens enthalten. In vielen Kapiteln finden sich Hinweise auf häufig vorkommende Fehler und Maßnahmen ihrer Vermeidung.

Wir würden uns freuen, wenn uns die Leser dieses Buches ihre Kritik und ihre Anregungen mitteilen würden (E-mail: iht@medicusnet.de).

Unser Dank gilt allen Koautoren, die uns wiederum mit großem Engagement bei der zügigen Erstellung dieses Buches geholfen haben, sowie dem Verlag für die hervorragende, didaktisch sehr positive Ausstattung des Buches. Frau Gerlinde Stelzer sei für die wertvolle Hilfe bei der Gestaltung von Abbildungen herzlich gedankt. Schließlich danken wir unseren Familien für das Verständnis, dass gemeinsame Freizeit ausfallen musste, um dieses Buch verfassen zu können.

Ludwigshafen, im Juli 2005

Peter Hellstern
Ulrich Seyfert

Autoren

Dr. Norbert Ahrens
Institut für Transfusionsmedizin
Charité Campus Virchow Klinikum
Augustenburger Platz 1
13353 Berlin

Kap. 1.1., 1.2., 3.1., 3.2.

Dr. Raoul Bergner
Medizinische Klinik A
Klinikum der Stadt Ludwigshafen am Rhein gGmbH
Bremserstraße 79
67063 Ludwigshafen

Kap. 4.1.

Prof. Dr. Joachim Boldt
Klinik für Anästhesiologie und Operative Intensivmedizin
Klinikum der Stadt Ludwigshafen am Rhein gGmbH
Bremserstraße 79
67063 Ludwigshafen

Kap. 4.1.

Priv. Doz. Dr. Hermann Eichler
DRK-Blutspendedienst Baden-Württemberg-Hessen gGmbH
Institut für Transfusionsmedizin und Immunhämatologie
Friedrich-Ebert-Straße 107
68167 Mannheim

Kap. 1.3., 1.5., 3.3.

Prof. Dr. Peter Hellstern
Institut für Hämostaseologie und Transfusionsmedizin
Klinikum der Stadt Ludwigshafen am Rhein gGmbH
Bremserstraße 79
67063 Ludwigshafen

Kap. 1.4., 1.5., 2, 4.2., 5.1., 5.2., 5.4., 5.6., 5.7., 5.10., 7., 9.2.

Prof. Dr. Harald Klüter
DRK-Blutspendedienst Baden-Württemberg-Hessen gGmbH
Institut für Transfusionsmedizin und Immunhämatologie
Friedrich-Ebert-Straße 107
68167 Mannheim

Kap. 1.3., 1.5., 3.3.

Dr. Markus Müller
DRK-Blutspendedienst Baden-Württemberg-Hessen gGmbH
Institut für Transfusionsmedizin und Immunhämatologie
Sandhofstraße 1
60528 Frankfurt

Kap. 9.3.

Prof. Dr. Gerhard Pindur
Institut für Klinische Hämostaseologie und Transfusionsmedizin
Universitätsklinikum des Saarlandes
66421 Homburg-Saar

Kap. 2.3., 5.3., 5.7, 5.8., 5.9., 5.10., 9.1., 9.4., 10.

Prof. Dr. Abdulgabar Salama
Institut für Transfusionsmedizin
Charité Campus Virchow Klinikum
Augustenburger Platz 1
13353 Berlin

Kap. 1.1., 1.2., 3.1., 3.2.

Prof. Dr. Erhard Seifried
DRK-Blutspendedienst Baden-Württemberg-Hessen gGmbH
Institut für Transfusionsmedizin und Immunhämatologie
Sandhofstraße 1
60528 Frankfurt

Kap. 9.3.

Prof. Dr. Ulrich T. Seyfert
Institut für Hämostascologic und Transfusionsmedizin
Klinikum der Stadt Ludwigshafen am Rhein gGmbH
Bremserstraße 79
67063 Ludwigshafen

Kap. 1.6., 2.3., 5.3., 5.5., 5.7, 5.8., 5.9., 6., 9.1., 9.4.,10.

Prof. Dr. Michael Uppenkamp
Medizinische Klinik A
Klinikum der Stadt Ludwigshafen am Rhein gGmbH
Bremserstraße 79
67063 Ludwigshafen

Kap. 8.

Inhaltsverzeichnis

9.   Substitution mit gerinnungsaktiven Hämotherapeutika bei erworbenen Hämostasestörungen   196

10.   Substitution mit gerinnungsaktiven Hämotherapeutika bei angeborenen Hämostasestörungen   224

Herstellung von Hämotherapeutika

1. Herstellung von Hämotherapeutika

Blutprodukte sind Arzneimittel, deren Herstellung und Anwendung nationalen und internationalen Regularien unterliegen [1-4]. Diese richten sich nach dem aktuellen wissenschaftlichen Kenntnisstand und dienen dazu, die Qualität und Sicherheit bei der Versorgung der Patienten stetig zu verbessern. Daher ist die Berücksichtigung aller Angaben und Festlegungen der nationalen Regularien absolut erforderlich, sowohl im Herstellungs- als auch im Anwendungsbereich.

1.1. Präparate zur Erythrozyten-substitution

Für die Therapie einer Anämie werden Erythrozyten von Blutspendern verwendet, die in einem Lagerungspuffer suspendiert sind. Künstliche Sauerstoffträger stellen aufgrund des Nebenwirkungsspektrums und ihrer kurzen Halbwertszeit derzeit keine Alternative dar [5]. Blut aus Zellkulturen kann zur Zeit noch nicht in therapeutisch anwendbaren Mengen hergestellt werden.

Erythrozytenkonzentrate (EK) werden aus frisch abgenommenem Vollblut oder durch Apherese mit Zellseparatoren von Blutspendern gewonnen. Bei einer **Vollblutspende** werden 450-500 ml Blut mit einem Zitratpuffer (CPD, Citrat-Phosphat-Dextrose, ggf. mit Adenin) in einem geschlossenen Beutelsystem gemischt. Vollblutspenden werden in die einzelnen Komponenten (Erythrozyten, Plasma und eventuell Thrombozyten) fraktioniert. Bei der **Apheresespende** erfolgt die Auftrennung maschinell während der Spende. Es können ausschließlich Erythrozyten (1-2 EK, Erythrozytapherese) oder mehrere Blutkomponenten gleichzeitig gewonnen werden (Erythrozyten, Thrombozyten, Plasma) [2].

1.1.1. Selektion der Spender

Jeder gesunde Mensch kann im Alter zwischen 18-68 Jahren (Erstspender bis 60 Jahre) freiwillig Blut spenden. Für die Zulassung und Freigabe der Blutspende werden eine Vielzahl von Parametern beachtet, u.a. die Mindestkonzentrationen von Hämoglobin (125 g/l bei Frauen und 135 g/l bei Männern), Quarantänezeiten der Spender nach Exposition gegenüber Infektionsrisiken, getestete Infektionsparameter (mindestens Syphilis, HBV, HCV, HIV) sowie eine körperliche Untersuchung (Tab. 1.1).

Maßnahmen zur Verhinderung transfusionsbedingter Infektionen	
Infektion	**Maßnahme**
New variant Creutzfeldt-Jakob disease, nvCJD	Ausschluss von Spendern mit Risikoexposition (Gabe von zellhaltigen Blutprodukten oder Op in Großbritannien und Nordirland oder längerer Aufenthalt nach 1980 in diesen Ländern); Ausschluss von Spendern mit Dura- oder Kornea-Transplantaten
Human immunodeficiency virus, HIV	anti-HIV1+2 Testung und HIV-PCR, Untersuchung jeder Spende, Ausschluss potenziell infektiöser Spender (Risikogruppen)
Hepatitis-B-Virus, HBV	Ausschluss wenn • HbsAg positiv oder • anti-HBc positiv und anti-HBs < 100 IE/l oder • anti-HBc positiv und HBV-DNA positiv
Hepatitis-C-Virus, HCV	Anti-HCV Testung und HCV-PCR, Untersuchung jeder Spende, Ausschluss potenziell infektiöser Spender (Risikogruppen)
West Nile Virus	Rückstellung potenziell infizierter Spender (in Abhängigkeit von der Reiseanamnese)
Severe acute respiratory syndrome virus, SARS	Rückstellung potenziell infizierter Spender (in Abhängigkeit von der Reiseanamnese)
Bakterielle Erkrankungen	Rückstellung von Spendern mit eventueller Bakteriämie
Syphilis	Testung jeder Spende, Quarantäne potenziell infizierter Spender
Malaria und andere Parasitosen	Rückstellung potenziell infizierter Spender (in Abhängigkeit von der Reiseanamnese oder Herkunft aus einem Malaria-Endemiegebiet)

Tab. 1.1: Maßnahmen zur Verhinderung transfusionsbedingter Infektionen.

1.1.2. Leukozytendepletierte Erythrozytenkonzentrate in Additivlösung

EK und Thrombozytenkonzentrate werden in Deutschland generell leukozytendepletiert hergestellt und enthalten weniger als 10^6 Leukozyten pro Präparat (☞ Kap. 3.1.).

Die Anwendung leukozytendepletierter Produkte führt zu einer geringeren Immunisierung gegen Leukozytenantigene (HLA-Antigene). Die Übertragung zellständiger Viren (Zytomegalievirus, CMV; Human herpesvirus 8, HHV-8; Human T lymphotropic virus I/II, HTLV-I/II) wird weitgehend vermieden [6].

1.1.3. Bestrahlte, gewaschene, tiefgefrorene Erythrozytenkonzentrate

1.1.3.1. Bestrahlte Erythrozytenkonzentrate

EK für immunkompromittierte Patienten müssen bestrahlt werden. Die erforderliche Dosis, 30 Gy im Mittel und an keiner Stelle unter 25 Gy, kann in einer Cäsium-Quelle (Cs^{137}) oder, in strahlentherapeutischen Kliniken, mittels Cobalt oder Linearbeschleuniger erreicht werden. Für die Bestrahlung von EK und anderen Blutprodukten ist eine Zulassung durch das Paul-Ehrlich-Institut (PEI) erforderlich. Da die Bestrahlung den Lagerungsschaden der Erythrozyten verstärkt, ist die Haltbarkeit gegenüber unbestrahlten Produkten verkürzt [2].

1.1.3.2. Gewaschene Erythrozytenkonzetrate

EK enthalten geringe Mengen Restzellen (Thrombozyten und Leukozyten) und Plasma (☞ Kap. 3.1.2.). Diese können durch Waschen im funktionell geschlossenen System weitestgehend entfernt werden. Nach dem Waschen müssen diese Erythrozyten unverzüglich transfundiert werden.

1.1.3.3. Kryokonservierung

EK mit seltenen Blutgruppen können bei -80 °C über Jahrzehnte kryokonserviert gelagert werden. Das Einfriermedium basiert auf Glyzerin, das nach dem Auftauen im funktionell geschlossenen System ausgewaschen wird [7].

1.1.4. Eigenblut und leukozytendepletiertes Vollblut

Eigenblutspenden erlangten Anfang der 90-iger Jahre an Bedeutung, als die heutigen infektiologischen Testmöglichkeiten noch nicht zur Verfügung standen. Mit steigender Infektionssicherheit treten Eigenblutspenden zunehmend in den Hintergrund.

Generell müssen Eigenblutspenden jedem Patienten angeboten werden, für den eine Operation geplant ist, bei der EK-Transfusionen in einer Wahrscheinlichkeit von mindestens 10 % zu erwarten sind. Die autologe Hämotherapie ist insbesondere für Patienten vor elektiven Eingriffen bedeutsam, für die aufgrund von besonderen Antikörpern keine EK verfügbar sind.

Durch Eigenbluttransfusion kann die Übertragung von Infektionskrankheiten und die Immunisierung gegen Blutgruppenantigene vermieden werden.

Nebenwirkungen, die durch die Anwendung von Eigenblut nicht vermieden werden können, sind nicht-hämolytische Transfusionsreaktionen und insbesondere logistische Fehler.

Während der Spende treten vasovagale Reaktionen, kardiale und andere Nebenwirkungen bei Eigenblutspendern häufiger auf als bei Gesunden und können zu einer 12-fach höheren Hospitalisierungsrate führen [8].

1.1.4.1. Präoperative Eigenblutspende

Die Patienten sollten 5-6 Wochen vor dem Eingriff mit den Eigenblutspenden beginnen, um die Erythropoese zu stimulieren. Die begleitende Gabe von Eisenpräparaten wird empfohlen, zumindest wenn ein Eisenmangel vorliegt. Die gespendeten autologen Erythrozyten werden bis zur Operation nicht vollständig durch die Hämatopoese ersetzt. Die Gabe von Erythropoietin ist nur bei Patienten mit klinisch relevanten Antikörpern indiziert, die mit allen verfügbaren Erythrozytenpräparaten reagieren.

Folgende **Kontraindikationen** müssen für Eigenblutspenden beachtet werden:

- Erythropathien, z.B. Membrandefekte, Sichelzellanämie
- Akute Infektionen mit der Möglichkeit der hämatogenen Streuung

- Verdacht auf infektiöse Magen-Darm-Erkrankungen oder fokale Infektionen

- Zustand nach Myokardinfarkt vor weniger als 3 Monaten

- Instabile Angina pectoris, relevante koronare Hauptstammstenose, klinisch wirksame Aortenstenose

- Unklare Synkopen

- Dekompensierte Herzinsuffizienz

- Therapierefraktärer Hypertonus

- Respiratorische Globalinsuffizienz

- Hb < 110-115 g/l (6,8-7,1 mmol/l)

- Schwangerschaft

Autologe EK werden aus Vollblut, das zumindest leukozytendepletiert werden muss und ggf. auch in EK und GFP fraktioniert werden kann, oder durch Apherese gewonnen. Eigenblutprodukte müssen mit Namen, Vornamen und Geburtsdatum des Patienten sowie mit der Bezeichnung "Eigenblut" gekennzeichnet werden. Die Angabe der Blutgruppe kann entfallen. Im Gegensatz zu allogenen EK muss die AB0-Blutgruppe nicht nur vom Patienten, sondern auch vom EK unmittelbar vor Transfusion kontrolliert werden (**Bedside-Test**).

Eigenblut, das nicht verwendet wird, darf nicht für andere Patienten ausgegeben werden.

1.1.4.2. Akute perioperative normovolämische Hämodilution

Bei der akuten präoperativen Hämodilution spenden die Patienten unmittelbar vor der Operation Eigenblut, das eine Haltbarkeit von 6 h hat. Das gespendete Blutvolumen wird durch Infusion z.B. kristalloider oder kolloidaler Lösungen ersetzt. Wenn Eigenblut direkt am Patienten verbleibt, ist die Bestimmung der AB0-Blutgruppe vor der Transfusion nicht vorgeschrieben.

Zu den Vorteilen dieses Verfahrens zählt die Anwendbarkeit auch bei Patienten, bei denen keine geplanten Eigenblutspenden möglich sind. Zudem weist dieses Blut bei der Transfusion keinen Lagerungsschaden auf. Die perioperative normovolämische Hämodilution ist im Vergleich zur geplanten Eigenblutspende deutlich weniger aufwändig.

Dieses Verfahren kann nicht bei jedem Patienten angewendet werden und kann eine Fremdbluttransfusion nicht verhindern.

1.1.4.3. Verwendung von Wund- oder Drainageblut

Unter sterilen Bedingungen abgesaugtes Blut aus dem operativen Wundbereich oder Drainageblut wird bei bestimmten Operationen und Patienten nach Filtern und ggf. Waschen dem Patienten innerhalb von 6 h retransfundiert. Dieses Verfahren wird am meisten bei herz- und thoraxchirurgischen sowie orthopädischen Eingriffen verwendet. Die Verwendung von Wundblut ist nicht angezeigt bei abdominellen Eingriffen oder Eingriffen in anderen potenziell infektiösen Bereichen. Die Nachteile dieses Verfahrens sind das Risiko einer massiven Gerinnungsaktivierung und eine mögliche Kontamination mit Tumorzellen bei onkologischen Patienten.

1.1.5. Lagerung

Die Lagerung der Erythrozyten erfolgt in einer Stabilisatorlösung (SAG-M, PAGGS-M, Adsol u.a.), so dass EK bis zu 49 Tage bei 4 ± 2 °C haltbar sind. Für die Lagerung müssen Kühlschränke mit kontinuierlicher Temperaturregistrierung und -überwachung verwendet werden. Der Transport muss bei 1-10 °C erfolgen. Die **Kühlkette** darf nicht unterbrochen werden.

Die Lagerfähigkeit von Erythrozyten ist durch komplexe Veränderungen begrenzt, die in ihrer Gesamtheit als "Lagerungsschaden" bezeichnet werden [9]. Dieser beinhaltet u.a. eine abnehmende Verformbarkeit, Freisetzung von Inhaltsstoffen (Kalium, LDH, Hämoglobin), Abnahme des intrazellulären ATP und Verlust des intrazellulären 2,3-Diphosphoglyzerols (2,3-DPG) mit Linksverschiebung der Sauerstoffbindungskurve. Die lagerungsbedingten Veränderungen sind nach Transfusion vor Ablauf der Haltbarkeit innerhalb weniger Tage reversibel [10].

Der für die Herstellung von Blutbeuteln meist verwendete Plastikweichmacher Di-(2-ethylhexyl)phthalat (DEHP) ist nicht wasserlöslich und wird in Abhängigkeit vom Lipidgehalt und von der Lagerzeit zum geringen Teil freigesetzt. Toxische und karzinogene Wirkungen ließen sich bisher nur in Tierversuchen und nur nach Gabe hoher Dosen feststellen [9].

1.2. Thrombozytenkonzentrate

1.2.1. Selektion der Spender

Thrombozytenkonzentrate werden von gesunden Spendern entweder aus Vollblutspenden oder durch Thrombozytapherese gewonnen. Für die Zulassung zur Apheresepende gelten im Wesentlichen die gleichen Regelungen wie für Vollblutspender (☞ Kap. 1.1.1.).

1.2.2. Thrombozytenkonzentrate aus Vollblut

Aus Vollblutspenden können Thrombozyten gewonnen werden, indem nach der ersten Zentrifugation (Trennung von Erythrozyten und Plasma) eine zweite Zentrifugation (Buffy coat; Trennung von Thrombozyten und Leukozyten) folgt und die Thrombozyten von 4-6 AB0-gleichen Spenden anschließend gepoolt werden. Die Leukozytendepletion wird durch einen zusätzlichen Filtrationsschritt erreicht (☞ Abb. 1.1).

1.2.3. Thrombozytapheresekonzentrate

Bei der Thrombozytapherese werden von einem einzelnen Spender 1-3 Thrombozytenkonzentrate in einer Sitzung gewonnen. Die Leukodepletion erfolgt in der Regel während der Separation.

Die Produkt-Spezifikationen sind entsprechend den für Deutschland gültigen Richtlinien [2] in Kap. 3.2. wiedergegeben.

1.2.4. Bestrahlte Thrombozytenkonzentrate

Die Proliferation restlicher Lymphozyten in Thrombozytenkonzentraten (TK) wird durch Bestrahlung mit 30 Gy unterbunden. Analog zu anderen Blutprodukten ist für die Bestrahlung von TK eine Zulassung durch das Paul-Ehrlich-Institut erforderlich.

1.2.5. Lagerung

Thrombozytenkonzentrate werden in gasdurchlässigen Beuteln bei 22 ± 2 °C unter gleichförmiger Bewegung bis zu 5 Tage gelagert. Neuere Systeme sollen eine Lagerfähigkeit bis zu 7 Tagen erlauben. Bei niedrigeren Temperaturen ist mit einem Funktionsverlust der Thrombozyten zu rechnen, und ohne Bewegung ist die erforderliche Sauerstoffversorgung nicht gewährleistet. Intakte Thrombozy-

ten zeigen in der optischen Kontrolle eine Fischschwarm-artige Wölkchenbildung, "swirling" genannt.

Literatur

1. Gesetz zur Regelung des Transfusionswesens (Transfusionsgesetz) 2005. www.pei.de

2. Richtlinien zur Gewinnung von Blut und Blutbestandteilen und zur Anwendung von Blutprodukten (Hämotherapie). Bundesgesundheitsbl - Gesundheitsforsch - Gesundheitsschutz 2000, 43: 555-589. Neuformulierung 2003: Dt. Ärzteblatt 101(5):A299.

3. Richtlinie 2002/98/EG des Europäischen Parlaments und des Rates vom 27. Januar 2003 zur Festlegung von Qualitäts- und Sicherheitsstandards für die Gewinnung, Testung, Verarbeitung, Lagerung und Verteilung von menschlichem Blut und Blutbestandteilen und zur Änderung der Richtlinie 2001/83/EG 2003,L33/30-40:L33/30.

4. Leitlinien zur Therapie mit Blutkomponenten und Plasmaderivaten. Köln: Deutscher Ärzte-Verlag, 2003.

5. Dinkelmann S and Northoff H: Künstliche Sauerstoffträger - eine kritische aktuelle Analyse. *Anasthesiol Intensivmed Notfallmed Schmerzther* 2003; **38**:47-54.

6. Pamphilon DH, Rider JR, Barbara JA and Williamson LM: Prevention of transfusion-transmitted cytomegalovirus infection. *Transfus Med* 1999; **9**:115-123.

7. Rowe AW: Cryopreservation of red cells by freezing and vitrification - some recollections and predictions. *Infus Ther Transfus Med* 2002**29**:25-30.

8. Brecher ME and Goodnough LT: The rise and fall of preoperative autologous blood donation. *Transfusion* 2001;**41**:1459-1462.

9. Högman CF and Meryman HT: Storage parameters affecting red blood cell survival and function after transfusion. *Transfus Med Rev* 1999;**13**:275-296.

10. Hamasaki N and Yamamoto M: Red blood cell function and blood storage. *Vox Sang* 2000;**79**:191-197.

1.3. Präparate zur Therapie mit Leukozyten

1.3.1. Selektion der Spender

Blutpräparate zur Therapie mit Leukozyten werden heute fast ausschließlich mit maschinellen Verfahren gewonnen, die als präparative Hämapheresen bezeichnet werden. Darunter sind Sammlungstechniken zu verstehen, die die Auftrennung des Spenderblutes in verschiedene Bestandteile unmittelbar während der Spende ermöglichen. Dabei führt der Einsatz sog. Zellsepa ratoren dazu, dass die zur Sammlung vorgesehenen Blutkomponenten von den nicht benötigten Blutbestandteilen getrennt und in Sammelbeuteln aufgefangen werden. Alle anderen Blutbestandteile werden dem Spender sofort wieder zugeführt. Zu diesem Zweck wird der Spender an den geschlossenen, extrakorporalen Kreislauf des Apheresegerätes angeschlossen, wobei das im Kreislauf des Gerätes befindliche Spenderblut antikoaguliert werden muss. Im Vergleich zur Vollblut-Spende werden bei präparativen Hämapheresen prinzipiell höhere Anforderungen an die Kooperation und die peripheren Venenverhältnisse des Spenders gestellt.

Neben der Notwendigkeit einer speziellen Spenderaufklärung über denkbare Risiken einer Zellseparator-Spende sowie besondere Eignungsuntersuchungen ist in den Hämotherapie-Richtlinien der Bundesärztekammer darüber hinaus die erlaubte Spendenanzahl pro Jahr sowie die Abstände zwischen zwei aufeinander folgenden präparativen Hämapheresen festgelegt [1].

1.3.2. Granulozytenkonzentrate

Granulozyten-Präparate werden stets gerichtet für einen individuellen Patienten hergestellt. Die Spender werden 8-16 h vor der Apherese mit Glukokortikoiden oder Granulozyten-Kolonie-stimulierendem-Faktor (G-CSF) medikamentös konditioniert. Im Rahmen einer präparativen Hämapherese lassen sich bei diesen Spendern durch die Verwendung des Sedimentationsbeschleunigers Hydroxyethylstärke bis zu 10×10^{10} Granulozyten gewinnen. Bei einer Spendezeit von ca. 2-3 h wird dabei ein extrakorporales Gesamt-Blutvolumen von ca. 7 Litern aufgearbeitet. Als Spender-Auswahlkriterien ist neben einer AB0- und Rhesus (D)-Kompatibilität zum Patienten eine negative Leukozyten-Kreuzprobe im lymphozytotoxischen Test notwendig, ggf. auch im Granulozyten-Immunfluoreszenztest und -Agglutinationstest. Darüber hinaus sollten die Gesichtspunkte einer HLA- und ggf. Granulozyten-Antigenkompatibilität zwischen Spender und Patient grundsätzlich berücksichtigt werden, wobei auch die klinische Situation und eine ggf. bestehende Vorimmunisierung des Empfängers eine wichtige Rolle spielt. Des Weiteren sollten nur CMV-seronegative Spender für die Granulozyten-Spende ausgewählt werden. Durch den hohen Gehalt an Lymphozyten

ist die Gefahr einer sogenannten transfusionsassoziierten Spender-gegen-Empfänger-Reaktion (transfusion-associated graft versus host disease, TA-GVHD) nach Granulozyten-Transfusion gegeben. Zur Vermeidung einer TA-GVHD werden Granulozyten-Präparate daher obligat mit einer Dosis von 30 Gy bestrahlt. Granulozyten-Präparate sind prinzipiell nicht lagerfähig. Da sie zum Erhalt der Zellfunktion der Granulozyten auch nicht gekühlt werden dürfen, erfolgt der Transport und die Aufbewahrung ohne Agitation bei Raumtemperatur.

1.3.3. Hämatopoetische Vorläufer-Zellen

Der überwiegende Anteil der klinisch eingesetzten autologen und allogenen Blutstammzell-Transplantate wird aus Stammzellen des peripheren Blutes gewonnen. Der autologe oder allogene Spender wird in der Regel über 5 Tage mit G-CSF konditioniert. Im Unterschied zur klassischen Knochenmark-Entnahme kann die Sammlung von peripheren Blutstammzellen innerhalb einer Spendezeit von ca. 3-4 h ohne Narkose des Spenders am Zellseparator durchgeführt werden. Die Zellen sind dabei in einem Endproduktvolumen von 150-300 ml Spenderplasma resuspendiert. Die Kontamination mit Thrombozyten liegt bei ca. 1-$1,5 \times 10^{11}$ pro Präparat [2]. Autologe Blutstammzell-Präparate werden nach der Gewinnung zumeist kryokonserviert und in Tanks mit Flüssig-Stickstoff dauerhaft eingelagert. Durch die vor dem Einfrieren erfolgte Zumischung von 5-10 Vol. % Dimethylsulfoxid zum Präparat zeigen die Stammzellen nach dem Auftauen auch nach monatelanger Lagerung bei unter -135 °C eine hohe Vitalität von > 90 %.

1.3.4. Lymphozyten

Die Gewinnung von allogenen Lymphozyten zur Induktion eines Spender-gegen-Leukämie (*graft versus leukemia*, GvL)-Effekts im Rahmen einer adoptiven Immuntherapie wird ebenfalls mittels präparativer Hämapherese realisiert. Lymphozyten-Präparate werden dabei von solchen Spendern gewonnen, die bereits zuvor die hämatopoetischen Stammzellen für den betroffenen Patienten gespendet hatten. Die Spender dürfen zu diesem Zweck jedoch nicht mit G-CSF konditioniert werden. Die Spendezeit beträgt dabei ca. 1-2 h. Zumeist werden die Lymphozyten aus dem Aphereseprodukt durch einen weiteren Präparationsschritt angereichert, portioniert und bis zur Applikation kryokonserviert.

1.3.5. Antigen-spezifische Lymphozyten

Das Ausgangsprodukt für die Isolierung Antigenspezifischer Lymphozyten wird ebenfalls mittels präparativer Hämapherese gewonnen. Die Vorgehensweise entspricht dabei der Sammlung von allogenen Lymphozyten.

1.3.6. Antigen-präsentierende Zellen

Dendritische Zellen (DCs) sind in der Lage, Fremd-Antigene aufzunehmen, zu prozessieren und den T-Lymphozyten über HLA-Moleküle zu präsentieren. Dies kann zu einer Aktivierung der beteiligten T-Zellen führen. Aufgrund dieser physiologischen Funktion stellen DCs eine interessante Gruppe von Zellen dar, die schon experimentell im Rahmen von neuen Strategien zur zellulären Immuntherapie eingesetzt werden. Als Ausgangsprodukt für die Herstellung von Präparationen autologer dendritischer Zellen werden heute zumeist Monozyten-Fraktionen oder periphere Blutstammzellen eingesetzt, die ihrerseits aus Apherese-Präparaten von Patienten gewonnen werden. Im Rahmen einer präparativen Hämapherese von 3-4 h Dauer wird dabei ein extrakorporales Gesamt-Blutvolumen von ca. 12 Litern aufgearbeitet. Das Apherese-Präparat zeigt hierbei einem Monozyten-Anteil von ca. 30 % [3]. Im Anschluss an einen Aufreinigungsschritt der CD14+ Monozyten erfolgt dann die Generierung der dendritischen Zellen in einem mehrtägigen, aufwändigen Zellkulturverfahren. Nur ein kleiner Teil der kultivierten Monozyten entwickelt sich dabei phänotypisch und funktionell zu reifen dendritischen Zellen. Diese werden nach Abschluss der Zellkultur portioniert und kryokonserviert. In der Regel reicht die Anzahl der kultivierten DCs aus einer Apherese-Spende aus, um eine komplette Immunvakzinierung beim Patienten durchzuführen.

Literatur

1. Vorstand und Wissenschaftlicher Beirat der Bundesärztekammer. Leitlinien der Bundesärztekammer zur Therapie mit Blutkomponenten und Plasmaderivaten. 3, Auflage, Köln: Deutscher Ärzte-Verlag, 2003.Verfügbar in: www.bundesaerztekammer.de

2. Moog R. Harvesting of CD34 antigen-expressing cells with a new programme for the collection of mononuclear cells with use of the Amicus (Baxter) blood cell separator. Transfus Med 2002;12:367-71.

3. Nguyen XD, Eichler H, Sucker A et al. Collection of autologous monocytes for dendritic cell vaccination therapy in metastatic melanoma patients. Transfusion 2002; 42:428-32.

1.4. Herstellung von Plasma und Plasmaderivaten

1.4.1. Selektion der Plasmaspender

Zur Minimierung des Risikos der Übertragung von Infektionen werden die Spender anlässlich jeder Spende einer Reihe von Prüfverfahren unterzogen. Folgende Gesetze, Richtlinien und Bekanntmachungen schreiben diese Untersuchungen zwingend vor:

- Gesetz zur Regelung des Transfusionswesens (Transfusionsgesetz) [1]

- Richtlinien der Bundesärztekammer und des Paul-Ehrlich-Instituts zur Gewinnung von Blut und Blutbestandteilen und zur Anwendung von Blutprodukten (Hämotherapie) [2]

- Richtlinien der Bundesärztekammer und des Paul-Ehrlich-Instituts für die Herstellung von Plasma für besondere Zwecke (Hyperimmunplasma) [3]

- Empfehlungen des Europarates zur Herstellung, Anwendung und Qualitätssicherung von Blutkomponenten [4]

- Stufenpläne und Bekanntmachungen des Paul Ehrlich-Instituts zur Abwehr von Arzneimittelrisiken [1]

- Voten des Arbeitskreises Blut [5]

Die Prüfverfahren umfassen **Anamnese, orientierende körperliche Untersuchung** und **Laboratoriumsuntersuchungen**. Die **Anamnese** wird mit einem Fragebogen erhoben, der alle in den obigen Verordnungen und Richtlinien angeführten Kriterien für einen dauerhaften oder zeitlich begrenzten Ausschluss von der Spende beinhaltet. Diese Kriterien umfassen

- transfusionsmedizinisch relevante Infektionskrankheiten des Spendewilligen selbst

- Infektionskrankheiten in der Umgebung des Spendewilligen, mit der Gefahr eines erhöhten Infektionsrisikos für den Spendewilligen
- Situationen, die mit einem erhöhten Infektionsrisiko einhergehen
- die Abschätzung der Zuverlässigkeit des Spendewilligen.

Hinsichtlich des Infektionsrisikos soll die **orientierende körperliche Untersuchung** Hinweise auf Zugehörigkeit zu Risikogruppen ergeben, z.B. Einstiche im Bereich der größeren Körpervenen als Hinweis auf Drogenmissbrauch.

Anlässlich jeder Blut- oder Plasmaspende werden folgende **weitere Untersuchungen** zum Ausschluss einer transfusionsmedizinisch relevanten Infektionskrankheit durchgeführt:

- Temperaturmessung: oral nicht über 37,5 °C
- HBsAg, PCR auf HBV-DNA und anti-HBc bei anti-HBs unter 100 IE/l zum Ausschluss einer infektiösen Hepatitis B
- anti-HCV und PCR auf HCV-RNA zum Ausschluss einer infektiösen Hepatitis C
- anti-HIV1+2 und PCR auf HIV-RNA zum Ausschluss einer HIV-Infektion
- Test auf Treponema pallidum-Antikörper zum Ausschluss einer Lues, z.B. TPHA-Test oder ELISA
- ggf. weitere infektserologische Untersuchungen, Parvovirus B19-DNA und HAV-RNA, Antikörper gegen Malaria

1.4.2. Einzelspender-Plasma als Ausgangsprodukt zur Herstellung von gefrorenem Frischplasma (GFP), Solvent/Detergent-behandeltem Plasma (SDP), Methylenblau-Lichtbehandeltem Plasma (MLP) oder Plasma zur Fraktionierung (Sourceplasma)

Einzelspender-Plasma wird mittels **Fraktionierung von Vollblutspenden** oder mit **maschineller Plasmapherese** gewonnen. Die Vollblutspende wird im geschlossenen Plastikbeutelsystem unter mehrfacher Zentrifugation in jeweils eine Einheit Erythrozytenkonzentrat (EK), Plasma und ggf. Thrombozytenkonzentrat (TK) aufgetrennt (Abb. 1.1). Aus einer Vollblutspende werden 200 bis 300 ml Plasma gewonnen.

Bei der apparativen Plasmapherese wird dem Spender Vollblut entnommen, das mit Zitrat ungerinnbar gemacht wird. Das Vollblut wird mittels Filtration und/oder Zentrifugation extrakorporal in Plasma und Blutzellsuspension aufgetrennt. Das Plasma wird in einem Plastikbehältnis gesammelt, und die in physiologischer Kochsalzlösung suspendierten Blutzellen werden dem Spender zurücktransfundiert. Auf diese Weise können pro Spende bis zu 850 ml Plasma gewonnen werden.

Das erhaltene Einzelspender-Plasma wird innerhalb von 3 bis 24 h nach erfolgter Spende tiefgefroren (für die Herstellung von SDP: 4-8 h). Eine wichtige Voraussetzung für eine hohe Plasmaqualität soll das vollständige Gefrieren der Präparate

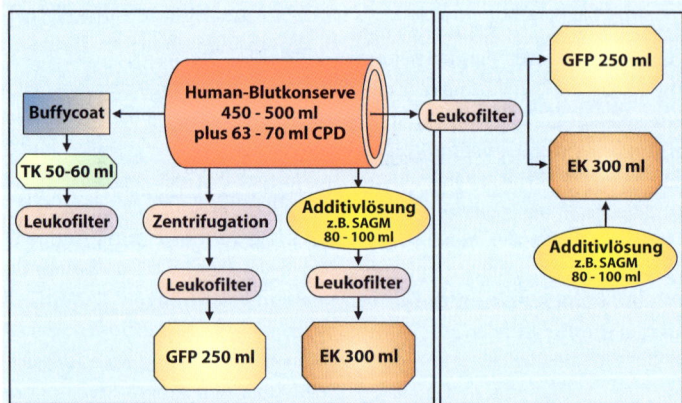

Abb. 1.1: Herstellung von Plasma durch Fraktionierung von Vollblutspenden (Human-Blutkonserven). Linke Bildhälfte: Auftrennung in Erythrozytenkonzentrat in Additivlösung (EK), Thrombozytenkonzentrat (TK) und gefrorenes Frischplasma (GFP), Filtration aller Einzelkomponenten; rechte Bildhälfte: Vollblutfiltration, Auftrennung in EK und GFP.

innerhalb einer Stunde auf eine Kerntemperatur von -30 °C oder tiefer sein.

1.4.3. Herstellung von gefrorenem Frischplasma (GFP)

Das Restrisiko der Übertragung von HBV, HCV und HIV wird durch eine mindestens 4-monatige Quarantänelagerung reduziert. GFP darf erst dann zur unmittelbaren Anwendung beim Patienten freigegeben werden, wenn der Spender nach Ablauf der Quarantäne weiterhin seronegativ für anti-HIV1+2, HBsAg, anti-HCV und PCR-negativ für HIV-RNA und HCV-RNA ist (Abb. 1.2). Derzeit wird erwogen, die Quarantänelagerung abzuschaffen, wenn der Spender zusätzlich auf HBV-DNA und anti-HBc untersucht wird.

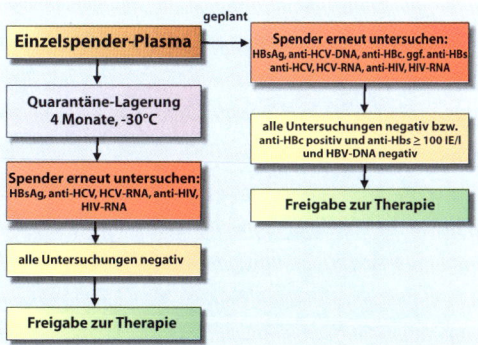

Abb. 1.2: Herstellung von gefrorenem Frischplasma - Maßnahmen zur Verminderung des Restrisikos der Übertragung transfusionsmedizinisch relevanter Viren.

Trotz Quarantänelagerung und wiederholter Testung der Spender auf Infektionsmarker ist die Transfusion von GFP mit einem nicht zu vernachlässigenden Restrisiko der Infektion mit HIV, HCV und HBV verbunden. Dies gilt insbesondere für HCV und HBV, wenn die Viruskonzentration unterhalb der Nachweisgrenze der Testverfahren liegt. HAV- und Parvovirus B19-Infektionen kommen vor, da GFP auf diese Erreger nicht untersucht werden muss und die infektiösen Einzelspender-Plasmen keine neutralisierenden Antikörper enthalten.

1.4.4. Herstellung von Solvent/Detergent-behandeltem Plasma (SDP)

Technische Voraussetzung für die Anwendung des SD-Verfahrens ist die Herstellung eines Plasma-

pools von 400 Litern, der je nach Volumen der Einzelspender-Plasmen aus etwa 500 bis 1600 Einzelspenden besteht. Jedes Einzelspender-Plasma wird geprüft auf: HAV-RNA, HBsAg, anti-HBc, ggf. auf anti-HBs, HBV-DNA, anti-HCV, HCV-RNA, anti-HIV1+2, HIV-RNA, Parvovirus B19-DNA. Der Plasmapool wird erneut untersucht und dem in Abb. 1.3. dargestellten SD-Verfahren unterzogen. Das organische Lösungsmittel Tri(n-butyl)phosphat (TNBP) zerstört zusammen mit dem Detergens Triton X-100 die Hüllen lipidumhüllter Viren [6-8].

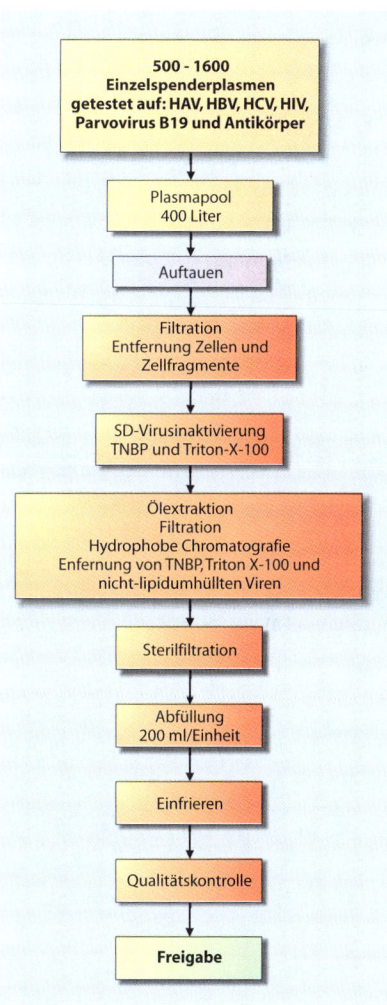

Abb. 1.3: Herstellung von Solvent/Detergent-behandeltem Plasma (SDP).

Dadurch inaktiviert das SD-Verfahren HIV, HBV, HCV, HTLV, CMV und andere lipidumhüllte Viren sehr effektiv. Ölextraktion und Festphasenextraktion haben eine Reduktion der Konzentration nicht-lipidumhüllter Viren um zirka 4 log-Stufen zur Folge. Da nur HAV-RNA-negative Plasmapools zur Herstellung von SDP verwendet werden und im Plasmapool neutralisierende Antikörper gegen HAV vorhanden sind, ist eine HAV-Kontamination des Plasmas praktisch auszuschließen. Einzelspenderplasmen mit hohen Parvovirus B19-Konzentrationen werden ausgesondert. Dadurch reicht der in SDP vorhandene anti-Parvovirus B19-Antikörpertiter aus, um in SDP noch vorhandenes Parvovirus B19 sicher zu neutralisieren.

1.4.5. Herstellung von Methylenblau-Licht-behandeltem Plasma (MLP)

Die modernen Verfahren von Maco Pharma und Baxter gehen von Einzelspender-Plasmen aus, die spätestens 8 h nach der Spende gewonnen und mit einem Filter leukoreduziert werden. Im Filtersystem befindet sich ein Methylenblau-Kügelchen, das in das Plasma gelöst wird. Anschließend erfolgt die 20-minütige Bestrahlung mit Rotlicht einer Wellenlänge von 590 nm. Nach Ende der Bestrahlung wird das Methylenblau mithilfe eines Spezialfilters weitgehend entfernt, das Plasma tiefgefroren (Abb. 1.4). Das Methylenblau-Licht-Verfahren reduziert die meisten klinisch relevanten Viren sehr effektiv. Lediglich Viren, die in sehr hoher Konzentration vorkommen können, wie z.B. das Parvovirus B19, werden unter Umständen nicht vollständig inaktiviert [9-12].

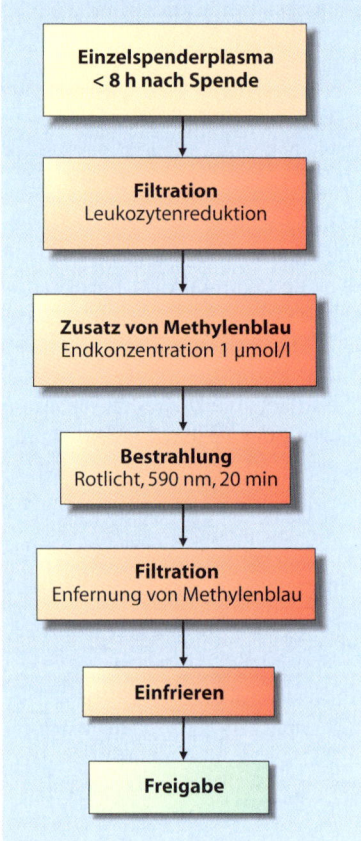

Abb. 1.4: Herstellung von Methylenblau-Licht-behandeltem Plasma (MLP).

1.4.6. Herstellung von Plasmaderivaten durch Plasmafraktionierung

Die heute gebräuchlichen Verfahren beruhen auf Modifikationen der von **Cohn** et al. zwischen 1940 und 1950 beschriebenen Methode der fraktionierten Ethanolfällung bei niedrigen Temperaturen. Das Prinzip der modernen Plasmafraktionierung ist in Abb. 1.5. schematisch dargestellt [13,14].

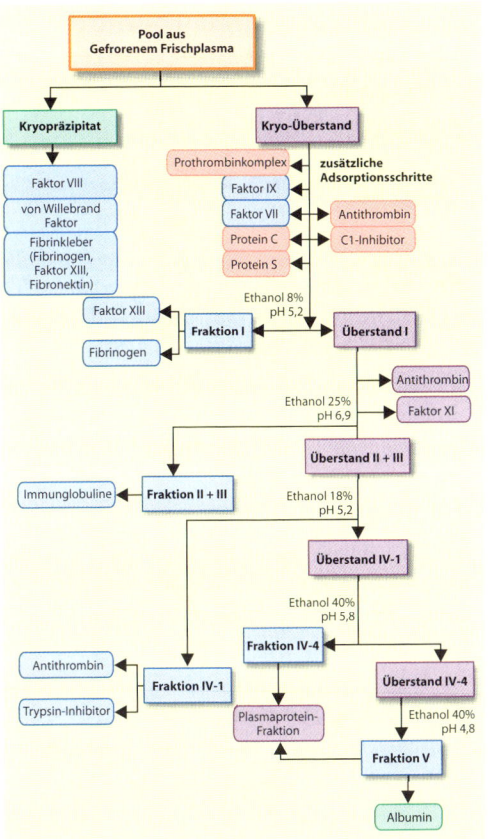

Abb. 1.5: Prinzip der modernen Plasmafraktionierung.

Ausgangsmaterial ist ein **Plasmapool** aus bis zu 20.000 Einzelspender-Plasmen, der tiefgefroren und bei niedriger Temperatur wieder aufgetaut wird. Aus dem entstehenden Niederschlag, dem **Kryopräzipitat,** können durch weitere Reinigungsschritte FVIII-Konzentrat, Fibrinogen-Konzentrat und die Komponenten des Fibrinklebers (Ausnahme: Thrombin aus Überstand) hergestellt werden. Andere Plasmaderivate werden mithilfe weiterer Reinigungsverfahren (Tab. 1.2) aus dem **Kryopräzipitat-Überstand** oder aus den mit fraktionierter Ethanol-Fällung erhaltenen **Fraktionen I bis V** gewonnen (Tab. 1.3).

Verfahren zur Herstellung und Reinigung von Plasmaderivaten
• Chromatografische Verfahren
• Elektrophoretische Verfahren
• Extraktion
• Gelfiltration
• Kristallisation
• Präzipitation
• Ultrafiltration
• Ultrazentrifugation

Tab. 1.2: Verfahren zur Herstellung und Reinigung von Plasmaderivaten.

Modifizierte Fraktionierung nach **Cohn:** Herstellung von Plasmaderivaten (Konzentraten) aus den Präzipitaten und Überständen			
Fraktion	% Ethanol	pH	Plasmaderivat/ Konzentrat
Kryopräzipitat	0	7,2-7,6	FVIII, von Willebrand-Faktor, Fibrinogen, Fibrinkleber
Kryo-Überstand		7,2-7,6	*spezifische Adsorptionsmethoden:* FIX, FVII, Prothrombinkomplex, Antithrombin, C1-Esterase-Inhibitor, Protein C, aktiviertes Protein C, Protein S, FXI
Fraktion I	8-10	7,2-7,6	FXIII, Fibrinogen
Fraktion I-Überstand			Antithrombin, FXI
Fraktion II + III	25	6,9	Immunglobuline
Fraktion IV-1	18	5,2	Alpha-1 Antitrypsin
Fraktion IV-4	40	5,8	Plasmaprotein-Fraktion
Fraktion V	40	4,8	Albumin

Tab. 1.3: Modifizierte Fraktionierung nach Cohn: Herstellung von Plasmaderivaten (Konzentraten) aus den Präzipitaten und Überständen.

Literatur

1. Homepage des Paul-Ehrlich-Instituts. www.pei.de/

2. Wissenschaftlicher Beirat der Bundesärztekammer und Paul-Ehrlich-Institut. Richtlinien zur Gewinnung von Blut und Blutbestandteilen und zur Anwendung von Blutprodukten (Hämotherapie). Köln: Deutscher Ärzte-Verlag, 2005.

3. Wissenschaftlicher Beirat der Bundesärztekammer und Paul-Ehrlich-Institut. Richtlinien für die Herstellung von Plasma für besondere Zwecke(Hyperimmunplasma). Dt. Ärzteblatt 2000;43:2876-84.

4. Council of Europe. Guide to the preparation, use and quality assurance of blood components. Strasbourg: Council of Europe Publishing, 11th edition, 2005.

5. Homepage des Robert-Koch-Instituts. www.rki.de/

6. Hellstern P, Sachse H, Schwinn H, et al. Manufacture and in vitro characterization of a solvent/detergent-treated human plasma. Vox Sang 1992;63:178-85.

7. Hellstern P, Haubelt H. Manufacture and composition of fresh frozen plasma and virus-inactivated therapeutic plasma preparations: correlation between composition and therapeutic efficacy. Thromb Res 2002; 107(suppl 1):S3-S8.

8. Hellstern P. Solvent/detergent-treated plasma: composition, efficacy, and safety. Curr Opin Hematol 2004; 11:346-50.

9. Hornsey VS, Drummond O, Young D et al. A potentially improved approach to Methylene blue virus inactivation of plasma: the Maco Pharma-Tronic system. Transfus Med 200111:31-6.

10. Garwood M, Cardigan RA, Drummond O et al. The effect of Methylene blue photoinactivation and Methylene blue removal on the quality of fresh-frozen plasma. Transfusion 2003;43:1238-47.

11. Williamson LM, Cardigan R, Prowse CV. Methylene blue-treated fresh-frozen plasma: what is its contribution to blood safety?. Transfusion 2003;43:1322-9.

12. Pereira A. Methylene-blue-photoinactivated plasma and its contribution to blood safety. Transfusion 2004; 44:948-9.

13. Blood Separation and Plasma Fractionation. Harris JR, ed. New York: Wiley-Liss, 1991.

14. Karges HE. Plasmafraktionierung und therapeutische Plasmaproteine. In: Transfusionsmedizin. Mueller-Eckhardt C, Kiefel V, Hrsg. Berlin: Springer, 2004;299-325.

1.5. Maßnahmen zur Minderung des Risikos der Übertragung transfusionsmedizinisch relevanter Viren

1.5.1. Maßnahmen zur Reduktion der Virusbelastung der Plasmapools

In Ergänzung zu den Prüfverfahren, die dem Ausschluss riskanter Einzelspenden dienen, haben sich die Hersteller von Plasmaderivaten zu folgenden ergänzenden Maßnahmen verpflichtet:

- Ausschließliche Verarbeitung von Plasma, das in Regionen mit nachweislich niedrigen Prävalenzen für HIV- und Hepatitis-Infektionen gespendet wurde

- Zulassung von "qualifizierten Spendern"

- mindestens zweimonatige Sperrlagerung des Plasmas vor der Fraktionierung; in diesem Zeitraum Ausschluss von Plasmen, die von nachträglich auffällig gewordenen Spendern stammen

- Verbesserung des Stufenplanverfahrens - also Meldung positiver infektionsserologischer Befunde bei Folgespenden innerhalb von 2 Arbeitstagen

- Validierung und Revalidierung der diagnostischen Verfahren (u.a. Ringversuche) und der Fraktionierung ("Spikinguntersuchungen")

- Testung der Plasmapools vor der Fraktionierung auf HIV, HCV, HBV, HAV und Parvovirus B19 mit Nukleinsäure-Amplifikationstechniken (NAT, Polymerase chain reaction, PCR)

1.5.2. Verfahren zur Virusinaktivierung und Viruseliminierung

Die aus Plasmapools hergestellten Plasmaderivate werden geeigneten Virusinaktivierungsverfahren und Verfahren zur Viruseliminierung unterzogen, um das infektiöse Restrisiko weiter zu minimieren [1-4]. Die Wahl der Verfahren richtet sich u.a. nach der Stabilität der gewonnenen Plasmaproteine. So müssen z.B. FVIII-Konzentrate wegen der Thermolabilität von FVIII mit schonenderen Methoden behandelt werden als die stabilen Immunglobulin-Präparate. Tab. 1.4 gibt einen Überblick über derzeit gebräuchliche Verfahren zur Inaktivierung oder Eliminierung von Viren. Wenn immer möglich, sollten aus Sicherheitsgründen **zwei**

Verfahren zur Eliminierung bzw. Inaktivierung von Viren in Plasmaderivaten		
Prinzip	Verfahren	Eingesetzt bei Herstellung von:
Feuchte Hitze	**Pasteurisierung** 10 h, 60°C oder 20h, 60°C in Lösung mit Stabilisatoren	Gerinnungsfaktoren, Inhibitoren, Immunglobuline, Plasmaprotein-Fraktion, Albumin
Wasserdampf, Überdruck	**STIM-Verfahren** (Steam Thermo Inactivation Method) 10 h, 60 °C, 1190 mbar ggf. plus 1h, 80 °C, 1375 mbar	Gerinnungsfaktoren, Inhibitoren
Trockene Hitze	**Erhitzung des lyophilisierten End-produkts** 144-153 h, 60 °C; 72 h, 80 °C; 30-120 min, 100 °C; 37 °C, 30 Tage*	Gerinnungsfaktoren, Inhibitoren, Plasmaprotein-Fraktion
Organisches Lösungsmittel plus Detergens	**Solvent/Detergent (SD)-Verfahren** 0,3 % TNBP plus Detergent: 1 % TWEEN 80 oder 1 % Triton X-100 oder 1 % Octoxynol	Gerinnungsfaktoren, Inhibitoren, Immunglobuline
Mechanische Abtrennung	**Nanofiltration**	Gerinnungsfaktoren, Inhibitoren, Immunglobuline
Mechanische Abtrennung	**Chromatografie, Ölextraktion**	Gerinnungsfaktoren, Inhibitoren, Immunglobuline
Chemische Behandlung plus UV	**Beta-Propiolacton + UV-Bestrahlung**	Immunglobuline, Plasmaprotein-Fraktion
Chemische Behandlung plus UV	**Psoralen S59 + UV-Bestrahlung**	Plasma, Thrombozytenkonzentrate
Chemische Behandlung	**Prolongierte Säurebehandlung bei pH 4 oder 4,25; Behandlung mit Proteasen, Sulfitolyse**	Immunglobuline
Chemische Behandlung	**Ethanol/Detergens**	Immunglobuline
Chemische Behandlung	**Oktansäurebehandlung**	Immunglobuline

Tab. 1.4: Verfahren, die alleine oder in Kombination zur Inaktivierung bzw. Eliminierung von Viren eingesetzt werden. * nur Plasmaprotein-Fraktion.

verschiedene Methoden zur Inaktivierung bzw. Eliminierung von Viren eines Plasmaderivates verwendet werden. Nach den Vorgaben des Paul-Ehrlich-Instituts zur Virussicherheit soll eine Reduktion von umhüllten Viren (z.B. HIV, HCV) um > 10 log Stufen und eine Reduktion von nicht umhüllten Viren (z.B. Parvovirus B19, HAV, Polioviren) um > 6 log Stufen erzielt werden [5].

In Ergänzung zu den in Tab. 1.4 angeführten Verfahren reduziert die Kälte-Ethanol-Fällung nach Cohn/Oncley bei hohen Alkoholkonzentrationen die Viruskonzentration im Rahmen der Herstellung von Immunglobulinen, Plasmaprotein-Fraktion und Albumin. Mit Hilfe der Immunaffinität-

schromatografie unter Verwendung monoklonaler Antikörper kann die Viruskonzentration in FVIII-Konzentraten reduziert werden. Auch andere chromatografische Verfahren, wie die Ionenaustauscherchromatographie und die Gelchromatografie, können mit einer deutlichen Virusreduktion einhergehen. Schließlich werden einige intravenöse Immunglobulin-Präparate zusätzlich behandelt, um lipidumhüllte Viren noch effizienter zu inaktivieren oder zu eliminieren. Hierfür stehen die prolongierte Säurebehandlung, die Sulfitolyse, das Ethanol/Detergens-Verfahren und die Oktansäurebehandlung zur Verfügung.

1.5.3. Verfahren zur Inaktivierung von Pathogenen in Erythrozytenkonzentraten und Thrombozytenkonzentraten

1.5.3.1. Erythrozytenkonzentrate (EK)

Ziel der Pathogeninaktivierung von Blutkomponenten ist die effektive Inhibition von Pathogenen (Viren, Bakterien und Parasiten) bei gleichzeitigem Erhalt der biologischen Funktion des Blutpräparates über den Lagerungszeitraum. Dabei sollte es sich um eine praktikable Technik handeln, die eine Anwendung in den Blutspendediensten erlaubt. Die für die Pathogeninaktivierung von zellfreien Blutprodukten zur Verfügung stehenden chemischen und physikalischen Verfahren (☞ Kap. 1.5.2.) können bei zellhaltigen Blutpräparaten wie EK nicht zur Anwendung kommen, da sie zu einer irreversiblen Schädigung der Zellen und damit der transfusionsmedizinisch relevanten Komponente führen würden.

Für die Pathogeninaktivierung von EK sind zur Zeit zwei chemische Substanzen, PEN 110 (INACTINE™) und S-303 (HELINX™Technologie) in der klinischen Phase der Entwicklung [6,7]. Preklinische Studien zeigten, dass beide Substanzen zur Inaktivierung eines breiten Spektrums von Viren, Bakterien, Protozoen und Leukozyten geeignet sind. Vor Einführung in das Blutspendewesen müssen die Verfahren einen Zulassungsprozess beim Paul-Ehrlich-Institut durchlaufen, wobei ihre Wirksamkeit und Unbedenklichkeit belegt werden muss.

Das Ethylenimin PEN 110 (INACTINE™) ist eine chemisch inerte Verbindung mit großer Affinität zu DNA und RNA. Nach Bindung an das Genom, vorzugsweise an die Base Guanin, kommt es zur einer Aktivierung von PEN 110, was die Zerstörung der Nukleinsäure zur Folge hat. Dies führt zu einem Bruch der DNA oder RNA, so dass eine Transkription und Replikation nicht mehr möglich ist.

Für die Durchführung dieses Verfahrens wird das EK für 18 bis 24 h mit PEN 110 inkubiert. Anschließend werden die nicht gebundenen Moleküle durch einen Waschprozess aus dem EK abgereichert.

Die Substanz S-303 (HELINX™Technogie) besteht aus drei funktionellen Untereinheiten, dem "Anchor-" und einem "Effektor-Molekül", die über ein "Linker-Molekül" miteinander verbunden werden. Man bezeichnet diese Substanzgruppe deshalb auch als "FRALE" (frangible anchor linked effector). S-303 ist bei niedrigem pH-Wert stabil. Wird es dem EK zugesetzt und 12 h inkubiert, lagert sich S-303 über das "Anchor-Molekül" am Genom an. Es kommt dabei zu einer irreversiblen Kreuzvernetzung zwischen "Effektor-Molekül" und DNA oder RNA, was eine weitere Replikation des Genoms verhindert. Durch Bruch des "Link-Moleküls" auf Grund des neutralen pH-Wertes des EK erfolgt die Abspaltung des "Anchor-Moleküls" vom "Effektor-Molekül", was zur Inaktivierung von S-303 führt. In einem anschließenden Adsorptionsschritt von 8 h werden nicht gebundenes S-303 und Spaltprodukte aus dem EK abgereichert.

1.5.3.2. Thrombozytenkonzentrate (TK)

Bei TK besteht aufgrund der Lagerungsbedingungen ein deutlich erhöhtes Risiko für die Übertragung bakterieller Infektionen. Eine zusätzliche Behandlung der TK durch z.B. ein Inaktivierungsverfahren wäre deshalb wünschenswert.

In den letzten Jahren wurden Methoden weiterentwickelt, die auf Basis photochemischer und photodynamischer Reaktionen die Inaktivierung von Bakterien, Viren, Protozoen und Leukozyten in zellhaltigen Präparaten ermöglichen. Dabei werden sogenannte "Fotosensitizer" eingesetzt, die in Verbindung mit Licht einer definierten Wellenlänge angeregt werden und somit direkt oder indirekt zu einer Schädigung der DNA oder RNA führen. Da Thrombozyten über kein Genom verfügen, kommt es durch die Behandlung zu keiner Beeinträchtigung der in-vivo Funktionsfähigkeit der Zellen und RNA. Bei der photochemischen Reaktion werden chemische Substanzen verwendet, die sich zunächst reversibel an die DNA von Pathogenen anlagern. Durch Lichtaktivierung wird die Bindung irreversibel, so dass das Genom geschädigt wird und eine Replikation und damit Zellvermehrung nicht mehr stattfinden kann.

Auf diesem Wirkmechanismus basiert die Anwendung von Amotosalen-HCL (Psoralen) in Kombination mit UVA-Licht (HELINX™Technologie). Amotosalen-HCL wird dem TK in einer definierten Menge zugesetzt. Unter Lichteinwirkung kommt es insbesondere mit Pyrimidinbasen zur Ausbildung der irreversiblen Kreuzvernetzung. In einem anschließenden Adsorptionsverfahren werden nicht gebundenes Psoralen und freie Photoprodukte abgereichert. Das Verfahren wird bereits in einigen europäischen Ländern eingesetzt, befindet sich in Deutschland jedoch zur Zeit noch in der Zulassung.

Bei der photodynamischen Reaktion werden chemische Substanzen verwendet, die durch Lichtexposition in einen angeregten Zustand übergehen und dabei Sauerstoffradikale generieren, die die Zellmembranen, das Genom und zell-assoziierte Strukturen schädigen. Auf diesem Wirkmechanismus basiert die Anwendung von Cyaninen (Merocyanin 540), Porphyrinen, Phenothiazinen (Di-Methylenblau, Thionin) sowie Riboflavinen (Vitamin B_2).

Am weitesten fortgeschritten ist die Anwendung von Riboflavin (Mirasol™Technologie). Bei dieser auch als "Pathogen Eradication Technology" (PET) bezeichneten Methode wird das TK mit Riboflavin versetzt und mit Licht der Wellenlänge 419 nm bestrahlt [8, 9]. Eine anschließende Abreicherung von Riboflavin ist nicht notwendig. Dieses Verfahren befindet sich in der klinischen Phase I.

Literatur

Allgemeine Literatur, Übersichten

Council of Europe. Guide to the preparation, use and quality assurance of blood components. 11th edition. Strasbourg: Council of Europe Publishing; 2005.

Horowitz B. Pathogen inactivated transfusion plasma: existing and emerging methods. Vox Sang 2002;83:429-36.

Humpe A, Heermann KH, Kohler M. Infektionen mit Hepatitis-C-Virus durch Quarantäne-Plasma. Dt Ärztebl 1999;96:A2749-2753.

Roberts P. Virus safety of plasma products. Rev Med Virol 1996; 6:25-38.

Schüttler CG, Caspari G, Jursch CA, et al. Schaefer S. Hepatitis C virus transmission by a blood donation negative in nucleic acid amplification tests for viral RNA. Lancet 2000;355:41-2.

Solheim BG, Rollag H, Svennevig JL et al. Viral safety of solvent/detergent-treated plasma. Transfusion 2000; 40:84-90.

Tabor E. The epidemiology of virus transmission by plasma derivatives: clinical studies verifying the lack of transmission of hepatitis B and C viruses and HIV type I. Transfusion 1999;39:1160-8.

Teitel JM. Safety of coagulation factor concentrates. Haemophilia 1998;4:393-401.

Van Aken WG. Preparation of plasma derivatives. In: Rossi EC, Simon TL, Moss GS, Gould SA, eds. Baltimore: Wilkins & Wilkins, 1996;403-13.

Van Aken WG. Availability of clotting factor concentrates in genetically engineered form. Transfus Sci 1998; 19:9-15.

Willkommen H, Löwer J. Sicherheit von Blut und Blutprodukten – Erfahrungen und Konsequenzen. In: Plasmaderivate in der Therapie mit Blutkomponenten. Lanzer G, ed. Wien: Springer, 1997;73-88.

Wissenschaftlicher Beirat der Bundesärztekammer und Paul-Ehrlich-Institut. Richtlinien für die Herstellung von Plasma für besondere Zwecke (Hyperimmunplasma). Dt Ärztebl 1997; A3293-3300; B2669-76;C-2409-16.

Wissenschaftlicher Beirat der Bundesärztekammer und Paul-Ehrlich-Institut. Richtlinien zur Gewinnung von Blut und Blutbestandteilen und zur Anwendung von Blutprodukten (Hämotherapie). Köln: Deutscher Ärzte-Verlag, 2005.

Spezielle Literatur

1. Feldman P, Winkelman L. Preparation of special plasma products. In: Blood separation and plasma fractionation. Harris JR, ed. New York: Wiley-Liss, 1991; 341-383.

2. Ben-Hur E, Horowitz B. Virus inactivation in blood. AIDS 1996; 10:1183-1190.

3. Dorner F, Barrett N. Viral inactivation and partitioning in the manufacture of coagulation factor concentrates. Hämostaseologie 1996;16:282-285.

4. Karges HE. Plasmafraktionierung und therapeutische Plasmaproteine. In: Transfusionsmedizin. Mueller-Eckhardt C, Kiefel V, ed. Berlin: Springer 2004; 299-325.

5. Bundesgesundheitsamt und Paul-Ehrlich-Institut. Bekanntmachung über die Zulassung von Arzneimitteln. Anforderung an Validierungsstudien zum Nachweis der Virussicherheit von Arzneimitteln aus menschlichem Blut oder Plasma vom 20. Dezember 1993/21. Januar 1994. Banz 1994;84:4742-4744.

6. Zavizion B, Serebryanik D, Chapman J et al. Inactivation of gram-negative and gram-positive bacteria in red cell concentrates using INACTINE PEN110 chemistry. Vox Sang 2004;87:143-9.

7. AuBuchon JP, Pickard CA, Herschel LH et al. Production of pathogen-inactivated RBC concentrates using PEN110 chemistry: a phase I clinical study. Transfusion 2002;42:146-52.

8. Ruane PH, Edrich R, Gampp D et al. Photochemical inactivation of selected viruses and bacteria in platelet

concentrates using riboflavin and light. Transfusion 2004;44:877-85.

9. Ruane PH, Segers A, Edrich R et al. Photochemical reduction of pathogen load in platelet concentrates using Mirasol PRT. Vox Sang 2004;87(suppl 1):69.

1.6. Gentechnologische Herstellung von Plasmaproteinen

Plasmaproteine können in Bakterien, Hefezellen und eukaryotischen Zellen zur Expression gebracht werden. Mit Hilfe geeigneter Vektoren wird die entsprechende DNA in das Zellgenom integriert. Mikroorganismen, wie z.B. E. coli oder Hefezellen, können zur Produktion von Plasmaproteinen verwendet werden [4, 5, 6, 7]. Sie produzieren Plasmaproteine, deren biologische Aktivität nicht von Sekundärmodifikationen des Moleküls abhängt. Proteine, deren Aktivität hingegen von der korrekten posttranslationalen Prozessierung abhängt, müssen von eukaryotischen Zellen exprimiert werden. Zu diesen Proteinen gehören die meisten Gerinnungsfaktoren und Inhibitoren. Die Expression gelingt in Kulturen von Babyhamsternierenzellen (BHK), Ovarzellen des chinesischen Hamsters (CHO) und Affennierenzellen (Cercopithecus aethiops, SV40-transformiert, COS). Eine weitere Möglichkeit der Herstellung rekombinanter Proteine besteht in der Züchtung transgener Tiere, die Humanproteine in der Milch exprimieren. Tab. 1.5 gibt einen Überblick über den Stand der Entwicklung. Zelluläre Fremdproteine und mögliche Viren aus Zellkulturen sind wahrscheinlich klinisch nicht relevant. Aus Sicherheitsgründen werden einige zugelassene rekombinante Gerinnungsfaktorenkonzentrate [8] mit geeigneten Verfahren virusinaktiviert. Die Entwicklung ist gekennzeichnet durch den Verzicht auf albuminfreie Medien und die Einbeziehung von Eliminationsverfahren und Virusinaktivierungsverfahren. Der Stellenwert von Expressionssystemen wie Moosen zur Herstellung humaner Blutgerinnungsfaktoren kann momentan noch nicht eingeordnet werden [11].

Zukünftig werden Verfahren [13] der Biotechnologie z.B. die mRNA-Expression der Gerinnungsfaktoren VIII und IX effizient verändern und damit nachhaltig Recovery und Halbwertszeit der Gerinnungsfaktoren positiv beeinflussen. Dies wird die Clearance des FVIII verändern und damit auch die Substitutionsintervalle verlängern. Da gleichzeitig der Austausch von Aminosäuresequenzen möglich ist, entstehen Gerinnungsfaktorhybride mit verminderter Antigenität. Auswirkungen auf die Entstehung von Inhibitoren und die Recovery sind denkbar.

Diese modifizierten Gerinnungsfaktoren, aber auch die zunehmende Zahl rekombinanter Gerinnungsfaktoren werden vor dem Hintergrund eines Wandels unseres Gesundheitssystems unmittelbar die ärztlichen Behandlungsmöglichkeiten und auch die Therapiefreiheit tangieren. Denn in Deutschland (SGB V) werden Verordnungen nicht nur nach dem anerkannten Stand der medizinischen Wissenschaft festgelegt, sie müssen auch wirtschaftlich sein (§ 2, 12 und 70 SGB V). Grundsätzlich gilt, dass der therapeutische Nutzen gewichtiger ist als die Kosten (Nr. 12 AMR - Arzneimittelrichtlinien). Generell findet das Wirtschaftlichkeitsgebot eine Konkretisierung in den Arzneimittelrichtlinien. Dies bedeutet, dass auch teure Arzneimittel nach ärztlichem Ermessen im Hinblick auf die Art der Erkrankung und die Umstände des Krankheitsfalls erforderlich sein können und im Rahmen der Wirtschaftlichkeit auch der Preis Berücksichtigung findet. Aus Sicht des Haftungsrechts ist eine Patientengefährdung aber durch wirtschaftliche Aspekte nie zu legitimieren.

Um in einem Prüfverfahren bestehen zu können, müssen die medizinisch relevanten Faktoren für die Arzneimittelauswahl nachvollziehbar dokumentiert werden, insbesondere bei der Wahl gentechnologisch hergestellter Präparate. Hilfreich in diesem Zusammenhang ist ein Behandlungspfad mit katalogartiger Auswahl bestimmter gentechnologisch hergestellter Präparate [1, 2, 3, 9, 10, 12] und Parametern für die Zuordnung bestimmter Patientengruppen.

Gentechnologisch hergestellte Plasmaproteine			
Protein	Zell-kultur	Trans-gen	Zugelassene Präparate
Faktor VIII ohne von Willebrand-Faktor (FVIII)	BHK, CHO	Ja	Ja
Faktor VIII mit von Willebrand-Faktor (FVIII/VWF)		Nein (Fer-men-tation)	
Von Willebrand-Faktor (VWF)	CHO	Nein	Nein
Faktor IX (FIX)	CHO	Ja	Ja
Faktor VIIa (FVIIa)	BHK	Ja	Ja
Faktor XIII (FXIII)	CHO, Hefe	Ja	Nein
Antithrombin (AT)	CHO, COS	Ja	Nein
Protein C (PC), aktiviertes Protein C (APC)	CHO, COS	Ja	Nein
Protein S (PS)	CHO, COS	Ja	Nein
Thrombomodu-lin (TM)	CHO, COS	Nein	Nein
Tissue Factor Pathway Inhibi-tor (TFPI)	CHO, COS	Nein	Nein
Fibrinogen	CHO, COS	Ja	Nein
Albumin	CHO, COS	Ja	Nein
Alpha-1 Anti-trypsin (AAT)	CHO, COS	Ja	Nein
Hämoglobin (Hb)	CHO	Ja	Nein

Tab. 1.5: Derzeit bereits gentechnologisch herge-stellte hämostaseologisch oder transfusionsmedizi-nisch relevante Plasmaproteine.

Literatur

Allgemeine Literatur, Übersichten

Avent ND. Molecular genetic methods: principles and feasibility in transfusion medicine. Vox Sang 1998; 74(suppl 2):275-84.

Bundesgesundheitsamt und Paul-Ehrlich-Institut. Be-kanntmachung über die Zulassung von Arzneimitteln. Anforderung an Validierungsstudien zum Nachweis der Virussicherheit von Arzneimitteln aus menschlichem Blut oder Plasma vom 20. Dezember 1993/21. Januar 1994. Banz 1994;84:4742-4.

Council of Europe. Guide to the preparation, use and quality assurance of blood components. 11th edition. Strasbourg: Council of Europe Publishing; 2005.

Dorner F, Barrett N. Viral inactivation and partitioning in the manufacture of coagulation factor concentrates. Hämostaseologie 1996;16:282-5.

Feldman P, Winkelman L. Preparation of special plasma products. In: Blood separation and plasma fractionation. Harris JR, ed. New York: Wiley-Liss, 1991;341-83.

Heimburger N, Haupt H. Plasmafraktionierung. In: Transfusionsmedizin. Mueller-Eckhardt C, ed. Berlin: Springer 1996;245-80.

Roberts P. Virus safety of plasma products. Rev Med Vi-rol 1996;6:25-38.

Schüttler CG, Caspari G, Jursch CA, et al. Schaefer S. He-patitis C virus transmission by a blood donation negative in nucleic acid amplification tests for viral RNA. Lancet 2000;355:41-2.

Solheim BG, Rollag H, Svennevig JL et al. Viral safety of solvent/detergent-treated plasma. Transfusion 2000; 40:84-90.

Tabor E. The epidemiology of virus transmission by plas-ma derivatives: clinical studies verifying the lack of trans-mission of hepatitis B and C viruses and HIV type I. Transfusion 1999;39:1160-8.

Teitel JM. Safety of coagulation factor concentrates. Haemophilia 1998;4:393-01.

Van Aken WG. Preparation of plasma derivatives. In: Rossi EC, Simon TL, Moss GS, Gould SA, eds. Baltimore: Wilkins & Wilkins, 1996;403-13.

Van Aken WG. Availability of clotting factor concentra-tes in genetically engineered form. Transfus Sci 1998;19: 9-15.

Willkommen H, Löwer J. Sicherheit von Blut und Blut-produkten – Erfahrungen und Konsequenzen. In: Plas-maderivate in der Therapie mit Blutkomponenten. Lan-zer G, ed., Wien: Springer, 1997;73-88.

Wissenschaftlicher Beirat der Bundesärztekammer und Paul-Ehrlich-Institut. Richtlinien für die Herstellung von Plasma für besondere Zwecke (Hyperimmunplas-ma). Dt Ärztebl 1997;A3293-3300;B2669-76;C-2409-16.

Wissenschaftlicher Beirat der Bundesärztekammer und Paul-Ehrlich-Institut. Richtlinien zur Gewinnung von Blut und Blutbestandteilen und zur Anwendung von

Blutprodukten (Hämotherapie). Köln: Deutscher Ärzte-Verlag, 2005.

Spezielle Literatur

1. Berthold GD, Boedeker P. Production Processes of Licensed Recombinant Factor VIII Preparations. Semin Thromb Hemost, 2001;27:4-11.

2. Chuang VT. Pharmaceutical strategies utilizing recombinant human serum albumin. Pharm Res 2002; 19:569-77.

3. Fischer BE. Recombinant von Willebrand factor: J Thromb Thrombolysis 1999;8:197-05.

4. Honscha W. Transgene Tiere als Bioreaktoren im Dienste der pharmazeutischen Industrie. Dtsch Tierärztl Wschr 1999;106:417-56.

5. Janne J. Transgenic bioreactors. Biotechnol Ann Rev 1998;4:55-74.

6. Jiang R, Monroe T, McRogers R et al. Manufacturing challenges in the commercial production of recombinant coagulation factor VIII. Haemophilia 2002;8:1-5.

7. Lubon H. Transgenic animal bioreactors in biotechnology and production of blood proteins. Biotech Ann Rev 1998;4:1-54.

8. Kaufman RJ, Wasley LC, Dorner AJ. Synthesis, Processing, and Secretion of Recombinant Human Factor VIII Expressed in Mammalian Cells. J Biol Chem 1988; 263: 6352-62.

9. Kingdon HS, Lundblad RL. An adventure in biotechnology: the development of haemophilia A therapeutics – from whole-blood transfusion to recombinant DNA to gene therapy. Biotechnol Appl Biochem 2002; 35:141-8.

10. Levy JH. Recombinant Antithrombin. Semin Thromb Hemost 2001;27:4505 – 16.

11. Peiseler-Sutter B. Niedere Pflanzen übernehmen, was Bakterien und Pilzen zu viel ist. Chem Rundschau 2003; 17:10-11.

12. Plaimauer B. Recombinant von Willebrand factor. Semin Thromb Hemost 2001;27:395-03.

13. Saenko EL, Ananyeva M, Shima M et al. The future of recombinant coagulation factors. J Thromb Haemost 2002;1:922-30.

Grundprinzipien der Substitutionstherapie mit Hämotherapeutika

2. Grundprinzipien der Substitutionstherapie mit Hämotherapeutika

2.1. Formelle Grundlagen

Hämotherapeutika sind nur begrenzt verfügbare Arzneimittel, deren Anwendung mit schweren unerwünschten Wirkungen verbunden sein kann. Deshalb regelt nicht nur das **Arzneimittelgesetz** und die zugehörigen **Verordnungen**, sondern auch ein eigens dafür vorgesehenes Gesetz, das **Transfusionsgesetz (TFG)**, ihre Herstellung und Anwendung und fordert von den verantwortlichen Ärzten ausreichende Kenntnisse und besondere Sorgfalt. Das TFG fordert weiterhin, dass Blut und Blutprodukte nach dem Stand der medizinischen Wissenschaft und Technik hergestellt und eingesetzt werden. Es wird vermutet, dass die Befolgung der **Richtlinien der Bundesärztekammer und des Paul-Ehrlich-Instituts zur Gewinnung von Blut und Blutbestandteilen und zur Anwendung von Blutprodukten (Hämotherapie)** [1] dem Stand der medizinischen Wissenschaft und Technik entsprechen. Darüber hinaus hat die Bundesärztekammer **Leitlinien zur Therapie mit Blutkomponenten und Plasmaderivaten** veröffentlicht, die regelmäßig aktualisiert werden [2].

Transfusionsgesetz und ärztliche Berufsordnung schreiben die **lückenlose Dokumentation der Anwendung und der unerwünschten Wirkungen** von Plasma und Plasmaderivaten vor. Bei nicht gesicherten Indikationen und bei fehlendem Nachweis der Wirksamkeit, z.B. durch Laborkontrollen, ist die schriftliche Dokumentation der Indikation zu empfehlen.

2.2. Laboranalytische Sicherung einer Anämie, Thrombozytopenie oder Thrombozytopathie, Verlaufskontrollen und Überwachung der Substitutionstherapie

2.2.1. Anämie und Erythrozytensubstitution

Die Hämoglobinkonzentration (Hb) und der Hämatokrit (Hk oder Hkt) bestimmen neben dem klinischen Zustandsbild die Indikation zur Erythrozytentransfusion. Beide Parameter können mit Hämatologie-Analyzern nicht nur im Zentrallabor, sondern auch in unmittelbarer Nähe des Patienten zuverlässig, zeitnah und jederzeit bestimmt werden (Point-of-Care Methoden). Präanalytische und analytische Faktoren können das Messresultat signifikant beeinflussen, die Anwender von Erythrozytenkonzentraten (EK) kennen müssen (Tab. 2.1) [3].

Hämoglobin	
Bedingung	**Effekt**
Lipämie, sonstige Trübungen	Erhöhung bis zu 30 g/l
Leukozytose	Erhöhung bei Werten >20.000/µl
Thrombozytose	Erhöhung bei Werten >700.000/µl
Hämatokrit	
Bedingung	**Effekt**
Stauen > 2 min bei Blutentnahme	↑↑
Niedriges Blut/ EDTA-Verhältnis: zu wenig Blut im Blutbild-Röhrchen	↓
Arterielles Blut	2 % höher als in venösem Blut
Zentrifugationsmethode	2 % höher als bei Hämatologie-Analyzern
Retikulozytose, Leukozytose	falsch zu hohe Werte mit Hämatologie-Analyzern
Autoagglutination, Mikrozytose, in vitro Hämolyse	falsch zu niedrige Werte mit Hämatologie-Analyzern
Leitfähigkeitsmethoden	falsch zu niedrig bei erhöhter Plasmaosmolalität

Tab. 2.1: Präanalytische und analytische Störeinflüsse der Hämoglobin- und Hämatokritbestimmung.

2.2.2. Thrombozytopenie, Thrombo-zytopathie und Thrombozytensubsti-tution

Die Thrombozytenzahl ist der wesentliche Trigger zur Transfusion von Thrombozytenkonzentraten (TK) bei thrombozytopenischen Patienten. Die Bestimmung erfolgt heute zumeist mithilfe eines Hämatologie-Analyzers nach der Impedanz- oder Streulichtmethode. Einige Hämatologie-Analyzer liefern bei Thrombozytenzahlen unter 10.000/µl falsch zu hohe Werte. Die Indikation zur prophylaktischen, blutungsverhütenden Thrombozytensubstitution während einer Chemotherapie wird je nach klinischer Situation bei Thrombozytenzahlen zwischen 5.000 und 20.000/µl gesehen [4,5]. Es ist daher wichtig, dass die verfügbaren Hämatologie-Geräte in diesem Messbereich sorgfältig validiert werden und nötigenfalls bei Unterschreiten einer bestimmten Thrombozytenzahl eine Kontrolle mittels Kämmerzählung erfolgt. Die Thrombozytenzählung unterliegt Störeinflüssen, die dem Anwender von TK bekannt sein müssen (Tab. 2.2) [6].

Bedingung	Effekt
Teilgerinnung durch un-zureichendes Mischen des Blutes mit dem EDTA im Blutbild-Röhrchen	⬇⬇
Agglutination durch EDTA, Kälte	Pseudothrombo-penie
Erythrozytenfragmente, Kern- und Plasmafrag-mente von Leukozyten	Pseudothrombozy-tose

Tab. 2.2: Störeinflüsse bei der Thrombozytenzählung.

Bei reinen Thrombopenien ohne Einschränkung der Thrombozytenfunktion ist die Indikationsstellung zur Thrombozytentransfusion und deren Erfolgskontrolle anhand der Klinik und der Thrombozytenzahl vor und nach Substitution einfach. Zur Beurteilung der Funktionstüchtigkeit transfundierter Thrombozyten stehen jedoch keine Tests zur Verfügung, die einerseits leicht durchführbar und gut reproduzierbar sind und deren Ergebnisse andererseits ein zuverlässiges Maß der primäre Hämostase darstellen [7-10]. Die Blutungszeit in ihren vielen Variationen ist insensitiv,

unzureichend prädiktiv für Blutungen, schlecht reproduzierbar und invasiv. Wegen der Invasivität - es muss eine kleine Schnittwunde gesetzt werden - ist sie zudem bei immunsupprimierten Patienten wegen der Gefahr von sich ausbreitenden Wundinfektionen kontraindiziert. Zur Beurteilung der Thrombozytenfunktion ist eine Palette spezieller Laboruntersuchungen notwendig, die nur in Speziallaboratorien vorgehalten werden können. In der klinischen Routine wird die Thrombozytentransfusion bei transfusionsbedürftigen Thrombopathien daher zumeist nach der Klinik (z.B. Sistieren der Blutung) und dem Anstieg der Thrombozytenzahl nach Thrombozytentransfusion gesteuert [9] (☞ Kap. 3.2.).

2.3. Laboranalyt. Sicherung eines Mangels an funkt. Plasmaproteinen, Verlaufskontrollen und Überwachung der Substitutionstherapie

2.3.1. Allgemeine Grundsätze

Der Behandlung substitutionsbedürftiger Plasmaprotein-Mangelzustände geht in der Regel die **laboranalytische Sicherung** und Quantifizierung des Plasmaproteinmangels voraus. Die weiteren Entscheidungsprozesse umfassen die **Festlegung der Dosis**, die **laboranalytische Kontrolle des Substitutionseffekts** sowie die Wahl geeigneter **Substitutionsintervalle**. Der Einsatz von Plasma und gerinnungsaktiven Plasmaderivaten bei akuten Hämostasestörungen erfordert darüber hinaus die laboranalytische Charakterisierung zusätzlich bestehender, therapeutisch und prognostisch relevanter Hämostasestörungen.

Bei Dauerbehandlung bekannter kongenitaler Plasmaprotein-Mangelzustände mit Gerinnungsfaktoren, Inhibitoren oder intravenösen Immunglobulinen werden spezifische Laborkontrollen nur in größeren Zeitabständen vorgenommen. Die Ergebnisse der Gerinnungsanalysen können nicht immer abgewartet werden. So muss möglicherweise bei lebensbedrohlicher Blutung unter bekannter Einnahme von oralen Antikoagulanzien Prothrombinkomplex-Konzentrat (PPSB) verabreicht werden, bevor der Quickwert vorliegt. Bei schwerem akuten Blutverlust muss Plasma unter

Umständen angefordert und transfundiert werden, bevor Gerinnungsanalysen verfügbar sind.

Auf spezifische Laborkontrollen wird in der Regel verzichtet beim Einsatz von

- Volumenersatzmitteln
- intramuskulären Immunglobulinen
- intravenösen Immunglobulinen bei Erkrankungen, die nicht mit einem Immunglobulinmangel einhergehen
- Plasma zum Plasmaaustausch

2.3.2. Physiologie der Hämostase

Der Blutstillungsvorgang kann in eine primäre und sekundäre Phase unterteilt werden. An der **primären Hämostase** sind vornehmlich die Gefäßwand, die Thrombozyten und der von Willebrand-Faktor (VWF) beteiligt. Bei einer Verletzung kommt es zu einer Vasokonstriktion und zur Bildung von lokalen Thrombozytenaggregaten. Hierdurch wir ein rascher Gefäßverschluss geschaffen. Die **sekundäre Hämostase** besteht aus einem proteolytischen Stufenprozess, an dem die plasmatischen Gerinnungsfaktoren beteiligt sind und der schließlich zur Bildung eines stabilen **Fibringerinnsels** und somit zur dauerhaften Blutstillung führt. **Inhibitoren der Gerinnung** und das **Fibrinolysesystem** regulieren die Hämostase und verhindern eine überschießende Gerinnung. Der Ablauf der Vorgänge ist fließend und geht anschließend in die länger dauernde **Wundheilungsphase** über. Das klinische Korrelat zu Störungen der plasmatischen Gerinnung - **Koagulopathien** - sind daher nicht nur **Blutungen**, sondern auch **Wundheilungsstörungen**.

2.3.2.1. Primäre Blutstillung

Verletzte Gefäßwand, die Thrombozyten und der VWF sorgen für eine provisorische, rasche Blutstillung (Abb. 2.1)

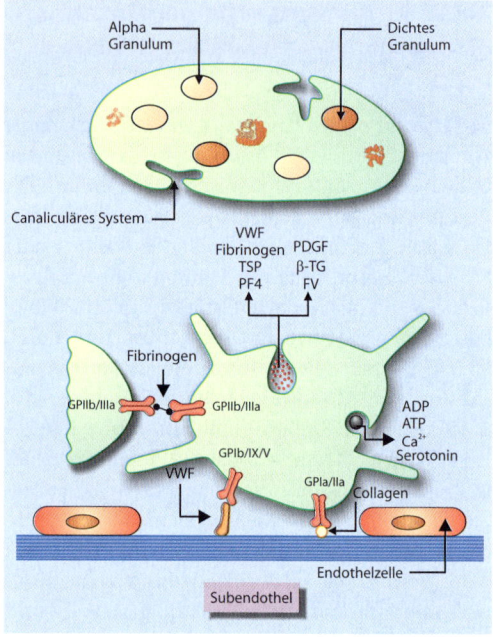

Abb. 2.1: Primäre Blutstillung. Plättchen gehen von diskoider Form in Stachelform über (shape change), und setzen Inhaltsstoffe frei: VWF = von Willebrand-Faktor; TSP = Thrombospondin; PF4 = Plättchenfaktor 4; PDGF = platelet derived growth factor; β-TG = β-Thromboglobulin; Adhäsion der Thrombozyten an Subendothel über Collagen-GP Ia/IIa und über VWF-GP Ib/IX/V; Aggregation über Fibrinogen-GPIIb/IIIa.

2.3.2.1.1. Vasokonstriktion

Der Verletzungsreiz führt durch Kontraktion der Muscularis zu einer Vasokonstriktion, die eine Verlangsamung oder den Stillstand des Blutflusses zur Folge hat. Lokale Mediatoren, wie z.B. zyklische Endoperoxide und Thromboxane, sind an diesem Vorgang beteiligt [11].

2.3.2.1.2. Thrombozyten

Thrombozyten (Synonyme: Blutplättchen, Plättchen) entstehen durch Sequestrierung von Zytoplasma der Megakaryozyten im Knochenmark. Sie besitzen einen Durchmesser von 2-5 μm, zirkulieren im peripheren Blut in einer Konzentration von $150\text{-}450 \times 10^9/\text{l}$ und haben eine Lebensdauer von 7-10 Tagen. Die Thrombozyten besitzen subzelluläre, granuläre Strukturen mit funktionell wichtigen Inhaltsstoffen. Hierzu zählen die **Alpha-Granula**, die u.a. Fibrinogen, VWF, Fibronektin, Plasminogenaktivator-Inhibitor-1 (PAI-1), β-Thromboglobulin, Plättchenfaktor 4 (PF4), Platelet Derived Growth Factor (PDGF) und Thrombospondin (TSP) enthalten. Die dichten Granula (dense bodies) enthalten ADP und ATP, Kalziumionen und Serotonin. Die Inhaltsstoffe werden nach Aktivierung der Thrombozyten nach extrazellulär freigesetzt (**Freisetzungsreaktion**). Degradierende Enzyme wie Hydrolasen, Glykosidasen und Proteinasen sind Bestandteile der Lysosomen. Das Plättchen ist nach außen hin von einer Phospholipidmembran begrenzt, die über ein offenes kanalikuläres System, über das der Stoffaustausch erfolgt, mit dem Zellinneren verbunden ist. Ein submembranäres System aus Mikrofilamenten und Mikrotubuli besitzt kontraktile Eigenschaften und ist am Formerhalt und Gestaltwechsel mit Pseudopodienausbildung (**shape change**) beteiligt.

Die **Adhäsion** und **Aggregation** sind wesentliche Vorgänge der Thrombozytenfunktion. Bei einer Gefäßläsion werden Kollagen-haltige subendotheliale Strukturen freigelegt, an denen die Plättchen verstärkt haften (Adhäsion). Für diese Funktion spielen Glykoproteine als Oberflächenrezeptoren eine zentrale Rolle. Der **Glykoprotein-Komplex Ib/IX/V** ist der wichtigste Rezeptor für den **VWF**, der als Brückenmolekül zwischen Plättchen und kollagenen Strukturen des Subendothels fungiert [12]. Der **Glykoprotein IIb/IIIa-Komplex** (GP IIb/IIIa) dient neben dem VWF insbesondere dem **Fibrinogen**-Molekül als Rezeptor [13]. Durch Brückenbildung mit dem Rezeptor-gebundenen Fibrinogen wird die Verknüpfung von Plättchen zu Verbänden in Form von Aggregaten herbeigeführt.

Beim Verletzungsreiz kommt es durch Kontakt mit Fremdoberflächen und durch die aktivierende Funktion von Stoffen wie Thrombin, ADP, Adrenalin oder Kollagen zum Formenwandel der Thrombozyten, bei der ihre diskoide Form in eine sphärische Gestalt mit Ausbildung von Pseudopodien übergeht. Aktivierte Plättchen unterliegen einer **Freisetzungsreaktion**, bei der Inhaltsstoffe wie ADP oder Serotonin aus den Granula entleert werden. Diese verstärken weiterhin synergistisch den Formwandel, die Freisetzungsreaktion und Aggregation. Aus Phospholipiden der Zellmembran wird durch die Wirkung von Phospholipasen Arachidonsäure gebildet. Durch die Cycloxygenase entstehen nachfolgend Endoperoxide und weitere Produkte des Prostaglandin-Stoffwechsels, insbe-

sondere Thromboxan A_2, die ein hohes proaggregatorisches Potenzial aufweisen. In den Endothelzellen entsteht aus den Endoperoxiden unter dem Einfluss der Prostacyclinsynthetase antiaggregatorisch wirksames Prostacyclin. Das thrombozytäre Thromboxan und das endotheliale Prostacyclin sind Eicosanoide, die eine antagonistische Funktion aufweisen und damit für eine ausgewogene Balance zwischen proaggregatorischer Thrombozytenfunktion und athrombogenen Eigenschaften der Gefäßwand von zentraler Bedeutung sind.

Die Phospholipide der Plättchenmembran (Plättchenfaktor 3) sind an der Interaktion mit dem plasmatischen Gerinnungssystem beteiligt, indem sie Bindungsfunktionen für die Aktivierung des F X und des Prothrombins (Tenase- und Prothrombinase-Komplex) bereitstellen [14].

In Verbindung mit dem nachfolgend entstehenden Fibrin kommt es zur Ausbildung eines Plättchen-Fibringerinnsels. Durch Kontraktion des Zytoskeletts der Thrombozyten tritt eine Gerinnselretraktion ein.

2.3.2.2. Sekundäre Blutstillung: Das plasmatische Gerinnungssystem

Fibrin ist das Endprodukt der plasmatischen Gerinnung. Es entsteht aus Fibrinogen unter Einwirkung von Thrombin. Die Thrombinbildung selbst erfolgt in einem komplexen, mehrstufigen Aktivierungsprozess, an dem eine Vielzahl von plasmatischen Gerinnungsfaktoren beteiligt ist. Bei den Blutgerinnungsfaktoren handelt es sich mehrheitlich um Serinproteasen, die Serin als Aminosäure im aktiven Zentrum ausweisen. Diese Proteinasen liegen zunächst als inaktive Vorstufen, Proenzyme, vor, die durch Abspaltung eines Peptids in ihre aktivierte, enzymatisch wirksame Form überführt werden.

Die Darstellung der kaskadenartigen Gerinnungsaktivierung und Fibrinbildung über das **endogene, intrinsische** und das **exogene, extrinsische** System hat heute im Wesentlichen eine didaktische Bedeutung, um die gerinnungsphysiologischen Screeningtests besser zu verstehen (Abb. 2.2).

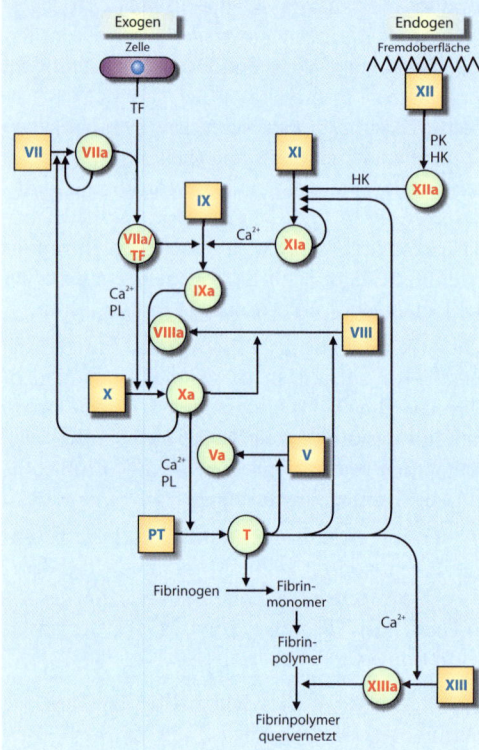

Abb. 2.2: Kaskadenaktivierung der plasmatischen Gerinnung über exogenen und endogenen Weg. Quadrate = inaktive Vorstufen, Kreise = aktive Formen der Gerinnungsfaktoren; PK = Prekallikrein; HK = Hochmolekulargewicht-Kininogen; TF = Tissue Factor; PL = Phospholipid; PT = Prothrombin; T = Thrombin.

Die endogene Gerinnungsaktivierung, das **intrinsische System**, wird durch die Aktivierung des FXII als Folge eines Fremdoberflächenkontakts initialisiert. FXIIa führt einerseits zur Umwandlung von Prekallikrein (PK) in Kallikrein (KK) und nachfolgend zur Bildung von Kininen; andererseits aktiviert er FXI. Hochmolekulare Kininogene (HK) verstärken diese Prozesse. Im nächsten Schritt bewirkt FXIa in Anwesenheit von Kalziumionen die Aktivierung von FIX zu Faktor IXa. FIXa seinerseits überführt in einen Komplex von Kalziumionen, Phospholipid und FVIIIa den FX in seine aktivierte Form (**Tenase-Komplex**). Der FVIIIa besitzt Kofaktor-Funktion und weist keine enzymatische Aktivität auf.

Bei der sog. exogenen Gerinnungsaktivierung (**extrinsisches System**) wird bei Verletzung an der Gefäßwand verstärkt Gewebefaktor (TF = Tissue Fac-

tor) exprimiert. Der Komplex aus Gewebefaktor mit FVIIa (TF-VIIa) kann sowohl den FX zum FXa als auch den FIX zu FIXa aktivieren [15-17]. Somit besteht in vivo eine enge Verknüpfung zwischen extrinsischer und intrinsischer Aktivierung [18-20]. Eine Trennung bzw. Unterscheidung zwischen beiden Systemen entspricht nicht der invivo-Situation, sie ist vielmehr aus didaktischen Gründen gebräuchlich.

Auf der gemeinsamen Endstrecke entsteht der **Prothrombinase-Komplex** aus FII (Prothrombin), FXa, FVa (Kofaktor), Phospholipid und Kalziumionen. In diesem erfolgt unter Abspaltung von Prothrombinfragment 1 und 2 (F1+2) die Aktivierung zu Thrombin. Thrombin wirkt nun proteolytisch auf Fibrinogen und spaltet die Fibrinopeptide A und B ab. Die so entstehenden Fibrinmonomere aggregieren zu Polymeren, die durch aktivierten FXIII (FXIIIa) in einer Transpeptidase-Reaktion zu stabilem Fibrin quervernetzt werden. Thrombin aktiviert darüber hinaus die Faktoren V, VIII und XI, bildet Komplexe mit Thrombomodulin am Endothel und aktiviert so den Inhibitor Protein C (PC). Weiterhin aktiviert Thrombin die Thrombozyten und den Thrombin-activatable Fibrinolysis Inhibitor (TAFI), einen wichtigen Hemmstoff der Fibrinolyse.

Neuere Modelle der Blutgerinnung ignorieren weitestgehend die Unterscheidung zwischen intrinsischem und extrinsischem System (Abb. 2.3) [18,19,21-24]. Der wichtigste Auslöser ist die Exposition von TF, der als Bestandteil von Endothelzellen, extravaskulären Zellen und Monozyten bei Verletzung bzw. Aktivierung exprimiert wird. Der Komplex mit FVIIa (TF-VIIa) hat hier die initiale Funktion für die Gerinnungsaktivierung (**Initiation**). Bei hohen Konzentrationen von Gewebefaktor wird überwiegend FX direkt aktiviert, während bei niedrigen Konzentrationen FIXa zur FX-Aktivierung beiträgt. Danach werden kleine Mengen Thrombin aus Prothrombin generiert. Dieses Thrombin sorgt über Feedback-Mechanismen für die Aufrechterhaltung der Gerinnungsaktivierung und die Thrombin-Neubildung. Neben der Aktivierung von F V, VIII und XI spielt die Aktivierung der Thrombozyten eine wichtige Rolle. An der Oberfläche aktivierter Thrombozyten bildet sich aus **FVIIIa, FIXa und FX** der **Tenasekomplex**, der FX zu FXa konvertiert (**Amplifikation**). Der **Prothrombinasekomplex aus FVa, FXa und Pro-**

thrombin konvertiert an der Thrombozytenoberfläche Prothrombin zu Thrombin, das schließlich Fibrinogen in Fibrin umgewandelt (**Propagation**) und über Aktivierung von FXIII die Stabilisierung des Fibringerinnsels bewirkt. Thrombin wirkt auch über die Aktivierung des TAFI prokoagulatorisch und induziert auch einen inhibitorischen Prozess, die Aktivierung des PC über den endothelialen Thrombomodulin-Thrombin-Komplex.

Tab. 2.3 gibt in Ergänzung zu den Abb. 2.2-2.4 eine Übersicht über die an der sekundären Blutstillung und an der Fibrinolyse beteiligten Faktoren und Inhibitoren.

2.3.2.3. Inhibitoren des Gerinnungssystems

Ein System von Inhibitoren gegen einzelne oder mehrere Gerinnungsfaktoren verhindert eine überschießende Thrombin- bzw. Fibrinbildung. Der wichtigste Inhibitor ist Antithrombin (AT), das durch kovalente Bindung am aktiven Zentrum der Serinproteasen deren enzymatische Funktion blockiert. AT hemmt insbesondere Thrombin und FXa, in geringerem Ausmaß auch die Faktoren XIIa, XIa, VIIa und Kallikrein. Faktoren ohne enzymatische Primärfunktion, wie Faktor Va und VIIIa, werden nicht durch Komplexierung, sondern durch aktiviertes PC (APC) proteolytisch gespalten. PC wird am endothelialen Thrombomodulin-Thrombin-Rezeptor gebunden und aktiviert. APC übt seine proteolytische Wirkung gegenüber den Faktoren Va und VIIIa in Anwesenheit von Protein S (PS) als Kofaktor aus [25]. Eine genetisch bedingte Resistenz des FV gegen APC ist mit einer Thromboseneigung assoziiert [26]. Der Tissue Factor Pathway Inhibitor (TFPI) hat eine spezifische Hemmwirkung gegenüber FXa und TF-VIIa [12]. Weitere Inhibitoren im plasmatischen Gerinnungssystem haben offenbar geringere Bedeutung. Hierzu zählen der Heparinkofaktor II (HCII), das Alpha-2 Makroglobulin (A2M), das Alpha-1 Antitrypsin (AAT) und der C1-Inaktivator (C1I).

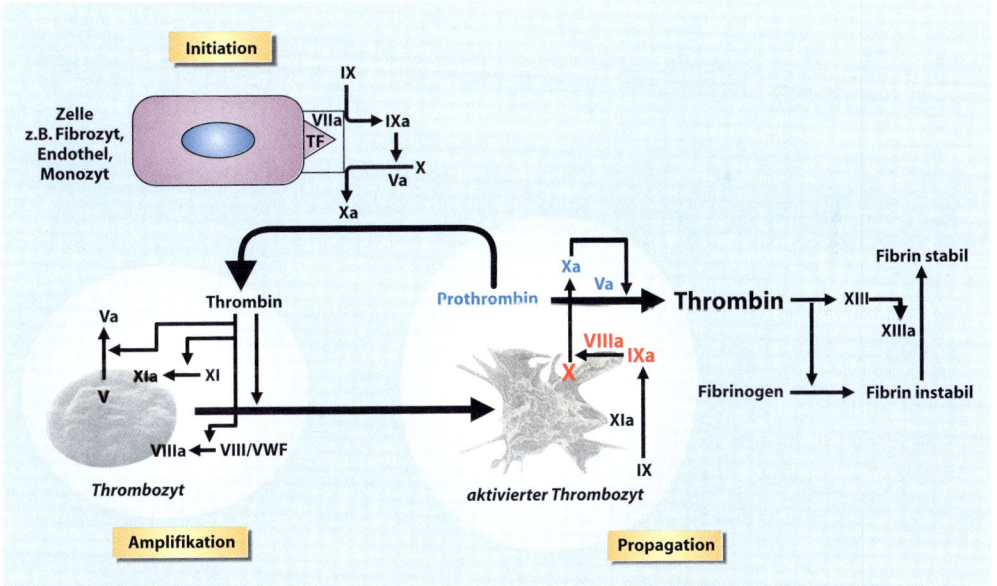

Abb. 2.3: Zellgebundene Aktivierung der plasmatischen Gerinnung über die Phasen der Initiation, Amplifikation und Propagation; *Initiation*: an Zellen wird Tissue Factor (TF) exprimiert, der mit FVIIa komplexiert und FIX und FX aktiviert; *Amplifikation*: schließlich entstehen kleine Mengen Thrombin, die Thrombozyten, FXI, FV und FVIII aktivieren; *Propagation*: werden nun ausreichende Mengen Thrombin über Tenasekomplex und Prothrombinasekomplex gebildet, kann ein Fibringerinnsel entstehen. Die Komponenten des Tenasekomplexes sind Rot, die Komponenten des Prothrombinasekomplexes Blau dargestellt.

Faktor	Plasmakon-zentration, µg/ml	Halb-werts-zeit, h	Funktion
Gerinnungsfaktoren			
I Fibrinogen	2000	72-120	Fibrin-Bildung
II Prothrombin	100-200	50-80	als Thrombin: aktiviert FV, FVIII, FXI, FXIII, Thrombozyten, TAFI, PC, bildet Fibrin aus Fibrinogen
V, Proakzelerin	10	12-15	FVa: Kofaktor im Prothrombinase-komplex
VII, Prokonvertin	0,5-2	3-6	FVIIa: FIX- und X-Aktivierung
VIII, Antihämophiliefaktor A	0,1	10-24	FVIIIa: Kofaktor im Tenasekomplex
IX, Christmas-Faktor	5	20-24	FIXa: F X-Aktivierung
X, Stuart-Prower-Faktor	8	30-50	FXa: Prothrombin-Aktivierung
XI, Rosenthal-Faktor	5	60	FXIa: F IX-Aktivierung
XII, Hageman-Faktor	30	60-150	FXIIa: Aktivierung von F XI und Pre-kallikrein
XIII, Fibrinstabilisierender Faktor	12-25	200-350	FXIIIa: Quervernetzung von Fibrin
Inhibitoren und Fibrinolyse			
Antithrombin (AT)	290	24-36	hemmt Thrombin, Xa, IXa, VIIa, XIIa
Heparinkofaktor II (HCII)	40	60	hemmt Thrombin
Tissue Factor Pathway Inhibitor (TFPI)	0,1		hemmt Xa und VIIa-TF
Protein C (PC)	4	8-11	APC: inaktiviert Va und VIIIa, hemmt PAI-1
Protein S (PS)	10	36-60	Kofaktor des APC
Alpha-2 Makroglobulin (A2M)	2100	48-72	hemmt Serinproteinasen
Alpha-1 Antitrypsin (AAT)	2500	90-120	hemmt Serinproteinasen
C1-Inhibitor (C1I)	240	36-72	hemmt C1-Esterase, XIIa, Plasmin
Thrombomodulin	0,02		aktiviert PC im Komplex mit Throm-bin
Plasminogen	200	48	Plasmin-Bildung
Plasmin-Inhibitor	70	64-72	hemmt Plasmin
Gewebe-Plasminogen-Aktivator (tPA)	0,005	0,12	aktiviert Plasminogen zu Plasmin
Urokinase-Plasminogenaktivator (uPA)	0,002		aktiviert Plasminogen zu Plasmin
Plasminogen-Aktivator-Inhibitor-1 (PAI-1)	10	1,5	inaktiviert tPA und uPA
Hochmolekulares Kininogen (HK), Fitzgerald-Faktor	70	156	aktiviert FXII
Prekallikrein (PK), Fletscher-Faktor	40	48-52	aktiviert FXII und uPA

Tab. 2.3: Blutgerinnungsfaktoren, Inhibitoren und Faktoren des Fibrinolysesystems.

2.3.2.4. Fibrinolysesystem

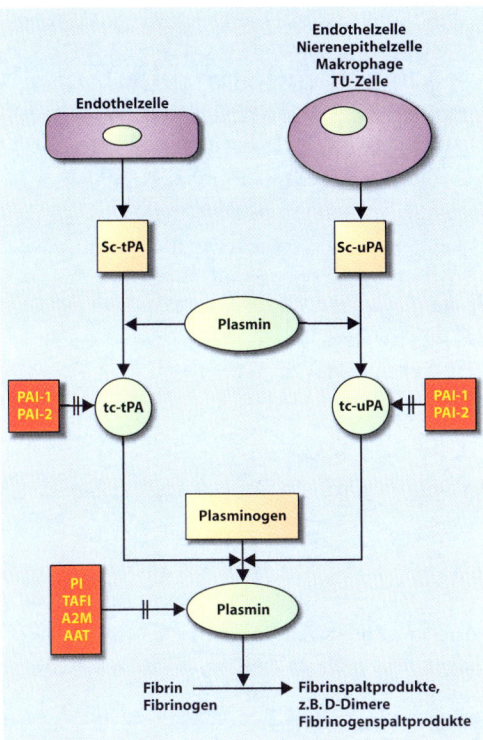

Abb. 2.4: Fibrinolysesystem. Freisetzung von Einket-ten-tissue-Plasminogenaktivator (sc-tPA) aus Endo-thelzellen und von Einketten-Urokinase-Plasmino-genaktivator (sc-uPA) aus Endothelzellen, Nierenepit-helzellen, Makrophagen oder Tumorzellen; Umwand-lung der Proaktivatoren in aktive Zweikettenformen durch Plasmin; Umwandlung von Plasminogen zu Plasmin durch tc-tPA oder tc-uPA; Plasmin lysiert Fi-brin und Fibrinogen zu Spaltprodukten; Inhibitoren: PAI-1 = Plasminogenaktivator-Inhibitor-1; PAI-2 = Plasminogenaktivator-Inhibitor-2; PI = Plasmin-Inhibi-tor oder Alpha-2-Plasmininhibitor; TAFI = Thrombin activatable Fibrinolysis Inhibitor; A2M = Alpha-2 Ma-kroglobulin; AAT = Alpha-1 Antitrypsin.

Die Degradation von Fibrin ist ein proteolytischer Prozess, der durch die Serinprotease Plasmin er-folgt [27]. Die Fibrinolyse soll einerseits eine über-schießende Gerinnselbildung verhindern und an-dererseits für den physiologischen Abbau von Fi-brin beim Übergang in die Wundheilungsphase sorgen. Bei der Degradation von Fibrin entstehen lösliche Fibrinfragmente wie z.B. die D-Dimere als sog. Fibrinspaltprodukte. Darüber hinaus kann Plasmin Fibrinogen proteolytisch spalten, wobei

sog. Fibrinogenspaltprodukte gebildet werden. Plasmin selbst wird durch einen proteolytischen Aktivierungsschritt aus seiner Vorstufe, dem Plas-minogen gebildet (Abb. 2.4) [28] Die wichtigsten Aktivatoren sind der Gewebe-Plasminogenaktiva-tor (tPA) und der Urokinase-Plasminogenaktiva-tor (uPA). In geringem Ausmaß ist auch Throm-bin an der Plasminogenaktivierung beteiligt. Der tPA wird aus dem Endothel freigesetzt und dimeri-siert, von der Einkettenform (single-chain-tPA) zur Zweikettenform (two-chain-tPA). Er ist auf-grund seiner hohen Fibrinbindungs-Affinität be-sonders geeignet, Plasminogen selektiv am Ort der Fibrinbildung zu aktivieren. Für diese Bindungs-funktion ist C-terminales Lysin des Fibrins verant-wortlich, das durch den Thrombin-activatable Fi-brinolysis Inhibitor (TAFI) eliminiert werden kann. Infolgedessen kommt es unter dem Einfluss von TAFI zu einer Behinderung der tPA-ver-mittelten Plasminogen-Aktivierung und damit zu einer Herabregulierung der Fibrinolyse [29]. Plas-minogenaktivator-Inhibitor (PAI-1), der ebenfalls aus der Gefäßwand freigesetzt wird, ist der physio-logische Inhibitor von tPA und auch von uPA. Der uPA wird unter der Einwirkung von FXIIa und Prekallikrein/Kallikrein aus pro-uPA gebildet und ist damit an das Kontaktaktivierungssystem der Hämostase gekoppelt [30].

2.3.3. Laboranalytische Sicherung ei-ner plasmatischen Hämostasestörung

Kongenitale Plasmaprotein-Mangelzustände wer-den in der Regel unter planbaren Bedingungen mit Hilfe spezifischer Assays diagnostiziert und quan-tifiziert.

Demgegenüber müssen die weitaus häufigeren akuten, zumeist **erworbenen Hämostasestörun-gen** jederzeit und zeitgerecht erfasst werden kön-nen. Der Umfang der hämostaseologischen Labor-diagnostik wird von Kriterien der Praktikabilität, der Wertigkeit für eine klinisch relevante Entschei-dungsfindung und der Wirtschaftlichkeit be-stimmt (Tab. 2.4) [31].

Die Analytik muss jederzeit, innerhalb eines ver-tretbaren Zeitraums und mit geringer Personal-bindung verfügbar sein. Notwendige Kompromis-se bei der Blutentnahme - in der Regel aus venösen oder arteriellen Zugängen - verbieten die Einbezie-hung von Parametern mit komplizierter Präanaly-tik. Die Ergebnisse müssen unter Routinebedin

gungen reproduzierbar sein und von weniger ge-
schultem Personal zuverlässig erbracht werden
können. Aufwändige Analysen zur Erfassung von
Hämostasestörungen mit niedriger Prävalenz oder
Untersuchungen, die eine Hämostasestörung unzureichend sensitiv und spezifisch erfassen, sind
ungeeignet. Schließlich bestimmen die Kosten entscheidend mit, welche Parameter in welcher Frequenz in die hämostaseologische Labordiagnostik
einbezogen werden.

Kriterien zur Auswahl hämostaseologischer Laborparameter für Diagnose und Monitoring von akuten Hämostasestörungen
• Verfügbarkeit der Analytik: 24-Stunden-dienst, zeitgerecht, geringe Personalbindung
• Unproblematische Präanalytik
• Analytische Zuverlässigkeit: Reproduzierbarkeit unter Routinebedingungen
• Prävalenz der zu erwartenden Hämostasestörungen
• Sensitivität, Spezifität und Prädiktivität der Assays
• Kosten

Tab. 2.4: Kriterien zur Auswahl hämostaseologischer Laborparameter für Diagnose und Monitoring von akuten Hämostasestörungen.

Unter Berücksichtigung dieser Kriterien ist die Bestimmung folgender Parameter zu jedem Zeitpunkt der Untersuchung unverzichtbar: Thrombozytenzahl, Quickwert (Thromboplastinzeit),
aktivierte partielle Thromboplastinzeit (APTT)
und Fibrinogen (Tab. 2.5).

Die zusätzliche Messung von Antithrombin, D-
Dimeren und/oder löslichem Fibrin ("Fibrinmonomere") ist in der Intensivmedizin erforderlich,
um eine disseminierte intravasale Gerinnung
(DIC) oder Thromboembolien rechtzeitig zu erkennen und in ihrem Verlauf zu kontrollieren.

Schließlich können Analysen zur exakten Diagnose von Thrombozytenfunktionsstörungen und selteneren Störungen der plasmatischen Gerinnung
und der Fibrinolyse nur gezielt vorgenommen
werden.

Laboranalytisches Minimalprogramm zur Erfassung und zum Monitoring von Hämostasestörungen	
Fragestellung: routinemäßiger laboranalytischer Ausschluss einer Hämostasestörung vor Operationen und invasiven Eingriffen	
Parameter	Hinweis auf
Thrombozytenzahl	Thrombozytopenie/ Thrombozytose
Quickwert (Thromboplastinzeit)	Störung im exogenen System, ☞ Tab. 2.6
Aktivierte partielle Thromboplastinzeit (APTT)	Störung im endogenen System, ☞ Tab. 2.6
Fibrinogen	Hyperfibrinogenämie, Hypofibrinogenämie, Dysfibrinogenämie
Zusätzlich bei Intensivpatienten	
D-Dimere	Hyperfibrinolyse, aktivierte Hämostase (indirekt)
Alternativ oder in Ergänzung zu DD: lösliches Fibrin ("Fibrinmonomere")	intravitale Fibrinbildung, aktivierte Hämostase (indirekt)
Antithrombin	Antithrombin-Mangel, stellvertretend für Mangel an Inhibitoren der Hämostase durch Umsatzsteigerung, Synthesestörung, Verdünnung

Tab. 2.5: Laboranalytisches Minimalprogramm zur Erfassung und zur Überwachung von Hämostasestörungen.

Die Ergebnisse von **Quicktest, APTT** und **gerinnungsphysiologischer Fibrinogenbestimmung nach Clauss** können leicht fehlinterpretiert werden und dadurch falsche Schlussfolgerungen indu-
zieren. Zum anderen kann der Verzicht auf wichtige Laborparameter - häufig unter dem Gebot oder
Diktat der Wirtschaftlichkeit - Informationsdefizi-
te und daraus resultierende, folgenschwere Fehlin-
terpretationen nach sich ziehen. Die Ursachen eines verminderten Quickwertes und einer verlän-
gerten APTT sind in Tab. 2.6 dargestellt.

Ursachen eines pathologischen Quickwertes bzw. einer pathologischen aktivierten partiellen Thromboplastinzeit (APTT)	
Verminderter Quickwert	**Pathologische APTT**
• Mangel an: Fibrinogen, Prothrombin, FV, FVII, FX, • Vitamin K-Mangel oder Vitamin K-Antagonismus • orale Antikoagulanzien • Fibrinpolymerisationsstörungen durch Fibrin- oder Fibrinogenspaltprodukte oder durch monoklonale Immunglobuline • unphysiologische Inhibitoren: Lupusantikoagulans (häufig), spezifische Inhibitoren gegen Gerinnungsfaktoren (sehr selten)	*Verlängert:* • Mangel an: Fibrinogen, Prothrombin, FV, FVIII, FIX, FXI, FXII, Prekallikrein, Hochmolekulargewicht-Kininogen (HK) • Heparineffekt • Lupusantikoagulans (häufig) • Parainfektiöse Antiphospholipid-Antikörper (bei Kindern häufig) • spezifische Inhibitoren gegen Gerinnungsfaktoren (selten) *Verkürzt:* • Hyperfibrinogenämie • erhöhte FVIII-Spiegel

Tab. 2.6: Ursachen eines pathologischen Quickwertes bzw. einer pathologischen aktivierten partiellen Thromboplastinzeit (APTT).

Folgende Konstellationen, die insbesondere in der Intensivmedizin vorkommen, können einen verminderten Quickwert oder eine verlängerte APTT ohne zugrunde liegenden Mangel an Gerinnungsfaktoren verursachen und zu unnötigen Substitutionen von Gerinnungsfaktoren führen:

• Fibrinpolymerisationsstörung durch hohe Konzentrationen an Fibrin- und/oder Fibrinogenspaltprodukten, z.B. bei Fibrinolysetherapie, Hyperfibrinolysesyndrom, DIC mit starker sekundärer Hyperfibrinolyse

• Heparin (Quickwert: nur bei Heparinkontamination der Probe oder Überdosierung von Heparin)

• Parainfektiöse Antikörper gegen Phospholipide

• Lupusantikoagulans

> Ein verminderter Quickwert ist nicht immer Folge eines Mangels an Gerinnungsfaktoren! Eine verlängerte APTT ist nicht immer Folge eines Mangels an Gerinnungsfaktoren oder eines Heparineffekts!

Die Differenzierung zwischen Faktorenmangel und anderen Ursachen eines verminderten Quickwertes gelingt mit einem modifizierten Quicktest (HepatoQuick®, Hepatocomplex® oder Normotest®), der spezifisch Mangelzustände der funktionstüchtigen Prothrombinkomplexfaktoren Prothrombin, VII und X erfasst und unempfindlich gegenüber Fibrin- und Fibrinogenspaltprodukten, Faktor-V-Mangel, Fibrinogenmangel und Heparin ist (Abb. 2.5). Steht ein modifizierter

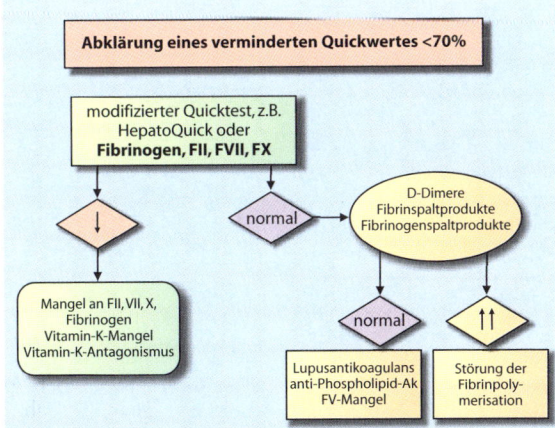

Abb. 2.5: Verminderung des Quickwertes - Differenzierung zwischen Faktorenmangel und anderen Ursachen.

Quicktest nicht zur Verfügung, kann nur die quantitative Bestimmung einzelner Gerinnungsfaktoren zwischen einem echten Faktorenmangel und anderen Ursachen einer Quickwert-Verminderung unterscheiden.

Die gerinnungsphysiologische Fibrinogenbestimmung nach *Clauss* kann bei ausgeprägter Hyperfibrinolyse eine Hypofibrinogenämie vortäuschen und zu einer unnötigen Fibrinogensubstitution Anlass geben.

Eine Therapie mit hohen Dosen niedermolekularer Heparine (LMWH) oder ähnlich wirkender Antikoagulanzien kann mit einem hohen Blutungsrisiko einhergehen, ohne dass dies an Screeningtests, wie z.B. Quickwert oder APTT, erkennbar wäre.

■ Klinische Beispiele

▶ Fall 1

62-jährige Patientin, vor Hemikolektomie wegen eines Kolonkarzinoms;

Präoperativ: Quickwert 45 %, APTT, Fibrinogen und Thrombozytenzahl normal

Ziel: Quickwert 70 % → 1500 IE Prothrombinkomplex-Konzentrat (PPSB)
Quickwert nach PPSB: 40 %;

Retrospektive Analyse: modifizierter Quickwert (Hepato-Quick®) vor PPSB 85 %, nach PPSB 110 %; D-Dimere vor Substitution 10 mg/l (stark erhöht; normal: < 0,5 mg/l); der Anstieg des HepatoQuick® spiegelt den Substitutionseffekt durch PPSB wider; die Verminderung des Quickwertes war nicht durch einen Faktorenmangel, sondern durch eine Fibrinpolymerisationsstörung als Folge hoher Fibrinspaltprodukt-Konzentrationen bedingt (Lupusinhibitor war negativ).

▶ Fall 2

59-jährige Patientin, Pulmonalembolie, Streptokinasetherapie, starke Blutung. Wegen Quickwert von 17 % und Fibrinogen von < 0,2 g/l Substitution mit PPSB und Fibrinogen-Konzentrat (Tab. 2.7). Kein Anstieg von Quickwert und Fibrinogenspiegel, aber Abfall von Thrombozytenzahl und Antithrombin sowie weiterer Abfall des Quickwertes. Absetzen von Streptokinase, Substitution mit Antithrombin-Konzentrat und Plasma, langsame Normalisierung der Gerinnungsparameter. *Interpretation:* Quickwert und Fibrinogen nach *Clauss* waren aufgrund der hohen Konzentrationen von Fibrin- und Fibrinogenspaltprodukten unter der Fibrinolysetherapie deutlich vermindert. Der normale Hepato-Quick® zeigt, dass zunächst kein Mangel an Prothrombinkomplexfaktoren bestand. Die Substitution mit PPSB und Fibrinogen hat jedoch zu einer Umsatzsteige-

rung von Inhibitoren, Gerinnungsfaktoren und Thrombozyten im Sinne einer disseminierten intravasalen Gerinnung (DIC) geführt. Tab. 2.8 zeigt die mit verschiedenen Methoden zum Zeitpunkt 0 gemessenen Fibrinogenspiegel.

59-jährige Patientin, Pulmonalembolie, Streptokinasetherapie, schwere Blutung				
Parameter	0	4h	8h	16h
Thrombo-zyten/µl	210.000	140.000	130.000	180.000
Quick-wert, %	17	5	20	40
Hepato-Quick, %	100	30	70	80
APTT, sec	>200	>200	>200	180
Fibrino-gen, g/l	<0,2	<0,2	<0,2	0,5
Anti-thrombin, IE/dl	65	30	55	80
D-Dimere, mg/l	>15	>15	>15	12
		Fibrino-genkon-zentrat, PPSB	Antithrombin-Konzentrat	

Tab. 2.7: Verlauf der Hämostaseparameter bei einer 59-jährigen Patientin mit Pulmonalembolie, Streptokinasetherapie und schweren Blutungen.

59-jährige Patientin, Pulmonalembolie, Streptokinasetherapie, schwere Blutung; Fibrinogenspiegel zum Zeitpunkt 0 in Tab. 2.7, gemessen mit verschiedenen Methoden	
Methode zur Bestimmung von Fibrinogen	g/l
Nach Clauss	<0,2
Derived Fibrinogen, aus der Fibrinbildungskinetik im Quicktest-System	1,3
Turbidimetrie, Fibrinbildung nach Zusatz von Reptilase	1,6
Immunologisch bestimmt, mit Nephelometrie	5,8

Tab. 2.8: Fibrinogenspiegel bei einer Patientin unter Streptokinasetherapie, gemessen mit verschiedenen Labormethoden.

▶ **Fall 3**

zeigt die Gefahren eines laboranalytischen Minimalprogramms (Abb. 2.6). 60-jährige Patientin mit massiven postoperativen Nachblutungen; Transfusion von 28 Erythrozytenkonzentraten innerhalb von 4 Tagen. Überwachung der Hämostase mit Thrombozytenzahl, Quickwert, APTT und Fibrinogen; Abfall der Thrombozytenzahl auf 20.000/µl am Tag 4; Fehldiagnose einer reinen Hämodilution, Anforderung von Thrombozytenkonzentraten; die zusätzliche Bestimmung von Antithrombin und D-Dimeren ergibt zusammen mit dem klinischen Bild den Verdacht auf Sepsis und DIC. Keine Thrombozytentransfusion, statt dessen Substitution mit Antithrombin-Konzentrat und Plasma; langsame Normalisierung der Hämostase: Anstieg von Quickwert, Fibrinogen, Antithrombin und Thrombozytenzahl, Abfall der D-Dimere.

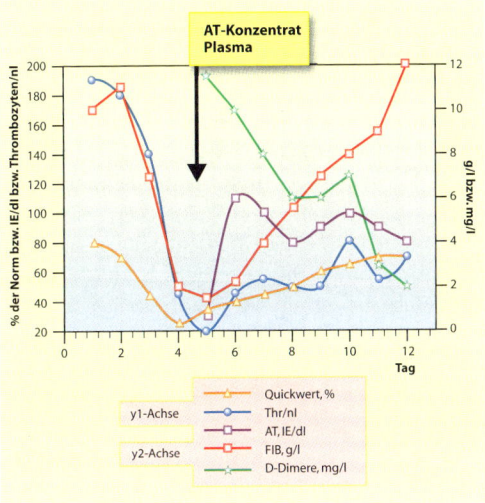

Abb. 2.6: Zeitlicher Verlauf von Parametern der Hämostase bei einer Patientin mit Massivtransfusion, Sepsis und DIC. Erläuterungen ☞ Text.

2.4. Sicherung der Indikation: Evidenz-basierte Medizin

Die Sicherung der Indikationen für den Einsatz von Hämotherapeutika setzt die Anwendung der Prinzipien **Evidenz-basierten Medizin (EBM)** voraus. Die in kontrollierten und unkontrollierten klinischen Studien und Beobachtungen gewonnenen Erkenntnisse werden gemäß Tab. 2.9 gewichtet und gehen in therapeutische Leitlinien medizinisch-wissenschaftlicher Fachgesellschaften ein [32, 33]. Bei fehlenden oder unzureichenden Erkenntnissen aus klinischen Studien können Leitlinien auch alleine auf Empirie basierende Expertenmeinungen beinhalten.

Evidenz-basierte Medizin Gewichtung von Erkenntnissen aus wissenschaftlichen Studien und Beobachtungen	
Evidenz-grad 1	mehrere kontrollierte prospektive Studien mit einheitlichem Ergebnis
Evidenz-grad 2	1 kontrollierte prospektive Studie und eine oder mehrere prospektive Kohortenstudien oder Fallkontrollstudien mit einheitlichem Ergebnis
Evidenz-grad 3	Mehrere Fallkontrollstudien oder andere retrospektive Studien mit einheitlichem Ergebnis
Evidenz-grad 4	Mehrere retrospektive Studien mit uneinheitlichem Ergebnis
Evidenz-grad 5	Deskriptive Fallbeschreibungen, Expertenmeinungen

Tab. 2.9: Gewichtung von Erkenntnissen aus wissenschaftlichen Studien und Beobachtungen, modifiziert nach [32,33].

2.5. Therapieziel und Dosierung

Die Therapie mit Plasma und gerinnungsaktiven Plasmaderivaten verlangt folgende Entscheidungen und Maßnahmen:

- Festlegung des erwünschten Anstiegs des Plasmaproteinspiegels aufgrund vorliegender Erkenntnisse
- Festlegung der für den Anstieg des Plasmaproteinspiegels erforderlichen Dosis
- laboranalytische Kontrolle des Substitutionseffekts, ggf. Wiederholungen der Substitution
- Beachtung verminderter Recovery und Halbwertszeit bei Umsatzsteigerung als Folge von Verbrauch, Verlust oder Verdünnung

Die Recovery (Wiederfindungsrate in %) berechnet sich wie folgt:

Anstieg Plasmaspiegel (IE/dl) x Plasmavolumen (ml)/Dosis (IE)

Plasmavolumen (ml) = kg Körpergewicht x 40 ml/kg

Beispiel: Bei einem 75 kg schweren Patienten führt die Substitution von 1000 IE Antithrombin(AT)-Konzentrat zu einem Anstieg des AT-Plasmaspiegels um 30 IE/dl.

Plasmavolumen = 40 x 75 kg = 3000 ml
Recovery (%) = 30 IE/dl (Anstieg AT-Spiegel) x 3000 ml (Plasmavolumen)/1000 IE AT = 90 %

Die Recoveries der verschiedenen Gerinnungsfaktoren und Inhibitoren weichen von dem theoretischen Wert teilweise auch im Steady State ab (z.B. niedrige Recovery von Faktor XIII) und unterliegen stärkeren interindividuellen Schwankungen.

2.6. Hämovigilanz: Erfassung unerwünschter Arzneimittelwirkungen (UAW)

Unter **Hämotherapeutika** werden alle aus menschlichem Blut hergestellten Arzneimittel (**Blutprodukte**) sowie alle gentechnisch produzierten Plasmaproteine zur Behandlung von Hämostasestörungen subsummiert, also auch Plasma und Plasmaderivate. Ärzte sind nach § 6 der **Musterberufsordnung für die deutschen Ärzte** verpflichtet, aus ihrer Verordnungstätigkeit bekannt werdende UAW der Arzneimittelkommission der deutschen Ärzteschaft mitzuteilen. Darüber hinaus unterliegen Erfassung und Meldung von UAW im Rahmen der Anwendung von Hämotherapeutika einer gesonderten Regelung durch das **Transfusionsgesetz.**

Die Wege der Berichterstattung von UAW durch Einsatz von Hämotherapeutika sind in Abb. 2.7 schematisch dargestellt [34]. Danach muss in allen Einrichtungen der Krankenversorgung, in denen mit Hämotherapeutika behandelt wird, für deren Anwendung ein **Qualitätssicherungssystem** nach dem Stand der medizinischen Wissenschaft und Technik eingerichtet werden. Die Verantwortung für die damit zusammenhängenden, transfusionsmedizinischen Aufgaben muss einer fachkompetenten approbierten ärztlichen Person, der **transfusionsverantwortlichen Person**, übertragen werden. An Krankenhäusern muss zusätzlich für jede Abteilung, in der Hämotherapeutika eingesetzt werden, eine **transfusionsbeauftragte Person** benannt werden, die entsprechende Maßnahmen der Qualitätssicherung in ihrem Bereich umsetzt.

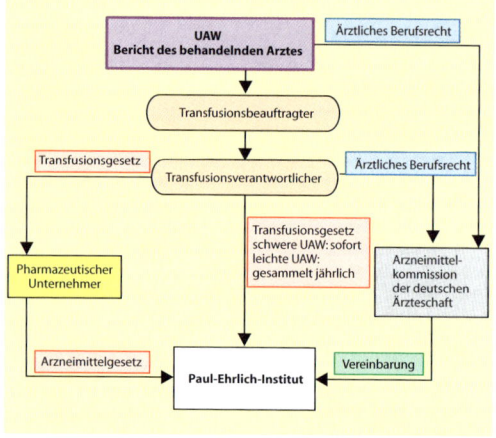

Abb. 2.7: Wege der Berichterstattung unerwünschter Arzneimittelwirkungen (UAW) im Rahmen des Einsatzes von Hämotherapeutika.

Treten im Zusammenhang mit der bestimmungsgemäßen Anwendung von Hämotherapeutika UAW auf, muss der behandelnde Arzt unverzüglich den Transfusionsbeauftragten und den Transfusionsverantwortlichen unterrichten. Weiterhin muss der **pharmazeutische Unternehmer (Hersteller)** des betreffenden Hämotherapeutikums unverzüglich informiert werden. Schwerwiegende Nebenwirkungen müssen auch der zuständigen Bundesoberbehörde, dem **Paul-Ehrlich-Institut**, sofort gemeldet werden, leichte Nebenwirkungen in einem jährlichen Sammelbericht. Treten leichte Nebenwirkungen in Serie auf, müssen sie ebenfalls unverzüglich dem Paul-Ehrlich-Institut und dem pharmazeutischen Unternehmer gemeldet werden.

Als schwerwiegend gilt eine UAW, wenn sie

- tödlich oder lebensbedrohlich ist
- in einer andauernden oder erheblichen Behinderung oder Arbeitsunfähigkeit resultiert
- zu einer stationären Behandlung oder zu Verlängerung einer solchen führt oder
- beinahe, d.h. bei unzureichenden medizinischen Vorsichts- und Behandlungsmaßnahmen zu einer der genannten Situationen geführt hätte

2.7. Koordiniertes Meldewesen

Die Träger der Spendeeinrichtungen, die pharmazeutischen Unternehmer und die Einrichtungen der Krankenversorgung haben nach § 21 TFG jährlich die Mengenangaben über den Umfang der Gewinnung von Blut und Blutbestandteilen, die Herstellung, den Import und Export und den Verbrauch von Blutprodukten und Plasmaproteinen dem PEI als zuständige Bundesoberbehörde zu melden. Zusätzlich ist die Anzahl der behandelten Personen mit angeborenen Hämostasestörungen, vor allem die Zahl der Hämophilien, zu melden.

2.8. Dokumentation

Gemäß Transfusionsgesetz muss der anwendende Arzt jeden Einsatz von Hämotherapeutika dokumentieren oder dokumentieren lassen. Zweck dieser gesetzlichen Regelung ist die Risikoerfassung und die Qualitätssicherung der Hämotherapie [35]. Die Dokumentation umfasst folgende Informationen, die mindestens 30 Jahre aufbewahrt werden müssen:

- Aufklärung und Einwilligungserklärungen
- Ergebnis der Blutgruppenbestimmung bei blutgruppenspezifischer Anwendung von Hämotherapeutika
- Darstellung von Wirkungen und unerwünschten Ereignissen
- Patientenidentifikationsnummer oder entsprechende eindeutige Angaben zur behandelten Person: Name, Vorname, Geburtsdatum und Adresse
- Chargenbezeichnung
- Pharmazentralnummer oder Bezeichnung des Präparates, Name des pharmazeutischen Unternehmers, Menge und Stärke
- Datum und Uhrzeit der Anwendung
- Die Dokumentation muss in zwei Richtungen, patienten- und produktbezogen, erfolgen
- *Patientenbezogen*: durch Eintrag des Verbrauchs in Krankenblatt, Karteikarte oder Anästhesie-Protokoll: Chargenbezeichnung, Bezeichnung des Präparates, Name des pharmazeutischen Unternehmers, Menge und Stärke
- *Produktbezogen*: durch zentrale, chargen- und patientenbezogene Dokumentation: z.B. 20 Packungen PPSB mit Chargenbezeichnung 123456 wurden von Hersteller X bezogen; welche Patienten haben wann wie viele Packungen von dieser Lieferung erhalten? Derartige Fragen müssen beantwortet werden können

Das wichtigste Ziel dieser doppelten Chargendokumentation ist ein schneller Rückgriff auf potenziell Infizierte, wenn die Charge eines Hämotherapeutikums in Verdacht steht, Infektionen übertragen zu haben. Damit wird die Rückverfolgung erleichtert und ein wesentlicher Beitrag zur weitgehenden Vermeidung mittelbarer Infektionen geleistet. In der Vergangenheit mussten oft Tausende von Krankenblättern gesichtet werden, um Patienten zu erfassen, die eine verdächtige Charge eines Blutproduktes erhalten hatten. Der Verbleib nicht angewendeter Hämotherapeutika ist ebenfalls zu dokumentieren.

Literatur

Allgemeine Literatur, Übersichten

Bowie WEJ, Owen CA. Clinical and laboratory diagnosis of hemorrhagic disorders. In: Disorders of Hemostasis. Ratnoff OD, Forbes CD, eds. Philadelphia: Saunders, 1996; 53-78.

Blutgerinnung - aktuelle Aspekte der Physiologie, Pathophysiologie, Klinik, Diagnostik, Prophylaxe und Therapie. Von Depka M, ed. Bremen: UNI-MED, 2002.

Das Gerinnungskompendium. Barthels M, von Depka M, eds. Stuttgart: Thieme, 2003.

Disorders of Hemostasis and Thrombosis. A clinical guide. Goodnight SH, Hathaway WE, eds. New York: McGraw-Hill, 2001.

Hellstern P. Rationelle hämostaseologische Labordiagnostik in der Klinik - Ausschluss und Abklärung hämorrhagischer und thrombophiler Diathesen. Clin Lab 1997;43:563-570.

Hemostasis and Thrombosis. Basic principles and clinical practice. Colman RW, Hirsh J, Marder VJ, Clowes AW, George JN (eds).Philadelphia: Lippincott, 2001.

Thrombosis and Hemorrhage. Loscalzo J, Schafer I (eds). New York: Lippincott Williams & Wilkins, 2003.

Mann KG. Biochemistry and physiology of blood coagulation. Thromb Haemost 1999;82:165-74.

Müller-Berghaus G. Grundlagen der Hämostaseologie. In: Greten H (Hrsg) Innere Medizin. Stuttgart: Thieme, 2001,326-36.

Spezielle Literatur

1. Bundesärztekammer und Paul-Ehrlich-Institut. Richtlinien zur Gewinnung von blut und Blutbestandteilen und zur Anwendung von Blutprodukten (Hämotherapie). Köln: Deutscher Ärzte-Verlag, 2005.

2. Wissenschaftlicher Beirat der Bundesärztekammer. Leitlinien zur Therapie mit Blutkomponenten und Plasmaderivaten. Köln: Deutscher Ärzte-Verlag, 2003.

3. Thomas L, Thomas C. Labor und Diagnose. Frankfurt: TH-Books 2005;682-97.

4. Drews RE. Critical issues in haematology: anemia, thrombocytopenia, coagulopathy, and blood product transfusions in critically ill patients. Clin Chest Med 2003;24:607-22.

5. Slichter SJ. Relationship between platelet count and bleeding risk in thrombocytopenic patients. Transfus Med Rev 2004;18:153-67.

6. Thomas L. Labor und Diagnose. Frankfurt: TH-Books 2005;732-42.

7. Harrison P. Progress in the assessment of platelet function. Brit J Haematol 2000;111:733-44.

8. Breddin HK, Harder S. Wertigkeit von Plättchenfunktionstests. VASA 2003;32:123-9.

9. Scharf RE. Angeborene und erworbene Thrombozytenfunktionsstörungen. Hämostaseologie 2003;23:170-80.

10. Harrison P Measuring platelet function? Hematol J 2004;5:S164-S169.

11. Sixma J, van den Berg A, Jockush B, Hartwig J. Immunoelectron microscopic localization of actin, α-actinin, actin-binding protein and myosin in resting and activated human blood platelets. Eur J Cell Biol 1989;48:271-81.

12. Ruggeri ZM. The role of von Willebrand factor and fibrinogen in the initiation of platelet adhesion to thrombogenic surfaces. Thromb Haemost 1995;74:460-3.

13. Michelson A, Barnard M. Thrombin-induced changes in platelet membrane glycoproteins Ib, IX, and IIb-IIIa complex. Blood 1987;70:1673-8.

14. Kung C, Hayes E, Mann KG. A membrane mediated catalytic event in prothrombin activation J Biol Chem 1994;269:25838-48.

15. Butenas S, Mann KG. Kinetics of human factor VII activation. Biochemistry 1996;35:1904-10.

16. Higashi S, Matsumoto N, Iwanga S. Molecular mechanism of tissue factor-mediated acceleration of factor VIIa activity. J Biol Chem 1996;271:26569-74.

17. Kirchhofer D, Lipari MT, Moran P. The tissue factor region that interacts with substrates factor IX and factor X. Biochemistry 2000;39:7380-7.

18. McGee MP, Li LC. Functional difference between intrinsic and extrinsic coagulation pathways: kinetics of factor X activation on human monocytes and alveolar macrophages. J Biol Chem 1991;266:8079-85.

19. Rapaport SJ, Rao LVM. The tissue factor pathway: how it has become a "prima ballerina". Thromb Haemost 1995;74:7-17.

20. Ruf W. F VII und Gewebethromboplastin: Der extrinsische Aktivierungs-Komplex. In: Müller-Berghaus G, Pötsch B (Hrsg.). Hämostaseologie - molekulare und zelluläre Mechanismen, Pathophysiologie und Klinik. Berlin: Springer, 1998,239-46.

21. Hoffman M, Monroe DM. A cell-based model of hemostasis. Thromb Haemost 2001;85:958-65.

22. Jenny SJ, Mann KG. Coagulation cascade: an overview. In: Loscalzo J, Schafer I (eds). Thrombosis and Hemorrhage. New York: Lippincott Williams & Wilkins, 2003,1-21.

23. Carr ME, Martin EJ. Evolving techniques for monitoring clotting in plasma and whole blood samples. Clin Lab 2004;50:539-49.

24. Schenone M, Furie BC, Furie B. The blood coagulation cascade. Curr Opin Hematol 2004;11:272-7.

25. Marlar RA, Kleiss AJ, Griffin JH. Mechanism of action of human activated protein C, a thrombin-dependent anticoagulant enzyme. Blood 1982; 59:1067-72.

26. Dahlbäck B. Resistance to activated protein C, the Arg506 to Gin mutation in the factor V gene, and venous thrombosis - functional tests and DNA - based assay, pros and cons. Thromb Haemost 1995;73:739-45.

27. Binder BR. Physiology and pathophysiology of the fibrinolytic system. Fibrinolysis 1995;9(Suppl.1):3-8.

28. Cesarman-Maus G, Hajjar KA. Molecular mechanisms of fibrinolysis. Brit J Haematol 2005;129:307-21.

29. Bouma BN, Meijers JC. Thrombin-activatable fibrinolysis inhibitor (TAFI, plasma procarboxypeptidase B, procarboxypeptidase R, procarboxypeptidase U). J Thromb Haemost 2003;1:1566-74.

30. Bouma BN, Meijers CM. Fibrinolysis and the contact system: A role for factor XI in the down-regulation of fibrinolysis. Thromb Haemost 1999;82:243-50.

31. Halbmayer WM. Rational, high-quality laboratory monitoring before, during, and after infusion of prothrombin complex concentrates. Thromb Res 1999;95 (suppl 1):S25-S30.

32. Olson JD. College of American Pathologists Consensus Conference XXXVI: Diagnostic issues in thrombophilia. Arch Pathol Lab Med 2002;126:1277-80.

33. Cassaro P. Guidelines for the laboratory investigation of inherited thrombophilias. Recommendations for the first level clinical laboratories. Clin Chem Lab Med 2003; 41:382-91.

34. Pabel HJ, Beckmann J, Munter KH et al. Abwehr von Arzneimittelrisiken. In: Handbuch der unerwünschten Arzneimittelwirkungen. Müller-Oerlinghausen B, Lasek R, Düppenbecker H, Munter KH, eds. München: Urban & Fischer, 1999;549-599.

35. Hellstern P, Stelzer G, Anders CA. Die lückenlose Chargendokumentation von Blutzubereitungen am Krankenhaus. Hämostaseologie 1995;15:186-188.

Zellhaltige Hämotherapeutika

3. Zellhaltige Hämotherapeutika

3.1. Erythrozyten

3.1.1. Präparate und pharmazeutisches Profil

Erythrozyten werden als leukozytendepletierte Erythrozytenkonzentrate in Additivlösung (EK) transfundiert, gegebenenfalls bestrahlt (☞ Kap. 1.1.3. und 3.1.4.). Ausnahmen stellen Eigenblutprodukte sowie EK für Patienten mit klinisch relevanten, besonderen Antikörpern dar (Tab. 3.1).

- Leukozytendepletierte Erythrozytenkonzentrate in Additivlösung, ggf. bestrahlt
- Leukozytendepletiertes Vollblut (nur Eigenblut)
- Wund- oder Drainageblut (nur Eigenblut)
- Gewaschene EK, ggf. bestrahlt
- Kryokonservierte EK, ggf. bestrahlt

Tab. 3.1: Präparate zur Erythrozytensubstitution.

EK werden mit CPD oder CPD-A antikoaguliert (Citrat, Phosphat, Dextrose, Adenin) und enthalten eine Additivlösung zur Verbesserung der Fließeigenschaften, Aufrechterhaltung des Energiehaushaltes und der Membranstabilität während der Lagerung (z.B. PAGGS-M, SAG-M, Adsol). Additivlösungen bestehen aus Glukose, Natriumchlorid, Adenin, Mannitol und eventuell zusätzlich Phosphat sowie Guanosin.

3.1.2. Qualitätsmerkmale

Volumen	ca. 200-350 ml
Hämatokrit	50-70 % im Konservierungspuffer
Gesamt-Hb	≥ 40 g
Hämolyse	< 0,8 %
Leukozyten	$< 1 \times 10^6$ (= leukozytendepletiert)
Plasma	< 25 ml*

Tab. 3.2: Leukozytendepletiertes Erythrozytenkonzentrat in Additivlösung. Angaben bezogen auf eine Präparate-Einheit (Beutel). *Plasmaanteil in EK aus Vollblutspenden geringer als in Apherese-EK.

3.1.3. Pharmakologische Eigenschaften

Nach Transfusion eines EK ist bei einem normalgewichtigen Erwachsenen ohne gesteigerten Erythrozytenumsatz und ohne Blutung mit einem Anstieg der Hämoglobinkonzentration um etwa 0,6 mmol/l = 10 g/l bzw. des Hämatokritwertes (Hk) um etwa 3-4 % zu rechnen.

1 EK bewirkt bei einem normalgewichtigen Erwachsenen im Steady State einen Anstieg des Hb um 10 g/l bzw. um 0,6 mmol/l, entsprechend einem Anstieg des Hämatokrits um 3-4 %.
Bei fehlender Erythrozytenbildung wird etwa 1 EK pro Woche benötigt, um eine konstante Hämoglobinkonzentration bei einem Erwachsenen zu gewährleisten. Kompatibel transfundierte und autologe Erythrozyten haben ein gleiches Überleben. Bei annähernd linearem Abbau liegt die **Halbwertzeit bei etwa 58 Tagen** [1].

3.1.4. Praktische Durchführung, Indikationen und Dosierung

Praktische Gesichtspunkte

■ **Aufklärung des Patienten**

Vor der Transfusion von EK müssen die Patienten aufgeklärt werden und ihr schriftliches Einverständnis geben. Die Dokumentation (☞ unten) muss schriftlich erfolgen, z.B. auf einem Vordruck, der mit handschriftlichen Notizen ergänzt wird, z.B. Aufklärung zu Nebenwirkungen (☞ Tab. 3.8), fremdblutsparende Maßnahmen (☞ Kap. 1.1.4.). Details können durch das Qualitätssicherungshandbuch des Krankenhauses festgelegt sein.

■ **Blutproben**

Blutproben für die Immunhämatologie, je nach Labortechnik **Nativblut** oder **EDTA-Blut**, müssen dem Labor unmittelbar nach der Abnahme zur Untersuchung zugeleitet werden, um aktuelle Immunisierungen erfassen zu können. Blutproben in **Gelröhrchen** können meist nicht verwendet werden.

■ **Blutgruppenauswahl**

Erythrozyten werden in der Regel AB0-gleich transfundiert.

In Ausnahmefällen, z.B. bei Konservenmangel oder um die Transfusion von D-positiven EK an D-negative Patienten zu vermeiden, können AB0-ungleiche, aber AB0-kompatible EK (majorkompatibel) transfundiert werden (Tab. 3.3).

		Kompatible EK	Kompatible GFP
Blutgruppe des Patienten	AB	AB, A, B oder 0	AB
	A	A oder 0	A oder AB
	B	B oder 0	B oder AB
	0	0	0, A, B oder AB

Tab. 3.3: Blutgruppenkompatible Transfusion. EK = Erythrozytenkonzentrat; GFP = gefrorenes Frischplasma

> Nach AB0-ungleicher Knochenmarktransplantation sollte die Blutgruppenauswahl der EK bis zur vollständigen Umstellung der Blutgruppe unter Berücksichtigung von beiden Blutgruppen (Spender und Patient) erfolgen.

Das Rhesusmerkmal D (Rhesusfaktor) sollte wegen der starken Immunogenität immer berücksichtigt werden, d.h. D-negative Patienten sollten keine D-positiven Erythrozyten erhalten. Dies gilt im besonderen Maße für Mädchen und gebärfähige Frauen. Bei diesen soll darüber hinaus auch die Rhesusformel (CcEe) und Kell berücksichtigt werden.

Wegen des Mangels an D-negativen EK lässt sich die Transfusion D-positiver EK an D-negative Patienten nicht in jedem Fall vermeiden. Neben der Dokumentation der vitalen Indikation muss sicher gestellt werden, dass bei den Patienten kein Anti-D nachweisbar ist.

Patienten mit einer schwachen D-Form (**D-weak**) können mit D-positiven Erythrozyten versorgt werden. Patienten, die nur Teile des Antigens D exprimieren (**D-partial**), können Anti-D bilden und sollten daher mit D-negativen EK versorgt werden [2].

Patienten, bei denen vor der Transfusion ein relevanter Antikörper wie Anti-D oder Anti-K nachgewiesen wurde, müssen mit Erythrozyten transfundiert werden, die das korrespondierende Antigen nicht tragen, auch dann, wenn der Antikörpertiter

im weiteren Verlauf abfällt und eventuell zum Zeitpunkt der Transfusion nicht mehr nachzuweisen ist [3].

Vor der Gabe von EK muss die Kompatibilität von EK und Patientenblut durch eine Kreuzprobe (serologischer Verträglichkeitstest, Majortest) bestätigt werden, und eine aktuelle Antikörpersuche muss im bereitstellenden Labor vorliegen. Wenn im Notfall ungekreuzte EK transfundiert werden, muss die Kreuzprobe schnellstmöglich nachgeholt werden.

■ Identitätstest

Unmittelbar vor der Transfusion ist der AB0-Identitätstest (**Bedside-Test**) vom transfundierenden Arzt oder unter seiner direkten Aufsicht am Empfänger vorzunehmen und das Ergebnis schriftlich zu dokumentieren. Die Bestätigung der AB0-Blutgruppe allogener EK ist fakultativ, bei Eigenblut-EK muss die AB0-Blutgruppe kontrolliert werden.

Jedes EK muss vom transfundierenden Arzt einer optischen Qualitätsprüfung unterzogen werden:

- Koagelbildung
- Verfärbung, als möglicher Ausdruck einer Verkeimung
- Hämolyse
- Unversehrtheit des Beutels
- Korrekte Beschriftung des Beutels
- Korrekte Zuordnung zum Patienten und das
- Verfallsdatum des Präparates.

Auffällige EK dürfen nicht verwendet werden.

■ Transfusion

Die Transfusion erfolgt mit einem Transfusionsbesteck (DIN 58360, Filter-Porengröße 170-230 µm). Transfusionsbestecke sollen unmittelbar nach Anbruch verwendet werden und dürfen maximal für 6 Stunden in Gebrauch bleiben.

Während der Transfusion sollten keine Infusionen über denselben venösen Zugang erfolgen. Insbesondere Kalzium-haltige Lösungen (z.B. Ringer-Lösung) sind zu vermeiden.

Die Transfusionsgeschwindigkeit sollte initial nicht zu schnell gewählt werden (mit Ausnahme von Notfalltransfusionen), da einige der lebensbedrohlichen Transfusionsreaktionen schon nach wenigen Millilitern auftreten. Anschließend kann eine dem Kreislauf des Patienten angepasste Geschwindigkeit gewählt werden.

Während und nach der Transfusion ist für eine geeignete Überwachung des Patienten zu sorgen. Nach der Transfusion ist das Behältnis mit dem Restblut kontaminationssicher abzuklemmen und 24 h bei $4 \pm 2\,°C$ aufzubewahren, um eventuell notwendige immunhämatologische oder mikrobiologische Nachuntersuchungen durchführen zu können.

■ Dokumentation

Für EK besteht patienten- und produktbezogene Chargendokumentationspflicht gemäß § 14 Transfusionsgesetz. Die Aufzeichnungen (Tab. 3.4) sind mindestens 30 Jahre aufzubewahren.

- Schriftliche Aufklärung des Patienten und Einwilligung
- Blutgruppe und aktuelle Antikörpersuche
- Anforderungsformular
- Produktbezeichnung und Präparatenummer, Hersteller, Blutgruppe des Präparats
- Ergebnis der Kreuzprobe
- Ergebnis des AB0-Identitätstests (Bedside-Test)
- Anwendungsbezogene Wirkungen (z.B. Hb, Hk)
- Datum und Uhrzeit der Transfusion
- ggf. unerwünschte Wirkungen (mit Datum und Uhrzeit)

Tab. 3.4: Transfusionsdokumentation in der Patientenakte.

■ Indikationen und Dosierung

Die Indikation zur Erythrozytentransfusion ist von der Art, der Akuität und der Ursache der Anämie sowie von Alter, Geschlecht, Vorgeschichte, klinischem Zustand des Patienten und von der Therapie abhängig. Während bei Neugeborenen eine physiologische Hämoglobinkonzentration angestrebt wird, können kreislaufstabile Erwachsene vorübergehend schwere Anämien und chronisch milde bis mäßige Anämien tolerieren.

Es darf kein Patient gesundheitlichen Schaden erleiden, wenn dieser allein durch eine Bluttransfusion zu vermeiden wäre. Nutzen und Risiken einer Bluttransfusion sind immer abzuwägen, um das Optimum eines therapeutischen Effektes für die betroffenen Patienten zu erzielen. Ein Leiden, das durch eine Verzögerung oder Weigerung einer Bluttransfusion entsteht oder entstehen kann, ist nicht zu rechtfertigen. Das Risiko einer Infektionsübertragung durch Bluttransfusionen ist extrem gering geworden (☞ Tab. 3.8).

■ Akute Anämie

Bei akutem Blutverlust ohne Volumenersatz reflektieren Blutbild-Parameter nicht immer den Grad der Anämie. Die Indikation zur Transfusion ergibt sich im Wesentlichen aus dem geschätzten Blutverlust und klinischen Parametern, u.a.

- Blutungsursache
- Grunderkrankung
- Therapie
- Puls und Blutdruck
- Atemfrequenz
- Venöse Sauerstoffsättigung
- Urinausscheidung
- mentaler Status

Ein akuter Blutverlust von bis zu 15 % (≤ 750 ml) kann von Herz-Kreislaufgesunden, nicht im Vorfeld anämischen Patienten in der Regel ohne Bluttransfusion kompensiert werden. Blutverluste von 15-30 % (750-1500 ml) bzw. bei Absinken des normovolämischen Hämatokrit unter 30 % (Hb 6,2 mmol/l = 100 g/l) können durch Volumensubstitution kompensiert werden, sofern keine vorherige Anämie, Herz-Kreislauferkrankung oder schwere pulmonale Erkrankung vorliegt und der Blutverlust nicht persistiert. Kardiopulmonal instabile Patienten sollten beim Auftreten klinisch relevanter Symptome durch Anämie und/oder bei Absinken des normovolämischen Hk unter 30 % transfundiert werden. Bei größeren Blutverlusten ab 30 % (≥ 1500 ml) bzw. bei Absinken des normovolämischen Hk unter 20 % sind ein rascher Volumenersatz und Transfusionen grundsätzlich erforderlich [4].

■ Chronische Anämie

Patienten mit chronischen Anämien sind meistens ausreichend an den Hämoglobinmangel adaptiert. Zur Kompensation tragen folgende Mechanismen bei:

- Rechtsverschiebung der Sauerstoffbindungskurve (2,3-DPG)

- Vergrößertes Herzminutenvolumen
- Bessere Perfusion durch geringere Viskosität des Blutes und verminderter peripherer Widerstand

Bei einem Hämatokrit unter 21 % (Hb 70 g/l = 4,3 mmol/l) sind EK im Allgemeinen indiziert [4]. Verschiedene Bedingungen können EK-Transfusionen bei höheren Hämoglobinkonzentrationen (z.B. Hk 27 %, Hb 90 g/l = 5,5 mmol/l) erfordern:

- Abhängigkeit der Therapiewirksamkeit von der Gewebeoxygenierung, z.B. bei bestimmten Radiochemotherapien
- Anämie-bedingte Symptome
- Blutungsneigung
- Infektionen
- Herz-Kreislauferkrankungen
- Lungenerkrankungen
- Chronische Lungenerkrankungen
- Diabetes mellitus

Der Gesamtstatus des Patienten und nicht allein die Laborwerte ist das Kriterium für eine Bluttransfusion.

Bei Patienten mit autoimmunhämolytischer Anämie (AIHA) ist zu beachten, dass die Kreuzprobe infolge von freien Autoantikörpern oft positiv ist. Dies darf nicht dazu führen, dass eine notwendige Transfusion vorenthalten wird. Bei lebensbedrohlichen, hämolytischen Krisen mit sehr niedrigen Hämoglobinkonzentrationen kann die Gabe von EK unter entsprechender medikamentöser Therapie lebensrettend sein. Begleitende Alloantikörper, deren Diagnostik oft zeitaufwändig ist, müssen berücksichtigt werden.

■ Spezielle Indikationen

▶ Erwärmte EK

Eine Erwärmung der EK ist in der Regel nicht erforderlich. Ausnahmen stellen Massivtransfusionen, Patienten mit relevanten Kälteagglutininen (Autoantikörper vom Kältetyp) oder Kälteüberempfindlichkeit sowie unterkühlte Patienten dar [5].

▶ Bestrahlte EK

Die Übertragung vermehrungsfähiger, immunkompetenter Lymphozyten mit Blutprodukten kann bei immunkompromitierten Patienten zu einer fast immer tödlichen transfusionsassoziierten Graft-versus-Host Reaktion (TA-GVHD) füh-

ren. Bei kompatibler HLA-Konstellation, vor allem bei Blutsverwandten, kann in seltenen Fällen eine TA-GVHD auch ohne Immunsuppression auftreten. Zellhaltige Blutprodukte, die solchen Patienten verabreicht werden, müssen daher bestrahlt werden (Tab. 3.5) [4, 6].

- Stammzell-/Knochenmarktransplantation
- Vor autologer Blutstammzellgewinnung
- Schweres Immundefektsyndrom, AIDS
- Intrauterine Transfusion
- Frühgeborene
- Neugeborene mit Verdacht auf Immundefizienz
- Austauschtransfusion*
- Hochdosis-Chemotherapie*
- M. Hodgkin*
- Spenden von Blutsverwandten

Tab. 3.5: Indikationen für bestrahlte Blutprodukte. *nicht gesicherte Indikation.

▶ Gewaschene EK

Gewaschene EK sind bei Patienten indiziert, bei denen plasmatische Proteine, wie z.B. IgA, schwere Unverträglichkeitsreaktionen verursachen [4].

▶ Kryokonservierte EK

Patienten mit Antikörpern gegen hochfrequente Antigene oder Antigenkomplexe, z.B. Anti-Vel bzw. die Kombination aus Anti-c und Anti-D, sind schwierig mit frischen EK zu versorgen. Einige nationale und internationale Blutbanken können Eigenblut für diese Patienten beziehungsweise Erythrozyten von kompatiblen Spendern (☞ Kap. 1.1.3.) kryokonservieren.

▶ Anti-CMV-negative EK

Während eine Infektion mit Zytomegalieviren (CMV) bei Immunkompetenten zu kurzdauernden, grippeähnlichen Symptomen führen kann, kann eine CMV-Infektion bei immunkompromitierten Patienten lebensbedrohlich sein. Da CMV intrazellulär persistiert, im wesentlichen in Monozyten, sind leukozytendepletierte Blutprodukte weitgehend sicher. Dennoch sollten für diese Patienten (Tab. 3.6) Produkte von Spendern ausgewählt werden, bei denen kein anti-CMV nachweisbar ist [4].

- Intrauterine Transfusion
- Allogene Blutstammzelltransplantation (Patienten)
- Schwere, angeborene Immundefekte (severe combined immune deficiency, SCID)
- CMV-negative, HIV-infizierte Patienten
- CMV-negative Schwangere

Tab. 3.6: Indikationen für Anti-CMV-negative Blutprodukte.

▶ Parvovirus B19-sichere EK

Infektionen mit Parvovirus B19 sind in der Regel zeitlich limitiert, verlaufen harmlos und hinterlassen eine bleibende Immunität. Da eine Relevanz bei Risikopatienten nicht ausgeschlossen werden kann, wird gegebenenfalls die Verwendung Parvovirus B19-sicherer Produkte empfohlen (Tab. 3.7).

- Intrauterine Transfusion
- Schwangerschaft, keine Antikörper gegen Parvovirus B19
- Hämolytische Anämie und keine Antikörper gegen Parvovirus B19
- Zelluläre Immundefekte und keine Antikörper gegen Parvovirus B19

Tab. 3.7: Indikationen für Parvovirus B19-sichere Blutprodukte (Produkte von Spendern, die gegen Parvovirus B19 immun sind und bei denen keine Infektiösität mehr besteht).

3.1.5. Kontraindikationen

Für die Transfusion von EK bestehen keine absoluten Kontraindikationen.

Eine relative Kontraindikation kann bei Volumenüberlastung mit drohender Herz-Kreislaufinsuffizienz vorliegen. Antikörper gegen Erythrozytenantigene sind bei der EK-Auswahl zu beachten [3]. Bei potenziellen Empfängern eines Blutstammzelltransplantats sollten keine EK (und TK) vom Transplantatspender oder Blutsverwandten des Empfängers oder Spenders vor der Transplantation gegeben werden, um eine Immunisierung gegen potenzielle Spender zu vermeiden.

3.1.6. Unerwünschte Wirkungen

Der behandelnde Arzt muss jede Transfusionsreaktion melden. Bei leichten Transfusionsreaktio-

nen ist die Information des Herstellers ausreichend, schwere Transfusionsreaktionen müssen zusätzlich an das Paul-Ehrlich-Institut sowie an die Arzneimittelkommission der deutschen Ärzteschaft gemeldet werden.

■ Akute hämolytische Transfusionsreaktion

Akute hämolytische Transfusionsreaktionen treten typischerweise bei AB0-inkompatibler EK-Transfusion auf, meist bei Übertragung eines A-Erythrozytenkonzentrates auf einen Empfänger mit der Blutgruppe 0 aufgrund einer Verwechslung des Patienten oder der zu transfundierenden Präparate. Die Ursache hierfür ist meistens eine Verwechslung des Patienten oder der zu transfundierenden Präparate, welche aufgrund eines nicht korrekt durchgeführten AB0-Identitätstests (Bedside-Test) nicht entdeckt wird [7].

Die häufigste Ursache der lebensbedrohenden akuten hämolytischen Transfusionsreaktion ist die Verwechslung des Patienten oder der zu transfundierenden EK, die aufgrund eines überhaupt nicht oder nicht korrekt durchgeführten AB0-Identitätstests (Bedside-Test) nicht entdeckt wird.

Alloantikörper gegen Antigene anderer Blutgruppensysteme sind selten die Ursache einer akuten hämolytischen Transfusionsreaktion. Sehr selten tritt eine nicht-immunologische Hämolyse auf, z.B. durch hypotone Flüssigkeiten, medikamentös-toxisch, bakterielle Toxine, Temperaturschaden durch anliegendes gefrorenes Frischplasma oder defekte Blutwärmegeräte.

Die intravasale Hämolyse kann fulminant verlaufen und durch massive Komplementaktivierung zum Multiorganversagen führen. Fatale Hämolysen durch AB0-inkompatible Transfusionen scheinen in einer Frequenz von 1 auf 250.000-600.000 aufzutreten (Tab. 3.8) [4, 8, 9].

Die klinische Symptomatik ist sehr variabel und kann nur wenige oder mehrere Symptome umfassen.

Transfusionsreaktion	Frequenz pro trans-fundierter Einheit
Akute hämolytische Transfusionsreaktion	
• nicht fatal	1:6.000-80.000
• fatal	1:250.000-600.000
Verzögerte hämolytische Transfusionsreaktion	1:1.000-4.000
Nicht-hämolytische Transfusionsreaktion	
• nicht schwer	1:5 (TK)-1:333
• schwer	1:20.000-50.000
Posttransfusionelle Pur-pura	1:600.000
TRALI	1:5.000-7.200
TA-GVHD	1:400.000-1.200.000
Transfusions-assoziierte Infektionen	
Bakterielle Kontamina-tion	
• nicht fatal	1:140-1:1.000
• fatal	1:6.000.000
Virusinfektionen	
• HBV	< 1:250.000
• HCV	< 1:2.000.000
• HIV	< 1:4.000.000
• Parvovirus B19	Einzelfälle
Parasitosen	< 1:1.000.000

Tab. 3.8: Häufigkeiten unerwünschter Transfusionsfolgen. Aufgrund des sporadischen Auftretens und der sinkenden Inzidenz der selteneren unerwünschten Wirkungen ist die generelle Gültigkeit einzelner Studienergebnisse stets mit einer Unsicherheit verbunden, die Zahlen sind daher als Näherungswerte zu verstehen. TK = Thrombozytenkonzentrat; TRALI = transfusions-assoziierte Lungeninsuffizienz; TA-GVHD = transfusionsassoziierte Graft-versus-Host-Disease.

Die Diagnostik umfasst:

• Überprüfung von Patienten- und Produktidentität

• Blutbild

• Hämolysediagnostik (LDH, Haptoglobin, freies Hämoglobin im Plasma und im Urin)

• Wiederholung der Kreuzprobe

• Direkter Antiglobulintest mit einer Blutprobe nach Transfusion

• Antikörpersuchtest mit einer Probe vor Transfusion

• mikrobielle Diagnostik

Bei Verdacht auf eine Gerinnungsstörung, z.B. disseminierte intravasale Gerinnung (DIC), sind hämostaseologische Untersuchungen indiziert [10].

• Thrombozytenzahl (Blutbild)

• Quickwert

• APTT

• Fibrinogen

• D-Dimere und/oder lösliches Fibrin (Fibrinmonomere)

• Antithrombin

Bei einer Transfusionsreaktion muss die Transfusion sofort unterbrochen werden, der venöse Zugang offen gehalten und die Vitalfunktionen (Blutdruck, Atmung, Puls) kontrolliert werden. Die renale Ausscheidung muss sicher gestellt sein (forcierte Diurese mit Furosemidgabe und Infusion von Elektrolytlösungen in Abhängigkeit des Blutdrucks und zentralvenösen Drucks). Zur Therapie der akuten Transfusionsreaktion zählen ferner Kortikosteroide sowie ggf. Natriumbicarbonat zur Korrektur des Säure-Basen-Status. Zur Schockbehandlung zählen vor allem Volumen- (je nach ZVD) und Adrenalingaben (☞ letzte Seite der Roten Liste).

Bei drohender DIC sollte frühzeitig adäquat behandelt werden. Gegebenenfalls können weitere, kompatible EK-Transfusionen oder ein Erythrozytenaustausch indiziert sein.

Das Blutprodukt muss schließlich sichergestellt und unter Angabe der transfundierten Menge zusammen mit Blutproben des Patienten an das transfusionsmedizinische Labor gesandt werden.

■ Verzögerte hämolytische Transfusionsreaktion

Aufgrund der Vielzahl der bekannten Blutgruppenantigene (z.Zt. 279 offiziell anerkannte und über 450 beschriebene Antigene) können EK nicht vollständig blutgruppenidentisch ausgewählt werden. Bei Beachtung der Merkmale der immunogensten Blutgruppensysteme (Rhesus- und Kell-System) ist zudem eine Immunisierung gegen andere Blutgruppenantigene (z.B. Duffy oder Kidd) selten. Die primäre Immunisierung führt nicht zu einer relevanten Hämolyse. Im weiteren Verlauf

(Monate bis Jahre) kann die Konzentration der gebildeten Alloantikörper sinken, so dass deren Nachweis nicht mehr möglich wird. Eine **Re-Exposition** führt zur Boosterung des Antikörpers und gelegentlich zur Hämolyse der inkompatiblen Erythrozyten. Diese findet in der Regel 2-14 Tage nach der Transfusion statt.

Verzögerte hämolytische Transfusionsreaktionen können subklinisch verlaufen oder zu Anämie, Ikterus und Hämoglobinurie führen. Sehr selten treten disseminierte intravasale Gerinnung (DIC) und Nierenversagen auf.

Die Diagnostik umfasst

- Blutbild
- Hämolyseparameter (LDH, Bilirubin, Haptoglobin, freies Hämoglobin in Plasma und im Urin)
- Direkter und indirekter Antiglobulintest

Zur primären Verhinderung verzögerter hämolytischer Transfusionsreaktionen sollte daher 2-4 Monate nach Rh-Umstellung (Transfusion D-positiver EK an D-negative Patienten) eine Antikörpersuche erneut durchgeführt werden. Hat der Patient einen Antikörper gebildet, wird ihm ein Notfallausweis ausgestellt, in dem die Antikörperspezifität benannt ist. Klinisch relevante Antikörper müssen vor jeder neuen Transfusion berücksichtigt werden.

■ **Nicht-hämolytische Transfusionsreaktion**

Nicht-hämolytische Transfusionsreaktionen werden in **febrile nicht-hämolytische Transfusionsreaktionen** (Temperaturanstieg um ≥ 1 °C) und **allergische Transfusionsreaktionen** (Hautrötung) unterschieden (☞ Tab. 3.9) [11].

Nicht-hämolytische Transfusionsreaktionen stellen die häufigste unerwünschte Wirkung dar (☞ Tab. 3.8) und können durch folgende Ätiologie erklärt werden:

- Zytokine und ähnlich wirkende Substanzen, die von Leukozyten während der Produktlagerung freigesetzt werden
- HLA-Antikörper des Patienten
- Antikörper des Patienten gegen plasmatische Proteine im Produkt, z.B. anti-IgA

Zur Differenzialdiagnose der nicht-hämolytischen Transfusionsreaktion zählen hämolytische Transfusionsreaktionen und eine bakterielle Kontamination der transfundierten Produkte.

Ein therapeutisches Eingreifen mit Antipyretika, H1-Antihistaminika und/oder Kortikosteroiden ist selten erforderlich.

	Akute hämolytische Transfusionsreaktion	Nicht-hämolytische Transfusionsreaktion	
		allergisch	febril
Fieber, Schweißausbruch, Schüttelfrost	•		•
Tachykardie, Hypotonie, Schock	•		•
Disseminierte intravasale Gerinnung, Nierenversagen	•		
Dyspnoe	•	•	•
Unruhe, Angst	•	•	•
Rücken-/Flankenschmerzen	•		
Urticaria		•	
Hautrötung	•	•	
Pruritus	•	•	
Übelkeit und Erbrechen	•		
Blutungen	•		
Hämoglobinurie	•		

Tab. 3.9: Symptomatik von Transfusionsreaktionen. Fakultative Auflistung: Transfusionsreaktionen können oligosymptomatisch sein. In seltenen Fällen können weitere als die markierten Symptome auftreten.

■ Transfusionsassoziierte Graft-versus-Host Reaktion (Disease) (TA-GVHD)

Proliferationsfähige T-Lymphozyten des Spenders können bei immunkompromittierten Patienten oder nach Transfusion von Blutprodukten von identischen oder haploidentischen (verwandten) Spendern eine TA-GVHD verursachen [6].

Die Symptomatik tritt 4-35 Tage nach Transfusion auf und umfasst:

- Fieber
- Hautrötung mit Blasenbildung
- Übelkeit mit Erbrechen und massiven Durchfällen
- Hepatitis
- Lymphadenopathie
- Panzytopenie

Die Mortalität liegt bei über 90 %. Zur Prophylaxe werden Blutprodukte für disponierte Patienten bestrahlt.

■ Transfusionsassoziierte akute Lungeninsuffizienz (TRALI)

Die akute, lebensbedrohliche Nebenwirkung wird meist auf Antikörper gegen granulozytäre Antigene (HNA) und seltener auf Lymphozyten-spezifische leukozytäre Antigene (HLA) zurückgeführt. Diese befinden sich entweder beim Patienten (selten) oder im Produkt und können zur Agglutination bzw. Aktivierung von Granulozyten führen. Es bildet sich noch während oder bis zu 6 h nach der Transfusion ein Lungenödem aus, das dem Bild einer Schocklunge (ARDS) entspricht [12]. Die Patienten leiden an Dyspnoe, Hypotonie bzw. Fieber. 70 % der Patienten werden beatmungspflichtig, und 5 bis 15 % versterben [4].

Beim Auftreten von Dyspnoe im zeitlichen Zusammenhang mit Transfusionen ist eine TRALI differenzialdiagnostisch zu berücksichtigen. Die Ursache sollte geklärt werden [13].

Die Therapie entspricht dem Vorgehen bei einem ARDS [14].

■ Transfusionsinduzierte Immunmodulation

Die Transfusion von nicht-leukozytendepletierten EK scheint einen günstigen Effekt auf das Überleben transplantierter Nieren zu haben [15].

Als Hinweis auf eine eventuelle transfusionsinduzierte Immunmodulation kann auch die fehlende Immunisierung gegen die Vielzahl der fremden Antigene genommen werden, mit denen transfundierte Patienten konfrontiert werden. Mehrere Studien konnten ein gehäuftes Auftreten postoperativer Infektionskrankheiten in Abhängigkeit von Bluttransfusionen belegen [16].

Die Transfusion bei onkologischen Patienten scheint hingegen nicht zu einer bedeutsamen Immunsuppression zu führen. Der Zusammenhang zwischen perioperativen Transfusionen und dem Wiederauftreten verschiedener Karzinome ist nach Berücksichtigung von Risikofaktoren wie Alter, perioperativem Blutverlust, Dauer der Operation bzw. Lage des Tumors bisher nicht belegt [16].

■ Übertragung von Krankheitserregern durch Transfusionen

▶ Transfusionsreaktionen durch bakterielle Kontamination

Bakterien aus dem Blut oder von der Haut des Spenders können zur Kontamination von Blutprodukten führen [17].

Die Symptome können je nach Schweregrad denen einer akuten hämolytischen Transfusionsreaktion oder denen einer fieberhaften nicht-hämolytischen Transfusionsreaktion ähneln. Im Vordergrund stehen meist Fieber, Schüttelfrost, Erbrechen, Hypotonie und Tachykardie, die oft noch unter der Transfusion, selten einige Stunden später auftreten.

Diagnostisch sollte eine akute hämolytische Transfusionsreaktion ausgeschlossen werden und ein Erregernachweis bei Patient und im EK angestrebt werden (Blutkulturen). Differenzialdiagnostisch muss eine im Vorfeld asymptomatische Bakteriämie des Patienten ausgeschlossen werden, z.B. durch Bakterienkolonisationen auf Katheterspitzen.

Für die Therapie ist das rasche Erkennen einer möglichen septischen Reaktion entscheidend. Die Transfusion muss sofort gestoppt und eine entsprechende Antibiose begonnen werden. Kreislauf-stützende Therapien können erforderlich sein.

▶ Transfusionsassoziierte Virusinfektionen

Durch Blutprodukte können Krankheitserreger übertragen werden [18-20]. Aufgrund der Spenderbefragung, infektiologischen Testung und Leukozytendepletion liegt das derzeitige Risiko in einer so geringen Größenordnung, dass eine zuverlässige Quantifizierung schwierig ist.

Die Testung der Infektionsparameter beim Patienten vor Beginn von Transfusionen wird aufgrund der hohen Infektionssicherheit von Blutprodukten in Deutschland derzeit nicht generell empfohlen.

■ Transfusionshämosiderose

Bei chronischem Transfusionsbedarf ist ab etwa 100 transfundierten EK (entsprechend 20-25 g Fe^{2+}) mit dem Auftreten einer Hämosiderose zu rechnen, deren wesentliche Organkomplikation das endokrine Pankreas, Leber und Herz betreffen [1]. Therapeutisch ist Deferoxamin wirksam, das bei absehbarem langfristigem Transfusionsbedarf frühzeitig in das Therapieschema aufgenommen werden sollte [4]. Eine therapeutische Alternative stellt die Behandlung mit Erythropoietin zur Stimulation der Erythropoese dar.

■ Hypothermie

Bei Massivtransfusionen können Hypothermien auftreten. Die Substitution von 50 % des Blutvolumens in 12-24 h mit gekühlten EK kann die Körpertemperatur absinken lassen und zu Herzrhythmusstörungen führen. Daher ist bei Massivtransfusion die Anwärmung von EK empfehlenswert. Entsprechende Geräte müssen regelmäßig überprüft werden, um eine Überwärmung mit Hämolyseschaden auszuschließen.

■ Hyperkaliämie und Hypokaliämie

In seltenen Fällen können bei schnellen Massivtransfusionen durch freies Kalium im Produkt vorübergehend Hyperkaliämien auftreten. Die betreffenden Patienten weisen typischerweise entweder einen primär erhöhten Kaliumspiegel oder eine eingeschränkte Leberfunktion oder einen Schock auf.

Transfundiertes Zitrat, das vor allem in GFP enthalten ist, wird zu Bikarbonat metabolisiert (metabolische Alkalose) und führt zur Abgabe von H^+ von den zirkulierenden Erythrozyten. Kompensatorisch nehmen sie K^+ auf. Massivtransfusionen führen daher häufig zur Hypokaliämie.

■ Zitratintoxikation

Schnelle GFP-Transfusionen können insbesondere bei Patienten mit Leberinsuffizienz, Azidose,

Hypothermie oder Schock zur Zitratintoxikation führen. Die Symptome sind durch eine niedrige Konzentration von freiem Kalzium bedingt und beinhalten Parästhesien, Unruhegefühl, Hypotonie, Tonuserhöhung der Muskulatur, Übelkeit und Arrhythmien. Zitratintoxikationen werden mit intravenöser Kalziumapplikation behandelt, wobei der Säure-Basenhaushalt beachtet werden muss.

■ Hypervolämie

Zu rasche Transfusion größerer Volumina kann bei disponierten Patienten (Neugeborene, Kinder, ältere Menschen, Patienten mit Herz-, Leber- oder Niereninsuffizienz) zur akuten Hypervolämie führen, die sich mit Husten, Dyspnoe, Zyanose, Halsvenenstauung und Kopfschmerzen äußern kann. Therapeutisch werden Diuretika und Sauerstoff gegeben. In ausgeprägten Fällen kann bei massivem Lungenödem eine Beatmung erforderlich sein.

Differenzialdiagnostisch ist eine TRALI (☞ oben) abzugrenzen.

3.2. Thrombozyten

3.2.1. Präparate und pharmazeutisches Profil

Thrombozytenkonzentrate (TK) sind leukozytendepletiert und kommen entweder als Pool-TK, das Thrombozyten von 4-8 AB0-gleichen Spendern enthält, oder als Apherese-TK von einem Spender zur Anwendung (Tab. 3.10). Die Thrombozyten sind in Zitrat-antikoaguliertem Plasma (CPD-1 oder ACD) des Spenders suspendiert und enthalten eventuell eine Additivlösung (T-Sol, InterSol) mit Zitrat, Azetat und gegebenenfalls Phosphat. TK in Additivlösung enthalten einen reduzierten Anteil an Plasma. Alle TK können prinzipiell bestrahlt werden.

- Leukozytendepletiertes Pool-TK, ggf. bestrahlt
- Leukozytendepletiertes Pool-TK in Additivlösung, ggf. bestrahlt
- Leukozytendepletiertes Apherese-TK, ggf. bestrahlt
- Leukozytendepletiertes Apherese-TK in Additivlösung, ggf. bestrahlt

Tab. 3.10: Thrombozytenpräparate.

3.2.2. Qualitätsmerkmale

Für die verschiedenen Thrombozytenpräparate gelten die gleichen Spezifikationen:

Volumen	200-350 ml
Thrombozyten	$> 2 \times 10^{11}$
Leukozyten	$< 1 \times 10^{6}$
Erythrozyten	$< 3 \times 10^{9}$
pH-Wert	6,5-7,4
Visuell	"swirling"

Tab. 3.11: TK-Spezifikationen. Angaben bezogen auf eine Präparate-Einheit (Beutel).

3.2.3. Pharmakologische Eigenschaften

Funktionstüchtige Thrombozyten sind unverzichtbarer Bestandteil der primären Hämostase. Auf Thrombozyten können AB0-Antigene, HLA-Klasse-I- und HPA-Antigene nachgewiesen werden. Stark exprimierte A- bzw. B-Antigene werden auf Thrombozyten von 7 % der Spender gefunden. Die Expression von HLA-Antigenen auf Thrombozyten ist äußerst variabel (im Gegensatz zur HLA-Expression auf Lymphozyten). HPA-Antigene beschreiben humane Plättchen-Antigene. Die wichtigsten Antigene sind HPA-1a und b sowie HPA-5a und b, wobei das a-Allel jeweils das Höherfrequente ist [21].

3.2.4. Praktische Durchführung, Indikationen und Dosierung

■ Praktische Gesichtspunkte

Die häufigsten Ursachen einer behandlungsbedürftigen Thrombopenie sind die Knochenmarkinsuffizienz, vor allem nach myelosuppressiver Chemotherapie, und ausgedehnte Blutungen.

Transfundierte Thrombozyten verteilen sich in Blut und Milz, so dass die Wiederfindungsrate (recovery) im peripheren Blut bei 60-70 % liegt. Da der absolute Thrombozytenanstieg (Inkrement) neben der Geschwindigkeit des Abbaus vom Blutvolumen des Patienten und von der Menge der transfundierten Thrombozyten abhängt, wird zur Beurteilung der Wirksamkeit das **korrigierte Inkrement** verwendet.

Korrigiertes Inkrement=

$$\frac{Inkrement\ [/nl]\ x\ Körperoberfläche\ [m^2\,]}{Anzahl\ transfundierter\ Thrombozyten\ [10^{11}]}$$

Das korrigierte Inkrement wird 1 h und 20-24 h nach TK-Transfusion gemessen und sollte bei frisch hergestellten TK über 10 liegen. Gelagerte TK können zu einem um bis zu 30 % niedrigeren Inkrement führen. Ein wiederholt niedriges korrigiertes Inkrement (< 5) bezeichnet man als Refraktärzustand.

Einen **nicht-immunologisch bedingten Refraktärzustand** kann man bei Patienten mit

- Fieber
- Sepsis
- antibiotischer Therapie
- disseminierter intravasaler Gerinnung
- Splenomegalie

finden.

Ein **immunologisch bedingter Refraktärzustand** ist Folge der Bildung von Alloantikörpern gegen

- HLA-Merkmale der Klasse I (häufiger) oder gegen
- plättchenspezifische Antigene (seltener)

Auch Isoagglutinine (Anti-A, Anti-B) können in seltenen Fällen bei Major-inkompatibler Transfusion zu einem verminderten Anstieg der Thrombozytenzahl führen. Die größte klinische Bedeutung haben HLA-Antikörper. Die primäre Immunisierung ist von der Zahl transfundierter Leukozyten abhängig. Die alleinige Gabe von Thrombozyten verursacht trotz der auf den Blutplättchen vorhandenen HLA-Antigene in der Regel keine Immunisierung. Bei vorhandener Immunisierung können Thrombozyten jedoch eine Boosterung bewirken.

Liegt ein immunologisch bedingter Refraktärzustand vor, müssen HLA- bzw. HPA-identische Thrombozytenspender gefunden werden. Findet sich kein passender Spender, kann die Suche auf nahe Verwandte des Patienten und gegebenenfalls überregionale Spender erweitert werden.

■ Indikation und Dosierung

Bei Thrombopenie können Blutungskomplikationen auftreten. Thrombozytenkonzentrate (TK) sollten unter Berücksichtigung der Kontraindikationen transfundiert werden (Tab. 3.12) [4, 22, 23].

Throm-bozyten	Bedingung*
<10 /nl	indiziert*
<20 /nl	Keine Blutung, aber Risikofaktoren*
<50 /nl	• schwerwiegende Blutung • Chirurgische Eingriffe • Organbiopsien • Lumbal- oder Epiduralpunktion • periphere Blutstammzellspende
<50 /nl <100/nl	• Massivtransfusionen • Polytrauma, Schädel-Hirntrauma, neurochirurgische Eingriffe, • Eingriffe am Auge

Tab. 3.12: Indikationen zur TK-Transfusion. *Risikofaktoren für Blutungen: Fieber > 38 °C, starker Thrombozytenabfall zu Beginn einer Chemotherapie, Infektionen, plasmatische Gerinnungsstörungen. Beachtung der Kontraindikationen (☞ Kap. 3.2.5.).

Der Grad der Thrombopenie, ab dem transfundiert werden muss, kann individuell variieren.

3.2.5. Kontraindikationen

Es gibt keine absoluten Kontraindikationen.

Relative Kontraindikationen bestehen bei thrombotisch-thrombozytopenischer Purpura (TTP) und bei posttransfusioneller Purpura (PTP, ☞ unten). Die Übertragung von Thrombozyten ist in diesen Fällen meist wirkungslos, und es kann zu einer Intensivierung der Thrombozytopenie mit verstärkter Blutungsneigung kommen.

Vor (eventueller) Blutstammzelltransplantation sollten keine Thrombozytenspenden von potenziellen Knochenmarkspendern oder von dessen Blutsverwandten gegeben werden. Nach Transplantation können TK von diesen Spendern gegeben werden.

Bei einer Heparin-assoziierten Thrombozytopenie (HIT II) ist das sofortige Absetzen des Heparins therapeutisch entscheidend. Zur Antikoagulation können ein Heparinoid (Orgaran®) oder gentechnisch hergestelltes Hirudin verwendet werden. Durch die Gabe frischer Thrombozyten kann es zu

einer Verschlechterung des klinischen Bildes kommen.

Patienten mit bekannter Allergie gegen plasmatische Proteine, z.B. klinisch relevante anti-IgA, sollten plasmaarme TK erhalten. Das Plasma kann nicht immer gänzlich durch Waschen entfernt werden, da die Thrombozytenfunktion durch die Zentrifugation deutlich beeinträchtigt wird. Bei allergischen Transfusionsreaktionen durch anti-IgA können TK von Spendern gegeben werden, die kein oder wenig IgA im Plasma haben. Alternativ kann der Antikörper durch ex-vivo Vorbehandlung apheresierten Plasmas mit anschließender Retransfusion blockiert werden [24].

3.2.6. Unerwünschte Wirkungen

Das Spektrum der unerwünschten Wirkungen nach TK-Transfusion umfasst die unter Kap. 3.1.6. beschriebene nicht-allergische Transfusionsreaktion, TRALI, TA-GVHD, Übertragung von Krankheitserregern und die im folgenden beschriebene posttransfusionelle Purpura.

■ Posttransfusionelle Purpura (PTP)

Ursache der posttransfusionellen Purpura sind thrombozytenspezifische Alloantikörper im Blut des Patienten. Diese Antikörper reagieren bevorzugt mit Antigen-positiven Thrombozyten (vom Spender) und schwächer auch mit den autologen Antigen-negativen Thrombozyten. Die Patienten entwickeln etwa eine Woche nach Transfusion eine isolierte Thrombozytopenie mit Petechien und häufig Blutungen.

Die Therapie der Wahl ist die Gabe von polyvalenten intravenösen Immunglobulinen (1 g pro kg KG) als langsame Dauerinfusion über mehrere Tage (☞ Kap. 8.).

Literatur

1. Mollison PL, Engelfriet CP, Contreras M, et al. Blood transfusion in clinical medicine. Oxford Blackwell Science, 1997.

2. Flegel WA, Wagner FF, Muller TH, et al. Rh phenotype prediction by DNA typing and its application to practice. Transfus Med 1998;8:281-302.

3. Daniels G, Poole J, de Silva M, Callaghan T, et al. The clinical significance of blood group antibodies. Transfus Med 2002;12:287-95.

4. Leitlinien zur Therapie mit Blutkomponenten und Plasmaderivaten. Köln Deutscher Ärzte-Verlag, 2003.

5. Iserson KV and Huestis DW. Blood warming: current applications and techniques. Transfusion 1991;31:558-71.

6. Schroeder ML. Transfusion-associated graft-versus-host disease. Br J Haematol 2002;117:275-87.

7. Rouger P, Noizat-Pirenne F and Le Pennec PY. Haemovigilance and transfusion safety in France. Vox Sang 2000; 78(Suppl 2):287-9.

8. Linden JV, Wagner K, Voytovich AE, et al. Transfusion errors in New York State: an analysis of 10 years' experience. Transfusion 2000;40:1207-13.

9. Andreu G, Morel P, Forestier F, et al. Hemovigilance network in France: organization and analysis of immediate transfusion incident reports from 1994 to 1998. Transfusion 2002;42:1356-64.

10. Taylor FB, Jr., Toh CH, Hoots WK, et al. Towards definition, clinical and laboratory criteria, and a scoring system for disseminated intravascular coagulation. Thromb Haemost 2001;86:1327-30.

11. Heddle NM. Pathophysiology of febrile nonhemolytic transfusion reactions. Curr Opin Hematol 1999;6:420-6.

12. Silliman CC, Boshkov LK, Mehdizadehkashi Z, et al. Transfusion-related acute lung injury: epidemiology and a prospective analysis of etiologic factors. Blood 2003; 101:454-62.

13. Boshkov LK. Transfusion-associated acute lung injury (TRALI): an evolving understanding of the role of anti-leukocyte antibodies. Vox Sang 2002;83 (Suppl1):299-303.

14. Kopko PM and Holland PV. Transfusion-related acute lung injury. Br J Haematol 1999;105:322-9.

15. Vamvakas EC and Blajchman MA. Deleterious clinical effects of transfusion-associated immunomodulation: fact or fiction? Blood 2001;97:1180-95.

16. Brand A. Immunological aspects of blood transfusions. Transpl Immunol 2002;10:183-90.

17. Dodd RY. Bacterial contamination and transfusion safety: experience in the United States. Transfus Clin Biol 2003;10:6-9.

18. Allain JP. Transfusion risks of yesterday and of today. Transfus Clin Biol 2003;10:1-5.

19. Goodnough LT. Risks of blood transfusion. Crit Care Med 2003;31:S678-686

20. Graul A, Heiden M, Gräf K, et al. Hämovigilanz in Deutschland – Berichte an das Paul-Ehrlich-Institut über Verdachtsfälle von Transfusionsreaktionen im Beobachtungszeitraum Januar 1995 bis Dezember 2002. Transfus Med Hemother 2003;30:232-8.

21. Santoso S. Human platelet alloantigens. Transfus Apheresis Sci 2003;28:227-36.

22. Norfolk DR, Ancliffe PJ, Contreras M, et al. Consensus Conference on Platelet Transfusion, Royal College of Physicians of Edinburgh, 27-28 November 1997. Synopsis of background papers. Br J Haematol 1998;101:609-17.

23. Schiffer CA, Anderson KC, Bennett CL, et al. Platelet transfusion for patients with cancer: clinical practice guidelines of the American Society of Clinical Oncology. J Clin Oncol 2001;19:1519-38.

24. Salama A, Temmesfeld B, Hippenstiel S, et al. A new strategy for the prevention of IgA anaphylactic transfusion reactions. Transfusion 2004;44:509-11.

3.3. Granulozyten

3.3.1. Präparate und pharmazeutisches Profil

Die klinische Anwendung von Granulozyten-Konzentraten hat in den letzten Jahren eine Renaissance erlebt, nachdem bereits in den 60er Jahren des letzten Jahrhunderts erste Versuche einer Substitution von Granulozyten unternommen wurden. Damals wurde der Zusammenhang zwischen einer länger andauernden Neutropenie und konsekutiven Infektionen erkannt. In der Folge konnte im Tiermodell gezeigt werden, dass die transfundierte Granulozyten-Dosis als ein entscheidender Parameter für die erfolgreiche Behandlung der Infektion anzusehen ist [6]. Bei der anfangs etablierten Konditionierung von Granulozyten-Spendern mittels Kortikosteroiden, wie etwa Dexamethason, konnte aber trotz verbesserter Apheresetechniken häufig keine für erwachsene Patienten ausreichende Granulozyten-Menge gesammelt werden [23]. Eine niedrige Granulozyten Dosis zeigte aber klinisch keine Vorteile gegenüber einer optimierten medikamentösen Therapie [22]. Seit der Einführung von Granulozyten-Kolonie-stimulierendem-Faktor (G-CSF) zur Konditionierung von Granulozyten-Spendern Mitte der 90er Jahre ist die klinische Anwendung von Granulozyten-Konzentraten dagegen wieder stark angestiegen. Der G-CSF Einsatz ist für diese Form der Spendermobilisierung zurzeit jedoch nur im Rahmen klinischer Studien möglich [8].

Ziel für die Anwendung bei erwachsenen Patienten ist die Sammlung von mindestens 1-2 x 10^{10} neutrophilen Granulozyten. Hierfür müssen die Spender 8-16 h vor der Apherese mit Glukokortikoiden oder G-CSF medikamentös konditioniert werden. Nach einer einmaligen Behandlung mit G-CSF-

Dosen von 5 µg/kg KG steigt die Zahl der peripheren Leukozyten durch Ausschüttung reifer Zellen aus dem Knochenmark von Normalwerten auf ca. 20-30 x 10^9 /l stark an [7, 9, 17]. Bei weiterer G-CSF-Gabe setzt zudem eine vermehrte Granulopoese und beschleunigte Zellreifung im Knochenmark ein.

3.3.2. Qualitätsmerkmale

Granulozyten-Präparate werden stets gerichtet für einen individuellen Patienten hergestellt. Für die Herstellung dieser prinzipiell nicht lagerfähigen Präparate existieren bislang keine standardisierten Protokolle. In einer in Deutschland durchgeführten, prospektiven Studie wurden an 13 Zentren insgesamt 507 Granulozyten-Spenden an 183 Spendern durchgeführt [8]. Das Volumen der Granulozyten-Präparate betrug im Mittel 279 ml (200-470 ml) bei einem medianen Hämatokrit von 12 % (2-41 %). Neben einem medianen Gehalt von 3,8 x 10^{10} (0,3-14,3 x 10^{10}) Granulozyten enthielten die Präparate noch 1,0 x 10^{11} (0,1-5,5 x 10^{11}) Thrombozyten. Der Anteil der Granulozyten an den Gesamtleukozyten beträgt ca. 75 %, daneben befinden sich in den Präparationen mit im Mittel 0,6 x 10^{10} bzw. 0,3 x 10^{10} noch signifikante Mengen an Lymphozyten und Monozyten [13, 21]. Der Granulozytengehalt der Präparationen nimmt mit der Anzahl der gespendeten Einheiten pro Spender zu. Die Verwendung von höhermolekularer Hydroxyethylstärke (450/0,7) führt, im Gegensatz zur niedermolekularen Zubereitung, zu einer signifikant erhöhten Granulozytenausbeute [8].

Die hohe Zellkonzentration in Granulozyten-Präparaten schließt zurzeit eine längerfristige Lagerung der Präparationen aus. Im Vergleich zu frisch hergestellten Präparaten mit einer mittleren Zell-Vitalität von 96 % fällt diese nach 24 h Lagerung bei Raumtemperatur bereits auf 92 % ab; 48 h nach Herstellung liegt sie bei nur noch 81 % [13]. Aufgrund des Zellstoffwechsels fällt der pH-Wert parallel von 6,6 unmittelbar nach der Spende auf 5,9 nach 24 h und 5,6 nach 48 h Lagerung ab, was vermutlich mit einem Verlust an zellulären Funktionen verknüpft ist. Neueste in vitro-Untersuchungen lassen jedoch vermuten, dass mit definierten Suspensionsmedien eine zumindest kurzfristige Lagerung von Granulozyten-Präparaten über 72 h künftig möglich sein könnte [19].

3.3.3. Pharmakologische Eigenschaften

Die durch die G-CSF-Gabe freigesetzten Zellen zeigen im Vergleich zu nicht mobilisierten Granulozyten eine gesteigerte zytotoxische Aktivität gegen Pilzerreger und Bakterien sowie eine verlängerte Überlebenszeit bei verringerter Apoptose [12, 14, 16]. Werden G-CSF-mobilisierte Präparate transfundiert, so wandern die Granulozyten in den Entzündungsherd ein [5, 10]. Häufig können nach der Transfusion deutliche Anstiege der peripheren Leukozytenzahl um 0,5-1,0 x 10^3/µl bei einer Wiederfindungsrate der Granulozyten von 30-50 % beobachtet werden [2, 3]. Allerdings unterliegt der Anstieg dosis- und patientenabhängig starken Schwankungen oder kann unter bestimmten klinischen Bedingungen auch ganz ausbleiben.

3.3.4. Praktische Durchführung, Indikationen und Dosierung

Für Granulozyten-Konzentrate liegen noch keine einheitlichen Anwendungsstandards vor. Wegen der obligaten Bestrahlung der Präparate sind Granulozyten-Konzentrate grundsätzlich zulassungspflichtige Arzneimittel aus Humanblut. Allerdings stehen wegen des noch nicht geführten Wirksamkeitsnachweises aus prospektiv-randomisierten klinischen Studien bundesweit noch keine durch das Paul-Ehrlich-Institut zugelassenen Präparate zur Verfügung. Daraus folgt, dass die Herstellung und Anwendung nur im Rahmen von klinischen Prüfungen erfolgen darf. Die herstellende Einrichtung benötigt hierfür neben einer Herstellungserlaubnis auch die Zustimmung der Ethikkommission für die medikamentöse Konditionierung von Blutspendern zur Granulozyten-Spende.

3.3.4.1. Praktische Gesichtspunkte

Die Indikation zur Granulozyten-Transfusion sollte in Absprache mit dem transfusionsmedizinischen Konsiliardienst streng und möglichst frühzeitig gestellt werden. Da diese Präparate prinzipiell nicht lagerfähig sind, werden sie nur auf Anforderung für einen individuellen Patienten gerichtet hergestellt [13, 19]. Eine koordinierte Vorbereitung, die auch spezielle prätransfusionelle Verträglichkeitsuntersuchungen einschließt, dient insbesondere der Vermeidung möglicher schwerer Nebenwirkungen. Zudem ist zumeist eine zeitlich aufwändige Spendersuche sowie eine Konditionierung der Blutspender erforderlich. Die Spender werden ca. 8-16 h vor einer Granulozytenspende mit G-CSF prämediziert, ggf. in Kombination mit Dexamethason [20].

Granulozyten-Konzentrate müssen obligat bestrahlt und wegen der herstellungsbedingten Beimischung von Erythrozyten AB0- und Rhesus (D)-kompatibel und übertragen werden. Die Durchführung eines AB0-Identitätstests des Patienten (Bedside-Test) wird wegen des Erythrozytengehaltes der Präparate dringend empfohlen. Die Verträglichkeit ist im Vorfeld der Granulozyten-Transfusion mittels serologischer Verträglichkeitsproben mit Spendererythrozyten und -leukozyten zu prüfen.

Jedes Granulozyten-Präparat muss unmittelbar vor der Transfusion einer optischen Qualitätsprüfung unterzogen werden (Unversehrtheit, Koagel- oder Aggregatbildung, Verfärbungen im Sinne einer Hämolyse, etc). Granulozyten-Konzentrate sollten möglichst frisch innerhalb von 6-12 h nach Sammlung über ein Transfusionsbesteck mit Standard-Filter (DIN 58360, 170-230 μm) transfundiert werden. Es wird eine Transfusionsgeschwindigkeit von 1×10^{10} Zellen/h empfohlen, was bei einem Granulozyten-Präparat zu einer u.U. mehrstündigen Applikation führt.

3.3.4.2. Indikationen und Dosierung

Indikation	Evidenzgrad
Progrediente lebensbedrohende Infektion trotz Antibiose und bei <500 Granuloyzten/μl	3
Seltene angeborene Granulozyten-Funktionsdefekte, wie z.B. septische Granulomatose	4
Lebensbedrohliche Infektion bei Neugeborenen mit Sepsis und Neutropenie	4
Prophylaktische bei anamnestisch bekannter invasiver Pilzinfektion	4

Tab. 3.13: Indikationen zur Granulozyten-Transfusion.

Die Substitution von Spender-Granulozyten ist prinzipiell bei Patienten indiziert, die trotz optimaler antibakterieller und antimykotischer Medi-

kation eine progrediente lebensbedrohliche Infektionen bei ausgeprägter Neutropenie von unter 500 neutrophilen Granulozyten/μl aufweisen, zudem bei Patienten mit seltenen angeborenen Granulozyten-Funktionsdefekten wie der septischen Granulomatose (Evidenzgrad 3-4). Gleiches gilt für Neugeborene mit Sepsis und Neutropenie aufgrund erschöpfter Granulozytenreserve im Knochenmark. Die bestehende Infektion sollte aufgrund der Erregerspezies sowie der zu erwartenden Neutropeniedauer für den Patienten mit hoher Wahrscheinlichkeit lebensbedrohlich sein. Daneben wird zur Zeit untersucht, ob durch G-CSF-Konditionierung gewonnene Granulozyten-Präparate auch für eine prophylaktische Behandlung von Patienten mit anamnestisch bekannten invasiven Pilzinfektionen geeignet sind (Indikation Evidenzgrad 4) [3, 4].

Zur Erreichung eines klinischen Effekts sollten dem Patienten nach den bisher vorliegenden Daten **mindestens 1,5-3,5 x 10^8 Granulozyten/kg KG** appliziert werden, wobei eine Frequenz von **mindestens drei Transfusionen pro Woche** empfohlen wird. In einer aktuellen prospektiven Untersuchung war mit Granulozyten-Präparaten eine mittlere Dosis von 10,9 x 10^8 Granulozyten/kg KG zu erzielen, die Spannbreite lag bei 1,3-53,0 x 10^8 Granulozyten/kg KG [8]. Somit können von den in dieser Studie hergestellten Präparaten suffiziente Therapieeffekte erwartet werden.

Die **Wirksamkeit** der Granulozyten-Transfusion wird anhand **klinischer Kriterien** sowie über die Bestimmung des **Anstiegs der Zahl zirkulierender Leukozyten** im peripheren Blut ca. 1-3 h nach Beendigung der Transfusion überprüft. Bei der Anwendung von frisch hergestellten Granulozyten-Konzentraten sollte in der Regel ein messbarer Anstieg der Leukozytenzahl im peripheren Blut beobachtet werden. Dieser Anstieg kann aber selbst bei richtiger Indikationsstellung und korrekter Anwendung ausbleiben, ohne dass damit die klinische Wirksamkeit in Frage zu stellen ist. In jedem Einzelfall ist eine engmaschige klinische Überwachung des Patienten nach einer Granulozyten-Transfusion erforderlich. In das Monitoring und die Weiterführung einer Substitutionstherapie mit Granulozyten ist der transfusionsmedizinische Konsiliardienst einzubeziehen.

3.3.5. Kontraindikationen

Granulozyten-Präparate kommen nur bei lebens-bedrohlichen klinischen Situationen zum Einsatz, weswegen nur relative Kontraindikationen beste-hen. Die Effektivität der Granulozyten-Transfu-sion ist bei HLA-immunisierten Patienten gerin-ger, gleichzeitig nehmen jedoch leichte bis schwer-wiegende Nebenwirkungen zu [8, 11, 18]. Daher sollte bei Patienten mit bekannter Immunisierung gegen Leukozytenantigene, wie HLA- und Granu-lozyten-spezifischen Antigenen, die Indikation be-sonders streng gestellt werden.

3.3.6. Unerwünschte Wirkungen

3.3.6.1. Für den Empfänger

Granulozyten-Konzentrate von G-CSF-mobili-sierten Spendern, die in den prätransfusionellen Verträglichkeitsuntersuchungen unauffällig sind, werden von den Patienten in aller Regel problem-los vertragen. Als Nebenwirkungen der Transfu-sion treten bei **bis zu 30 %** der Patienten **Fieberre-aktionen** und **Schüttelfrost** auf, die jedoch in den meisten Fällen nur sehr mild ausgeprägt sind [2, 3]. Darüber hinaus muss bei etwa **einem Viertel** der Empfänger mit einer **Alloimmunisierung** so-wohl gegen HLA-Antigene als auch gegen Granu-lozyten-spezifische Antigene gerechnet werden [8]. Durch die prätransfusionell durchgeführten Verträglichkeitsuntersuchungen können schwere Nebenwirkungen, wie die **transfusionsassoziierte akute Lungeninsuffizienz (TRALI)**, weitestge-hend vermieden werden. Auch bei prätransfusio-nell positiven Crossmatch-Befunden kann eine Granulozyten-Transfusion vom Empfänger kom-plikationslos vertragen werden. Allerdings nimmt unter dieser Konstellation die Wahrscheinlichkeit einer unerwünschten Wirkung bis hin zu lebens-bedrohlichen Transfusionsreaktionen, wie etwa einer schweren Lungenaffektion im Sinne eines TRALI-Syndroms, deutlich zu [8, 18].

3.3.6.2. Für den Spender

Bei **30-60 % der mit G-CSF konditionierten Spen-der** treten dosisabhängig leichte Nebenwirkungen wie **Kopf- und Muskelschmerzen**, **Müdigkeit** oder **Übelkeit** auf, die erfolgreich analgetisch behandelt werden müssen [8, 15]. Außerdem klagt ein klei-ner Teil der Spender über **Juckreiz** bei der Verwen-dung von höhermolekularer Hydroxyethylstärke.

Dennoch gaben in einer aktuellen Studie 85 % der Spender an, bei einer erneuten Anfrage zur Granu-lozytapherese dieser wieder zuzustimmen [8]. Nach den gültigen Richtlinien ist jedoch die An-zahl der Granulozyten-Spenden auf 4 Spenden pro Jahr und Spender beschränkt. Die nach G-CSF-Applikation erhöhten Leukozytenwerte im peri-pheren Blut des Spenders normalisieren sich in-nerhalb von 4 Wochen nach Absetzen. Bislang wurde über keine Langzeitnebenwirkungen nach der G-CSF-Applikation berichtet.

Literatur

Allgemeine Literatur, Übersichten

1. Leitlinien der Bundesärztekammer zur Therapie mit Blutkomponenten und Plasmaderivaten. Hrsg.: Vor-stand und Wissenschaftlicher Beirat der Bundesärzte-kammer, 3. Auflage, Deutscher Ärzte-Verlag, Köln (2003) (verfügbar über www.bundesaeztekammer.de)

2. Price TH. The current prospects for neutrophil trans-fusions for the treatment of granulocytopenic patients. Transfus Med Rev 2000;14:2-11.

3. Bishton M, Chopra R. The role of granulocyte transfu-sions in neutropenic patients. Br J Haematol 2004;127: 501-8.

Spezielle Literatur

4. Adkins D, Goodenough LT, Moellering J et al. Reduc-tion in antibiotic utilization and in febrile days by trans-fusion of G-CSF mobilized prophylactic granulocyte components: a randomized study. Blood 1999;94 (suppl.1):590a.

5. Adkins D, Goodgold H, Hendershott L et al. Indium-labeled white blood cells apheresed from donors recei-ving G-CSF localize to side of inflammation when infu-sed into allogeneic bone marrow transplant recipients. Bone Marrow Transplant 1997;19:809-12.

6. Appelbaum FR, Bowles CA, Makuch RW et al. Granu-locyte transfusion therapy of experimental Pseudomo-nas septicemia: study of cell dose and collection techni-que. Blood 1978;52:323-31.

7. Bensinger WI, Price TH, Dale DC et al. The effects of daily recombinant human granulocyte colony-stimulating factor administration on normal granulocy-te donors undergoing leukapheresis. Blood 1993;81: 1883-8.

8. Bux J, Cassens U, Dielschneider T et al. Tolerance of granulocyte donors towards granulocyte colony-stimulating factor stimulation and of patients towards granulocyte transfusions: results of a multicentre study. Vox Sang 2003;85:322-5.

9. Chatta GS, Price TH, Allan RC et al. Effects of in vivo recombinant methionyl human granulocyte colony-stimulating factor on the neutrophil response and peripheral blood colony-forming cells in healthy young and elderly adult volunteers. Blood 1994;84:2923-9.

10. Dale DC, Liles WC, Llewellyn C et al. Neutrophil transfusions: kinetics and functions of neutrophils mobilized with granulocyte colony-stimulating factor and dexamethasone. Transfusion 1998;38:713-21.

11. Eyre HJ, Goldstein IM, Perry S et al. Leukocyte transfusions: function of transfused granulocytes from donors with chronic myelocytic leukemia. Blood 1970;36:432-42.

12. Joos K, Herzog R, Einsele H et al. Characterization and functional analysis of granulocyte concentrates collected from donors after repeated G-CSF stimuation. Transfusion 2002;42:603-11.

13. Lightfoot T, Leitman SF, Stroncek DF. Storage of G-CSF-mobilized granulocyte concentrates. Transfusion 2000;40:1104-10.

14. Liles WC, Huang JE, van Burik JA et al. Granulocyte colony-stimulating factor administered in vivo augments neutrophil-mediated activity against opportunistic fungal pathogens. J Infect Dis 1997;175:1012-5.

15. McCullough J, Clay M, Herr G et al. Effects of granulocyte-colony-stimulating factor on potential normal granulocyte donors. Transfusion 1999;39:1136-40.

16. Murea S, Fruehauf S, Zeller WJ et al. Granulocytes harvested following G-CSF-enhanced leukocyte recovery retain their functional capacity during in vitro culture for 72 hours. J Hematother 1996;5:351-7.

17. Price TH, Chatta GS, Dale DC. Effect of recombinant granulocyte colony-stimulating factor on neutrophil kinetics in normal young and elderly humans. Blood 1996; 88:335-40.

18. Sachs UJ, Bux J. TRALI after the transfusion of crossmatch-positive granulocytes. Transfusion 2003;43:1683-6.

19. Schwanke U, Schrader L, Moog R. Storage of neutrophil granulocytes (PMNs) in additive solution or in autologous plasma for 72 h. Transfusion Medicine 2005; 15:223-31

20. Stroncek DF, Matthews CL, Follmann D et al. Kinetics of G-CSF-induced granulocyte mobilization in healthy subjects: effects of route of administration and addition of dexamethasone. Transfusion 2002;42:597-602.

21. Stroncek DF, Yau YY, Oblitas J et al. Administration of G-CSF plus dexamethasone producesgreater granulocyte concentrate yields while causing nomore donor toxicity than G-CSF alone. Transfusion 2001;41:1037-44.

22. Winston DJ, Ho WG, Gale RP. Therapeutic granulocyte transfusions for documented infections. A control-

led trial in ninety-five infectious granulocytopenic episodes. Ann Intern Med 1982;97:509-15.

23. Vamvakas EC, Pineda AA. Meta-analysis of clinical studies of the efficacy of granulocyte transfusions in the treatment of bacterial sepsis. J Clin Apheresis 1996;11:1-9.

3.4. Blutstammzellen

3.4.1. Präparate und pharmazeutisches Profil

Die Transplantation blutbildender Stammzellen hat sich in den vergangenen 40 Jahren zu einem Verfahren der Wahl für die Behandlung verschiedener angeborener und erworbener Erkrankungen des hämatopoetischen Systems entwickelt [4]. Dieses Therapiekonzept umfasst sowohl die Übertragung von Stammzellen autologen als auch allogenen Ursprungs, wobei als Quellen allogener Transplantate augenblicklich Knochenmark, peripheres Blut und Plazentarestblut von verwandten und unverwandten Spendern klinische Anwendung finden [2].

Ende der 50er Jahre konnte die Arbeitsgruppe um **E. Donall Thomas** zeigen, dass bei Patienten mit malignen Erkrankungen des blutbildenden Systems nach einer supraletalen Ganzkörperbestrahlung eine hämatopoetische Rekonstitution durch die Transplantation syngenen Knochenmarks induziert werden kann [22]. Neu entwickelte Methoden zur Kryokonservierung von Knochenmarkszellen gaben den Impuls zu verstärkten klinischen Forschungen mit autologen Transplantaten, wohingegen die Anwendung der allogenen Knochenmark-Transplantation vor allem von den Fortschritten beim Verständnis über das HLA-System und durch neue Untersuchungstechniken des HLA-Antigen-Polymorphismus profitierte. Die weitere Entwicklung war bestimmt durch die Einführung besser verträglicher Konditionierungsregimes und suffizienter supportiver Maßnahmen einschließlich der Verfügbarkeit hochwertiger Blutprodukte, wodurch die therapieassoziierte Mortalität deutlich gesenkt werden konnte.

Bei der **autologen** Transplantation hämatopoetischer Stammzellen wird die Myelotoxizität einer Hochdosis-Chemotherapie durch die nachfolgende Transfusion zuvor mobilisierter und kryokonservierter Vorläuferzellen des Patienten behandelt [11]. Ziel der Dosis-Eskalation ist die Vernichtung

einer möglichst großen Tumormasse sowie die Induktion einer minimalen Resterkrankung, die
durch weitere Therapiestrategien kontrolliert werden kann [1]. Durch diese supportive Stammzell-
gabe, mit der eine rasche Überwindung der Che-
motherapie-induzierten Immunsuppression und
Thrombozytopenie erreicht wird, kann die therapieassoziierte Mortalität drastisch vermindert
werden.

Das Prinzip der **allogenen** Stammzell-Transplantation besteht in einem vollständigen oder teilwei-
sen Austausch des erkrankten hämatopoetischen
Systems des Patienten durch HLA-kompatibles
und immunkompetentes Gewebe eines verwandten oder unverwandten gesunden Spenders. Vor
der Transplantation der Fremdzellen ist daher in
der Regel eine myeloablative Konditionierung des
Empfängers erforderlich, die aus einer Chemotherapie mit oder ohne Ganzkörperbestrahlung besteht. Dagegen wird beim Konzept der sogenannten "Mini-Transplantation" zur Reduzierung der
Konditionierungstoxizität die myeloablative zugunsten einer ausreichend immunsuppressiven
Therapie ersetzt [6]. An die Transfusion der Spen-
der-Stammzellen wird zumeist eine begleitende
immunsuppressive Behandlung angeschlossen,
um Transplantat-Abstoßungen oder schwerwiegende immunologische Spender-gegen-Emp-
fänger-Reaktionen (Graft-versus-Host disease,
GVHD) zu verhindern.

Seit Beginn der 90er Jahre erlebte die klinische Anwendung blutbildender Stammzellen einen sehr
starken Aufschwung. Dies wurde sowohl durch die
breite Verfügbarkeit von peripheren Blutstammzellen als auch durch die Etablierung von standardisierten Therapieprotokollen ermöglicht. Im Jahr
2002 wurden in Europa 13.292 Transplantationen
mit autologen Blutstammzellen durchgeführt, was
einem Anteil von 66 % an den gesamten Stamm-
zell-Transplantationsaktivitäten entsprach [2]. Im
Gegensatz zur allogenen Stammzell-Transplantation ist bei dieser Therapieform aber seit Jahren
kein relevanter Anstieg der Behandlungsfälle mehr
zu verzeichnen.

Auf dem Feld der allogenen Transplantation
konnte durch den weltweiten Aufbau von Regi-
stern freiwilliger, fremd-allogener Blutstammzell-
Spender die Versorgung von Patienten ohne HLA-
kompatiblen Familienspender im vergangenen

Jahrzehnt signifikant verbessert werden. So konnte
in Deutschland ab 1996 für mehr als 80 % der ein-
geleiteten Suchanfragen ein HLA-kompatibler
Fremdspender gefunden werden, was die Anzahl
der durchgeführten unverwandt-allogenen Transplantationen deutlich ansteigen ließ. Auch für Europa ist eine starke Zunahme allogener Stammzell-
Transplantationen zu beobachten. So wurden im
Jahr 2002 insgesamt 8.018 allogene Blutstammzell-
Transplantationen an 586 europäischen Zentren
durchgeführt, wobei allein die Anzahl der erstmals
allogen transplantierten Patienten zwischen den
Jahren 2001 und 2002 um ca. 8 % auf 6.915 anstieg
[2]. Dabei stammten bereits 33,4 % der Transplantate von freiwilligen, unverwandten Fremdspen-
dern - ebenfalls mit steigender Tendenz.

Als bevorzugte Stammzellquelle werden im Rahmen der allogenen Transplantation periphere
Blutstammzellen eingesetzt, da mit diesen Präparaten im Vergleich zur Übertragung von KM-
Stammzellen die behandlungsassoziierte Leukozytopenie im Median um ca. 5 Tage und damit entscheidend verkürzt werden kann [8]. Gleichzeitig
kann durch die Verwendung peripherer Stammzellen eine Verminderung der Rezidivrate sowie
ein verbessertes Gesamtüberleben der Patienten
erreicht werden.

Die klinische Anwendung allogener Blutstamm-
zellen aus Plazentarestblut ist erst seit kurzem im
Begriff, sich neben der Transplantation allogener
KM-Zellen oder peripheren Blutstammzellen als
alternatives Therapieverfahren zu etablieren. Die
bislang mehr als 3.500 weltweit transplantierten
Plazentarestblute wurden dabei wegen der begrenzten Dosis an kernhaltigen Zellen und CD34+
Stammzellen vornehmlich für die Behandlung von
Kindern eingesetzt [9, 21]. Aber auch die Transplantation von allogenem Plazentarestblut für die
Behandlung erwachsener Patienten ist bei ausrei-
chender Zelldosis prinzipiell möglich [20].

Insgesamt kann davon ausgegangen werden, dass
sich der in Europa jährlich beobachtete Anstieg allogener Stammzell-Transplantationen um 5-10 %
auch in den nächsten Jahren fortsetzen wird. Dies
hängt auch mit der Entwicklung von Konditionie-
rungsregimen mit reduzierter Toxizität zusammen, wodurch zunehmend die Behandlung von
Hochrisiko-Patienten ermöglicht und damit
gleichzeitig eine Ausweitung der Indikationen zur

allogenen Stammzell-Transplantation erreicht wird.

3.4.2. Qualitätsmerkmale

Autologe und allogene Stammzell-Transplantate sind Arzneimittel aus Humanblut und unterliegen in Deutschland somit den Vorschriften des Arzneimittelgesetzes sowie des Transfusionsgesetzes. Wie bei anderen Blut-Präparaten ist vom pharmazeutischen Hersteller eine Herstellungserlaubnis zu beantragen.

Das langfristige hämatopoetische Potenzial eines Transplantates leitet sich aus den Eigenschaften seiner undifferenzierten hämatopoetischen Stammzellen ab. Diese Zellen sind zum einen zur asymmetrischen Zellteilung und damit zur Selbsterneuerung befähigt [17]. Sie besitzen weiterhin die Fähigkeit, in ein Empfänger-Knochenmark nach Myeloablation einzuwandern, es zu repopulieren und sich nach der asymmetrischen Teilung multilinear in reife Blutzellen zu differenzieren. Als phänotypischer Marker für die Charakterisierung von Stamm- und Progenitorzellen dient das Antigen CD34, dessen Expression mit zunehmender Differenzierung der hämatopoetischen Zelle abnimmt. Aktuelle Daten weisen jedoch darauf hin, dass auch CD34-negative Zellen Eigenschaften von hämatopoetischen Stammzellen aufweisen können. Eine weitere Abgrenzung unreifer Stammzellen von reiferen Progenitoren kann über das Fehlen von Differenzierungsmarkern, wie etwa die Antigene CD38, HLA-DR, CD71, CD33, CD19 oder CD45RA, erfolgen. Trotz der Möglichkeit einer umfassenden phänotypischen Charakterisierung bleibt aber die Untersuchung der funktionellen Eigenschaften einer Zelle der entscheidende Schritt, um unreife Stammzellen identifizieren zu können.

Außer im Knochenmark konnte auch im peripheren Blut ein natürliches Vorkommen geringer Mengen hämatopoetischer Vorläuferzellen nachgewiesen werden. Deren Anzahl kann nach medikamentöser Myelosuppression deutlich gesteigert werden. Seit Anfang der 80er Jahre wurde durch die Etablierung von Methoden zur gezielten Mobilisierung und Gewinnung von hämatopoetischen Stammzellen aus dem peripheren Blut (*peripheral blood stem cells*, PBSC) eine neue Stammzell-Quelle für die autologe und allogene Anwendung erschlossen. Im Mittelpunkt steht dabei die Appli-

kation rekombinanter humaner Zytokine, wie etwa des Granulozyten-Kolonie-stimulierenden-Faktors (G-CSF) [7]. Dieses Zytokin, das die Migration von hämatopoetischen Stamm- und Progenitorzellen aus dem Knochenmark in das periphere Blut stimuliert, kann im Rahmen der autologen Mobilisierung entweder alleine oder in Kombination mit myelosuppressiven Substanzen verabreicht werden [11]. Bei der allogenen PBSC-Spende wird der Familienspender oder unverwandte Fremdspender ebenfalls mit G-CSF konditioniert. Anschließend werden die peripheren Stammzellen mittels Zellseparation gewonnen und ggf. weiter verarbeitet. Bislang wurde über keine langfristigen Nebenwirkungen der Zytokin-Applikation berichtet.

Stammzell-Transplantate, welche nach Zytokin-Applikation aus dem peripheren Blut mittels Apheresetechnik gewonnen werden, unterscheiden sich in mehrfacher Hinsicht von Transplantaten aus einer Knochenmark-Spende. So liegt etwa die Gesamtzahl an CD3+ T-Zellen um das 10- bis 15-fache über der von Knochenmark-Transplantaten, was aber die Rate einer akuten oder chronischen GVHD im Rahmen von allogenen Transplantationen nicht signifikant ansteigen lässt [8]. Gleichzeitig ist während der ersten Phase der Mobilisierung der Anteil unreifer CD34+/Thy-1+/HLA-DR-negativer Zellen im Vergleich zum Knochenmark erhöht, was durch eine kurzfristige Ausschwemmung sehr unreifer hämatopoetischer Zellen in die Peripherie erklärt werden kann. Der wesentliche klinische Vorteil von autologen Stammzellen aus peripherem Blut im Vergleich zu Knochenmark Transplantaten liegt jedoch in einer rascheren hämatopoetischen und immunologischen Rekonstitution des Patienten [8].

Neben der Transplantation von allogenen Stammzellen aus Knochenmark oder peripherem Blut stehen seit Anfang der 90er Jahre auch Stammzell-Präparate aus Plazentarestblut (synonym: Nabelschnurblut, engl. *umbilical cord blood, placental blood*) zur klinischen Anwendung zur Verfügung [21]. Trotz des im Vergleich zu einem Knochenmark- oder PBSC-Transplantat geringeren Volumens von Plazentarestblut (ca. 60-120 ml) enthält es jedoch vergleichbare Mengen an hämatopoetischen Stammzellen.

Untersuchungen zum Gehalt von in vitro quantifizierbaren, unreifen hämatopoetischen Vorläuferzellen aus Knochenmark, peripherem Blut oder Plazentarestblut zeigten eine weitgehend vergleichbare Konzentration. Durch klinische Transplantationsergebnisse konnte abgeleitet werden, dass eine einzelne Einheit Plazentarestblut eine ausreichende Zahl an undifferenzierten Stammzellen enthält, um eine dauerhafte Hämatopoese bei Patienten zu etablieren. Später erwies sich auch im xenogenen NOD/SCID-Maus Transplantationsmodell, dass undifferenzierte Stammzellen aus Plazentarestblut subletal bestrahlte Individuen dauerhaft repopulieren können (SRC = *SCID repopulating cells*). In quantitativen Transplantationsexperimenten ließ sich nachweisen, dass die SRC-Frequenz im Plazentarestblut 3-fach gegenüber Knochenmark und 6-fach gegenüber peripheren Blutstammzellen erhöht ist (Tab. 3.14) [24].

	Mittelwert	95 % Konfidenz-Intervall
Knochenmark	$1 : 3,0 \times 10^6$	$1,8 \times 10^6$ - $5,2 \times 10^6$
PBSC	$1 : 6,0 \times 10^6$	$3,1 \times 10^6$ - $1,2 \times 10^7$
Plazentarestblut	$1 : 9,3 \times 10^5$	$5,8 \times 10^5$ - $1,5 \times 10^6$

Tab. 3.14: Frequenz von NOD/SCID-Maus repopulierenden Zellen (SRC) in Knochenmark, PBSC und Plazentarestblut; SRC-Frequenz bezogen auf die Anzahl der mononukleären Zellen [24].

3.4.3. Praktische Durchführung, Indikationen und Dosierung

3.4.3.1. Praktische Gesichtspunkte

In den letzten Jahren wurde die Entnahme von Knochenmark weitgehend durch die Gewinnung von peripheren Blutstammzellen abgelöst, sodass gegenwärtig nahezu alle autologen und bereits mehr als 75 % der allogenen Transplantate als periphere Blutstammzellen gewonnen und kryokonserviert werden. Das Auftauen bei 37 °C erfolgt unmittelbar vor der Retransfusion, da die aufgetauten Zellen nicht lagerfähig sind und daher schnell ihre Vitalität einbüßen. Das soeben aufgetaute Stammzell-Transplantat sollte über ein Transfu-

sionsbesteck mit Standard-Filter (DIN 58360, 170-230 µm) zügig transfundiert werden.

Auch Stammzell-Transplantate aus Plazentarestblut sind tiefgefroren eingelagert und werden nach dem oben beschriebenen Verfahren aufgetaut und, ggf. nach einem zusätzlichen Waschschritt, sofort transplantiert. Allogene periphere Blutstammzellen werden dagegen zumeist innerhalb von 48 h nach der Herstellung am Zellseparator ohne vorherige Kryokonservierung transplantiert. Die Zwischenlagerung bis zur Transplantation erfolgt in der Regel bei 4 °C.

3.4.3.2. Indikationen und Dosierung

Sowohl autologe als auch allogene blutbildende Stammzellen werden ganz überwiegend für die Behandlung maligner hämatologischer Systemerkrankungen eingesetzt (Evidenzgrad 1). Dabei stehen Erkrankungen wie die **akute myeloische Leukämie**, die **akute lymphatische Leukämie** sowie die **chronisch myeloische Leukämie** im Vordergrund. Weitere Indikationen stellen **myelodysplastische Syndrome**, **lymphoproliferative Erkrankungen** sowie das **multiple Myelom** dar (Evidenzgrad 1). Allogene Transplantationen kommen zudem bei der Behandlung von schweren angeborenen hämatologischen Erkrankungen, wie bestimmten **Hämoglobinopathien** oder etwa der **Fanconi-Anämie**, zum Einsatz (Evidenzgrad 1) [2].

Bei der Applikation von PBSC-Transplantaten im Rahmen der autologen Blutstammzell-Transplantation wird eine Dosis von $\geq 3 \times 10^6$ CD34+ Zellen/kg KG als ausreichend angesehen [10]. Darunter erreichen die Patienten im Median am Tag 11 nach Stammzell-Transfusion eine periphere Neutrophilenzahl von $\geq 0,5 \times 10^9$/l, die Thrombozyten liegen am Tag 14 über der Grenze von 25×10^9/l.

Bei allogenen PBSC-Präparaten werden in der Regel Transplantationsdosen zwischen $4-8 \times 10^6$/kg KG an CD34+ Zellen angestrebt [15]. Bei HLA-differenten Transplantationen kann die Dosis aber auch deutlich darüber liegen. Insgesamt kann bei der allogenen Transplantation mit peripheren Blutstammzellen im Vergleich zu Knochenmark eine raschere Überwindung der gefährlichen Phase der Leukozytopenie und Thrombozytopenie bei gleichzeitiger Verminderung der Rezidivrate und verbessertem Gesamtüberleben erreicht werden. In einer Studie an 172 Patienten zeigte sich, dass das Leukozyten-*Engraftment* in der PBSC-Gruppe im Median um 5 Tage früher erreicht wurde als in der Knochenmark-Vergleichsgruppe (Tag 16 vs. 21) [8]. Bezüglich der Immun-Rekonstitution unterscheiden sich PBSC- oder Knochenmark-transplantierte Patienten dagegen nicht signifikant voneinander.

Für die allogene Transplantation von Plazentarestblut stellt die applizierte Zahl an kernhaltigen Zellen (*nucleated cells*, NC) einen wichtigen prädiktiven Parameter für ein erfolgreiches Anwachsen des Transplantats dar. Daher sollte eine Dosis von mehr als 3×10^7 kernhaltigen Zellen/kg KG des Patienten angestrebt werden.

Je nach klinischer Studie zeigen 75-100 % der mit einem familiär-allogenen oder fremd-allogenen Plazentarestblut-Transplantat versorgten pädiatrischen oder erwachsenen Patienten innerhalb von 60 Tagen nach Transplantation einen signifikanten Anstieg der Leukozyten im peripheren Blut als Hinweis für ein erfolgreiches Anwachsen der allogenen Stammzellen. Bis die neutrophilen Granulozyten im peripheren Blut der Patienten auf 500/µl ansteigen, vergehen im Median 22-30 Tage; ein Anstieg der Thrombozyten auf 20.000 bzw. 50.000/µl nimmt im Median 56-71 Tage in Anspruch. Diese Aplasiezeiten sind im Vergleich zur Transplantation von Blutstammzellen aus peripherem Blut oder Knochenmark signifikant verlängert. Nach einer Nabelschnurblut-Transplantation vergehen bis zur immunologischen Rekonstitution und Normalisierung der natürlichen Killer-Zellen (CD3 /CD16+/CD56+) im peripheren Blut der Patienten im Mittel 2 Monate, der B-Lymphozyten (CD19+) 6 Monate und der T-Lymphozyten (CD4+ und CD8+) 9-12 Monate [22]. Insbesondere die stark verzögerte Rekonstitution der zytotoxischen T-Zellen wurde bei der Verwendung anderer Stammzell-Quellen nicht in diesem Ausmaß beobachtet.

3.4.4. Kontraindikationen

Hämatopoetische Stammzell-Transplantate werden nur bei lebensbedrohlichen Erkrankungen klinisch eingesetzt. Bei bestehender Indikation für eine Stammzell-Behandlung sind daher keine absoluten Kontraindikationen zu beachten.

3.4.5. Unerwünschte Wirkungen

Im Rahmen der Applikation von Stammzell-Präparaten können selten unerwünschte Wirkungen auftreten, die durch entsprechende Vorbehandlung des Patienten aber zumeist gut beherrscht werden können. Teilweise sind diese unerwünschten Wirkungen auf den Gehalt an Substanzen zurückzuführen, die im Rahmen der Kryokonservierung eingesetzt werden (z.B. Dimethylsulfoxid). Zu den wesentlichen akuten unerwünschten Wirkungen zählen **allergische Reaktionen**, **urtikarielle Hautreaktionen** und andere **anaphylaktoide Reaktionen**. Daneben können gelegentlich **Übelkeit, Erbrechen, Durchfall, Kopfschmerzen, Tachykardie** sowie **Hyper- und Hypotonien** beobachtet werden.

Als wesentliche immunologische Reaktionen im Zusammenhang mit einer allogenen Blutstammzell-Transplantation sind die akute und chronische GVH-Reaktion sowie das Transplantatversagen zu nennen. Aber auch Blutgruppendifferenzen zwischen allogenem Stammzell-Spender und -Empfänger können zu immunologischen Reaktionen führen, da in etwa 40 % der Spender-Empfänger-Konstellationen eine Major- und/oder Minor-Inkompatibilität im AB0-System besteht [25]. So können sich **Immunhämolysen** durch das transplantierte Spender-Immunsystem ebenso entwickeln wie eine verzögerte Regeneration der Spender-Erythropoese bei AB0-major-inkompatiblen Transplantationen. Daher ist bei Konstellationen mit Blutgruppendifferenz eine eingehende immunhämatologische Diagnostik vor und nach der Transplantation angezeigt [25]. Daneben können selten weitere immunologische Nebenwirkungen auftreten, wie etwa eine **posttransfusionelle Purpura**.

3.4.6. Perspektiven zur weitergehenden Anwendung adulter humaner Stammzellen

Erste publizierte Forschungsergebnisse zur möglichen Plastizität adulter humaner Stammzellen haben eine rege wissenschaftliche Diskussion über künftige Einsatzfelder humaner Stammzellen entfacht [5]. So konnten etwa aus dem Skelettmuskel erwachsener Mäuse Zellen isoliert werden, welche nach Transplantation in bestrahlte Tiere des gleichen Mausstamms zu blutbildenden Zellen ausreifen konnten [13]. Eine andere Arbeitsgruppe berichtete über die Möglichkeit, Leberzellen aus hämatopoetischen Stammzellen zu differenzieren [14]. Mit diesen Leberzellen ließ sich im Tiermodell zudem eine suffiziente in vivo-Funktion nachweisen. Zuvor war bereits über die Beobachtung berichtet worden, dass sich eine Population von Knochenmarkszellen unter bestimmten Voraussetzungen in Leber-Progenitoren differenzieren kann [19]. Diese ersten Berichte einer Transdifferenzierung von Gewebe-Stammzellen in reife Zellen anderer Organe eröffnen möglicherweise neue Perspektiven für die klinische Anwendung humaner Stammzellen. Dabei stehen augenblicklich die sogenannten mesenchymalen Stammzellen mit im Zentrum des wissenschaftlichen Interesses [3]. Es handelt sich dabei um eine phänotypisch noch nicht klar definierte Gruppe von Knochenmarkszellen, die sich prinzipiell zu Knochen-, Knorpel- und Muskel-Zellen differenzieren können. Es wurden bereits erste Ergebnisse einer klinischen Studie publiziert, die das therapeutische Potenzial von mesenchymalen Stammzellen bei der Behandlung von Patienten mit angeborenen Knochen-Stoffwechselstörungen belegten [12]. Noch ist allerdings die Frage nicht geklärt, ob aus diesen ersten Ergebnissen neue Anwendungsgebiete für humane Stammzellen im klinischen Maßstab erwachsen.

Literatur

Allgemeine Literatur, Übersichten

1. Buckner CD. Autologous bone marrow transplants to hematopoietic stem cell support with peripheral blood stem cells: a historical perspective. J Hematother 1999; 8:233-6.

2. Gratwohl A, Schmid O, Baldomero H et al; Accreditation Committee of the European Group for Blood and Marrow Transplantation. Haematopoietic stem cell transplantation (HSCT) in Europe 2002. Changes in indication and impact of team density. A report of the EBMT activity survey. Bone Marrow Transplant 2004; 34:855-75.

3. Horwitz EM. The clinical potential of mesenchymal stem cells. Blood Therapies in Medicine 2001;2:7-13.

4. Lennard AL, Jackson GH. Stem cell transplantation. Br Med J 2000;321:433-7.

5. Orkin SH. Stem cell alchemy. Nature Medicine 2000; 6:1212-3.

6. Spitzer TR. Nonmyeloablative allogeneic stem cell transplant strategies and the role of mixed chimerism. The Oncologist 2000;5:215-23.

7. Thomas J, Liu F, Link DC. Mechanisms of mobilization of hematopoietic progenitors with granulocyte colony-stimulating factor. Curr Opin Hematol 2002;9: 183-9.

Spezielle Literatur

8. Bensinger WI, Martin PJ, Storer B et al. Transplantation of bone marrow as compared with peripheral-blood cells from HLA-identical relatives in patients with hematologic cancers. N Engl J Med 2001;344:175-81.

9. Gluckman E, Rocha V, Boyer-Chammard A et al. Outcome of cord-blood transplantation from related and unrelated donors. N Engl J Med 1997;337:373-81.

10. Faucher C, Le Corroller AG, Chabannon C et al. Autologous transplantation of blood stem cells mobilized with filgrastim alone in 93 patients with malignancies: the number of CD34+ cells reinfused is the only factor predicting both granulocyte and platelet recovery. J Hematother 1996;5:663-70.

11. Haas R, Ho AD, Bredthauer U et al. Successful autologous transplantation of blood stem cells mobilized with recombinant human granulocyte-macrophage colony-stimulating factor. Exp Hematol 1990;18:94-8.

12. Horwitz EM, Prockop DJ, Fitzpatrick LA et al. Transplantability and therapeutic effects of bone marrow-derived mesenchymal cells in children with osteogenesis imperfecta. Nature Med 1999;5:309-13.

13. Jackson KA, Mi T, Goodell MA. Hematopoietic potential of stem cells isolated from murine skeletal muscle. Proc Natl Acad Sci 1999;96:14482-6.

14. Lagasse E, Connors H, Al-Dhalimy M et al. Purified hematopoietic stem cells can differentiate to hepatocytes in vivo. Nature Med 2000;6:1229-34.

15. Mohty M, Bilger K, Jourdan E et al. Higher doses of CD34+ peripheral blood stem cells are associated with increased mortality from chronic graft-versus-host disease after allogeneic HLA-identical sibling transplantation. Leukemia 2003;17:869-75.

16. Moog R. Harvesting of CD34 antigen-expressing cells with a new programme for the collection of mononuclear cells with use of the Amicus (Baxter) blood cell separator. Transfus Med 2002;12:367-71.

17. Orkin SH. Diversification of haematopoietic stem cells to specific lineages. Nature Rev Genet 2000;1:57-64.

18. Ottinger H, Müller C, Schmitz N, Kubanek B. Survey of blood stem cell transplantation activities in Germany (1998-2000): a report from the national registry "DRST". Onkologie 2001;24(Suppl 6):614.

19. Petersen BE, Bowen WC, Patrene KD et al. Bone marrow as a potential source of hepatic oval cells. Science 2000;284:1168-70.

20. Rocha V, Labopin M, Sanz G et al. Transplants of umbilical-cord blood or bone marrow from unrelated donors in adults with acute leukemia. N Engl J Med 2004; 351:2276-85.

21. Rubinstein P, Rosenfield RE, Adamson JW, Stevens CE. Stored placental blood for unrelated bone marrow reconstitution. Blood 1993;81:1679-90.

22. Thomas ED, Lochte HL, Lu WC. Intravenous infusion of bone marrow in patients receiving radiation and chemotherapy. N Engl J Med 1957;257:491.

23. Thomson BG, Robertson KA, Gowan D et al. Analysis of engraftment, graft-verus-host disease, and immune recovery following unrelated donor cord blood transplantation. Blood 2000;96:2703-10.

24. Wang JCY, Doedens M, Dick JE. Primitive human hematopoietic cells are enriched in cord blood compared with adult bone marrow or mobilized peripheral blood as measured by the quantitative in vivo SCID-repopulating cell assay. Blood 1997;89:3919-24.

25. Stellungnahme der Sektion "Transplantation und Zelltherapie" der Deutschen Gesellschaft für Transfusionsmedizin und Immunhämatologie zur Transplantation hämatopoetischer Stammzellen mit Blutgruppendifferenz. Transfus Med Hemother 2004;31:56-60.

3.5. Lymphozyten

3.5.1. Präparate und pharmazeutisches Profil

Die Beobachtung einer erhöhten Rezidivrate bei der syngenen Stammzell-Transplantation im Rahmen maligner Erkrankungen führte zu der Hypothese, dass der mit den allogenen Lymphozyten verbundene Spender-gegen-Leukämie (*graft versus leukemia*, GVL)-Effekt einen wesentlichen Anteil an der biologischen Kontrolle oder Eradikation des malignen Zellklons hat [7]. Anfang der 90er Jahre wurde über den erfolgreichen Einsatz von Spender-Lymphozytenpräparaten bei Patienten mit rezidivierter chronisch myeloischer Leukämie (CML) nach allogener Stammzell-Transplantation berichtet [8]. Das Prinzip der Behandlung besteht in der gezielten Auslösung einer GVL-Reaktion durch sukzessive Gaben von Lymphozyten des Stammzell-Spenders. Diese Form der adoptiven Immuntherapie stellt mittlerweile bei allogen transplantierten CML-Patienten im Rezidiv ein anerkanntes Verfahren dar, das in spezialisierten Zentren im Rahmen klinischer Studien angewandt wird (Evidenzgrad 1). Hiermit können bei 60-90 % der Patienten Remissionen erreicht werden. Auch nach allogener Transplantation auftretende Rezidive anderer maligner Systemerkrankungen lassen sich grundsätzlich durch die Transfusion von Spenderlymphozyten behandeln (Evidenzgrad 3) [2, 9], wobei eine möglichst frühzeitige Therapie den Erfolg zu verbessern scheint [5]. Dennoch sind Patienten beschrieben, die auch bei einem Spätrezidiv der Grunderkrankung von der Spenderlymphozyten-Transfusion profitierten [3].

Weitere Forschungsansätze zur Minimierung einer GVHD bestehen in der Anwendung CD4 positiver Lymphozyten-Subpopulationen [1] oder der Generierung gentechnisch veränderter Lymphozyten, um eine aufgetretene GVHD terminieren zu können [4]. Ein anderer denkbarer Weg zur Erzielung eines selektiven GVL-Effektes ist die in vitro Generierung alloreaktiver T-Zellen, die sich ausschließlich gegen hämatopoetische Zielzellen richten und andere Gewebe nicht alterieren [12]. Daneben liegen erste Daten zur in vitro-Expansion und -Aktivierung von natürlichen Killerzellen vor [11].

3.5.2. Qualitätsmerkmale

Lymphozyten-Präparate zur adoptiven Immuntherapie werden von solchen Spendern mit Hilfe von Zellseparatoren gewonnen, die bereits zuvor die hämatopoetischen Stammzellen für den betroffenen Patienten gespendet hatten. Für diese Spende ist keine erneute Mobilisierung erforderlich. Alternativ können die Lymphozyten vor der G-CSF-Stimulierung zur Sammlung des primären Stammzellpräparates in einer separaten Leukozytapherese gesammelt und für eine spätere Verwendung kryokonserviert werden.

3.5.3. Unerwünschte Wirkungen

Es besteht das Risiko, dass in bis zu 20 % der Fälle eine schwere bis tödliche GVHD oder Myeloaplasie ausgelöst wird [6]. Gegenwärtig wird untersucht, durch welche Maßnahmen der erwünschte GVL-Effekt von einer unerwünschten GVHD getrennt werden kann. So scheint die transfundierte T-Zell-Dosis einen Einfluss auf das Auftreten einer GVHD zu haben [10]. Bisher ist es allerdings nicht sicher möglich, Grenzdosen zur Vermeidung einer

GVHD oder effektive Zelldosen zur Erzielung eines GVL-Effekts abzuleiten.

Literatur

Spezielle Literatur

1. Alyea EP, Soiffer RJ, Canning C et al. Toxicity and efficacy of defined doses of CD4(+) donor lymphocytes for treatment of relapse after allogeneic bone marrow transplant. Blood 1998;15:3671-80.

2. Bertz H, Burger JA, Kunzmann R et al. Adoptive immunotherapy for relapsed multiple myeloma after allogeneic bone marrow transplantation (BMT): evidence for a graft-versus-myeloma effect. Leukemia 1997;11 281-3.

3. Bertz H, Kunzmann R, Bunjes D, et al. Successful adoptive immunotherapy for relaps of AML 9 years after T-cell depleted BMT. Br J Haematol 1998;103:563-4.

4. Bonini C, Ferrari G, Verzeletti S et al. HSV-TK gene transfer into donor lymphocytes for control of allogeneic graft-versus-leukemia. Science 1997;13:1719-24.

5. Dazzi F, Szydlo RM, Goldman JM. Donor lymphocyte infusions for relapse of chronic myeloid leukemia after stem cell transplant: Where we now stand. Exp Hematol 1999; 27:1477-86.

6. Drobyski WR, Hessner MJ, Klein JP et al. T-cell depletion plus salvage immunotherapy with donor leukocyte infusions as a strategy to treat chronic-phase chronic myelogenous leukemia patients undergoing HLA-identical sibling marrow transplantation. Blood 1999;94: 434-41.

7. Fefer A, Sullivan KM, Weiden P et al. Graft versus leukemia effect in man: the relapse rate of acute leukemia is lower after allogeneic is lower than after syngeneic marrow transplantation. Prog Clin Biol Res 1987;244:401.

8. Kolb HJ, Mittermuller J, Clemm C et al. Donor leukocyte transfusions for treatment of recurrent chronic myelogenous leukemia in marrow transplant patients. Blood 1990;76:2462-5.

9. Kolb HJ, Schattenberg A, Goldman JM et al. Graft-versus-leukemia effect of donor lymphocyte transfusions in marrow grafted patients. Blood 1995;86:2041-50.

10. Mackinnon S, Papadopoulos EB, Carabasi MH et al. Adoptive immunotherapy evaluating escalating doses of donor leukocytes for relapse of chronic myeloid leukemia after bone marrow transplantation: separation of graft-versus-leukemia responses from graft-versus-host disease. Blood 1995;86:1261-8.

11. Miller JS, Klingsporn S, Lund J et al. Large scale ex vivo expansion and activation of human natural killer cells for autologous therapy. Bone Marrow Transplant 1994;14:555-62.

12. Mutis T, Verdijk R, Schrama E et al. Feasibility of immunotherapy of relapsed leukemia with ex vivo-generated cytotoxic T lymphocytes specific for hematopoietic system-restricted histocompatibility antigens. Blood 1999;93:2336-41.

3.6. Weitere Immunzellen für experimentelle Therapieansätze

3.6.1. Präparate und pharmazeutisches Profil

Die zunehmenden immunologischen Erkenntnisse führten in den letzten Jahren zu einem tieferen Verständnis der Mechanismen einer effektiven T-Zell-vermittelten Immunität. Bei diesen Prozessen spielen dendritische Zellen (DCs) eine zentrale Rolle. Diese Immunzellen sind in der Lage, Fremd-Antigene aufzunehmen, zu prozessieren und den T-Lymphozyten über HLA-Moleküle zu präsentieren. Ein moderner Ansatzpunkt der Tumortherapie besteht nun darin, diese Eigenschaften dendritischer Zellen zur Generierung einer Tumorzell-spezifischen T-Zell-Immunität zu nutzen. Nachdem sehr rasch erste Protokolle zur in vitro-Herstellung von autologen DCs aus CD34+ Stammzellen oder Blutmonozyten entwickelt worden waren, konnten die ersten klinischen Studienergebnisse an Patienten mit malignen Erkrankungen bereits 1996 publiziert werden. Trotz vieldiskutierter Erfolge an einzelnen Patienten kann eine abschließende Beurteilung zur klinischen Effektivität von DC-Vakzinierungsprotokollen aufgrund der noch sehr lückenhaften Datenlage nicht gegeben werden. Möglicherweise stellt diese Form der Immuntherapie aber zukünftig eine wichtige Ergänzung zu bereits etablierten Therapiestrategien bei malignen Tumoren dar.

Literatur

Allgemeine Literatur, Übersichten

Schuler G, Schuler-Thurner B, Steinman RM. The use of dendritic cells in cancer immunotherapy. Curr Opin Immunol 2003;15;138-47.

Ardavin C, Amigorena S, Reis e Sousa C. Dendritic cells: immunobiology and cancer immunotherapy. Immunity 2004; 20:17-23.

Volumenersatz-mittel

4. Volumenersatzmittel

4.1. Albumin

4.1.1. Präparate und Pharmazeutisches Profil

Die üblichen Humanalbumin(HA)-Präparate liegen als 5 %ige und 20 %ige Proteinlösung, einige auch als 3,5 %ige und 25 %ige Lösung vor (Tab. 4.1). Die Prozentangabe gibt den Gesamteiweißanteil in g/100 ml an. Hierbei entfallen je nach Hersteller 95-98 % auf Albumin, der Rest ist ein Gemisch unterschiedlichster Plasmaproteine.

Pharmazeutisches Profil von Humanalbumin-Präparaten	
Herstellung	aus großen Plasmapools, aus Fraktion V im Rahmen der Cohn-Fraktionierung; Virusinaktivierung bzw. -eliminierung: Cohn-Fraktionierung: Pasteurisierung 10 h bei 60 °C
Zusammensetzung	• *Arzneilich wirksamer Bestandteil:* Humanalbumin • *Potenzielle Begleitstoffe:* Aluminium, Vanadium und andere Spurenelemente, Elektrolyte • *Stabilisatoren:* Na-octanoat, N-acetyl-DL-tryptophan
Lagerung	bei Raumtemperatur oder bei +2 bis +8 °C, lichtgeschützt
Haltbarkeit	zirka 5 Jahre ab Herstellung bei +2 bis +8 °C, bis 5 Jahre bei Raumtemperatur (Verfallsdatum vor jeder Anwendung prüfen!)
Darreichungsform und Inhalt	Gebrauchsfertige Lösung Packungsgrößen: 20-25 % (w/v): 10, 50 und 100 ml 3,5-5 % (w/v): 50, 100, 250, 500 und 1000 ml
Art der Anwendung	intravenöse Injektion oder Infusion, bei rascher Infusion höherer Dosen körperwarm

Tab. 4.1: Humanalbumin-Präparate - Pharmazeutisches Profil.

Der früher zum Teil sehr unterschiedliche Elektrolytgehalt der Präparate wurde zunehmend vereinheitlicht. So schwankt der Natriumgehalt der HA-Lösungen nur noch von 120 mmol/l bis 160 mmol/l, der Kaliumgehalt von <1 mmol/l bis 2,5 mmol/l (Angaben in der Roten Liste® 2005). Eine Ausnahme bildet eine salzarme 20 %ige HA-Lösung, die maximal 90 mmol/l Natrium enthält (Human-Albumin Kabi 20 % von Octapharma). Dies muss berücksichtigt werden, wenn die Zufuhr größerer Elektrolytmengen kritisch ist. HA ist wesentlich teurer als eine vergleichbare Dosis Hydroxyethylstärke (HES) oder Gelatinelösung.

4.1.2. Qualitätsmerkmale

Die verfügbaren HA-Präparate unterscheiden sich in ihrem Gehalt an Elektrolyten, Aluminium, Vanadium und anderen Spurenelementen. Alle derzeit verfügbaren Präparate enthalten < 200 µg/l Aluminium und sind uneingeschränkt einsetzbar. Insbesondere der Aluminiumgehalt muss möglichst niedrig sein, da Aluminium bei wiederholter Applikation hoher Dosen schwerwiegende unerwünschte Wirkungen zur Folge haben kann: Enzephalopathie, Osteopathie. Der Sollfüllgehalt darf um nicht mehr als 10 % über- oder unterschritten werden.

Leider geht durch das klassische Herstellungsverfahren die Transportproteinfunktion für kleinmolekulare Substanzen in allen therapeutischen HA-Präparaten mehr oder weniger stark verloren. Die klinische Bedeutung von HA-Präparaten mit erhaltener Transportfunktion müsste völlig neu bewertet werden.

4.1.3. Pathophysiologie und pharmakologische Eigenschaften

Albumin ist ein reines Polypeptid aus 585 Aminosäuren mit einem Molekulargewicht von 69.000 Dalton. Allein in Europa kommen über 30 genetische Varianten vor. Die Plasma-Albuminkonzentration liegt bei 35-45 g/l und entspricht etwa 60 % der Totalproteinkonzentration von 60-80 g/l. Intravasal befinden sich jedoch nur etwa 40 % des Gesamtalbumins, entsprechend 120 g bei 3 Liter Plasmavolumen. Die interstitielle Konzentration ist wesentlich geringer: etwa 14 g/l, entsprechend zirka 160 g absolut bei 10-12 Litern interstitiellem Volumen. Etwa 80 % des kolloidosmotischen Druckes (KOD) gehen auf das Albumin zurück, so dass sich Änderungen des Albuminspiegels rasch auf den KOD auswirken. Neben der Aufrechterhaltung des intravasalen KOD ist Albumin das quantitativ wichtigste unspezifische Transportprotein für exogene und endogene Liganden.

Die gesunde Leber synthetisiert täglich etwa 12 g Albumin, gleichzeitig wird die gleiche Albuminmenge abgebaut oder ausgeschieden, zirka 30 % allein durch Leber, Nieren und Gastrointestinaltrakt. Die Halbwertszeit von Albumin liegt bei 17-20 Tagen. Ist die Syntheseleistung der Leber gemindert, wird bei abfallenden Albuminspiegeln die Albuminmetabolisierung kompensatorisch gedrosselt. Durch exogene Albuminzufuhr wird dieser Kompensationsmechanismus mehr oder weniger aufgehoben.

Die Albuminsynthese scheint hauptsächlich durch den KOD im Bereich des extravaskulären Raumes der Leber kontrolliert zu werden. Bei Sepsis, Infektion, Trauma oder Stress nimmt der Albuminspiegel innerhalb von 3-7 Tagen um zirka 10-15 g/l ab. Hierbei spielt die Syntheseminderung nur eine untergeordnete Rolle. Der wesentliche Mechanismus der Hypoalbuminämie unter diesen Bedingungen ist ein Verlust über das alterierte Endothel (*capillary leakage*), mit Verteilung in das extravasale Kompartiment [1]. Zehn Prozent des infundierten HA verlassen den Intravasalraum innerhalb von 2 h [2]. Bei alterierter Endothelfunktion infolge Inflammation oder Verbrennungen erfolgt eine wesentlich raschere Äquilibrierung zwischen Intravasal- und Extravasalraum. Hierbei kann die kapilläre Permeabilität von Albumin auf das 13 fache des Normalen ansteigen [3].

Eine ausgeprägte Hypoalbuminämie ist zweifelsfrei ein Indikator für eine schlechte Prognose [4-8] (Evidenz-basierte Medizin, Gewichtung Grad 1). So war ein Albuminspiegel von < 20 g/l mit einer 100 %-igen Mortalität assoziiert [7]. Der Albuminspiegel im Serum wird als nicht-spezifischer Marker eines Krankheitsprozesses angesehen: Veränderungen des Albuminspiegels sind das Resultat eines pathologischen Prozesses, nicht aber die Ursache für diesen Prozess! Zahlreiche Untersuchungen konnten belegen, dass die Zufuhr von HA zur Therapie einer Hypoalbuminämie nicht von einer verminderten Mortalität gefolgt war, gegenüber Patienten, bei denen kein HA verabreicht worden

war (8-13) (Evidenz-basierte Medizin, Gewichtung Grad 1).

> Ein erniedrigter Albuminspiegel im Serum ist ein nicht-spezifischer Marker des Schweregrades eines Krankheitsprozesses. Veränderungen des Serum-Albuminspiegels sind das Resultat eines pathologischen Prozesses, nicht aber die Ursache für diesen Prozess.

Die **Funktionen** des Albumins sind:

- **Aufrechterhaltung des intravasalen kolloidosmotischen Drucks**
- **Transportprotein** für
  - Bilirubin, Urobilin, Harnsäure
  - Metallionen: Zink, Kupfer, Quecksilber, Magnesium, Kalzium
  - Vitamine, Medikamente, Hormone u.a.
- **Radikalenfänger** (*scavenger*) und **Bindung toxischer Metabolite**, z.B. freier Fettsäuren

Die **kongenitale Analbuminämie** geht mit erstaunlich wenigen Symptomen einher. Viele Patienten sind asymptomatisch, die symptomatischen Patienten leiden unter Hypotonie und diskreten prätibialen Ödemen.

Da Albumin ein Transportprotein für viele Substanzen ist, ergibt sich die Frage, ob durch eine Hypoalbuminämie der freie, ungebundene und biologisch aktive Anteil von Pharmaka zunehmen kann, z.B. von Kumarinen. Da jedoch eine Zunahme des freien Anteils einer Substanz zumeist auch mit ihrem beschleunigten Metabolismus bzw. ihrer vermehrten Elimination einhergeht, ist eine kritische Zunahme der freien Plasmakonzentration eines Pharmakons bei erniedrigtem Albuminspiegel selten zu erwarten. Mögliche Beispiele sind die ausgeprägte Leberinsuffizienz und die vollständige Niereninsuffizienz. Akute toxische Effekte durch eine Hypoalbuminämie sind häufig diskutiert, bisher jedoch klinisch nicht belegt worden (Evidenz-basierte Medizin, Gewichtung Grad 5). Ungebundene Pharmaka verteilen sich rasch aus dem Intravasalraum in den interstitiellen Raum. Inwieweit die exogene Zufuhr von Albumin den Anteil an freien Albuminbindungsstellen für Toxine erhöhen kann, ist ebenfalls nicht eindeutig geklärt (Evidenz-basierte Medizin, Gewichtung Grad 5).

Albumin scheint zusätzlich als Radikalenfänger ('scavenger') zu fungieren und kann toxische Metabolite binden, z.B. freie Fettsäuren. Da toxische Sauerstoffradikale offenbar bei der Pathogenese der Sepsis eine große Rolle spielen, ist HA bei Patienten mit Sepsis möglicherweise vorteilhaft. Auch bei ausgedehnten Verbrennungen soll HA Toxine binden und den Krankheitsverlauf günstig beeinflussen können (Evidenz-basierte Medizin, Gewichtung Grad 5).

> Die Relevanz erniedrigter Albuminspiegel für die Pharmakokinetik bzw. Pharmakodynamik verschiedener Medikamente ist unklar.

4.1.4. Praktische Durchführung, Indikationen und Dosierung

4.1.4.1. Stellenwert von Albumin als Volumenersatzmittel

Ein adäquater Volumenersatz ist bei der Behandlung von Intensivpatienten von zentraler Bedeutung. Zum Ausgleich einer Hypovolämie stehen neben isotonen oder hypertonen kristalloiden Lösungen zahlreiche kolloidale Volumenersatzmittel zur Verfügung. Bei den kolloidalen Lösungen finden sich neben dem natürlichen Kolloid HA auch synthetische Kolloide: HES, Gelatine und Dextrane.

Der Einsatz von HA als Volumenersatzmittel wird durch den hohen Preis limitiert. Eine Umfrage aus dem Jahr 1998 bei 451 Intensivstationen ergab, dass für HA trotz hoher Kosten noch zahlreiche Einsatzmöglichkeiten gesehen werden [14]: nur zirka 9 % der Intensivstation gaben an, HA überhaupt nicht bzw. sehr selten einzusetzen. Bei bestimmten Krankheitsbildern kam HA besonders häufig zum Einsatz: Bei Sepsis, Hämostasestörungen, ARDS und Pankreatitis. Auch zum Ausgleich einer Hypoalbuminämie wurde HA häufig verabreicht.

Die volumenstabilisierende Wirkung von HA ist sicherlich ohne Unterschied zu der von synthetischen Kolloiden (Evidenz-basierte Medizin, Gewichtung Grad 1). So sind alle HES-Präparate unter hämodynamischen Gesichtspunkten mindestens ebenso wirksam wie HA. Lediglich gegenüber Gelatine könnte HA auf Grund der längeren Halbwertszeit aus hämodynamischer Sicht Vorteile ergeben.

> Unter hämodynamischen Gesichtspunkten sind synthetische Kolloide mindestens ebenso wirksam wie HA.

In Bezug auf Veränderungen der Organperfusion scheint HA den HES unterlegen: Bei 28 polytraumatisierten und 28 septischen Patienten erfolgte über 5 Tage der Volumenersatz ausschließlich entweder mit HA 20 % oder mit einer modernen HES-Präparation (10 % HES 200/0,5) [15]. Bei den polytraumatisierten Patienten zeigten sich keine signifikanten Unterschiede in Bezug auf wichtige Regulatoren von Makro- und Mikrozirkulation, dagegen fanden sich bei den septischen Patienten deutliche Gruppenunterschiede, mit Hinweisen auf eine Verbesserung der Mikroperfusion unter HES, aber nicht unter HA (Evidenzgrad 2).

4.1.4.2. Praktische Gesichtspunkte

Eine Anhebung des KOD durch die Zufuhr von hochkonzentriertem HA erschien lange Zeit ein viel versprechendes Prinzip der Volumenersatztherapie. Ziel war es, eine Sequestrierung von Flüssigkeit aus dem Intravasalraum ins Interstitium zu verhindern. Es hat sich jedoch gezeigt, dass zwischen dem KOD und der Albuminkonzentration bei Patienten mit endothelialer Schrankenstörung, z.B. bei septischen oder herzchirurgischen Patienten nach extrakorporaler Zirkulation, kein Zusammenhang besteht. Die Zufuhr von Albumin bei Patienten mit Kapillarleck kann sogar eine Zunahme des interstitiellen Flüssigkeitsgehaltes bewirken, da Albumin rasch den Intravasalraum verlässt und es zu einem vermehrten Einstrom von Flüssigkeit in den interstitiellen Raum kommen kann, verbunden mit einer Verschlechterung der pulmonalen Funktion. HA zeigte in Modelluntersuchungen im Vergleich zu HES eine schlechtere Retention an der Membran und damit eine hohe Neigung, den Intravasalraum zu verlassen [16].

HA ist gut venenverträglich und kann über periphere Venen appliziert werden. Eine Höchstmengenbegrenzung gibt es wie auch bei Gelatinepräparaten nicht. Im Gegensatz zur Lagerung von kristalloiden und synthetischen kolloidalen Lösungen erfolgt die Lagerung von HA in Glasflaschen und lichtgeschützt. Dies schränkt die Praktikabilität der akuten Volumensubstitution mit HA ein. Eine längere Überschreitung der Raumtemperatur bei der Lagerung von HA dürfte ebenfalls kritisch sein.

Die Bestimmung des Albuminspiegels beim kritisch Kranken ist lediglich zur Abschätzung der Prognose geeignet (☞ oben!).

HA wird zur Substitution bei **Aszitespunktion** sehr kritisch gesehen. Bei fehlenden Kontraindikationen sind synthetische kolloidale Volumenersatzmittel vorzuziehen. Muss dennoch HA verwendet werden, sollte im Rahmen der Aszitespunktion eine Bestimmung des Eiweißgehaltes des Aszites durchgeführt werden, um den Eiweißverlust abschätzen zu können. In der Regel ist eine Substitution von 8-10 g Albumin pro Liter entferntem Aszites ausreichend. Die Humanalbumingabe sollte möglichst zeitnah zur Aszitespunktion erfolgen, um Kreislaufreaktionen auf die Punktion gering zu halten. Da Patienten mit Aszites einer strengen Natriumrestriktion unterliegen, ist der Natriumgehalt der HA-Lösung zu beachten. Die praktische Durchführung einer Aszitespunktion mit Humanalbuminsubstitution ist in Abb. 4.1 schematisch dargestellt.

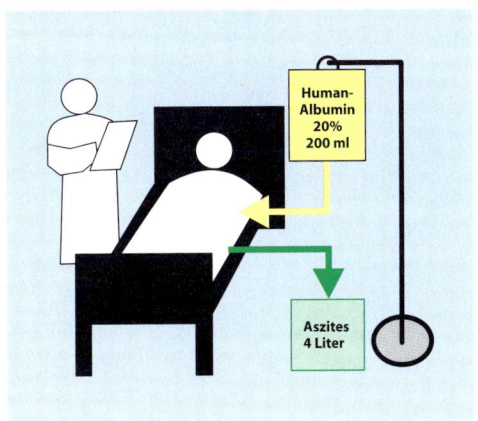

Abb. 4.1: Je Liter punktiertem Aszites werden 8-10 g Humanalbumin substituiert (z.B. bei 4 Liter Aszites 200 ml Humanalbumin 20 %).

Bei der **Plasmapherese** werden 3 bis 4 l Plasma (40-60 ml/kg KG, jedoch maximal 4 Liter) ausgetauscht. Als Alternative zu Plasma wird 5 %ige HA-Lösung in identischer Menge zum entfernten und verworfenen Plasma infundiert (Abb. 4.2). Teilweise wird die HA-Lösung sogar im Verhältnis 2 : 1 bis 3 : 1 mit physiologischer Kochsalzlösung verdünnt, oder es wird die 3,5 %ige HA-Lösung verwendet. Die Anzahl der mit alleiniger Humanalbuminsubstitution pro Patient durchgeführten Plasmapheresen ist jedoch durch den fehlenden Ersatz von anderen wichtigen Plasmaproteinen begrenzt. In diesen Fällen werden zusätzlich Plasma und ggf. Immunglobuline substituiert.

Bei Erkrankungen, die primär mit Hämostasestörungen einhergehen, z.B. Thrombotisch-thrombozytopenische Purpura (TTP), Hämolytisch-urämisches Syndrom (HUS) bei Erwachsenen (☞ Kap. 5.1.), muss primär Plasma als Substitutionsmittel verwendet werden.

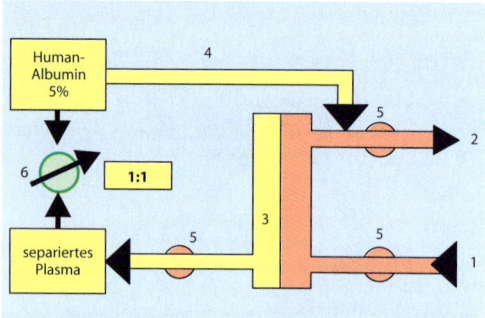

Abb. 4.2: Schematischer Aufbau einer Plasmapherese (Plasmaseparation). Die ausgetauschte Plasmamenge liegt bei 40-60 ml /kg Körpergewicht, maximal jedoch bei 4 Litern. 1."Arterie"= Blutzulauf; 2. "Vene"= Blutrücklauf; 3. Plasmafilter; 4. Humanalbuminsubstitution; 5. Pumpen zum Steuern von Blutfluss und Plasmaentzug; 6. Messvorrichtung zur Steuerung einer isovolumetrischen Albuminsubstitution.

4.1.4.3. Indikationen und Dosierung

☞ Tab. 4.2

4.1.4.3.1. Intensivmedizin und Notfallmedizin

Mit der Verfügbarkeit von synthetischen kolloidalen Lösungen, HES oder Gelatine, als deutlich kostengünstigere Alternative bei gleicher Wirksamkeit, sollte der reine Volumenersatz überwiegend durch diese Lösungen erfolgen. Inwieweit überhaupt HA-Präparate eingesetzt werden müssen, bleibt fraglich, nachdem neuere Metaanalysen untersucht haben, ob der Einsatz von HA gegenüber kristallinen oder synthetischen kolloidalen Lösungen einen Überlebensvorteil zeigt.

Eine 1998 veröffentlichte Meta-Analyse der "Cochrane Injuries Group Albumin Reviewers" führte zu einer eindeutigen Verurteilung von HA [17]. In dieser später wegen erheblicher Schwä-

Indikationen und Nicht-Indikationen zur Substitution mit Humanalbumin	
Indikationen	Evidenzgrad
Intensivmedizin und Notfallmedizin	
Volumenersatz: synthetische Volumenersatzmittel gleichwertig => HA bei Kontraindikationen gegen HES oder Gelatine, z.B. Dosisüberschreitung von HES, Überempfindlichkeit gegen HES oder Gelatine, Schwangerschaft	1
Verbesserung der Organperfusion: HES bei septischen Patienten überlegen	2
Verbrennungen nach 48 h: innerhalb der ersten 48 h Kristalloide!	4
Bindung von Toxinen und Sauerstoffradikalen bei Verbrennung und Sepsis	5
Innere Medizin und Neurologie	
Volumensubstitution nach Paracentese von Aszites: synthetische Kolloide gleichwertig	1
Leberzirrhose mit spontan bakterieller Peritonitis	2
Volumensubstitution bei Plasmapherese	1
Verbesserung der Diuretika-Wirkung bei nephrotischem Syndrom	5
Verbesserung der zerebralen Reperfusion nach Stroke	3
Gynäkologie und Neonatologie	
Hyperbilirubinämie bei Neugeborenen	2
Prophylaxe des ovariellen Hyperstimulationssyndroms bei Risikopatientinnen	1
Nicht-Indikationen	Evidenzgrad
Hypoalbuminämie, unabhängig von der Ursache: HA verbessert die Prognose nicht	1
Ausgleich von Proteinmangelzuständen, z. B. bei nephrotischem Syndrom, Malabsorption, Sepsis	1
Frühgeborene	1
Verbesserung des respiratorischen Status bei Frühgeborenen	2

Tab. 4.2: Indikationen und Nicht-Indikationen der Therapie mit Humanalbumin (HA)
HES = Hydroxyethylstärke

chen heftig kritisierten Untersuchung führte HA bei kritisch kranken Patienten zu einer vermehrten Sterblichkeit. Dies betraf auch Patienten mit ausgeprägter Hypoalbuminämie. Die Autoren schlussfolgerten, dass der Einsatz von HA äußerst kritisch gestellt werden sollte.

In einer weiteren Meta-Analyse wurde die Blutungsneigung nach Gabe von HA bzw. HES im Rahmen herzchirurgischer Eingriffe geprüft [18]. Es fand sich ein signifikant höherer Blutverlust unter Gabe einer hochmolekularen HES der 1. Generation als unter HA-Therapie. Wurde dagegen eine modernere HES-Präparation der 2. Generation appliziert, zeigte sich kein signifikanter Unterschied zu HA mehr.

Eine andere Meta-Analyse untersuchte den Einfluss einer HA-Therapie auf die Mortalität im Vergleich zu anderen, preisgünstigeren Plasma-Ersatzmitteln [19]. Die Analyse umfasste den Volumenersatz in der Chirurgie/Traumatologie (27 Studien), bei Verbrennung (4 Studien), bei Neonaten (6 Studien), Patienten mit Aszites (5 Studien) und anderen nicht-spezifizierten Patienten (8 Studien) sowie die Gabe bei Hypoalbuminämie (5 Studien). Bei den insgesamt 55 Studien mit insgesamt 3504 Patienten zeigte keine der untersuchten Größen (klinisches Resultat, Mortalität) einen signifikanten Unterschied zwischen den Behandlungsgruppen. Ein Vorteil einer HA-Therapie ließ sich nicht ausmachen. Eine vierte Meta-Analyse überprüfte u.a. den Einfluss einer Therapie einer Hypoalbuminämie bei kritisch Kranken [8]. Im Vergleich zu Kontrollpatienten zeigte sich kein Vorteil bei den mit HA behandelten Patienten bezüglich Mortalität und Morbidität. Eine neuere randomisierte Studie an 6997 Intensivpatienten fand keinen klinischen Unterschied zwischen der Volumensubstitution mit 4 %igem HA und physiologischer Kochsalzlösung [20]. Eine weitere Auswertung von 32 randomisierten kontrollierten Studien an 8452 Patienten mit Hypovolämie kam zu dem Ergebnis, dass HA im Vergleich zu den billigeren Volumenersatzmitteln die Mortalität nicht signifikant senkt [21]. Demgegenüber zeigte eine andere Meta-Analyse an 3782 hospitalisierten Patienten mit sehr unterschiedlichen Krankheitsbildern (Traumata, schwere Operationen, Verbrennungen, Aszites, Hochrisiko-Neugeborene etc.), dass HA im Vergleich zu Kristalloiden eine signifikant niedrigere Morbidität bewirkte [22].

Als wesentliche Argumente pro HA gelten:

- fehlende Speicherung
- keine negative Beeinflussung der Hämostase
- keine Höchstmengenbegrenzung
- äußerst geringe Anaphylaxierate
- keine gravierenden unerwünschten Wirkungen

Aber auch die modernen synthetischen Volumenersatzmittel erfüllen diese Ansprüche weitestgehend. Insgesamt ist beim Intensivpatienten ein Vorteil von HA im Vergleich zu wesentlich preisgünstigeren, synthetischen Volumenersatzmitteln nicht bewiesen [23] (Evidengrad 1).

> Albumin hat keine Vorteile bezüglich der Prognose (Mortalität) im Vergleich zu synthetischen Volumenersatzmitteln.

4.1.4.3.2. Verbrennungen

Das große Verbrennungstrauma stellt zwar noch eine mögliche Indikation für HA dar, nicht jedoch innerhalb der ersten 48 h nach dem Verbrennungstrauma. Hier favorisieren die meisten Zentren einen kristalloiden Volumenersatz (Evidenzgrad 4). Große Untersuchungen, die HA mit synthetischen Kolloiden vergleichen und hierbei Vorteile von HA nachweisen können, fehlen jedoch.

4.1.4.3.3. Innere Medizin

Für die meisten Indikationen gilt, dass HA durch die wesentlich günstigeren HES- oder Gelatine-Präparate ersetzt werden kann.

Dies trifft vor allem bei der Volumensubstitution nach Parazentese eines Aszites zu. Prinzipiell ist HA wirksam [24]. Randomisierte Studien konnten jedoch die Gleichwertigkeit von HA und kolloidalen Lösungen nachweisen [25, 26]. Bei spontaner bakterieller Peritonitis und Leberzirrhose konnte eine kontrollierte Studie mit 126 Patienten einen Vorteil für die mit HA behandelte Gruppe beobachten [27]. HA wurde zweimalig an Tag 1 und 3 infundiert. Beide Patientengruppen erhielten zusätzlich eine antibiotische Therapie. Die Mortalität wurde um zirka 50 % gesenkt, die renalen Funktionsstörungen sogar um 66 %. Vergleichsstudien mit synthetischen Lösungen bei gleicher Indikation gibt es bisher nicht.

Vereinzelt wurden Fälle beschrieben, bei denen Patienten mit primär biliärer Zirrhose von regelmäßigen HA-Infusionen profitiert haben [28].

Umstritten bleibt weiter, ob beim nephrotischen Syndrom die gleichzeitige Gabe von Furosemid und HA eine verbesserte Wirksamkeit des Schleifendiuretikums bewirkt. Eine Studie konnte zeigen, dass die gemeinsame Gabe von 60 mg Furosemid und 200 ml HA 20 % einen signifikanten Effekt auf Natrium- und Volumenausscheidung hatte [29]. Eine andere Studie fand diesen Effekt unter 160mg Furosemid und 100ml HA 20 % nur im Bezug auf die Diuresemenge [30]. Bei hypoalbuminämischen Patienten mit Aszites ließ sich auch dieser Effekt in anderen Studien nicht mehr nachweisen [31]. Auf Grund der widersprüchlichen Daten sollte die gemeinsame Infusion von HA und Furosemid auf einzelne Fälle beschränkt bleiben.

4.1.4.3.4. Neurologie

In einer Meta-Analyse sämtlicher randomisierter Studien zwischen 1966 und 2002 mit insgesamt über 3000 Patienten wurden 18 Studien ausgewertet, in denen sowohl HA-Lösungen als auch andere kolloidosmotische Lösungen wie HES oder Dextrane eingesetzt worden waren [32]. Allerdings war nur in einer Studie 20 %iges HA getestet worden [33]. Immer war die Infusionstherapie innerhalb von 72 h nach dem Schlaganfall-Ereignis begonnen worden. Die Hämodilution zeigte keinerlei statistisch signifikanten Nutzen im Bezug auf Überleben oder funktionellen Status. Alle Studien hatten jedoch eine geringe statistische Power, sodass kleine Unterschiede zwischen den Gruppen nicht auszuschließen waren [32]. Eine Studie von Goslinga et al. [33] zeigt zumindest für einzelne Subgruppen ein signifikant besseres Überleben nach 3 Monaten, sowie einen verbesserten funktionellen Status. Patienten mit einem Hämatokrit unter 45 % profitierten von HA-Infusionen, während Patientin mit höherem Hämatokrit und klinischen Zeichen einer Exsikkose eher einen Vorteil von kristallinen Lösungen hatten.

4.1.4.3.5. Pädiatrie

Bei 58 Neugeborenen mit ausgeprägter Hyperbilirubinämie wurde in einer offenen Studie zusätzlich zur Fototherapie einer Gruppe von 38 Kindern HA in einer Dosierung von 1g/kg KG während der ersten 2 h der Fototherapie appliziert. In der mit HA behandelten Gruppe war das nicht eiweißgebundene neurotoxische Bilirubin am Ende der Infusion, nach 6 und 24 h signifikant niedriger. Eine dauerhafte signifikante Senkung der Bilirubinspiegel war jedoch nicht zu erreichen. In der Langzeitbeobachtung zeigte sich nach 6 und 12 Monaten eine geringere Rate an pathologischen akustischen Hirnstammpotenzialen als möglicher Ausdruck einer geringeren Neurotoxizität des Bilirubins. Dieser Unterschied war nach 18 Monaten nicht mehr nachweisbar [34, 35].

Auch der Einsatz von HA bei Frühgeborenen (Median 29. Gestationswoche) zeigte in einer randomisierten Studie keinerlei Nutzen für den respiratorischen Status [36]. Der Einsatz von HA in der Pädiatrie wird daher von vielen Autoren als sehr kritisch angesehen.

4.1.4.3.6. Gynäkologie

Alle Hersteller schränken in ihren Produktinformationen den Einsatz von synthetischen Kolloiden zum Ausgleich einer Hypovolämie bei Schwangeren ein. Hier sollte zuerst ein Volumenersatz mit Kristalloiden, im zweiten Schritt, bei ausgedehntem Volumenmangel, mit HA erfolgen.

Im Rahmen der modernen Fertilitätsmedizin stellt das ovarielle Hyperstimulationssyndrom (OHSS) ein klinisch bedrohliches Krankheitsbild dar, das in schweren Fällen tödlich verlaufen kann. Meta-Analysen der Cochrane Database zeigen, dass durch HA das Auftreten eines schweren OHSS signifikant gemindert werden kann (OR 0,28; CI 0,11-0,73). Ausgewertet wurden hierbei insgesamt 5 randomisierte Studien [37].

4.1.5. Kontraindikationen

Eine Kontraindikationen ist der wahrscheinliche Zusammenhang zwischen früherer Albumingabe und Auftreten allergischer oder anaphylaktischer Reaktionen.

Als mögliche Anwendungsbeschränkungen einer HA-Therapie sind schwere Gerinnungsstörungen, eine schwere Herzinsuffizienz, Lungenödem sowie Niereninsuffizienz mit Oligo-Anurie zu beachten (Tab. 4.3). Durch den Verdünnungseffekt der übrigen körpereigenen Plasmaproteine und damit auch der Gerinnungsfaktoren können vorbestehende Hämostasestörungen weiter verstärkt werden. Volumenverschiebungen nach intravasal bei verändertem onkotischem Druck können eine vorbestehende schwere Herzinsuffizienz zur Dekompensation bringen. Im Rahmen einer Oligo-Anurie kann eine Volumenumverteilung ebenfalls zum akuten Lungenödem führen. Die Albuminsubstitution ist in den angeführten Fällen mit äußerster Vorsicht durchzuführen.

Kontraindikationen bzw. Anwendungsbeschränkungen einer Albumintherapie
• Allergische oder anaphylaktische Reaktionen nach früherer Verabreichung Albumin-haltiger Lösungen
• schwere Herzinsuffizienz
• schwere Gerinnungsstörungen
• Lungenödem
• Niereninsuffizienz mit Oligurie oder Anurie

Tab. 4.3: Kontraindikationen bzw. Anwendungsbeschränkungen einer Albumintherapie.

4.1.6. Unerwünschte Wirkungen

Die wesentlichen unerwünschten Wirkungen der HA-Substitution entstehen durch Verdünnungseffekte, Volumenverschiebungen und Elektrolytverschiebungen (Tab. 4.4).

Bei massiver reiner Albumingabe werden die anderen Plasmaproteine verdünnt, so dass es zu Blutungen aus Wunden, Esophagusvarizen oder gastrointestinalen Läsionen kommen kann.

Die Volumenverschiebungen durch Anheben des onkotischen Drucks können bei vorbestehender Herz- oder Niereninsuffizienz bis zum akuten Lungenödem führen. Auch Blutdruckanstiege in den hypertensiven Bereich sind möglich. Diese unerwünschten Wirkungen werden jedoch in der Regel erst bei massiver HA-Substitution gesehen.

Anaphylaktische Reaktionen treten insgesamt sehr selten auf (< 0,1 %). Moderne HES-Präparate weisen offenbar kein höheres Anaphylaxie-Risiko auf als HA.

Bei Patienten mit akutem Nierenversagen fanden sich nach massiver Albuminzufuhr toxische Konzentrationen von Aluminium.

Unerwünschte Wirkungen der Albumintherapie
• Blutungen durch Verdünnung
• Hypokalzämie $\Rightarrow$ Verschlechterung der kardialen Pumpfunktion
• Lungenödem
• arterielle Hypertonie
• anaphylaktische Reaktionen
• Aluminiumintoxikation

Tab. 4.4: Unerwünschte Wirkungen der Albumintherapie.

Literatur

1. Fleck A, Raines G, Hawker F, et al. Increased vascular permeability. Major cause of hypoalbuminaemia in disease and injury. Lancet 1985;1:781-3.

2. Rothschild MA, Oratz M, Schreiber SS. Albumin synthesis. N Engl J Med 1972;286:748-57.

3. Chien S, Sinclair DE, Dellenback J, et al. Effect of endotoxin on capillary permeability to macromolecules. Am J Physiol 1964;207:518-22.

4. Mullen JL, Gertner MH, Buzby GP, et al. Implications of malnutrition in the surgical patient. Arch Surg 1979;114:121-25.

5. Marik PE. The treatment of hypoalbuminemia in the critically ill patient. Heart Lung 1993;22:166-70.

6. Margarson MP, Soni N. Serum albumin: touchstone or totem? Anaesthesia 1998; 53:789-803.

7. Kaminski MV, Williams SD. Review of the rapid normalization of serum albumin with modified total parenteral nutrition solutions. Crit Care Med 1990;18:327-35.

8. Vincent JL, Dubois MJ, Navickis RJ, Wilkes MM. Hypoalbuminemia in acute illness: is there a rationale for intervention? A meta-analysis of cohort studies and controlled trials. Ann Surg 2003;237:319-34.

9. Guthrie jr RD, Hines jr C. Use of intravenous albumin in the critically ill patient. Am J Gastroenterology 1991; 86:255-263

10. Golub R, Sorrento JJ, Cantu R, et al. Efficacy of albumin supplementation in the surgical intensive care unit: A prospective, randomized study. Crit Care Med 1994; 22:613-9.

11. Rubin H, Carlson S, deMeo M, et al. Randomized, double-blind study of intravenous human albumin in hypoalbuminemic patients receiving total parenteral nutrition. Crit Care Med 1997;25:249-52.

12. Foley EF, Borlase BC, Dzik WH, et al. Albumin supplementation in the critically ill. Arch Surg 1990;125:739-42.

13. deGaudio AR. Therapeutic use of albumin. Int J Artif Organs 1995;18:216-24.

14. Boldt J, Lenz M, Kumle B, Papsdorf M. Volume replacement strategies on intensive care units: results from a postal survey. Intensive Care Med 1998;24:147-51.

15. Boldt J, Müller M, Mentges D, et al. Influence of different volume therapy regime on regulators of circulation in the critically ill. Br J Anaesth 1996;77:480-7.

16. Webb AR, Barclay SA, Bennett ED. In vitro colloid osmotic pressure of commonly used plasma expanders and substitutes: a study of the diffusibility of colloid molecules. Intensive Care Med 1989;15:116-20.

17. Cochrane Injuries Group Albumin Reviewers. Human albumin administration in critically ill patients: systematic review of randomised controlled trials. BMJ 1998;317:235-9.

18. Wilkes MM, Navickis RJ, Sibbald WJ. Albumin versus hydroxyethyl starch in cardiopulmonary bypass surgery: a meta-analysis of postoperative bleeding. Ann Thorac Surg 2001;72:527-33.

19. Wilkes MM, Navickis RJ. Patient survival after human albumin administration - a meta-analysis of randomized controlled trials. Ann Intern Med 2001;135:149-64.

20. The Saline versus Albumin Fluid Evaluation (SAFE) Study Investigators. A comparison of albumin and saline for fluid resuscitation in the intensive care unit. N Engl J Med 2004;350:2247-56.

21. Alderson P, Bunn F, Lefebvre C et al. Human albumin solution for resuscitation and volume expansion in critically ill patients. Cochrane Database Syst Rev 2004; Oct 18;(4):CD001208.

22. Vincent JL, Navickis RJ, Wilkes MM. Morbidity in hospitalised patients receiving human albumin: a meta-analysis of randomised, controlled trials. Crit Care Med 2004;32:2029-38.

23. Boldt J, Müller M, Mentges D, et al. Volume therapy in the critically ill: is there a difference? Intensive Care Med 1998;24:28-36.

24. Luca A, Garcia-Pagan JC, Bosch J et al. Beneficial effects of intravenous albumin infusion on the hemodynamic and humoral changes after total paracentesis. Hepatology 1995;22:753-8.

25. Salerno F, Badalamenti S, Lorenzano E et al. Randomized comparative study of hemaccel vs. albumin infusion after total paracentesis in cirrhotic patients with refractory ascites. Hepatology 1991;13:707-13.

26. Altman C, Bernard B, Roulot D et al. Randomized comparative multicenter study of hydroxyethyl starch versus albumin as a plasma expander in cirrhotic patients with tense ascites treated with paracentesis. Eur J Gastroenterol Hepatol 1998;10:5-10.

27. Sort P, Navasa M, Arroyo V et al. Effect of intravenous albumin on renal impairment and mortality in patients with cirrhosis and spontaneous bacterial peritonitis; N Engl J Med.1999;341:403-8.

28. Tan AC, Mulder CJ. Increased survival in advanced primary biliary cirrhosis patients with regular albumin infusions? Eur J Gastroenterol Hepatol 1999;11:927-30.

29. Fliser D, Zurbruggen I, Mutschler E et al. Coadministration of albumin and furosemide in patients with the nephrotic syndrome. Kidney Int 1999;55:629-34.

30. Na KY, Han JS, Kim YS et al. Does albumin preinfusion potentiate diuretic action of furosemide in patients with nephrotic syndrome? J Korean Med Sci 2001;16:448-54.

31. Chalasani N Gorski JC Horlander JC et al. Effects of albumin/furosemide mixtures on responses to furosemide in hypoalbuminemic patients. J Am Soc Nephrol 2001;12:1010-6.

32. Asplund K. Haemodilution for acute ischaemic stroke. Cochrane Database Syst Rev 2002;4:CD000103.

33. Goslinga H, Eijzenbach V, Heuvelmans JHA et al. Custom-tailored hemodilution with albumin and crystalloids in acute ischemic stroke. Stroke 1992;23:181-8.

34. Hosono S, Ohno T, Kimoto H et al. Effects of albumin infusion therapy on total and unbound bilirubin values in term infants with intensive phototherapy. Pediatr Int 2001;43:8-11.

35. Hosono S, Ohno T, Kimoto H et al. Follow-up study of auditory brainstem responses in infants with high unbound bilirubin levels treated with albumin infusion therapy. Pediatr Int 2002;44:488-92.

36. Greenough A, Emery E, Hird MF, Gamsu HR. Randomised controlled trial of albumin infusion in ill preterm infants. Eur J Pediatr 1993;152:157-9.

37. Aboulghar M, Evers JH, Al-Inany H. Intravenous albumin for preventing severe ovarian hyperstimulation syndrome: a Cochrane review. Hum Reprod 2002;17:3027-32.

4.2. Plasmaprotein-Fraktion

4.2.1. Präparate und Pharmazeutisches Profil

Plasmaprotein-Fraktion bzw. Serumprotein-Fraktion wird aus großen Plasmapools im Rahmen der Cohn-Fraktionierung aus Fraktion IV-1 oder Fraktion V hergestellt. Ein im Handel befindliches Präparat (Biseko®) wird mit dem Beta-Propiolacton/UV-Verfahren virusinaktiviert und steht als gebrauchsfertige Lösung zur Verfügung.

Pharmazeutisches Profil der Plasmaprotein-Fraktion Biseko®	
Herstellung	aus großen Plasmapools, aus Fraktion IV-1 oder V im Rahmen der Cohn-Fraktionierung; Virusinaktivierung bzw. -eliminierung: hohe Alkoholkonzentrationen bei der Fällung (40 %), Beta-Propiolacton/UV
Zusammensetzung	• *Arzneilich wirksame Bestandteile*: Humanalbumin, andere Serumproteine • *Potenzielle Begleitstoffe*: NaCl, andere Elektrolyte
Lagerung	bei +2 bis +8 °C
Haltbarkeit	zirka 2 Jahre ab Herstellung bei +2 bis +8 °C (Verfallsdatum vor jeder Anwendung prüfen!)
Darreichungsform und Inhalt	Gebrauchsfertige Lösung, 5 % (w/v) Proteine, davon 3,1 % (w/v) Albumin Packungsgrößen: 20, 50, 250 und 500 ml
Art der Anwendung	intravenöse Injektion oder Infusion, bei rascher Infusion höherer Dosen körperwarm

Tab. 4.5: Pharmazeutisches Profil von Plasmaprotein-Fraktion (Biseko®).

Neben Albumin enthält das Präparat eine Reihe wichtiger Plasma- bzw. Serumproteine (Tab. 4.6).

Proteinbestandteile von Biseko® (außer Albumin)
Transportproteine
• Präalbumin
• Coeruloplasmin
• Hämopexin
• Haptoglobin
• Transferrin
• saures α_1-Glykoprotein
Inhibitoren
• Alpha-1 Antitrypsin
• α_2-Makroglobulin
• Antithrombin
• C1-Inhibitor
• α_1-Antichymotrypsin
Immunglobuline G, A und M
Komplement C3 und C4
Serum-Cholinesterase
Erythropoetin

Tab. 4.6: Proteinbestandteile von Biseko® (außer Albumin).

4.2.2. Qualitätsmerkmale

Kontrollierte Studien fehlen. Bislang wurden keine Übertragungen transfusionsmedizinisch relevanter Viren beobachtet. Ansonsten ☞ Kap. 4.1. Albumin.

4.2.3. Pharmakologische Eigenschaften

☞ Kap. 4.1.

4.2.4. Praktische Durchführung, Indikationen und Dosierung

Die Plasmaprotein-Fraktion Biseko® soll wegen des Gehalts an anderen wichtigen Proteinen außer Albumin gegenüber reinen Albuminlösungen klinische Vorteile besitzen. Dies soll für Krankheitsbilder gelten, bei denen die Substitution von Inhibitoren und Immunglobulinen günstig sein könnte, wie z.B. bei Sepsis, anderen schweren Infektionen und bei Plasmaaustausch. Zwei kleinere klinische Studien konnten eine Überlegenheit der Plasmaprotein-Fraktion Biseko® gegenüber Humanalbumin oder synthetischen kolloidalen Volumenersatzmitteln nicht nachweisen [1, 2].

4.2.5. Kontraindikationen und unerwünschte Wirkungen

Sie entsprechen denen von Humanalbumin (☞ Kap. 4.1.).

Literatur

1. Bambauer R, Arnold A. Plasmapheresis with a substitution solution of human serum protein (5 %) versus plasmapheresis with a substitution solution of human albumin (5 %) in patients suffering from autoimmune diseases. Artif Organs 1999;23:1079-1087.

2. Keller E, Beeser H, Peter HH et al. Comparison of fresh frozen plasma with a standardized serum protein solution following therapeutic plasma exchange in patients with autoimmune disease: a prospective controlled trial. Ther Apher 2000;4:332-7.

Prokoagulatorisch wirksame Präparate

5. Prokoagulatorisch wirksame Präparate

5.1. Plasma

5.1.1. Präparate und Pharmazeutisches Profil

Zwei Präparate stehen in Deutschland zur Verfügung, das **gefrorene Frischplasma (GFP)** und das **Solvent-Detergent-behandelte Plasma (SDP)**. In einigen europäischen Ländern wird auch **Methylenblau-Licht-behandeltes Plasma (MLP)** eingesetzt. Die Herstellung der drei Plasma-Typen ist in Kap. 1.4 detailliert beschrieben.

GFP wird mittels Fraktionierung von Vollblutspenden oder mit maschineller Plasmapherese gewonnen und innerhalb von 24 h nach erfolgter Spende tiefgefroren. Das Plasma muss innerhalb 1 h komplett auf eine Temperatur unter -30 °C gebracht werden, damit die Aktivitäten der Faktoren V und VIII optimal erhalten bleiben [1]. Die verbreitete Praxis, Plasma zwischen Spende und Tiefgefrieren über 15 h und länger bei Raumtemperatur zu lagern, kann zu einem deutlichen Abfall der Spiegel von Faktor VIII, Faktor XI und Protein S führen [2]. Zur Minderung des Risikos der Übertragung von HIV, HBV und HCV ist eine Quarantänelagerung von 4 Monaten und anschließende Zweituntersuchung des Spenders vorgeschrieben. Derzeit wird geprüft, ob auf die Quarantänelagerung verzichtet werden kann, wenn jede Spende zusätzlich zu den vorgeschriebenen Untersuchungen auf HBV-DNA und anti-HBc untersucht wird. GFP-Einheiten sind Einzelspender-Präparate. Die Spiegel der Gerinnungsfaktoren und Inhibitoren unterliegen daher den natürlichen interindividuellen Schwankungen und variieren bei den Akutphasenproteinen Fibrinogen und Faktor VIII sowie bei Protein S besonders stark (Fibrinogen: 1,5-5,0 g/l; Faktor VIII: 40-300 IE/dl; Protein S: 44-180 IE/dl). GFP enthält trotz Filtration geringe Mengen an Leukozyten und Thrombozyten. Obwohl GFP nach Leukofiltration in der Regel weniger als 10 Leukozyten und weniger als 1.000 Thrombozyten pro µl enthält, kann die Zahl der verbleibenden Lymphozyten zur Auslösung einer transfusionsassoziierten Graft-versus-Host-Disease (TA-GVHD) ausreichen. GFP muss daher vor der Transfusion bei disponierten Patienten bestrahlt werden. GFP-Einheiten mit hohen Antikörpertitern gegen HLA-I-Antigene oder gegen Granulozyten können bei Empfängern eine lebensbedrohliche transfusionsassoziierte Lungeninsuffizienz (TRALI) verursachen [3].

Die Qualität von **SDP** hängt entscheidend von den Spiegeln der Gerinnungsfaktoren und Inhibitoren im Plasmapool vor dem SD-Verfahren und von den Bedingungen des SD-Verfahrens selbst ab [4, 5]. Ein zusätzlicher Einfrier-Auftauschritt vor dem Pooling sowie eine herstellungsbedingte Verdünnung verursachen einen leichten Abfall aller Plasmaproteinspiegel. Das in Deutschland verfügbare SDP enthält um zirka 10 % niedrigere Aktivitäten der Gerinnungsfaktoren und Inhibitoren als GFP. Die Aktivitäten von FVIII, Plasmin-Inhibitor (PI; Synonym: Alpha-2 Antiplasmin), Alpha-1 Antitrypsin (Synonyme: Trypsin-Inhibitor, Alpha-1 Proteinaseninhibitor) und Protein S (PS) liegen noch niedriger (Tab. 5.1). Dennoch war SDP in 9 klinischen Studien, die alle Indikationen für Plasma außer dem Plasmaaustausch bei Neugeborenen berücksichtigten, vergleichbar wirksam und verträglich wie GFP und MLP [5, 6]. SDP enthält normale Aktivitäten der zur Behandlung der thrombotisch-thrombozytopenischen Purpura (TTP) mittels Plasmaaustausch oder Plasmatransfusion wichtigen von Willebrand-Faktor Cleaving-Protease (VWF:CP, Synonym: ADAMTS13) [7]. Das Pooling von 500 bis 1600 Einzelspenderplasmen bewirkt eine gegenüber GFP und MLP weitaus bessere Standardisierung, da interindividuelle Schwankungen von Plasmaspiegeln nivelliert werden. Darüber hinaus werden in Einzelplasmen eventuell vorhandene, hochtitrige Antikörper, die z.B. ein lebensbedrohliches TRALI auslösen können, durch das Pooling so stark verdünnt, dass sie keinen Schaden mehr anrichten können. SDP ist völlig zellfrei und muss vor Transfusion bei Patienten mit Disposition zu einer TA-GVHD nicht bestrahlt werden.

Lyophilisiertes SDP, das unmittelbar vor Transfusion gelöst wird, hat die gleiche Zusammensetzung wie tiefgefrorenes SDP und kann bei Kühlschranktemperatur aufbewahrt werden [8]. Eine Weiterentwicklung von SDP, das grundsätzlich AB0-kompatibel verabreicht werden muss, ist **Uniplas®**, das ohne Berücksichtigung der AB0-

Pharmazeutisches Profil von GFP und SDP	
GFP	SDP
Herstellung	
Einzelspenden, aus Vollblut-Fraktionierung oder mittels maschineller Plasmapherese 4 Monate Quarantänelagerung	Ausgangsmaterial: Plasmapools aus 500-1600 Einzelspenden; Verfahren zur Virusreduktion: SD-Behandlung: 4 h bei 30°C nach Zusatz von TNBP und Triton X-100; Entfernung der Substanzen durch Öl und hydrophobe Chromatografie; Filtration; Immun-neutralisation
Zusammensetzung	
Arzneilich wirksame Bestandteile Gerinnungsfaktoren und Inhibitoren: durchschnittlich 100 IE/dl, bei starken Schwankungen (z.B. Fibrinogen: 1,5 bis 5,0 g/l; FVIII: 40-300 IE/dl) FVIII → mindestens 70 IE/dl in einem Pool aus mindestens 6 Einzelplasmen **Begleitstoffe** 450-1100 mg Zitrat/Einheit, geringe Mengen an Leukozyten und Thrombozyten	**Arzneilich wirksame Bestandteile** Gerinnungsfaktoren und Inhibitoren: mindestens 85 bis 90 IE/dl; *Ausnahmen*: • FVIII → 60-90 IE/dl • Protein-S-Aktivität 60-70 IE/dl • Plasmin-Inhibitor 20-30 IE/dl • Alpha-1 Antitrypsin 70-100 IE/dl **Begleitstoffe** 560-940 mg Zitrat/Einheit
Lagerung und Haltbarkeit	
• bei -30 °C oder tiefer → 2 Jahre • bei -18 bis -30 °C nach Ergebnissen der Validierung • lyophilisiertes SDP zwischen +2 °C und +8 °C 2 Jahre • sofortige Verwendung der bei 37°C aufgetauten gebrauchsfähigen Lösung oder der mit Lösungs-mittel rekonstituierten Lyophilisate • Transport in validierten Systemen bei -18 °C oder tiefer	
Darreichungsformen und Inhalt	
Tiefgefrorene Lösung, sofortige Verwendung der gebrauchsfähigen Lösung nach Auftauen *Packungsgrößen*: 50-850 ml, am häufigsten 200-300 ml	Tiefgefrorene Lösung oder Lyophilisat, sofortige Verwendung der gebrauchsfähigen Lösung nach Auftauen bzw. nach Rekonstitution mit Lösungs-mittel *Packungsgröße*: 200 ml
Art der Anwendung	
Intravenöse Infusion, Verwendung von Transfusionsbestecken mit Standardfilter der Porengröße 170 bis 230 μm nach DIN 58360; maximale Infusionsgeschwindigkeit bei Erwachsenen: 50 ml/min; bei Massivtransfusion Erwärmung mit dafür zugelassenen Geräten	

Tab. 5.1: Gefrorenes Frischplasma (GFP) und Solvent/Detergent-behandeltes Plasma (SDP) - pharmazeutisches Profil.

Blutgruppe angewendet werden kann. Durch das Mischen von 70 % A-Plasma, 20 % B-Plasma und 10 % AB-Plasma werden die anti-A- und anti-B-Isoagglutinine durch lösliche A- und B-Substanz weitgehend neutralisiert, sodass auch bei Transfusion hoher Dosen Uniplas® eine hämolytische Transfusionsreaktion ausbleibt [9, 9a].

MLP ist wie GFP ein Einzelspender-Präparat, in dem die Plasmaproteinspiegel den natürlichen interindividuellen Schwankungen unterliegen. Die durch Methylenblau und Licht ausgelöste Photooxidation hat eine Minderung des gerinnbaren Fibrinogens und der Faktor-VIII-Aktivität um 20 bis 35 % zur Folge [10]. Die Veränderung des Fibrinogens bewirkt eine gestörte Fibrinpolymerisation, während die Stabilisierung und Lyse des Fibringerinnsels nicht beeinträchtigt wird [11]. Die Aktivitäten der Gerinnungsfaktoren V, IX und XI können ebenfalls um mehr als 10 % abfallen. Trotz millionenfacher Anwendung von MLP wurde es bislang versäumt, die Wirksamkeit und Verträglichkeit im Vergleich zu GFP und SDP für alle Indikationen mithilfe größerer kontrollierter Studien zu prüfen [10]. In einer prospektiven, randomisierten Studie an Patienten der Herzchirurgie war MLP vergleichbar wirksam wie SDP [12]. Obwohl MLP normale Aktivitäten der VWF:CP (ADAMTS13) enthält [7], scheint der Plasmaaustausch mit MLP zur Behandlung der TTP weniger wirksam zu sein als mit GFP oder SDP [13, 14]. In einer retrospektiven Auswertung an einem großen spanischen Klinikum war die Umstellung von GFP auf MLP mit einem 50-prozentigen Anstieg des Bedarfs an Plasma und einer Verdoppelung des Einsatzes von nicht-virusinaktiviertem Kryopräzipitat verbunden [15]. Darüber hinaus fehlen Hämovigilanz-Untersuchungen zu unerwünschten Wirkungen der Therapie mit MLP. Der Nutzen der Methylenblau-Lichtbehandlung von Plasma muss daher derzeit in Frage gestellt werden [16].

Der Hersteller prüft alle Einheiten auf Unversehrtheit des Behältnisses, auf Verfärbungen des Plasmas sowie auf sichtbare Gerinnselbildung. Die Lagerung von Plasmapräparaten muss in geeigneten Tiefkühleinrichtungen bzw. Kühleinrichtungen mit laufender Messung und Registrierung der Temperatur sowie Alarmeinrichtung erfolgen. Während des Transports mit validierten Systemen sollte eine Lagerungstemperatur von -18 °C nicht

überschritten werden. Auf keinen Fall dürfen die Präparate teilweise oder vollständig auftauen.

> Die Plasma-Einheiten müssen in gefrorenem Zustand mit großer Vorsicht behandelt werden, um Beschädigungen der Plastik-Behältnisse zu vermeiden.

Die Transfusion erfolgt intravenös unter Verwendung von Transfusionsbestecken mit Standardfiltern der Porengröße 170 bis 230 µm nach DIN 58360, um Gerinnsel zurückzuhalten. Mehrere Einheiten Plasma können über ein Transfusionsbesteck innerhalb von 6 h transfundiert werden. Kalziumhaltige Infusions- oder Injektionslösungen dürfen nicht in das Infusionssystem eingebracht werden. Bei der Wahl der Infusionsgeschwindigkeit und der Dosis muss die Gefahr der **Hypervolämie**, der **Unterkühlung** und der **Zitrattintoxikation** berücksichtigt werden. Eine Erwärmung des Plasmas vor oder während der Transfusion mit dafür zugelassenen Geräten ist notwendig bei Patienten mit

- Massivtransfusion
- Unterkühlung vor Transfusion
- Kälteagglutininkrankheit
- hochtitrigen Kälteantikörpern
- Vasospasmus auf Kältereiz
- bei Früh- und Neugeborenen, Kindern

5.1.2. Qualitätsmerkmale

Die Hersteller kontrollieren die Qualität der Präparate regelmäßig gemäß geltender Richtlinien und Empfehlungen [17, 18]. Die Inhaltsstoffe dürfen vorgegebene Grenzwerte nicht über- oder unterschreiten. Das Ende der Laufzeit wird durch den FVIII bestimmt, der unter allen Gerinnungsfaktoren und Inhibitoren die geringste Lagerungsstabilität aufweist. Die Aktivität von FVIII muss in Plasmapools aus mindestens 6 Einheiten GFP verschiedener Blutgruppen innerhalb des ersten Monats der Lagerung und im letzten Monat der Lagerung mindestens 70 IE/dl betragen. Da als Folge des Herstellungsverfahrens die Aktivitäten von Gerinnungsfaktoren und Inhibitoren in SDP um zirka 10 % niedriger liegen als in GFP, gelten für SDP entsprechend niedrigere Grenzwerte. Alle untersuchten Einheiten werden auf Unversehrtheit des Behältnisses, auf Verfärbungen des Plasmas sowie auf sichtbare Gerinnselbildung geprüft.

> Sachgemäß hergestelltes Plasma enthält keine aktivierten Gerinnungsfaktoren und kann daher auch bei aktivierter Hämostase, z.B. bei disseminierter intravasaler Gerinnung (DIC) ohne Gefahr der Verschlimmerung des Zustandsbilds bedenkenlos eingesetzt werden.

■ Stärken und Schwächen von GFP und SDP

GFP enthält alle Gerinnungsfaktoren und Inhibitoren in physiologischer Konzentration, mit starken interindividuellen Schwankungen. Das Risiko der Übertragung von Infektionserregern ist nicht vernachlässigbar. Dies gilt insbesondere für Erreger, die durch die vorgeschriebenen Testungen nicht erfasst werden. Eine infektiöse GFP-Einheit kann jedoch nur einen Empfänger infizieren.

SDP hat mit allen Plasmaderivaten den Nachteil gemeinsam, dass im ungünstigsten Fall eine einzige infektiöse Plasma-Einheit im Plasmapool ausreicht, um zahlreiche Empfänger des Endprodukts zu infizieren. Dies wäre möglich, wenn das Herstellungsverfahren den Infektionserreger nicht inaktiviert oder nicht auf eine nicht mehr infektiöse Dosis reduziert. Das Pooling mehrerer hundert Plasma-Einheiten hat aber auch mehrere Vorteile:

- bessere Standardisierung der Aktivitäten von Gerinnungsfaktoren und Inhibitoren, da das Pooling die interindividuellen Schwankungen nivelliert

- Neutralisation von Hepatitis-A-Virus (HAV) und Parvovirus B19 durch im Pool vorhandene Antikörper. Zusätzlich werden HAV-RNA-positive Plasmen und Plasmen mit hohen B19-DNA-Konzentrationen verworfen und gar nicht erst in die Plasmapools eingebracht

- Reduktion der Konzentration von Infektionserregern, die in einer einzelnen Plasma-Einheit enthalten sein können, um 2 bis 3 log-Stufen durch Verdünnung, bereits vor der Virusinaktivierung

- Reduktion der Konzentration von Antikörpern gegen HLA- I-Antigene oder gegen Granulozyten, die in einzelnen Plasma-Einheiten enthalten sein können, um 2 bis 3 log-Stufen durch Verdünnung. Dadurch kann höchstwahrscheinlich

die lebensbedrohliche TRALI vollständig verhindert werden

Ein weiterer Nachteil von SDP ist der um zirka 10 % niedrigere durchschnittliche Gehalt an Gerinnungsfaktoren und Inhibitoren im Vergleich zu GFP. Die vorliegenden Studien ergaben jedoch keinen Anhalt für eine geringere klinische Wirksamkeit von SDP gegenüber GFP bei gleichen Dosen [5, 6]. Der deutlich verminderte Gehalt an PI und Alpha-1 Antitrypsin ist nicht klinisch relevant, da Mangelzustände dieser Inhibitoren durch alleinige Plasmatransfusion ohnehin nicht wirksam behandelt werden können.

Das SD-Verfahren selbst resultiert in einer sicheren Inaktivierung aller lipidumhüllten Viren, z.B. aller Subtypen des HIV, HBV und HCV, sowie CMV und HTLV. Die integrierte hydrophobe Chromatografie geht mit einer Reduktion der Konzentration von Viren ohne Lipidhülle um 3 bis 4 log-Stufen einher. Prionen, die für die neue Variante der Creutzfeld-Jakob-Krankheit (nvCJK) verantwortlich sind, werden ebenfalls reduziert. Hydrophobe Chromatografie und Filtration entfernen Zellen und Zellfragmente vollständig, sodass Leukozyten- und Thrombozyten-bedingte unerwünschte Wirkungen sicher verhütet werden.

5.1.3. Pharmakologische Eigenschaften

Die biologischen Halbwertszeiten der im Plasma enthaltenen Gerinnungsfaktoren und Inhibitoren sind sehr unterschiedlich. Bei der Behandlung des schweren kongenitalen Faktor V- und Faktor XI-Mangels richten sich die Substitutionsintervalle nach den Halbwertszeiten dieser Gerinnungsfaktoren (Faktor V: 12-15 h; Faktor XI: 60-80 h). Die Ursache der TTP ist zumeist ein Mangel an VWF:CP (ADAMTS13) oder ein Inhibitor gegen diese Protease, deren Halbwertszeit 50 bis 80 h beträgt [20]. Trotzdem sind bei der sehr seltenen kongenitalen TTP prophylaktische Plasmatransfusionen in zwei- bis vierwöchigen Abständen ausreichend, um TTP-Episoden zu verhindern.

Da Plasma zumeist bei Krankheits- und Zustandsbildern eingesetzt wird, die mit einem gesteigerten Umsatz von Gerinnungsfaktoren und Inhibitoren einhergehen, ist die Kumulation von Gerinnungsfaktoren mit längerer Halbwertszeit bei wiederholter Plasmatransfusion nicht zu erwarten.

5.1.4. Praktische Durchführung der Substitutionstherapie, Indikationen und Dosierung

5.1.4.1. Allgemeine Grundsätze

Prinzipiell ist eine Therapie mit Plasma indiziert, wenn

- Plasmaspiegel von Gerinnungsfaktoren angehoben werden müssen, für deren Substitution noch keine sicheren Konzentrate zur Verfügung stehen: Mangel an FV, FXI und VWF:CP (Synonym: ADAMTS13)

- oder das Hämostasepotenzial bei komplexen Gerinnungsstörungen angehoben werden muss, zumeist wegen manifester oder drohender Blutungen

Voraussetzungen für eine effiziente Therapie mit Plasma sind die laboranalytische Sicherung und Quantifizierung der vermuteten Hämostasestörung (Ausnahmen: Plasmaaustausch, dringliche Indikation bei Massivtransfusion), die Festlegung der Dosis nach Substitutionsziel, ggf. die laboranalytische Kontrolle des Substitutionseffekts sowie die Wahl geeigneter Substitutionsintervalle. ☞ auch Kap. 2.

Bei AB0-inkompatibler Transfusion von Plasma können die im Plasma enthaltenen Isoagglutinine beim Empfänger schwere hämolytische Transfusionsreaktionen hervorrufen. Die Transfusion muss daher AB0-kompatibel erfolgen (Tab. 5.2). Vor Transfusion müssen Identität und AB0-Blutgruppe des Empfängers gesichert werden. Ist dies bei Notfällen nicht möglich, muss AB-Plasma transfundiert werden. Der generelle Einsatz von AB-Plasma bei allen Patienten verbietet sich, da AB-Plasma nur begrenzt verfügbar ist (Prävalenz der Blutgruppe AB in Mitteleuropa: 4 %).

AB0-Blutgruppe des Patienten	AB0-Blutgruppe des kompatiblen Plasmas
A	A oder AB
B	B oder AB
AB	AB
0	0, A, B oder AB

Tab. 5.2: Verträglichkeit von Plasma in Abhängigkeit von der AB0-Blutgruppe des Empfängers.

Der transfundierende Arzt muss bei dringlichen Transfusionen den Zeitbedarf für das Auftauen von zirka 30 min und für den Transport kennen und alle folgenden Maßnahmen sicherstellen [17, 18, 21] (Abb. 5.1):

■ Vor Transfusion von Plasma

- Blutentnahme für blutgruppenserologische Untersuchungen: Übereinstimmung der Patientenidentität (Name, Vorname(n), Geburtsdatum, Station, ggf. ID-Nummer) mit den Angaben auf den Blutproben für blutgruppenserologische Untersuchungen und den zugehörigen Anforderungsscheinen

- Unmittelbar vor Transfusion: Erneute Identitätssicherung des Patienten: Name, Vorname(n), Geburtsdatum, AB0-Blutgruppe mit Bedside-Test, Prüfung der Übereinstimmung der Blutgruppe des Patienten und des Etiketts auf dem Plasma-Behältnis (AB0-Kompatibilität), Überprüfung des Verfallsdatums

- Überprüfung aller Einheiten auf Unversehrtheit des Behältnisses, auf Verfärbungen des Plasmas sowie auf sichtbare Gerinnselbildung

■ Während und nach Transfusion von Plasma

Einleitung der Transfusion, geeignete Überwachung, patienten- und produktbezogene Chargendokumentation, Aufbewahrung des Behältnisses für 24 h bei +2 bis +8 °C, um ggf. noch immunhämatologische und mikrobielle Untersuchungen durchführen zu können.

5.1.4.2. Indikationen und Dosierung

Die erforderliche Dosis wird wie folgt berechnet:

1 ml Plasma/kg Körpergewicht erhöht die Spiegel der Gerinnungsfaktoren und Inhibitoren oder den Quickwert

- um 1 bis 1,5 IE/dl bzw. um 1 bis 1,5 % im Steady State

- um 0,5-1,0 IE/dl bzw. um 0,5-1,0 % bei Umsatzsteigerung (Fibrinogenspiegel: um 0,02-0,03 g/l bzw. 2-3 mg/dl)

Beispiel: Patient mit DIC und Blutung, Quickwert 40 %; Zielwert: 60 % (Differenz: 20 %); Körpergewicht: 75 kg; Dosis Plasma = 75 kg x 20 ml Plasma/kg = 1500 ml, entsprechend 7-8 Einheiten SDP zu 200 ml oder 6 Einheiten GFP zu 250 ml.

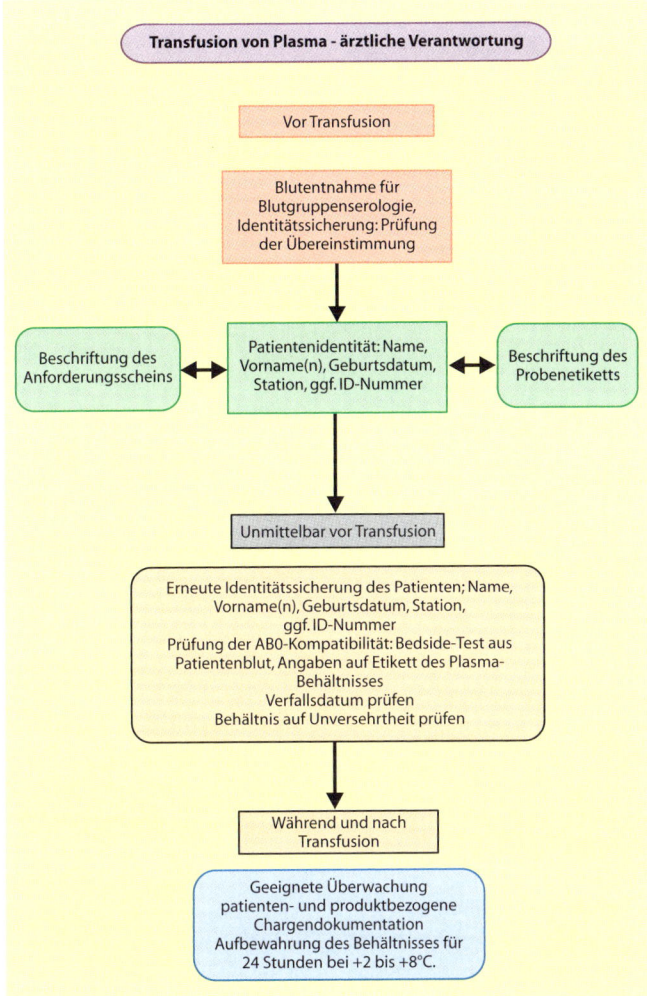

Abb. 5.1: Schematische Darstellung der Sicherheitsmaßnahmen vor der Transfusion von Plasma.

Das Beispiel zeigt, dass selbst hohe Plasmadosen lediglich einen moderaten Anstieg der Aktivitäten der Gerinnungsfaktoren und Inhibitoren beim Empfänger bewirken. In Tab. 5.3 sind die mittleren Anstiege verschiedener Gerinnungsfaktoren und Inhibitoren nach Transfusion von 600 ml SDP bzw. GFP bei Patienten der Herzchirurgie nach extrakorporaler Zirkulation dargestellt [22]. Die Ergebnisse zeigen, dass beide Plasmen den Quickwert, Fibrinogen und Antithrombin vergleichbar effizient anheben. Die Aktivitäten von PI und PS steigen nach Transfusion von GFP moderat an und bleiben nach Applikation von SDP praktisch unverändert. Der PI-Spiegel lässt sich auch mit GFP nicht wirksam anheben.

Weder SDP noch GFP ist zur Therapie eines klinisch relevanten Mangels an PI oder Alpha-1 Antitrypsin geeignet.

Die Behandlung eines klinisch relevanten Plasmin-Inhibitor-Mangels erfolgt mit Antifibrinolytika: Aprotinin, Tranexamsäure.
Die Behandlung eines klinisch relevanten Alpha-1 Antitrypsin-Mangels erfolgt mit Alpha-1 Antitrypsin-Konzentrat.

Parameter	SDP n = 36 Anstieg um	GFP n = 31 Anstieg um
Quickwert, % der Norm	6,6	5,1
Fibrinogen, g/l	0,20	0,22
Antithrombin, IE/dl	10,4	11,0
Plasmin-Inhibitor, IE/dl	-4,1	2,0
Protein S-Aktivität, IE/dl	0	5,5

Tab. 5.3: Mittlere Anstiege des Quickwertes und der Spiegel von Fibrinogen, Antithrombin, Plasmin-Inhibitor und Protein S, 60 min nach Transfusion von 600 ml SDP bzw. GFP bei postoperativen kardiochirurgischen Patienten

Eine wirksame Therapie mit Plasma setzt eine ausreichend hohe Dosis voraus, die schnell appliziert werden muss: Infusionsgeschwindigkeit mindestens 30 ml/min. Jede Einzeldosis bei Erwachsenen unter 600 ml (2 bis 3 Einheiten) ist unzureichend und sinnlos. Bei eingeschränkter Nierenfunktion oder kardiopulmonaler Insuffizienz ist die Plasmadosis wegen der Gefahr der Hypervolämie limitiert. Bei der TTP kann zumeist nur mittels Plasmaaustausch ausreichend dosiert werden. Hierbei wird mittels apparativer Plasmapherese ein Großteil des Patientenplasmas entfernt und durch GFP, SDP oder MLP ersetzt. Auch bei Patienten mit schwerem FV- und FXI-Mangel kann vor großen Operationen ein Plasmaaustausch notwendig sein,

um die FV- bzw. FXI-Spiegel auf hämostatisch wirksame Plasmaspiegel anzuheben [23, 24].

Die Indikationen für Plasma sind in Tab. 5.4 dargestellt. Alle Indikationen sind kaum Evidenzbasiert und beruhen weitgehend auf Kasuistiken, Empirie und Expertenmeinungen (Evidenzgrad 4 bis 5) [25, 26]. Eine Auswertung von 57 prospektiven, randomisierten, kontrollierten Studien zur Wirksamkeit von Plasma bei verschiedenen Indikationen kam zu einem enttäuschenden Ergebnis [27]. Keine der 57 Studien trug zu einem Erkenntnisgewinn bei, da entweder die Fallzahlen zu klein für valide Ergebnisse waren, die untersuchte Plasmadosis zu niedrig war, um einen messbaren Effekt zu bewirken oder Krankheitsbilder untersucht wurden, bei denen keine Indikation für Plasma besteht.

Bei **schwerem akuten Blutverlust und Massivtransfusion** treten Koagulopathien heute früher auf, da die verwendeten Buffycoat-freien Erythrozytenkonzentrate (EK) im Gegensatz zum früher verwendeten Vollblut oder den Buffycoat-haltigen EK keine therapeutisch relevanten Plasmamengen enthalten [28]. Ältere Leitlinien sahen die Indikation für Plasma bei akutem Blutverlust, wenn das 2-fache des zirkulierenden Blutvolumens durch EK und Volumenersatzmittel ausgetauscht war oder wenn Quickwert und APTT um das 1,5-fache des Ausgangswertes vermindert bzw. verlängert waren [zitiert in 25]. Diese Leitlinien werden jedoch der heutigen klinischen Praxis aus folgenden Gründen nicht gerecht:

Indikationen zur Therapie mit Plasma	
Indikation	Evidenzgrad
Verlustkoagulopathie und/oder Verdünnungskoagulopathie bei schwerem akuten Blutverlust und Massivtransfusion	5
Manifeste Blutung oder drohende Blutung bei:	
• disseminierter intravasaler Gerinnung (DIC)	5
• komplexer Hämostasestörung als Folge einer schweren Hepatopathie	5
Kongenitaler FV-Mangel und FXI-Mangel	5
Idiopathische thrombotisch-thrombozytopenische Purpura (TTP)	4
Kongenitale TTP	3
Plasmaaustausch bei Neugeborenen mit schwerer Hämolyse oder Hyperbilirubinämie	5
Füllen extrakorporaler Membranoxygenatoren bei Neugeborenen	5

Tab. 5.4: Indikationen zur Therapie mit Plasma.

- *Quantifizierung des Blutverlusts*: Die Quantifizierung des Blutverlustes ist schwierig. Das Volumen der infundierten Volumenersatzmittel und die Zahl der transfundierten EK ist ein ungenaues Maß für den Blutverlust

- *Rascher und anhaltender Blutverlust*: Bei raschem Blutverlust ist es schwer, mit der EK-Transfusion nachzukommen und ein Hb von mindestens 60 g/l aufrecht zu erhalten. Das zirkulierende Blutvolumen kann bereits einmal vollständig ausgetauscht sein, wenn erst 4 EK transfundiert wurden

- *Komplexe Koagulopathie*: Hypothermie, Azidose und gesteigerter Verbrauch von Gerinnungsfaktoren und Inhibitoren an Wundflächen oder durch DIC kommen bei schwerem akuten Blutverlust häufig vor. Die Verlust- und Verdünnungskoagulopathie wird dadurch erheblich verstärkt. Die verminderten Spiegel mehrerer Gerinnungsfaktoren und die Kombination mit einer Thrombozytopenie beeinträchtigen die Hämostase möglicherweise stärker als eine Verminderung eines einzigen Gerinnungsfaktors

- *Logistik*: Auftauen, Temperierung und Transport von Plasma benötigen mindestens 30 min.

- *Interindividuelle Variation*: Die Spiegel der Gerinnungsfaktoren, Inhibitoren und des Hb unterliegen großen interindividuellen Schwankungen

- *Laborüberwachung*: Laborwerte benötigen Zeit und können irreführend sein. Bei Hypothermie können falsch zu hohe Quickwerte und falsch zu niedrige APTT-Werte gemessen werden, da die Tests im Labor bei 37 °C erfolgen. Reagenzien verschiedener Hersteller sind unterschiedlich sensitiv gegenüber Verminderungen der Spiegel von Gerinnungsfaktoren. Nach Volumenersatz mit Hydroxyethylstärken oder Dextranen liefert die Fibrinogenbestimmung mit der *derived* Fibrinogen-Methode (Ermittlung der Fibrinogenkonzentration aus dem Ansatz für den Quickwert) falsch zu hohe Werte. Bei dieser Methode muss ein Fibrinogenspiegel von 1,5 g/l als Interventionswert zur Plasmasubstitution herangezogen werden

Unter Berücksichtigung dieser Überlegungen wird Plasma bei schwerem akuten Blutverlust empfohlen, wenn folgende Bedingungen vorliegen [25]:

- Anhaltender rascher Blutverlust nach Transfusion von mindestens 4 EK, ohne Laborwerte abzuwarten

- Quickwert < 50 % der Norm, entsprechend einer Verlängerung der Thromboplastinzeit (engl.: prothrombin time) um das 1,5-fache der Norm
  APTT > 45 sec
  Fibrinogen < 1,0 g/l
  Die Sensitivität der Quickwert- und APTT-Reagenzien gegenüber Verminderungen der Gerinnungsfaktorenspiegel muss berücksichtigt werden. Zur Vermeidung zeitlicher Verzögerungen sind vor-Ort-Bestimmungen des Quickwertes und der APTT (**Point-of-Care Methoden**) nützlich, wenn die Testsysteme sorgfältig validiert wurden und eine regelmäßige Qualitätskontrolle und Abstimmung mit den Methoden im Zentrallabor erfolgt

- Zur Erzielung hämostatisch wirksamer Plasmaspiegel: Plasma-Einzeldosis 10 bis 15 ml/kg KG, entsprechend etwa **1 Liter, Infusionsgeschwindigkeit 30 bis 50 ml/min**. Wiederholte Plasma-Gaben sind häufig notwendig. Die Verabreichung von 1 Einheit Plasma auf 1 Einheit transfundiertes EK verfehlt zumeist das Therapieziel. Alle Plasma-Einheiten sollten vor Transfusion auf 37 °C aufgewärmt werden, um eine Hypothermie zu vermeiden (☞ Tab. 5.5) (☞ Kap. 9.2.)

Substitution von Plasma bei Massivtransfusion

Anhaltender rascher Blutverlust nach mindestens 4 Einheiten EK:
 	
• Plasma anfordern
  Laborwerte anfordern, aber nicht abwarten: Hb, Blutgase, Thrombozytenzahl, Quickwert, APTT, Fibrinogen
• zirka 1 Liter auf 37 °C angewärmtes Plasma transfundieren: Infusionsgeschwindigkeit 30 bis 50 ml/min
• danach 800 bis 1000 ml Plasma nach jeweils 6 Einheiten EK
  DIC ausschließen: Verlauf Thrombozytenzahl, Quickwert, APTT, Fibrinogen, D-Dimere, Antithrombin
  ggf. Azidose behandeln
• Thrombozytenzahl < 50.000/µl (Polytrauma, Schädel-Hirntrauma: < 100.000/µl) → Thrombozytensubstitution

Tab. 5.5: Substitution von Plasma bei Massivtransfusion.

Der Fibrinogengehalt von Plasma (zirka 2,5 g/l) reicht zumeist für eine erwünschte Anhebung des Fibrinogenspiegels aus, so dass Fibrinogenkonzentrate nur selten erforderlich sind.

Bei **disseminierter intravasaler Gerinnung (DIC)** ist die Plasmatransfusion indiziert, wenn eine komplexe Koagulopathie vorliegt, die Blutungen verursacht oder unterhält (z.B. Quickwert < 50 %, APTT > 45 sec) oder Blutungen befürchten lässt (z.B. Quickwert < 30 %, und Thrombozytenzahl < 20.000/µl und Wundflächen). Folgende Kautelen müssen beachtet werden [25, 29]:

• Wenn immer möglich, Behandlung der Grunderkrankung

• bei fehlender Gefahr der Hypervolämie: 10-20 ml Plasma/kg KG rasch infundieren mit dem Ziel, hämostatisch wirksame Plasmaspiegel der Gerinnungsfaktoren zu erzielen. Häufig ist der Einsatz von Plasma bei einer gleichzeitig bestehenden Niereninsuffizienz limitiert

• Eine Normalisierung der Antithrombin-Spiegel kann häufig nicht durch alleinige Plasma-Transfusion erzielt werden, sondern nur mit zusätzlicher Gabe von Antithrombin-Konzentraten

• Eine Hyperfibrinolyse-induzierte Blutung kann durch alleinige Plasmagabe nicht wirksam behandelt werden und erfordert Antifibrinolytika, vorzugsweise Aprotinin

• engmaschige Laborkontrollen zur Erfassung des Therapie-Effekts und des Verlaufs der DIC; Minimalprogramm: Thrombozytenzahl, Quickwert, APTT, Fibrinogen, D-Dimere, Antithrombin

Zur Behandlung der **komplexen Koagulopathie bei Lebererkrankungen** mit Plasma ergeben sich folgende Leitlinien [25, 29]:

• Wenn die Koagulopathie Blutungen verursacht oder unterhält (z.B. Quickwert < 50 %, APTT > 45 sec) oder wenn Blutungen drohen (z.B. Quickwert < 30 % und Thrombozytenzahl < 20.000/µl und Wundflächen)

• zur Prävention von Blutungen vor Operationen oder vor größeren invasiven Prozeduren

• Blutungsverhütung bei akutem Leberversagen, wenn die Prognose gut ist

• Die prophylaktische Gabe von Plasma vor kleineren invasiven Prozeduren ist nicht indiziert.

• Die Verabreichung von Plasma bei orthotoper Lebertransplantation ist nicht zwingend [30]

• Einzeldosis: 10 bis 20 ml/kg KG; Die Gefahr der Volumenüberladung ist bei Lebererkrankungen besonders hoch, da das intravasale Volumen bereits hochgestellt ist

• Hyperfibrinolyse-induzierte Blutungen können nicht alleine mit Plasma behandelt werden und erfordern Antifibrinolytika, vorzugsweise Aprotinin

• engmaschige Laborkontrolle: Thrombozytenzahl, Quickwert, APTT, Fibrinogen, D-Dimere, Antithrombin

Für die Therapie mit Plasma bei **schwerem angeborenen FV-Mangel**, schwerem **angeborenen FXI-Mangel** und leichtem angeborenen FXI-Mangel mit schwerer Blutungsneigung gelten folgende Leitlinien [25, 31, 32] (☞ Kap. 5.7. und 5.11.):

• *Schwerer FV-Mangel (FV-Restaktivität < 5 IE/dl):* vor Operationen, invasiven Prozeduren und bei schweren Blutungen 15 bis 20 ml/kg KG, um einen hämostatisch wirksamen FV-Spiegel von mindestens 15 bis 20 IE/dl aufrecht zu erhalten. Wegen der kurzen Halbwertszeit von FV (12 bis 15 h) muss häufig in 12-stündigen Intervallen behandelt werden. Bei schweren Blutungen und Gefahr der Volumenüberladung kann ein Plasmaaustausch notwendig sein, insbesondere bei Kindern [23]. Die Wirksamkeit einer zusätzlichen Therapie mit Thrombozytenkonzentraten (hoher FV-Gehalt in Thrombozyten) ist fraglich. Die Behandlung mit rekombinantem FVIIa (rFVIIa) alleine oder in Ergänzung zu Plasma kann sinnvoll sein [33].

- *Schwerer FXI-Mangel und leichter FXI-Mangel mit schwerer Blutungsneigung*: Vor Operationen, invasiven Prozeduren und bei schweren Blutungen 20 ml Plasma/kg KG zur Erzielung eines hämostatischen Mindestspiegels von 20 IE/dl. Wegen der langen FXI-Halbwertszeit von etwa 60 h genügen in der Regel Plasma-Transfusionen in 24-stündigen Abständen. Bei leichterem FXI-Mangel mit schwerer Blutungsneigung sollten 20 ml/kg KG Plasma transfundiert werden, wenn Fibrinkleber, Desmopressin (DDAVP) und Antifibrinolytika zur Blutstillung nicht ausreichen. In seltenen Einzelfällen kann zur Vermeidung einer Volumenüberladung ein Plasmaaustausch erforderlich sein [24]. FXI-Konzentrate stehen in Deutschland nicht zur Verfügung und werden verdächtigt, vermehrt thromboembolische Komplikationen zu verursachen (☞ Kap. 5.10.). rFVIIa wurde bereits erfolgreich zur Verhütung von Blutungen bei Erwachsenen mit schwerem FXI-Mangel eingesetzt [34] (☞ Kap. 5.7.).

Die **mikroangiopathischen hämolytischen Anämien** (MHA), unter denen die **thrombotisch-thrombozytopenische Purpura** (TTP), das adulte **hämolytisch-urämische Syndrom** (HUS) und das **HELLP-Syndrom** (Hämolyse, erhöhte Leberenzyme, low platelets) zusammengefasst sind, werden in der Regel mit wiederholtem Plasmaaustausch therapiert. Der Plasmaaustausch oder die Transfusion hoher Plasmadosen ist wahrscheinlich nur bei der TTP wirksam. Hier wird mit Plasma die fehlende oder inhibierte VWF:CP (Synonym: ADAMTS13) substituiert. Da zumindest zum Zeitpunkt der Entscheidung über die Therapie die verschiedenen Krankheitsbilder nicht sicher abgegrenzt werden können, wird in allen Fällen mit Plasmaaustausch oder einer Plasma-Transfusion begonnen [25, 35-38].

Plasma wird bei TTP wie folgt eingesetzt:

- Täglicher Austausch von 40 ml/kg KG, bis die Thrombozytenzahl > 100.000/µl liegt, weiter ansteigt oder zumindest nicht mehr abfällt. Bei Bedarf kann das Austauschvolumen auf 60 ml/kg KG erhöht werden. Durch wiederholten Plasmaaustausch konnte die 2-Jahresmortalität der akuten thrombotisch-thrombozytopenischen Purpura (TTP) von 95 % auf 20-40 % gesenkt werden (Evidenzgrad 4)

- Rezidive erfordern erneuten täglichen Plasmaaustausch

- zweimal täglicher Plasmaaustausch bei schlechtem Ansprechen

- Die Wirksamkeit anderer therapeutischer Ansätze, alleine oder in Ergänzung zum Plasmaaustausch, ist umstritten: Glukokortikoide, Plättchenfunktionshemmer, Splenektomie, Antikörper-Adsorption mit Protein-A-Säulen, Vincristin, Cyclophosphamid

- Plasma-Infusionen sind weniger effektiv als Plasmaaustausch (Evidenzgrad 1) und sollten der sehr seltenen kongenitalen Form der TTP vorbehalten bleiben. Dort ist die prophylaktische Gabe von 10 ml Plasma/kg KG alle 1-4 Wochen gut wirksam (Evidenzgrad 3)

Die **Austauschtransfusion bei Feten und Neugeborenen mit schwerer Hämolyse oder Hyperbilirubinämie** erfolgt mithilfe von EK, die mit kompatiblem Plasma gemischt werden. GFP, nicht aber SDP muss wegen der Gefahr einer TA-GVHD bestrahlt werden [25, 31].

Muss bei **Neugeborenen** eine **extrakorporale Membranoxygenierung** erfolgen, wird wegen des Missverhältnisses zwischen dem Blutvolumen des Neugeborenen und dem Füllvolumen der Maschine der Oxygenator mit EK plus Plasma gefüllt [25, 31].

Die Krankheits- und Zustandsbilder, bei denen Plasma nicht indiziert ist, sind in Tab. 5.6 zusammengefasst.

Fehlende Indikationen (Nicht-Indikationen) für die Therapie mit Plasma

- primärer Volumenersatz
- parenterale Ernährung
- Substitution von Immunglobulinen
- Mangelzustände von Gerinnungsfaktoren und Inhibitoren, die mit unbedenklichen Konzentraten wirksamer und verträglicher behandelt werden können, z.B. Hämophilie A und B, schwere Kumarin-induzierte Blutung, mit Ausnahme von Notfällen bei fehlender rechtzeitiger Verfügbarkeit von Konzentraten
- Hämostasestörungen bei Hepatopathie in stabiler Phase
- Hämostasestörungen, die mit Plasma grundsätzlich nicht wirksam behandelt werden können: Thrombozytopenie, Thrombozytopathie, Hyperfibrinolyse

Tab. 5.6: Nicht-Indikationen für die Therapie mit Plasma.

5.1.5. Kontraindikationen

Bei **Plasma-Unverträglichkeit** und nachgewiesenem **IgA-Mangel** ist Plasma kontraindiziert. Bei dem nicht seltenen hereditären IgA-Mangel (Prävalenz: 1:650) können anti-IgA-Antikörper vorliegen, die mit anaphylaktischen Reaktionen nach Applikation IgA-haltiger Blutprodukte in Verbindung gebracht wurden. Der Zusammenhang ist jedoch umstritten [39]. Bei Patienten mit kardiopulmonaler Insuffizienz darf Plasma nur isovolämisch verabreicht werden.

5.1.6. Unerwünschte Wirkungen

(☞ Tab. 5.7)

Febrile Transfusionsreaktionen treten bei weniger als 1 % aller transfundierten Patienten auf und werden bei Plasmaaustausch in einer Häufigkeit von bis zu 10 % beobachtet. Während bei bis zu 1 % aller mit Plasma transfundierten Patienten Urtikaria vorkommen können, sind **schwere allergische Reaktionen** und **Anaphylaxie** sehr selten: Häufigkeit: < 1:100.000. Ob sich SDP und GFP in der Häufigkeit febriler und allergischer Transfusionsreaktionen unterscheiden, wurde bislang nicht geprüft.

Die **Zitratintoxikation** tritt nach Transfusion hoher Plasmadosen im Rahmen einer Massivtransfu-

sion oder eines Plasmaaustauschs bei Patienten mit eingeschränkter Leberfunktion auf und kann mit verminderter Ventrikelfunktion, Arrhythmien und erhöhter neuromuskulärer Erregbarkeit einhergehen. Da Zitrat zu Bikarbonat metabolisiert wird, beobachtet man im Verlauf einer Massivtransfusion häufiger eine schwer behandelbare **metabolische Alkalose.**

Die Gefahr der **Volumenüberladung** besteht insbesondere bei Patienten mit Niereninsuffizienz, kardiopulmonaler Insuffizienz und mit Lebererkrankungen.

Eine seltene schwere unerwünschte Wirkung ist die **transfusionsinduzierte akute Lungeninsuffizienz (TRALI)**, die zumeist durch hochtitrige granulozytenspezifische Antikörper oder HLA-Klasse I-Antikörper, seltener durch HLA-Klasse II-Antikörper verursacht wird, die in einzelnen GFP-Einheiten enthalten sind [3]. SDP kann höchstwahrscheinlich keine TRALI auslösen, da das Pooling eine starke Verdünnung von Antikörpern in einzelnen Plasma-Einheiten bewirkt. Diese Antikörper führen beim Empfänger zu intravitalen Granulozytenaggregaten und zur Verlegung der Mikrostrombahn der Lunge. Das klinische Bild lässt sich nicht vom akuten respiratorischen Distress-Syndrom (ARDS) unterscheiden. Es ist daher zu vermuten, dass zahlreiche Fälle übersehen oder fehlgedeutet werden. Die Prävalenz liegt zwischen 1:100.000 und 1:1.300, die Mortalität zwischen 5 und 25 %. Somit stellt die TRALI eine schwerere Bedrohung durch Plasmatransfusion dar als die Übertragung bekannter Infektionserreger.

Hämolytische Transfusionsreaktionen können nach AB0-inkompatibler Plasmatransfusion vorkommen, insbesondere nach Transfusion höherer Dosen 0-Plasma bei Nicht-0-Empfängern.

Da GFP, nicht aber SDP, in Abhängigkeit vom Herstellungsverfahren geringe Mengen an Leukozyten und Thrombozyten enthalten kann, sind zellbedingte unerwünschte Wirkungen nicht auszuschließen. Homologe Leukozyten sind die Ursache für febrile nicht-hämolytische Transfusionsreaktionen und die seltene, aber nahezu immer tödliche TA-GVHD. Um letztere sicher zu vermeiden, müssen GFP-Einheiten vor Transfusion bei immunsupprimierten Patienten oder bei Teilidentität im HLA-System zwischen Spender und Empfänger mit mindestens 30 Gray bestrahlt werden.

Bei Einhaltung der Indikationen ist die häufig als unerwünschte Wirkung erwähnte Entstehung von **Hemmkörpern gegen Gerinnungsfaktoren** sehr unwahrscheinlich. Als gefährdet müssen Patienten mit schwerem FV- oder FXI-Mangel angesehen werden, bei denen die Restaktivitäten dieser Gerinnungsfaktoren unter 1 IE/dl liegen.

Im Gegensatz zu SDP ist die Anwendung von GFP mit einem kleinen, aber nicht zu vernachlässigenden Restrisiko der Übertragung von HIV, HBV und HCV verbunden (☞ Kap. 1.4).

> Wenn immer möglich, muss der Patient oder seine Angehörigen vorzugsweise schriftlich, andernfalls mündlich in Gegenwart eines Zeugen über alle unerwünschten Wirkungen aufgeklärt werden und der Transfusion zustimmen. Die Aufklärung mit Zustimmung ist stets zu dokumentieren.

Unerwünschte Wirkungen der Therapie mit Plasma

- febrile Transfusionsreaktionen
- Urtikaria
- schwere allergische Reaktionen (selten)
- Anaphylaxie (sehr selten)
- Zitratintoxikation und metabolische Alkalose bei Massivtransfusion
- Volumenüberladung
- transfusionsassoziierte akute Lungeninsuffizienz (TRALI; selten)
- hämolytische Transfusionsreaktionen: bei AB0-Inkompatibilität
- Leukozyten-bedingt: febrile nicht-hämolytische Transfusionsreaktionen, transfusionsassoziierte Graft-versus-Host-Disease (nach GFP mit Restlymphozytenzahl)
- Hemmkörper gegen Gerinnungsfaktoren (extrem selten)
- Restrisiko der Übertragung von HIV, HBV und HCV: GFP, nicht SDP

Tab. 5.7: Unerwünschte Wirkungen nach Transfusion von Plasma.

Literatur

1. Hellstern P, Bach J, Haubelt H et al. The impact of the intensity of serial automated plasmapheresis and the speed of deep-freezing on the quality of plasma. Transfusion 2001;41:16011-5.

2. Runkel S, Haubelt H, Hitzler W, et al. The quality of plasma collected by automated apheresis and of recovered plasma from leukodepleted whole blood. Transfusion 2005;45:427-32.

3. Silliman CC, Ambruso DR, Boshkov LK. Transfusion-related lung injury. Blood 2005;105:2266-73.

4. Solheim BG, Hellstern P. Composition, efficacy, and safety of S/D-treated plasma. Transfusion 2003;43:1176-8.

5. Hellstern P. Solvent/detergent-treated plasma: composition, efficacy, and safety. Curr Opin Hematol 2004; 11:346-50.

6. Hellstern P, Haubelt H. Manufacture and composition of fresh frozen plasma and virus-inactivated therapeutic plasma preparations: correlation between composition and therapeutic efficacy. Thromb Res 2002; 107(suppl 1):S3-S8.

7. Yarranton H, Lawrie AS, Purdy G et al. Comparison of von Willebrand factor antigen, von Willebrand factor-cleaving protease and protein S in blood components used for treatment of thrombotic thrombocytopenic Purpura. Transfus Med 2004;14:39-44.

8. Hellstern P, Sachse H, Schwinn H, et al. Manufacture and in vitro characterization of a solvent/detergent-treated human plasma. Vox Sang 1992;63:178-85.

9. Tølløfsrud S, Noddeland H, Svennevig JL et al. Universal fresh frozen plasma (Uniplas): a safe product in open-heart surgery. Intensive Care Med 2003;29:1736-43.

9a. Solheim BG, Granov DA, Juravlev VA et al. Universal fresh-frozen plasma (Uniplas): an exploratory study in adult patients undergoing elective liver resection. Vox Sang 2005;89:19-26.

10. Williamson LM, Cardigan R, Prowse CV. Methylene blue-treated fresh-frozen plasma: what is its contribution to blood safety? Transfusion 2003;43:43:1322-9.

11. Sountaka AM, Blombäck M, Chapman J. Changes in functional activities of plasma fibrinogen after treatment with methylene blue and red light. Transfusion 2003; 43:568-75.

12. Wieding U, Rathgeber J, Zenker D et al. Prospective, randomized and controlled study on solvent/detergent versus methylene blue/light virus-inactivated plasma. Transfusion 1999;(suppl 1):23.

13. De la Rubia J, Arriaga F, Linares D et al. Role of methylene blue-treated or fresh-frozen plasma in the response to plasma exchange in patients with thrombotic

thrombocytopenic purpura. Brit J Haematol 2001;114: 721-3.

14. Alvarez-Larrán A, Del Rio J, Ramirez C et al. Methylene blue-photoinactivated plasma vs. fresh-frozen plasma as replacement fluid for plasma exchange in thrombotic thrombocytopenic Purpura. Vox Sang 2004;86: 246-51.

15. Atance R, Pereira A, Ramirez B. Transfusion methylene blue-photoinactivated plasma instead of FFP is associated with an increased demand for plasma and cryoprecipitate. Transfusion 2001;41:1548-52.

16. Pereira A. Methlyene-blue-photoinactivated plasma and its contribution to blood safety. Transfusion 2004; 44:948-9.

17. Wissenschaftlicher Beirat der Bundesärztekammer und Paul-Ehrlich-Institut. Richtlinien zur Gewinnung von Blut und Blutbestandteilen und zur Anwendung von Blutprodukten (Hämotherapie). Köln: Deutscher Ärzte-Verlag, 2005.

18. Council of Europe. Guide to the preparation, use and quality assurance of blood components. Strasbourg: Council of Europe Publishing, 11th Edition, 2005.

19. Hellstern P, Biesert L, Robinson S, et al. Virus partioning into hydrophobic phases: a novel method of virus removal for plasma products. Infusionsther Transfusmed 1995;(suppl1):36.

20. Furlan M, Robles R, Morselli B et al. Recovery and half-life of von Willebrand factor-cleaving protease after plasma therapy in patients with thrombotic thrombocytopenic purpura. Thromb Haemost 1999;81:8-13.

21. Vorstand und Wissenschaftlicher Beirat der Bundesärztekammer. Leitlinien zu Therapie mit Blutkomponenten und Plasmaderivaten. Köln: Deutscher Ärzteverlag, 2003.

22. Haubelt H, Blome M, Kiessling AH et al. Effects of solvent/detergent-treated plasma and fresh frozen plasma on hemostasis and fibrinolysis in complex coagulopathy following open-heart surgery. Vox Sang 2002;82: 9-14.

23. Baron BW, Mittendorf R, Baron JM. Presurgical plasma exchange for severe factor V deficiency. J Clin Apheresis 2001;16:29-30.

24. Novakova IR, van Ginneken CA, Verbruggen HW, Haaenen C. Factor XI kinetics after plasma exchange in severe factor XI deficiency. Haemostasis 1986;16:51-6.

25. Hellstern P, Muntean W, Schramm W et al. Practical guidelines for the clinical use of plasma. Thromb Res 2002;107(suppl1):S53-S57.

26. British Committee for Standards in Haematology, Blood Transfusion Task Force (J. Duguid, Chairman). Guidelines for the use of fresh-frozen plasma, cryopreci-

pitate and cryosupernatant. Brit J Haematol 2004;126: 11-28.

27. Stanwoth SJ, Brunskill SJ, Hyde CJ et al. Is fresh frozen plasma clinically effective? A systematic review of randomized controlled trials. Brit J Haematol 2004; 126: 139-52.

28. Hellstern P, Haubelt H. Indications for plasma in massive transfusion. Thromb Res 2002;107(suppl1): S19-S22.

29. Mueller MM, Bomke B, Seifried E. Fresh frozen plasma in patients with disseminated intravascular coagulation or in patients with liver diseases. Thromb Res 2002; 107(suppl1):S9-S17.

30. Dupont J, Messiant F, Declerck N et al. Liver transplantation without the use of fresh frozen plasma. Anesth Analg 1996;83:681-6.

31. Muntean W. Fresh frozen plasma in the pediatric age group and in congenital coagulation factor deficiency. Thromb Res 2002;107(suppl1):S29-S32.

32. Bolton-Maggs PHB, Perry DJ, Chalmers EA et al. The rare coagulation disorders - review with guidelines for management from the United Kingdom Haemophilia Centre Doctors´ Organisation. Haemophilia 2004;10: 593-628.

33. Gonzalez-Boullosa R, Ocampo-Martinez R, et al. The use of recombinant coagulation factor VII during haemarthroses and synovectomy in a patient with congenital severe factor V deficiency. Haemophilia 2005;11:167-70.

34. O´Connell NM. Factor XI deficiency. Semin Hematol 2004;41:76-81.

35. Barz D, Budde U, Hellstern P. Therapeutic plasma exchange and plasma infusion in thrombotic thrombocytopenic purpura. Thromb Res 2002;107(suppl1):S23-S27.

36. Moake JL. Thrombotic thrombocytopenic Purpura and the haemolytic uremic syndrome. Arch Pathol Lab Med 2002;126:1430-3.

37. Allford S, Hunt BJ, Rose P et al. Guidelines for the diagnosis and management of the thrombotic thrombocytopenic microangiopathic haemolytic anaemias. Brit J Haematol 2003;120:556-73.

38. Fontana S, Kremer-Hovinga JA, Studt JD et al. Plasma therapy in thrombotic thrombocytopenic purpura: review of the literature and the Bern experience in a subgroup of patients with severe acquired ADAMTS-13 deficiency. Semin Hematol 2004;41:48-59.

39. Gilstad CW. Anaphylactic transfusion reactions. Curr Opin Hematol 2003;10:419-23.

5.2. Prothrombinkomplex-Konzentrate (PPSB) und Faktor VII-Konzentrate (FVII-Konzentrate)

5.2.1. Präparate und Pharmazeutisches Profil

(☞ Tab. 5.8)

Pharmazeutisches Profil von Prothrombinkomplex-Konzentraten (PPSB)	
Herstellung	aus großen Plasmapools im Rahmen der Cohn-Fraktionierung, Reinigung mit DEAE-Sephadex aus dem Kryopräzipitat-Überstand; Virusinaktivierung bzw. -eliminierung: Pasteurisierung, Dampfbehandlung, Trockenerhitzung, Solvent/Detergent (SD)-Verfahren, Nanofiltration
Zusammensetzung	*Arzneilich wirksame Bestandteile:* Prothrombinkomplexfaktoren II, VII, IX und X, Protein C, Protein S und Protein Z; standardisiert auf Faktor IX *Potenzielle Begleitstoffe:* unfraktioniertes Heparin, Antithrombin, aktivierte Gerinnungsfaktoren, Phospholipide
Lagerung	bei +2 bis +8 °C
Haltbarkeit	zirka 2 Jahre ab Herstellung (Verfallsdatum vor jeder Anwendung prüfen!) sofortige Verwendung der gebrauchsfähigen Lösung
Darreichungsform und Inhalt	Trockensubstanz und Lösungsmittel (10, 20 oder 30 ml) Packungsgrößen: 200, 250, 300, 500 und 600 IE
Art der Anwendung	Intravenöse Injektion oder Infusion; Applikationsgeschwindigkeit 20 bis 50 IE/min, bei Notfällen maximal 100 IE/min

Tab. 5.8: Pharmazeutisches Profil von Prothrombinkomplex-Konzentraten (PPSB).

Prothrombinkomplex-Konzentrate (PPSB) und FVII-Konzentrate werden aus großen Plasmapools mittels Cohn-Fraktionierung und weiterer Reinigungsschritten aus Kryopräzipitat-Überstand hergestellt [1]. PPSB-Präparate enthalten die folgenden, Vitamin-K-abhängig synthetisierten Proteine:

- Die Prothrombinkomplexfaktoren II, VII, IX und X
- Protein C (PC)
- Protein S (PS; fakultativ)
- Protein Z (PZ; fakultativ)

Die Abkürzung *PPSB* leitet sich aus den Eigennamen der Prothrombinkomplexfaktoren ab:

- **P**rothrombin = Faktor II
- **P**roakzelerin = Faktor VII
- **S**tuart-Prower-Faktor = Faktor X
- Antihämophiles Globulin **B** = Faktor IX

PPSB-Konzentrate sind auf FIX standardisiert. Der deklarierte Sollfüllgehalt der Präparate bezieht sich auf die FIX-Aktivität. Die ebenfalls deklarierten Aktivitäten der Gerinnungsfaktoren II, VII und X weichen teilweise deutlich von der FIX-Füllung ab und können von Charge zu Charge schwanken. Alle verfügbaren Präparate enthalten PC-Aktivität, die meisten auch PS-Aktivität.

Aktivierter FVII (FVIIa) ist in allen Präparaten in sehr unterschiedlichen Mengen nachweisbar. In einigen Konzentraten lassen sich auch geringe Mengen an aktivierten Faktoren IX und X nachweisen. Die Hersteller setzen daher den Präparaten unfraktioniertes Heparin in einer Konzentration von bis zu 0,5 IE pro IE FIX zu, um die Gefahr der Hämostase-Aktivierung zu mindern, die vornehmlich bei rascher Applikation hoher Dosen auftreten und Thromboembolien oder eine DIC auslösen kann. Aus dem gleichen Grund fügen die meisten Hersteller zusätzlich Antithrombin in einer Konzentration von 1 IE auf 10 bis 30 IE FIX zu. Phospholipide sollen ebenfalls zur Thrombogenität von PPSB beitragen. Das SD-Verfahren reduziert die Konzentration der Phospholipide deutlich [1a].

Thromboembolien im Zusammenhang mit PPSB-Applikation traten zuletzt 1994 und in einem Fall im Jahre 2002 auf [2-4]. Es bleibt unklar, ob die derzeit verfügbaren PPSB-Präparate aufgrund ihrer Zusammensetzung oder durch verbesserte Vorsichtsmaßnamen der Anwender oder durch beide Faktoren seither keine Thromboembolien oder DIC verursacht haben. Daher sollte PPSB nach wie vor als potenziell thrombogen angesehen und Vorsichtsmaßnahmen eingehalten werden. PPSB muss langsam intravenös infundiert werden, mit einer Geschwindigkeit von 1 ml pro min, entsprechend 25 bis 30 IE/min. Lediglich bei lebensbedrohenden Blutungen darf die Infusionsgeschwindigkeit zur Applikation der ersten 500 IE auf 100 IE/min erhöht werden.

FVII-Konzentrate sind auf FVII standardisiert, enthalten Begleitstoffe nur in Spuren und werden ausschließlich zur Prophylaxe und Therapie von Blutungen bei kongenitalem FVII-Mangel eingesetzt (Tab. 5.9).

Pharmazeutisches Profil von Faktor VII-Konzentraten (FVII-Konzentrate)	
Herstellung	aus großen Plasmapools im Rahmen der Cohn-Fraktionierung, Reinigung mit speziellen Adsorptionsverfahren aus dem Kryopräzipitat-Überstand; Virusinaktivierung bzw. -elimination: Dampfbehandlung
Zusammensetzung	*Arzneilich wirksame Bestandteile:* FVII *Potenzielle Begleitstoffe:* Heparin, Antithrombin; in Spuren: aktivierter FVII, Faktoren II, IX und X, PC, PS, Phospholipide
Lagerung	bei +2 bis +8 °C
Haltbarkeit	zirka 2 Jahre ab Herstellung (Verfallsdatum vor jeder Anwendung prüfen!) sofortige Verwendung der gebrauchsfähigen Lösung
Darreichungsform und Inhalt	Trockensubstanz und Lösungsmittel (10, 20 oder 30 ml) Packungsgrößen: 200 und 600 IE
Art der Anwendung	Intravenöse Injektion oder Infusion; Applikationsgeschwindigkeit 20 bis 50 IE/min, bei Notfällen maximal 100 IE/min

Tab. 5.9: Pharmazeutisches Profil von F VII-Konzentraten.

5.2.2. Qualitätsmerkmale

(☞ Tab. 5.10)

Die Hersteller müssen PPSB und FVII-Konzentrate vor der Chargenfreigabe auf aktivierte Gerinnungsfaktoren untersuchen. In Ergänzung zu den in der Europäischen Pharmakopoe vorgeschriebenen Tests [5, 6], der nicht aktivierten partiellen Thromboplastinzeit (NAPTT) und der Thrombin-Fibrinogen-Gerinnungszeit (TFCT), nutzen die Hersteller eine Reihe von zusätzlichen, teilweise sensitiveren Prüfverfahren zum Ausschluss einer bedenklichen Thrombogenität [7].

Klinische Erfahrungen und in vitro-Untersuchungen lassen vermuten, dass der kombinierte Zusatz von Heparin und Antithrombin zu PPSB einen besseren Schutz gegen Thrombogenität bietet als Heparin alleine. Thromboembolien traten nach Verabreichung von PPSB-Präparaten auf, die kein Antithrombin und auch keine PS-Aktivität enthielten [1-3]. Nach neueren Untersuchungen soll Prothrombin für die Thrombogenität verantwortlich sein [1a].

Gemäß Europäischer Pharmakopoe dürfen die Aktivitäten der in PPSB enthaltenen Prothrombinkomplexfaktoren die deklarierten Sollfüllgehalte um nicht mehr als 20 % unter- und um nicht mehr als 25 % überschreiten. Aufgrund der langen Halbwertszeiten von Prothrombin (FII) und FX von etwa 2 Tagen besteht bei wiederholter Gabe von PPSB die Gefahr der Kumulation dieser Gerinnungsfaktoren. Die Füllungen für Prothrombin und FX sollen daher die Füllung für FIX nicht wesentlich überschreiten. Da bei angeborenen und erworbenen FVII-Mangelzuständen relativ geringe FVII-Aktivitäten zur Erzielung einer Blutstillung notwendig sind, kann die FVII-Füllung bis auf die Hälfte der FIX-Füllung reduziert werden.

PPSB-Konzentrate sind hinsichtlich der Übertragung transfusionsmedizinisch relevanter Viren **high-risk Präparate**. Alle verfügbaren Konzentrate müssen daher mit zwei unterschiedlich wirkenden Methoden effektiv virusinaktiviert werden.

Qualitätsmerkmale von Prothrombinkomplex-Konzentraten (PPSB-Konzentrate)
• Geringe Schwankungen des FIX-Füllgehaltes von Charge zu Charge (optimal: $\leq \pm 10$ %)
• Füllungen für Prothrombin und FX überschreiten Füllung für FIX um maximal 20 %
• Füllung für FVII 40 bis 100 % der Füllung für FIX
• Füllung für PC- und PS-Aktivität mindestens 40 % der FIX-Füllung
• Antithrombin: 1 IE auf 10 bis 30 IE FIX
• Unfraktioniertes Heparin: bis 0,5 IE auf 1 IE FIX
• Möglichst geringe Mengen an aktivierten Faktoren und aktiviertem Protein C
• Behandlung mit 2 validierten Verfahren zur Inaktivierung von lipidumhüllten Viren und 1 Schritt gegen nicht-lipidumhüllte Viren

Tab. 5.10: Qualitätsmerkmale von Prothrombinkomplex-Konzentraten (PPSB-Konzentrate).

5.2.3. Pharmakologische Eigenschaften

Die prokoagulatorischen Prothrombinkomplexfaktoren II, VII, IX und X, die Inhibitoren PC und PS sowie Protein Z werden in Anwesenheit von Vitamin K in der Leberzelle synthetisiert. PS und Protein Z werden auch in den Gefäßendothelzellen gebildet. Die Ursachen häufiger **erworbener Mangelzustände der Vitamin K-abhängig synthetisierten Proteine** sind

• Syntheseminderung durch Leberparenchymschaden

• Vitamin K-Mangel → Mindersynthese + Synthese funktionsuntüchtiger, inhibitorisch wirkender PIVKA (Proteins Induced in Vitamin K Absence or Antagonism)

• Vitamin K-Antagonismus durch orale Antikoagulanzien oder Beta-Lactam-Antibiotika → Mindersynthese + Synthese funktionsuntüchtiger, inhibitorisch wirkender PIVKA

• Umsatzsteigerung durch Verlust und/oder Verbrauch, z.B. DIC, große Wundflächen

• Verdünnung und Verlust, z.B. bei Massivtransfusion

Die Minder- und Fehlsynthese von Gerinnungsfaktoren resultiert in einer erhöhten Blutungsbereitschaft.

Kongenitale Mangelzustände der Faktoren II, VII und X sind selten. Während heterozygote Anlageträger bei Faktorenspiegeln zwischen 25 und 70 IE/dl zumeist keine erhöhte Blutungsbereitschaft erkennen lassen, können bei Patienten mit homozygotem Prothrombin- oder FX-Mangel Blutungen spontan oder in Verbindung mit Traumata oder Operationen auftreten. Der homozygote FVII-Mangel bleibt häufig inapparent oder geht mit schweren Blutungen bei Verletzungen oder Operationen einher [8, 9].

Homozygote Mängel der Inhibitoren PC und PS rufen bereits bei Neugeborenen eine lebensbedrohende Purpura fulminans oder Thromboembolien der großen Venen und Arterien hervor. **Heterozygote Mangelzustände** gehen lebenslang mit einer erhöhten Disposition zu venösen Thromboembolien und Aborten einher [10].

Protein Z beschleunigt die Hemmung von FXa durch den Protein-Z-abhängigen Proteaseninhibitor. Die klinische Bedeutung des Protein Z bleibt umstritten. Ein beobachteter Zusammenhang zwischen Protein Z-Mangel und Blutungsneigung [11] wurde bislang durch andere Arbeitsgruppen nicht bestätigt. Neuere Studien brachten niedrige Protein-Z-Spiegel mit einem erhöhten Risiko für Schlaganfälle [12] und akute Koronarsyndrome [13], sowie für venöse Thromboembolien bei Personen mit FV-Leiden-Mutation [14] in Verbindung. Andererseits waren auch hohe Protein-Z-Spiegel mit einem erhöhten Risiko für zerebrale Ischämien assoziiert [15].

Die biologische Halbwertszeit des zu substituierenden Gerinnungsfaktors oder Inhibitors bestimmt die Substitutionsintervalle von PPSB (Tab. 5.11). Bei wiederholter Gabe von PPSB über längere Zeiträume kann eine **Kumulation** von Prothrombin und FX auftreten, insbesondere bei Überfüllung des eingesetzten PPSB-Präparates mit diesen Gerinnungsfaktoren. Bei **Umsatzsteigerung** als Folge eines erhöhten Verlusts oder Verbrauchs verkürzen sich die Halbwertszeiten und die somit erforderlichen PPSB-Substitutionsintervalle erheblich.

Biologische Halbwertszeiten der in PPSB-Konzentraten enthaltenen, Vitamin K-abhängigen Gerinnungsfaktoren und Inhibitoren	
Gerinnungsfaktor oder Inhibitor	Biologische Halbwertszeit, Stunden
Prothrombin (Faktor II)	50-80
Faktor VII	3-6
Faktor IX	20-24
Faktor X	30-50
Protein Z	48-72
Protein C	8-11
Protein S	36-60

Tab. 5.11: Biologische Halbwertszeiten der Vitamin K-abhängigen Gerinnungsfaktoren und Inhibitoren, die in PPSB-Konzentraten enthalten sind.

5.2.4. Praktische Durchführung der Substitutionstherapie, Indikationen und Dosierung

5.2.4.1. Allgemeine Grundsätze

Prinzipiell ist eine Substitution mit PPSB-Konzentraten unter folgenden Bedingungen indiziert:

- Der gewünschte Anstieg der Prothrombinkomplexfaktoren kann durch Absetzen oraler Antikoagulanzien, durch Vitamin K-Substitution oder durch Plasma nicht oder nicht rasch genug erreicht werden

- Drohende oder manifeste schwere Blutung bei bestehendem erworbenen Mangel an Prothrombinkomplexfaktoren und fehlenden Kontraindikationen für PPSB-Konzentrate, bei einem Quickwert von 50 % der Norm oder tiefer

- Drohende oder manifeste schwere Blutung bei kongenitalem Mangel an Prothrombin oder an F X; prophylaktische Dauersubstitution bei schwerem Prothrombin- oder FX-Mangel mit erheblicher Blutungsneigung

- Purpura fulminans bei homozygotem PC-Mangel, wenn PC-Konzentrat nicht verfügbar ist und orale Antikoagulanzien kontraindiziert sind

- Purpura fulminans bei homozygotem PS-Mangel, wenn orale Antikoagulanzien kontraindiziert sind

Die Hämophilie B, der kongenitale FVII-Mangel und der homozygote PC-Mangel dürfen bei gegebener Indikation nur mit hochreinen Einzelfaktoren-Konzentraten behandelt werden. Ausnahme: Notfälle, wenn keine spezifischen Konzentrate verfügbar sind.

Wegen der nach wie vor möglichen Gefahr thromboembolischer Komplikationen einschließlich DIC und wegen hoher Therapiekosten muss die Indikation zur PPSB-Substitution kritisch gestellt werden. Folgende Maßnahmen mindern das Risiko für Thromboembolien und DIC (Evidenzgrad 5):

- gleichzeitige low dose Heparinisierung mit unfraktioniertem Heparin oder mit niedermolekularen Heparinen; Ausnahmen: lebensbedrohende Blutungen, Schädel-Hirntrauma, ZNS-Blutungen

- bei Leberinsuffizienz: Ausgleich des häufig bestehenden AT-Mangels **vor** PPSB-Substitution mit AT-Konzentraten; AT-Spiegel mindestens 80 IE/dl

- langsame intravenöse Applikation; Infusionsgeschwindigkeit 25-30 IE/min, entsprechend 1 ml/min; bei lebensbedrohenden Blutungen 100 IE/min, nach Infusion von 500 IE Reduktion der Infusionsgeschwindigkeit

- Vermeidung der gleichzeitigen Verabreichung von Antifibrinolytika und von Heparin-neutralisierenden Substanzen, wie z.B. Protamin

- Kontrolle des Prothrombin- und FX-Spiegels bei wiederholter Verabreichung von PPSB-Konzentraten über mehrere Tage, wegen der Gefahr der Kumulation von Prothrombin und FX wegen langer Halbwertszeiten

Voraussetzung für eine effiziente Therapie mit PPSB-Konzentraten sind die laboranalytische Sicherung und Quantifizierung des Mangels an Prothrombinkomplexfaktoren oder Inhibitoren (Ausnahme: lebensbedrohende Blutung bei Patienten unter oraler Antikoagulation), die Festlegung der Dosis nach Substitutionsziel, die laboranalytische Kontrolle des Substitutionseffekts sowie die Wahl geeigneter Substitutionsintervalle. ☞ auch Kap. 2.

Die Quantifizierung des Mangels an Prothrombinkomplexfaktoren und die Charakterisierung zusätzlich bestehender Hämostasestörungen erfordert folgendes laboranalytisches Minimalprogramm vor Beginn der Substitution [16]:

- Thrombozytenzahl
- Quickwert oder besser modifizierter Quicktest, der spezifisch Mängel der Faktoren II, VII und X erfasst, z.B. HepatoQuick®, Normotest®, Hepatocomplex®, oder direkte Bestimmung der Prothrombinkomplexfaktoren
- APTT (aktivierte partielle Thromboplastinzeit)
- Fibrinogen
- D-Dimere (Fibrinspaltprodukte) und/oder lösliches Fibrin (Fibrinmonomere)
- Antithrombin

Umsatzsteigerungen als Folge akuter Blutungen oder eines erhöhten Verbrauchs von Prothrombinkomplexfaktoren und Inhibitoren (z.B. große Wundflächen) erfordern eine engmaschige Kontrolle der Gerinnungsparameter in 6-stündigen Intervallen.

5.2.4.2. Indikationen und Dosierung

Die Indikationen für PPSB-Konzentrate sind in Tab. 5.12 zusammengefasst.

■ Kongenitaler Prothrombin-Mangel, kongenitaler FX-Mangel

Da keine spezifischen Einzelfaktoren-Konzentrate zur Verfügung stehen, sind PPSB-Konzentrate bei manifesten oder drohenden Blutungen im Rahmen von Operationen oder Traumata indiziert.

Die Substitution muss bis zum Abschluss der primären Wundheilung erfolgen. Dosis und Substitutionsintervalle sind so zu wählen, dass ein Prothrombin- bzw. FX-Spiegel von mindestens 20 IE/ml aufrecht erhalten wird, entsprechend einem Quickwert von 40-50 % der Norm. Bei schweren Blutungen oder bei Polytrauma ist ein Quickwert von 100 % der Norm anzustreben. Wegen der langen Halbwertszeiten von Prothrombin und FX genügen in der Regel einmalige Gaben oder Substitutionen in 24-stündigen Abständen [8, 9, 17] (Evidenzgrad 5). Bei wiederholten schweren Blutungen muss eine prophylaktische Dauersubstitution einmal oder zweimal wöchentlich in Betracht gezogen werden [18-20].

■ Vitamin K-Mangel oder Vitamin K-Antagonismus durch orale Antikoagulanzien oder Antibiotika

☞ Kap. 9.1.

Die Patienten sollten nur bei manifester oder drohender schwerer Blutung mit Vitamin K und PPSB-Konzentraten behandelt werden. Da Patienten unter oraler Antikoagulation eine erhöhte Prädisposition zu Thromboembolien aufweisen, sollte in Ergänzung zu Vitamin K und PPSB low dose unfraktioniertes Heparin oder niedermolekulares Heparin verabreicht werden; Ausnahmen: lebensbedrohende Blutungen, Schädel-Hirntrauma, ZNS-Blutungen. Die PPSB-Therapie ist der Gabe von Plasma eindeutig überlegen [4, 21-29] (Evidenzgrad 2). Wiederholte PPSB-Gaben oder Vitamin K zusammen mit der ersten PPSB-Verabreichung sind wegen der langen Halbwertszeit von

Indikationen für Prothrombinkomplex-Konzentrate (PPSB-Konzentrate)	
Indikation	Evidenzgrad
Kongenitaler Prothrombin-Mangel	5
Kongenitaler FX-Mangel	5
Bedrohliche oder drohende Blutung bei Vitamin K-Mangel oder Vitamin K-Antagonismus durch orale Antikoagulanzien oder Antibiotika, wenn die Vitamin K-Substitution nicht rasch genug wirkt	2
Bedrohliche oder drohende Blutung bei Leberinsuffizienz, wenn Plasma nicht ausreichend wirksam ist oder bei Gefahr der Volumenüberladung	2
Bedrohliche oder drohende Blutung bei Verdünnungs- und Verlustkoagulopathie, wenn Plasma nicht ausreichend wirksam ist, z.B. bei Massivtransfusion	5
Purpura fulminans bei homozygotem PS-Mangel, wenn orale Antikoagulanzien kontraindiziert sind	5

Tab. 5.12: Indikationen für Prothrombinkomplex-Konzentrate (PPSB-Konzentrate).

oralen Antikoagulanzien häufig notwendig, um eine sichere Blutstillung zu gewährleisten [26]. Ein schwerer Vitamin K-Mangel kann im Kindesalter vorkommen und bedrohliche Blutungen hervorrufen.

■ Leberinsuffizienz

Da die Hepatopathie zumeist mit komplexen Hämostasestörungen einhergeht, wird die Mindersynthese von Prothrombinkomplexfaktoren vorzugsweise mit Plasma behandelt. PPSB-Konzentrate sind indiziert, wenn sich bei manifesten Blutungen oder drohenden Blutungen die Spiegel der Prothrombinkomplexfaktoren nicht rechtzeitig und ausreichend mit Plasma anheben lassen oder wenn die Gefahr der Volumenüberladung besteht. Diese Konstellation tritt häufiger bei Lebertransplantation und bei Leberversagen mit guter Prognose auf [30-32] (Evidenzgrad 2).

■ Verdünnungskoagulopathie, Verlustkoagulopathie

PPSB ist indiziert, wenn bei bedrohlichen oder drohenden Blutungen Plasma zur angestrebten Anhebung des Quickwertes nicht ausreicht. Dies ist bei Massivtransfusion gelegentlich der Fall [33, 34].

■ Kongenitaler Faktor VII-Mangel

Die Substitution erfolgt mit FVII-Konzentrat, wenn schwere Blutungen auftreten oder drohen. Zumeist genügt ein FVII-Mindestspiegel von 20 IE/ml, entsprechend einem Quickwert von 40 bis 50 % der Norm. Wegen der kurzen Halbwertszeit von FVII sind hierfür relativ hohe Dosen in 8- bis 12-stündigen Intervallen notwendig [8, 9] (Evidenzgrad 4).

■ Dosierung

☞ Kap. 9.1.

Die PPSB-Dosis berechnet sich wie folgt:

> Dosis PPSB = erwünschter Quickwert-Anstieg bzw. Faktoren-Anstieg (% der Norm oder IE/dl) x kg Körpergewicht x 2/3

Beispiel: gemessener Quickwert: 10 %; Zielwert: 50 % (Differenz bzw. gewünschter Anstieg 40 %); Körpergewicht: 75 kg
Dosis PPSB = 40 x 75 x 2/3 = 2000 IE; je nach Klinik und verfügbarer Packungsgröße ggf. Aufrunden oder Abrunden. Bei Vitamin K-Mangel oder -Antagonismus kann die Dosis eher abgerundet werden [35].

Wenn PPSB bei schwerem Vitamin K-Mangel oder Vitamin K-Antagonismus indiziert ist, werden simultan zu PPSB 10 mg Vitamin K_1 langsam intravenös (in 50 bis 100 ml physiologischer Kochsalzlösung verdünnen!) oder subkutan appliziert. Nach Verabreichung von Vitamin K_1 steigen bei normaler Leberfunktion die Spiegel der Prothrombinkomplexfaktoren innerhalb von 3 bis 6 Stunden deutlich an.

5.2.5. Kontraindikationen

Bei **DIC** ist die Anwendung von PPSB-Konzentraten wegen ihres prokoagulatorischen Potenzials nicht zu empfehlen. PPSB muss jedoch verabreicht werden, wenn bei bedrohlichen Blutungen die Spiegel der Prothrombinkomplexfaktoren mit Plasma nicht ausreichend angehoben werden können oder eine Hypervolämie droht. Unter diesen Umständen ist die vorangehende Normalisierung des AT-Spiegels und ggf. simultane low dose Heparinisierung wichtig (Evidenzgrad 5).

Da PPSB-Konzentrate bis zu 0,5 IE Heparin pro IE FIX enthalten, sind diese Präparate bei **Heparininduzierter Thrombozytopenie Typ II** kontraindiziert.

5.2.6. Unerwünschte Wirkungen

Folgende unerwünschte Wirkungen wurden im Zusammenhang mit der Verabreichung von PPSB-Konzentraten beobachtet:

- Thromboembolien: tiefe Venenthrombosen, Pulmonalembolien, arterielle Thrombosen, akuter Myokardinfarkt
- Disseminierte intravasale Gerinnung (DIC)
- allergische Reaktionen
- anaphylaktische Reaktionen
- Heparin-induzierte Thrombozytopenie Typ II (HIT II)
- Induktion von Inhibitoren gegen Gerinnungsfaktoren, wenn PPSB Patienten mit schwerem angeborenen Mangel an Prothrombin, FVII, FIX oder FX verabreicht wird
- Übertragung transfusionsmedizinisch relevanter Viren, z.B. HIV, HBV, HCV

Literatur PPSB und FVIII-Konzentrate

1. Hellstern P. Production and composition of prothrombin complex concentrates: correlation between

composition and therapeutic efficiency. Thromb Res 1999; 95(suppl1):S7-S12.

1a. Dusel CH, Grundmann C, Eichs et al. Identification of prothrombin as a major thrombogenic agent in prothrombin complex concentrates. Blood Coagul Fibrinolysis 2004;15:405-11.

2. Köhler M, Hellstern P, Lechler E et al. Thromboembolic complications associated with the use of prothrombin complex and factor IX concentrates. Thromb Haemost 1998;80:399-402.

3. Köhler M. Thrombogenicity of prothrombin complex concentrates. Thromb Res 1999(suppl1);95:S13-S17.

4. Preston FE, Laidlaw ST, Sampson B, Kitchen S. Rapid reversal of oral anticoagulation with warfarin by a prothrombin complex concentrate (Beriplex): efficacy and safety in 42 patients. Brit J Haematol 2002;116:619-24.

5. Council of Europe. Human coagulation factor VII, freeze-dried. European Pharmacopoeia. 3rd edition. Strasbourg: Council of Europe Publishing,1999, 796-797.

6. Council of Europe. Human prothrombin complex, freeze-dried. European Pharmacopoeia. 3rd edition. Strasbourg: Council of Europe Publishing, 1999, 802-804.

7. Josic D, Hoffer L, Buchacher A et al. Manufacturing of a prothrombin complex concentrate aiming at low thrombogenicity. Thromb Res 2000;100:433-41.

8. Lechler E. Use of prothrombin complex concentrates for prophylaxis and treatment of bleeding episodes in patients with hereditary deficiency of prothrombin, factor VII, factor X, protein C, protein S, or protein Z. Thromb Res 1999;95(suppl1):S39-S50.

9. Bolton-Maggs PHB, Perry DJ, Chalmers EA et al. The rare coagulation disorders - review with guidelines for management from the United Kingdom Haemophilia Centre Doctors' Organisation. Haemophilia 2004;10: 593-628.

10. Bauer K. Inherited and acquired hypercoagulable states. In: Thrombosis and Hemorrhage. Loscalzo J, Schafer AI (Hrsg.).London: Lippincott Williams Wilkins 2003; 648-84.

11. Kemkes-Matthes B, Matthes KJ. Protein Z deficiency: a new cause of bleeding tendency. Thromb Res 1995; 79:49-55.

12. Heeb MJ, Paganini-Hill A, Griffin JH, Fisher M. Low protein Z levels and risk of ischaemic stroke: differences by diabetic status and gender. Blood Cells Mol Dis 2002; 29:139-44.

13. Fedi S, Sofi F, Brogi D et al. Low protein Z plasma levels are independently associated with acute coronary disease. Thromb Haemost 2003;90:1173-8.

14. Kemkes-Matthes B, Nees M, Kuhnel G et al. Protein Z influences the prothrombotic phenotype in Factor V Leiden patients. Thromb Res 2002;106:183-5.

15. Lichy C, Kropp S, Dong-Si T et al. A common polymorphism of the protein Z gene is associated with protein Z plasma levels and with risk of cerebral ischemia in the young. Stroke 2004;35:50-5.

16. Halbmayer WM. Rational, high quality laboratory monitoring before, during, and after infusion of prothrombin complex concentrates. Thromb Res 1999; 95(suppl1):S25-S30.

17. Lobel JS, Majudmar S, Kovatts-Bell S. Successful prophylactic treatment for bleeding in a girl with severe hereditary prothrombin deficiency using a prothrombin complex concentrate (Bebulin® VH). J Pediatr Oncol 2004;26:480-3.

18. Kouides PA, Kulzer L. Prophylactic treatment of severe factor X deficiency with prothrombin complex concentrate. Haemophilia 2001;7:220-3.

19. McMahon C, Smith J, Goonan C et al. The role of primary prophylactic factor replacement therapy in children with severe factor X deficiency. Brit J Haematol 2002;119:789-91.

20. Apak H, Celkan T, Özkan A et al. Severe factor X deficiency treated with heparin-added prothrombin complex concentrate. Ann Hematol 2003;82:710-11.

21. Makris M, Greaves M, Phillips WS et al. Emergency oral anticoagulant reversal: the relative efficacy of infusions of fresh frozen plasma and clotting factor concentrate on correction of the coagulopathy. Thromb Haemost 1997;77:477-80.

22. Boulis NM, Schmaier A, Hoff JT. Use of factor IX complex in warfarin-related intracranial hemorrhage. Neurosurgery 1999;45:1113-8.

23. Pindur G, Mörsdorf S. The use of prothrombin complex concentrates in the treatment of hemorrhages induced by oral anticoagulation. Thromb Res 1999;95 (suppl1):S57-S61.

24. Hellstern P, Halbmayer WM, Köhler M, et al. Prothrombin complex concentrates: indications, contraindications, and risks: a task force summary. Thromb Res 1999;95(suppl1):S3-S6.

25. Cartmill M, Dolan G, Byrne JL, Byrne PO. Prothrombin complex concentrates for oral anticoagulant reversal in neurosurgical emergencies. Brit J Neurosurg 2000; 14:458-61.

26. Yasaka M, Sakata T, Minematsu K, et al. Correction of INR by prothrombin complex concentrate and vitamin K in patients with warfarin related hemorrhagic complications. Thromb Res 2003;108:25-30.

27. Yasaka M, Oomura M, Ikeno K et al. Effect of prothrombin complex concentrate on INR and blood coa-

gulation system in emergency patients treated with warfarin overdose. Ann Hematol 2003;82:121-3.

28. Lubetzky A, Hoffman R, Zimlichman R et al. Efficacy and safety of a prothrombin complex concentrate (Octaplex®) for rapid reversal of oral anticoagulation. Thromb Res 2004;113:371-8.

29. Baker RI, Coughlin PB, Gallus AS et al. Warfarin reversal: consensus guidelines on behalf of the Australasian Society of Thrombosis and Haemostasis. MJA 2004;181: 492-7.

30. Böhrer H. Prothrombin complex substitution during liver transplantation. Thromb Res 1999;95(suppl1):S71-S74.

31. Spannagl M, Schramm W. Replacement of coagulation factors in liver or multiple organ dysfunction. Thromb Res 1999;95(suppl1):S51-S56.

32. Lorenz R, Kienast J, Otto U et al. Efficacy and safety of a prothrombin complex concentrate with two virus-inactivation steps in patients with severe liver damage. Gastroenterol Hepatol 2003;15:15-20.

33. Blauhut B. Indications for prothrombin complex concentrates in massive transfusions. Thromb Res 1999; 95(suppl1):S63-S69.

34. Staudinger T, Frass M, Quehenberger C et al. Influence of prothrombin complex concentrates on plasma coagulation in critically ill patients. Intensive Care Med 1999;25:1105-1110.

35. Yasaka M, Sakata T, Naritomi H, Minematsu K. Optimal dose of prothrombin complex concentrate for acute reversal of oral anticoagulation. Thromb Res 2005; 115:455-9.

5.3. Aktivierte Prothrombin-komplex-Konzentrate

5.3.1. Präparate und Inhaltsstoffe

Aktivierte Prothrombinkomplex-Konzentrate werden bei der Aufbereitung aus Humanplasma durch spezifische Verfahrenstechniken, die zur begrenzten Aktivierung der Gerinnungsfaktoren führen, aus der Prothrombinkomplex-haltigen Fraktion gewonnen. Das im deutschsprachigen Raum gebräuchlichste Produkt ist ein Komplexpräparat, das die sog. Faktor VIII-Inhibitor-Bypassing-Aktivität (FEIBA®) enthält. Das Produkt beinhaltet die Prothrombinkomplexfaktoren II, VII, IX und X, den Inhibitor Protein C sowie in wechselnder Zusammensetzung aktivierte Formen der genannten Faktoren, insbesondere FVIIa, in geringerem Ausmaß auch FXa, Thrombin, in geringen Mengen FVIII und andere [3, 13, 14]. Ein

überwiegend im angloamerikanischen Raum verwendetes ähnliches Präparat ist der sog. Anti-Inhibitor-Koagulations-Komplex (Autoplex ®T) [6].

Pharmazeutisches Profil des aktivierten Prothrombinkomplex-Präparates FEIBA®	
	FVIII-Inhibitor Bypassing Aktivität
Herstellung	Aus der Prothrombinkomplex-Fraktion von Humanplasma durch spezifische Verfahrenstechniken zur Aktivierung von Gerinnungsfaktoren
	Virusinaktivierung: 2-Stufen-Dampfbehandlung
Zusammensetzung	*Arzneilich wirksame Bestandteile:* Mit FVIII-Bypassing Aktivität angereicherte Humanplasmafraktion *Begleitstoffe:* Natriumchlorid, Natriumhydrogenphosphat, Natriumcitrat
Lagerung	Bei +2 bis +4 °C
Haltbarkeit	2 Jahre bzw. 27 Monate nach Herstellung
Darreichungsform und Inhalt	Trockensubstanz und Lösungsmittel
	Packungsgrößen: 250, 500 und 1000 FEIBA-Einheiten
Handelsname	FEIBA® S-TIM 4
Art der Anwendung	Intravenöse Injektion

Tab. 5.13: Pharmazeutische Profil des aktivierten Prothrombinkomplex-Präparates FEIBA.

5.3.2. Qualitätsmerkmale

Die Aktivität bzw. Wirksamkeit von **FEIBA®** nach in vitro Kriterien wird in sogenannten FEIBA-Einheiten angegeben, die wesentlich von den aktivierten Faktoren VIIa, Xa und Thrombin bestimmt werden. 1 FEIBA-E verkürzt die APTT eines hochtitrigen FVIII-Inhibitor-haltigen Plasmas auf 50 % des Pufferleerwertes. Das Präparat enthält die Faktoren des Prothrombinkomplexes (FII, FVII, FIX und FX) in nicht-aktivierter Form bei Aktivitätswerten bis zum zweifachen der FEIBA-Aktivitäten [4, 14]. Darüber hinaus liegt eine FXa-ähnliche Aktivität mit höherem Molekulargewicht

(120.000-130.000 Dalton) als physiologischer FXa vor, die sich durch eine geringere Hemmbarkeit gegenüber Antithrombin (AT) auszeichnet. Der Anteil an FVIII:C und von Willebrand-Faktor-Antigen (VWF:Ag) liegt unter 0,1 bzw. 0,01 IE/E FEIBA. Die Virusinaktivierung mit Wirksamkeit gegen umhüllte und nicht umhüllte Viren erfolgt durch Zweistufen-Dampfbehandlung bei 1200 mbar, 60 °C für 10 h und bei 1375 mbar, 80 °C für 1 h, ohne dass die o.g. gerinnungsphysiologischen Qualitätsmerkmale beeinträchtigt werden [5]. Eine weitere Reduktion der viralen Infektiosität wird durch zusätzliche PCR-Testung des Ausgangsplasmas auf Genome von HAV, HBV, HCV, Parvovirus und HIV erreicht.

Beim Einsatz von FEIBA® sollte eine Nutzen-Risikoabwägung - insbesondere bei pädiatrischen Inhibitorpatienten - im Hinblick auf die Behandlungsalternative mit Gabe von rekombinantem FVIIa erfolgen. Die Gründe für die Therapieentscheidung sind zu dokumentieren.

Die Wirksamkeit des **Anti-Inhibitor-Koagulationskomplexes** (Autoplex® T) wird in sog. FVIII-korrigierenden Einheiten angegeben, die sich auf eine Dosis-abhängige Korrektur der APTT-Verlängerung von FVIII-Inhibitor-haltigem Plasma beziehen. Das Produkt enthält aktivierte Formen der Faktoren VII, IX, X und XI, wobei die Faktoren VIIa und IXa im Vergleich zu FXa eine größere Bedeutung für die klinische Wirksamkeit haben sollen. Außerdem enthält es einen Zusatz von Heparin für Stabilisierungszwecke. Die Virusinaktivierung beinhaltet mehrere Verfahrensschritte unter Einschluss von Alkohol-Behandlung und trockener Hitze [6].

5.3.3. Pharmakologische Eigenschaften

Die antihämorrhagische Wirkung von **aktivierten Prothrombinkomplex-Präparaten** beruht auf einem kombinierten Effekt der verschiedenen Komponenten, aus aktivierten Prothrombinkomplexfaktoren und ihren Vorläufern mit Einbeziehung von Feed-back-Mechanismen der Gerinnungskaskade. Die verschiedenen Ansätze der sog. FVIII-Bypassing-Aktivität sind der extrinsische Aktivierungsweg mit der FXa-abhängigen FVII-Aktivierung und der FVIIa-abhängigen FX- und FIX-Aktivierung, sowie der intrinsische Weg mit den Thrombin-abhängigen Feedback-Mechanismen

und die Bildung des Prothrombinase-Komplexes [3, 13]. Das Resultat ist die Entstehung von Thrombin mit nachfolgender Fibrinbildung (☞ Kap. 2.3.2.). Die Anwesenheit einer hinreichenden Anzahl funktionsfähiger Thrombozyten spielt für die Wirkung der FVIII-Bypassing-Aktivität eine wesentliche Rolle. Standardisierte pharmakokinetische Daten liegen naturgemäß für aktivierte Prothrombinkomplexe nicht vor, da das Produkt zahlreiche Komponenten mit unterschiedlichen Halbwertszeiten enthält. Innerhalb von 60 min nach Applikation können signifikante Verkürzungen der APTT oder der Reaktions- und Thrombusbildungszeit im Thrombelastogramm nachgewiesen werden, ohne dass eine strikte Korrelation zum klinisch nachweisbaren antihämorrhagischen Effekt besteht. Ähnliches gilt für die Vollblutgerinnungszeit. Die blutstillende Wirkung bildet sich nach klinischen Erfahrungswerten innerhalb von 6 bis 12 h zurück, sodass bei kritischen Blutungen wiederholte Applikationen in diesem Intervall empfohlen werden.

5.3.4. Praktische Durchführung der Substitutionstherapie, Indikationen und Dosierungen

Für die **Durchführung der Substitutionstherapie** und die Zubereitung der gebrauchsfertigen Lösungen sind die Angaben des Herstellers entsprechend der Fachinformation zu beachten. Aseptische Handhabung ist strikt zu befolgen. FEIBA® wird umgehend nach Auflösen der Trockensubstanz mit dem beigefügtem Wasser für Injektionszwecke langsam intravenös injiziert, wobei die Injektionsgeschwindigkeit 2 E/kg KG pro min. nicht übersteigen darf. Bei mittlerer Dosierung (75 E) eines 75 kg Patienten ergibt sich somit eine minimale Applikationszeit von rund 40 Minuten.

Die **Indikation** für FEIBA® sind Blutungen und Blutungsneigungen bei Hemmkörperhämophilie A und B (Evidenzgrad 1) [4, 5, 12]. FEIBA® kann ebenfalls zur Bekämpfung von schweren Blutungen bei nicht-hämophilen Patienten mit erworbenem Hemmkörper, z.B. gegen die Faktoren VIII, IX und XI eingesetzt werden (Evidenzgrad 3) [11].

Die Empfehlungen zur **Dosierung** von FEIBA® sind Richtwerte, da je nach Patient und klinischer Situation ein unterschiedliches Ansprechen zu erwarten ist. Je nach Schwere der Blutung werden Einzelgaben von 50 bis maximal 100 E/kg KG empfohlen, die in Abhängigkeit von der klinischen Wirkung in 6- bis 12-stündigen Intervallen wiederholt werden können. Hierbei ist darauf zu achten, dass eine Einzelgabendosis von 100 E/kg KG und eine Gesamtdosis von 200 E/kg KG pro Tag nicht überschritten werden darf. Für Patienten mit Hemmkörper-Titer < 10 BU/ml wird im Rahmen einer akuten Blutungsepisode eine Kombination von FEIBA® mit FVIII-Konzentrat in höherer Dosis empfohlen, sofern es sich um leichte bis mittelschwere Blutungen handelt und ein starker Anstieg des Inhibitor-Titers nicht zu erwarten ist (low responder). Bei schweren bzw. lebensgefährlichen Blutungen und bei Operationen wird allgemein eine Monotherapie mit FEIBA® empfohlen.

Bei Patienten mit einem Hemmkörpertiter von > 10 BU/ml wird eine alleinige Therapie mit FEIBA® empfohlen.

Therapie von akuten Blutungen mit FEIBA®	
Blutungsart	Dosis (E/kg KG)
Gelenke, Muskeln, Weichteile	Initial 50-75-100 E, einmalig oder in 12-stündigen Intervallen bis zur klinischen Besserung, Rückbildung der Blutung
Schleimhaut	50-100 E, in 6-stündigen Intervallen bis zur klinischen Besserung, Rückbildung der Blutung
Schwere Blutungen	100 U in 12-stündigen, ggf. auch 6-stündigen Intervallen bis zur klinischen Besserung, Rückbildung der Blutung
Operationen	50-100 E in 6-12-stündigen Intervallen perioperativ, später 12-stündig bis zum Abschluss der Wundheilung
Maximale Einzeldosis: 100 E/kg KG und maximale Gesamt-Tagesdosis: 200 E/kg KG	

Tab. 5.14: Dosierungen von FEIBA in Abhängigkeit von Art und Schwere der Blutung.

Eine Langzeitkombinationstherapie mit FVIII-Konzentrat und FEIBA® ermöglicht unter Umständen die Reduktion oder Elimination des Hemmkörpers, wobei mit FEIBA® das Blutungsrisiko und die Blutungshäufigkeit verringert werden können [4, 8, 9]. Es wird zunächst (Phase I) eine Dosierung von FVIII-Konzentrat mit 100 IE/kg KG und von FEIBA® mit 50 E/kg KG, zweimal pro Tag empfohlen, bis zur Erniedrigung des Inhibitortiters unter 1 BU/ml. Anschließend (Phase II) erfolgt eine Monotherapie mit FVIII-Konzentrat mit 150 IE/kg KG zweimal pro Tag, bis der Inhibitortiter nicht mehr messbar ist und eine normale FVIII-Halbwertszeit über einen Zeitraum von 2-3 Wochen erreicht wird. In der ersten Behandlungsphase steigt der Inhibitortiter im Allgemeinen an, gleichzeitig erhöht sich das Blutungsrisiko. Nach einigen Behandlungsmonaten ist mehrheitlich mit einer Suppression bzw. Elimination des Inhibitors zu rechnen.

Die Indikation für **Autoplex®** ist vergleichbar zu FEIBA® und auf Patienten mit Hemmkörpern gegen FVIII mit einem Titer von >10 BE/ml beschränkt, bzw. auf Fälle, in denen ein Anstieg auf >10 BE/ml zu erwarten ist. Die empfohlene Dosis liegt je nach Schweregrad der Blutung bei 25-100 Hyland FVIII-korrigierenden Einheiten pro kg KG (Infusionsrate von bis zu 10 ml/min). Wiederholte Gaben in Abhängigkeit von der klinischen Besserung sollen frühestens nach 6 h erfolgen.

5.3.5. Kontraindikationen

Bei manifester disseminierter intravasaler Gerinnung (disseminated intravascular coagulation, DIC) oder Hyperfibrinolyse muss die Gabe von **FEIBA®** unter sorgfältiger Nutzen-Risiko-Abwägung erfolgen. Ein kontinuierliches Labormonitoring von Parametern der DIC und/oder Fibrinolyse einschließlich der Thrombozytenzahl ist dringend zu empfehlen. Bei einem Inhibitortiter <10 BE/ml muss über die vorzugsweise alleinige Behandlung mit einem Konzentrat des betreffenden Gerinnungsfaktors entschieden werden. Bei der koronaren Herzkrankheit und bei akuten Thrombosen/Embolien darf - unter strenger Nutzen-Risiko-Abwägung - FEIBA® nur für die Behandlung von lebensbedrohlichen Blutungen eingesetzt werden [1]. In der Schwangerschaft und Stillzeit ist strenge Indikationsstellung geboten. Vergleichbare Anwendungsbeschränkungen einschließlich HIT Typ II (Heparin-Beigabe) gelten auch für **Autoplex®**.

Die gleichzeitige Gabe von aktivierten Prothrombinkomplex-Präparaten und rekombinantem FVIIa ist zu vermeiden (Thromboserisiko).

5.3.6. Unerwünschte Wirkungen

Bei der Anwendung hoher Dosen von **FEIBA®**, d.h. über 100 E/kg KG Einzelgabe oder über 200 E/kg KG Tagesdosis, wurden in seltenen Fällen Hinweise auf eine DIC beobachtet, bei erhöhter Dosis und langdauernder Gabe kam es auch in Einzelfällen zum Auftreten eines Myokardinfarkts. Daher ist ein klinisches und labordiagnostisches Monitoring auf Myokardinfarkt, Lungenembolie oder DIC (Fibrinogen-, Thrombozyten-Abfall, Anstieg von Fibrin-/Fibrinogenspaltprodukten) angezeigt und Dosis und Behandlungsdauer nach klinischer Erfordernis auf ein Minimum zu beschränken. Weiterhin können allgemeine Symptome wie Kreislaufreaktion, Atemnot, Allergien u.a. wie bei Fremdeiweiß-haltigen Pharmaka auftreten. Ein reaktiver Inhibitor-Anstieg unter FEIBA® ist möglich. Die Übertragung humanpathogener Krankheitserreger ist extrem unwahrscheinlich, aber nicht völlig auszuschließen. Generell sollte eine Nutzen-Risiko-Abwägung im Hinblick auf die Behandlungsalternative rekombinanter FVIIa erfolgen, insbesondere bei einem Inhibitortiter > 10 BE/ml.

Literatur

Allgemeine Literatur

Ehrenforth S, Kreuz W, Scharrer I et al. Incidence of development of factor VIII and factor IX inhibitors in haemophiliacs Lancet. 1992;339(8793):594-8.

Green D. Factor VIII and other coagulation inhibitors. In Thrombosis and haemorrhage. Loscalzo J, Schafer AI (eds). 2003; Philadelphia, Lippincott Williams & Wilkins, Baltimore, London 2003;pp 599-610.

Key NS. Inhibitors in congenital coagulation disorders. Brit J Haematol 2004;127:379-91.

Leissinger CA. Prevention of bleeds in hemophiliacs with inhibitors: Emerging data and clinical direction. Am J Hematol 2004;77:187-93.

Luu H., Ewenstein B. FEIBA safety profile in multiple modes of clinical and home therapy application. Haemophilia 2004;10:10-6.

Makris M. Systematic review of the management of patients with haemophilia A and inhibitors. Blood Coagul Fibrinolysis 2004;15:S25-7.

Mariani G, Scheibel E, Nogao T et al. Immuntolerance as treatment of alloantibodies to factor VIII in hemophilia. The International Registry of Immuntolerance Protocols. Sem Hemat 1994;31(S4):62-9.

Paisley S, Wight J, Currie E, Knight C. The management of inhibitors in haemophilia A: introduction And systematic review of current practice. Haemophilia 2003:9:405-17.

Vorstand und Wissenschaftlicher Beirat der Bundesärztekammer (Hrsg). Leitlinien zur Therapie mit Blutkomponenten und Plasmaderivaten. Köln, Deutscher Ärzte-Verlag 2003.

Spezielle Literatur

1. Aledort LM.Comparative thrombotic event incidence after infusion of recombinant factor VIIa versus factor VIII inhibitor bypassing activity. J Thromb Haemost 2004;2:1700-8.

2. Brackmann HH, Gormsen J. Massive factor VIII infusion in hemophilic patients with factor VIII inhibitor, high responder. Lancet II 1977;8044:933.

3. Gallistl S. Respective roles of factors II, VII, IX, and X in the procoagulant activity of FEIBA. Blood Coagul Fibrinolysis 2002;13:653-5.

4. Hilgartner MW; Knatterud GL. The use of factor eight inhibitor by-passing activity (FEIBA Immuno) product for treatment of bleeding episodes in hemophiliacs with inhibitors. Blood 1983;61:36-40.

5. Hilgartner M. Efficacy and safety of vapor-heated anti-inhibitor coagulant complex in hemophilia patients. FEIBA Study Group.Transfusion, 1990;30:626-30.

6. Horwith G, Revie DR. Efficacy of viral clearance methods used in the manufacture of activated prothrombin complex concentrates: focus on AUTOPLEX T. Haemophilia 1999;5:19-23.

7. Hvid I; Rodriguez-Merchan EC. Orthopaedic surgery in haemophilic patients with inhibitors: an overview. Haemophilia 2002;8:288-91.

8. Mariani G, Siragusa S, Kroner BL. Immune tolerance induction in hemophilia A: a review. Sem Thromb Hemost 2003;29:69-76.

9. Oldenburg J, Schwaab R, Brackmann-HH. Induction of immune tolerance in haemophilia inhibitor patients by the 'Bonn Protocol': predictive parameter for therapy duration and outcome. Vox Sang 1999;77:49-54.

10. Preston FE, Dinsdale RC, Sutcliffe DJ et al. Factor VIII inhibitor bypassing activity (FEIBA) in the management of patients with factor VIII inhibitors. Thromb Res 1977;11:643-51.

11. Sallah S.Treatment of acquired haemophilia with factor eight inhibitor bypassing activity. Haemophilia 2004;10:169-73.

12. Sjamsoedin LJ. The effect of activated prothrombin-complex concentrate (FEIBA) on joint and muscle bleeding in patients with hemophilia A and antibodies to factor VIII. A double-blind clinical trial. N Engl J Med 1981;305:717-21.

13. Turecek PL, Varadi K, Gritsch H et al. Factor Xa and prothrombin: mechanism of action of FEIBA. Vox Sang 1999;77:72-9.

14. Vinazzer-H. Comparison between two concentrates with factor VIII inhibitor bypassing activity. Thromb Res 1982;26:21-9.

5.4. Fibrinogen-Konzentrate

5.4.1. Präparat und Pharmazeutisches Profil

Derzeit ist in Deutschland nur das Fibrinogen-Konzentrat von ZLB Behring im Handel (Haemocomplettan® HS; Tab. 5.15).

Pharmazeutisches Profil von Fibrinogen-Konzentrat	
Herstellung	aus großen Plasmapools, Fraktionierung aus Kryopräzipitat Virusinaktivierung: Pasteurisierung
Zusammensetzung	*Arzneilich wirksamer Bestandteil:* natives, voll funktionsfähiges Fibrinogen *Begleitstoffe:* denaturiertes, nicht voll funktionsfähiges Fibrinogen, Fibronektin, FXIII, Plasminogen, Humanalbumin (400-700 mg/g Fibrinogen), L-Argininhydrochlorid
Lagerung	bei +2 bis +8 °C
Haltbarkeit	60 Monate ab Herstellung (Verfallsdatum vor jeder Anwendung prüfen!) sofortige Verwendung der gebrauchsfähigen Lösung
Darreichungsform und Inhalt	Trockensubstanz und Lösungsmittel (50 ml, 100 ml) Packungsgrößen: 1 g und 2 g
Art der Anwendung	Langsame intravenöse Infusion der körperwarmen Lösung

Tab. 5.15: Pharmazeutisches Profil von Fibrinogen-Konzentrat.

5.4.2. Qualitätsmerkmale

Das Präparat enthält natives, voll funktionsfähiges, gerinnbares Fibrinogen und denaturiertes, nicht gerinnbares Fibrinogen. Der Gehalt an denaturiertem Fibrinogen muss so gering wie möglich sein, da es ähnlich wie Fibrinogen- und Fibrinspaltprodukte die Fibrinpolymerisation hemmen kann. Geringe Verunreinigungen durch Fibronektin, FXIII und Plasminogen beeinträchtigen die Qualität des Präparates nicht. Gleiches gilt für Albumin und L-Argininhydrochlorid. Der Sollfüllgehalt darf um nicht mehr als 10 % über- oder unterschritten werden. Zur Virussicherheit des Präparates fehlen prospektive kontrollierte Studien. Infektionen mit HIV, HCV oder HBV, die sicher auf Fibrinogen-Konzentrat zurückgeführt werden konnten, wurden bislang nicht beschrieben.

5.4.3. Pharmakologische Eigenschaften

Fibrinogen ist ein in der Leber synthetisiertes Glykoprotein, das im Plasma in einer Konzentration zwischen 1,5 und 4,0 g/l zirkuliert. Fibrinogen ist ein Akutphasenprotein. Die Plasmakonzentration kann bei starken Entzündungsreaktionen auf über 10 g/l ansteigen. Die biologische Halbwertszeit beträgt 3 bis 5 Tage. Fibrinogen wird durch Thrombin in Fibrinmonomere umgewandelt, die bei genügend hoher Konzentration spontan zu einem Fibringerinnsel polymerisieren. Aktivierter FXIII und Kalziumionen stabilisieren dieses instabile Fibringerinnsel durch Quervernetzung [1, 2].

Vier seltene, **kongenitale** Hämostasestörungen gehen mit einer Verminderung des funktionellen Fibrinogens einher, die durch die Bestimmung des gerinnbaren Fibrinogens nach *Clauss* und eine immunologische Fibrinogenbestimmung primär differenziert werden können [2, 3] (Tab. 5.16):

- Afibrinogenämie
- Hypofibrinogenämie
- Dysfibrinogenämien
- Hypodysfibrinogenämien

Die autosomal-rezessiv vererbte **Afibrinogenämie** ist durch ein völliges Fehlen des Fibrinogens im Plasma gekennzeichnet. Bei der autosomal-rezessiv oder dominant vererbten **kongenitalen Hypofibrinogenämie** sind gerinnbares und immunologisch bestimmtes Fibrinogen gleichermaßen vermindert. Für die heterogene Gruppe der **kongenitalen Dysfibrinogenämien** sind deutlich verminderte Plasmaspiegel des gerinnbaren Fibrinogens bei normalen Werten für immunologisch bestimmtes Fibrinogen charakteristisch. Schließlich imponieren die **kongenitalen Hypodysfibrinogenämien** durch verminderte Plasmaspiegel des gerinnbaren und des immunologisch gemessenen Fibrinogens, bei einer deutlichen Diskrepanz zwischen dem niedrigeren gerinnbaren Fibrinogen und dem immunologisch bestimmten Wert.

Erworbene Hypofibrinogenämien werden zumeist im Rahmen komplexer Hämostasestörungen beobachtet, wobei folgende Pathomechanismen zugrunde liegen:

- Synthesestörung bei Hepatopathie oder Therapie mit L-Asparaginase
- Umsatzsteigerung bei DIC, Hyperfibrinolyse oder gesteigertem Verbrauch an großen Wundflächen
- Verdünnung und Verlust bei schwerem akuten Blutverlust und Massivtransfusion
- Verlust bei Verbrennungen oder exsudativer Gastroenteropathie
- Schlangengifte, die eine atypische Umwandlung von Fibrinogen in Fibrin bewirken

Primäre Differenzierung kongenitaler Fibrinogen-Mangelzustände		
Hämostasestörung	Gerinnbares Fibrinogen nach Clauss	Immunologisch bestimmtes Fibrinogen (z.B. nephelometrisch)
Afibrinogenämie	Nicht messbar	Nicht messbar
Hypofibrinogenämie	< 1,5 g/l	< 1,5 g/l; geringe Diskrepanz zwischen gerinnbarem und immunologischem Fibrinogen
Dysfibrinogenämien	< 1,5 g/l	Normal; hohe Diskrepanz zwischen gerinnbarem und immunologischem Fibrinogen
Hypodysfibrinogenämien	< 1,0 g/l	< 1,5 g/l; hohe Diskrepanz zwischen gerinnbarem und immunologischem Fibrinogen

Tab. 5.16: Primäre Differenzierung der kongenitalen Fibrinogen-Mangelzustände mit Hilfe der gerinnungsphysiologischen und immunologischen Bestimmung des Fibrinogens.

5.4.4. Praktische Durchführung der Substitutionstherapie, Indikationen und Dosierung

5.4.4.1. Allgemeine Grundsätze

Die **hämostatisch wirksamen Mindestspiegel** und die sich daraus ergebenden therapeutischen Konsequenzen leiten sich von Beobachtungen bei Patienten mit kongenitalen Fibrinogendefekten ab [4] (Evidenzgrad 5). Die **kongenitale Afibrinogenämie** ist durch eine **schwere Blutungsneigung** gekennzeichnet. Aber paradoxerweise kommen auch **Thrombosen** häufig vor. Im Vergleich zur schweren Hämophilie A oder B treten zerebrale Blutungen häufiger auf. Nabelschnurblutungen sind besonders häufig. Schwere **geburtshilfliche Komplikationen**, wie Fehl- und Totgeburten, sind ebenfalls häufig. **Thrombotische Komplikationen** können spontan oder nach Infusion fibrinogenhaltiger Plasmafraktionen vorkommen. Bei Patienten mit **kongenitalen Hypofibrinogenämien** und Fibrinogenspiegeln über 0,5 g/l werden keine Spontanblutungen beobachtet. Traumatisch bedingte oder postoperative Blutungen können durch Anheben des Fibrinogenspiegels auf mindestens 1,0 g/l erfolgreich gestillt bzw. verhindert werden. Zirka 30 % der **kongenitalen Dysfibrinogenämien** gehen mit einer **erhöhten Blutungsbereitschaft** und/oder **Wundheilungsstörungen** einher. Eine Disposition zu **Thromboembolien** wird in 20 % der Fälle beobachtet. Blutungen und Thromboembolien treten bei 2 % der Patienten gleichzeitig auf, und die restlichen 48 % der kongenitalen Dysfibrinogenämien bleiben symptomlos. **Geburtshilfliche Komplikationen** sind häufig [4].

Es fehlen prospektive kontrollierte Studien zur Wirksamkeit der Fibrinogensubstitution bei **erworbener Hypofibrinogenämie** [4-6]. Umfangreiche klinische Erfahrungen bestätigen im Wesentlichen die hämostatisch wirksamen Mindestspiegel bei angeborenen Defekten. Da bei Massivtransfusion die Fibrinogenspiegel mit zunehmendem Blutverlust und Verbrauch an großen Wundflächen häufig rasch abfallen, wird aus Sicherheitsgründen der **Schwellenwert des Fibrinogenspiegels**, der eine Fibrinogensubstitution mit Plasma oder Fibrinogen-Konzentrat erfordert, zwischen 0,6 und 1,5 g/l angesetzt. Die Diskrepanzen zwischen verschiedenen Arbeitsgruppen erklären sich hauptsächlich durch die mangelhafte Standardisierung und die Unspezifität der Methoden zur Fibrinogenbestimmung (☞ auch Kap. 2.). Die in der klinischen Routine am häufigsten eingesetzten Methoden zur Fibrinogenbestimmung sind

- die gerinnungsphysiologische Methode nach *Clauss*
- das *derived* Fibrinogen: turbidimetrische Ermittlung der Fibrinogenkonzentration aus der Gerinnungskinetik bei der Bestimmung des Quickwertes (Thromboplastinzeit)

- immunologische Methoden: Antigen-Antikörper-Reaktion unter Verwendung von Anti-Fibrinogen-Antikörpern; bevorzugtes Messprinzip: Nephelometrie

Die drei Methoden liefern bei Patienten mit komplexen Hämostasestörungen nicht vergleichbare Ergebnisse, die zusätzlich vom den verwendeten Reagenzien und Analysengeräten beeinflusst werden. Die Entscheidung zur Fibrinogensubstitution setzt daher laboranalytische Kenntnisse voraus, die in Tab. 5.17 zusammengefasst sind.

Eigenschaften der drei wichtigsten Methoden zur Fibrinogenbestimmung	
Clauss-Methode	Falsch zu niedrige Werte bei Hyperfibrinolyse: hohe Konzentrationen von Fibrinspaltprodukten und Fibrinogenspaltprodukten stören die Fibrinpolymerisation: D-Dimer-Spiegel ↑↑, Reptilasezeit ↑↑
Derived Fibrinogen	Falsch zu hohe Werte nach Infusion von Hydroxyethylstärken oder Dextranen
Fibrinogen immunologisch	Falsch zu hohe Werte durch hohe Konzentrationen von Fibrinspaltprodukten (z.B. D-Dimere), Fibrinogenspaltprodukten und denaturiertem Fibrinogen

Tab. 5.17: Eigenschaften der drei wichtigsten Methoden zur Fibrinogenbestimmung.

Demzufolge ergeben sich folgende allgemeine Richtlinien zur Fibrinogensubstitution:

Voraussetzungen für eine effiziente Therapie mit Fibrinogen-Konzentraten sind die laboranalytische Sicherung und Quantifizierung des Fibrinogenmangels, die Festlegung der Dosis nach Substitutionsziel, die laboranalytische Kontrolle des Substitutionseffekts sowie die Wahl geeigneter Substitutionsintervalle. ☞ auch Kap. 2.

Die Quantifizierung des Fibrinogenmangels, die Abgrenzung kongenitaler von erworbenen Mangelzuständen und die Charakterisierung zusätzlich bestehender Hämostasestörungen erfordert folgendes laboranalytisches Minimalprogramm vor Beginn der Substitution:

- Thrombozytenzahl
- Quickwert und möglichst zusätzlich modifizierter Quicktest, der spezifisch Mängel der Faktoren II, VII und X erfasst, z.B. HepatoQuick®, Normotest®, Hepatocomplex®
- aktivierte partielle Thromboplastinzeit (APTT)
- Fibrinogen nach *Clauss* oder *derived* Fibrinogen
- D-Dimere (Fibrinspaltprodukte) und/oder lösliches Fibrin ("Fibrinmonomere") und/oder Reptilasezeit
- Antithrombin

Afibrinogenämien führen immer, die Hypo- und Dysfibrinogenämien meistens zu einer Verminderung des Quickwertes sowie zu einer Verlängerung der APTT und der Reptilasezeit. Modifizierte Quicktests, die spezifisch Mängel der Faktoren II, VII und X erfassen, werden hingegen nicht beeinflusst. Umsatzsteigerungen als Folge akuter Blutungen, eines erhöhten Verbrauchs und/oder eines erhöhten Verlusts von Fibrinogen erfordern eine engmaschige Kontrolle der Gerinnungsparameter in 6-stündigen Intervallen.

Bei starker Hyperfibrinolyse kann die *Clauss*-Methode eine Hypofibrinogenämie vortäuschen. In diesen Fällen empfiehlt sich eine zusätzliche, spezifischere Fibrinogenbestimmung, z.B. das *derived* Fibrinogen. Bei komplexen Hämostasestörungen mit Hyperfibrinolyse und nach Infusion von Hydroxyethylstärken oder Dextranen werden mit der *derived* Fibrinogen-Methode höhere Fibrinogenspiegel gemessen als mit dem *Clauss*-Assay. Die von verschiedenen Arbeitsgruppen etablierten Fibrinogenspiegel, die **bei drohenden oder manifesten Blutungen** eine Indikation zur Substitution darstellen, beruhen auf der Fibrinogenbestimmung mit der *Clauss*-Methode. Für die *Clauss*-Methode lässt sich ein **Interventionsspiegel von 1,0 g/l**, für die *derived* **Fibrinogen-Methode** von 1,5 g/l ableiten.

5.4.4.2. Indikationen und Dosierung

Die Indikationen zur Fibrinogen-Substitution sind in Tab. 5.18 zusammengefasst. Da sich zirka 25 % des verabreichten Fibrinogens im Extravasalraum verteilen, errechnet sich die für einen definierten erwünschten Anstieg des Fibrinogenspiegels erforderliche Dosis wie folgt:

> Dosis Fibrinogen (g) = erwünschter Fibrinogen-Anstieg (g/l) x Plasmavolumen (l) x 1,3
> Plasmavolumen = 40 ml/kg Körpergewicht

Beispiel: gemessener Fibrinogenspiegel: 0,5 g/l; Zielwert: 1,5 g/l (Differenz 1,0 g/l); Körpergewicht: 75 kg; Plasmavolumen = 40 ml/kg x 75 kg = 3000 ml = 3,0 l
Dosis Fibrinogen = 1,0 g/l x 3,0 l x 1,3 = 3,9 g; je nach Klinik und verfügbarer Packungsgröße ggf. Aufrunden oder Abrunden; 1,3 = Faktor, der sich aus dem Verteilungsraum für Fibrinogen ergibt.

Wegen des erhöhten Thromboembolie-Risikos verbietet sich bei Patienten mit **kongenitaler Afibrinogenämie** trotz erheblicher Blutungsneigung eine prophylaktische Dauerbehandlung. Wie bei kongenitalen Hypo- und Dysfibrinogenämien, die mit erhöhter Blutungsbereitschaft einhergehen, werden manifeste oder drohende Blutungen vorübergehend mit dem Ziel behandelt, den Fibrinogenspiegel nicht unter 1,0 g/l absinken zu lassen. Die Behandlung wird bis zum Abschluss der Wundheilung fortgesetzt. Wegen starker interindividueller Schwankungen der Recoveries und Halbwertszeiten sind engmaschige Kontrollen des Fibrinogenspiegels unerlässlich. Lediglich leichte Blutungen lassen sich mit einer einmaligen Substitution von 3 bis 4 g Fibrinogen bei einem 75 kg schweren Patienten (entsprechend 40 bis 50 mg/kg) beherrschen [4, 7] (Evidenzgrad 5).

Die im Zusammenhang mit der Substitutionstherapie beobachteten Thromboembolien sind möglicherweise auf hohe Mengen an Faktor VIII, von Willebrand-Faktor und aktivierten Gerinnungsfaktoren zurückzuführen, die in den verwendeten Kryopräzipitaten enthalten waren. Obwohl Fibrinogen-Konzentrate keine nennenswerten Konzentrationen dieser Begleitproteine enthalten, ist eine gleichzeitige low dose Heparinisierung zu empfehlen. Ausnahmen stellen schwere, lebensbedrohende Blutungen oder Eingriffe im ZNS-Bereich dar.

Für die **kongenitale Hypofibrinogenämie** gelten die gleichen Therapie-Richtlinien wie für die Afibrinogenämie. Bei den kongenitalen Hypofibrinogenämien mit Fibrinogenspiegeln über 1,0 g/l (*Clauss*-Methode) und bei allen Dysfibrinogenämien sollte eine Fibrinogen-Substitution nur bei

Indikationen zur Substitution von Fibrinogen	Evidenzgrad
Kongenitale Afibrinogenämie und Hypofibrinogenämie: Therapie spontaner Blutungen, Prophylaxe und Therapie von postoperativen und posttraumatischen Blutungen und Wundheilungsstörungen; wegen Gefahr thromboembolischer Komplikationen: keine prophylaktische Dauersubstitution!	5
Kongenitale Dysfibrinogenämien: bei evidenter Blutungsneigung, wie bei kongenitaler Hypofibrinogenämie	5
Fibrinogen-Hemmkörper: in Kombination mit immunsuppressiver Therapie und ggf. Plasma-Immunadsorption oder Plasmapherese	5

Erworbene Fibrinogen-Mangelzustände: bei Blutungen, Wundheilungsstörungen und Nahtdehiszenzen, die durch einen Fibrinogenmangel mitverursacht sein können
• *Syntheseminderung*
  - Hepatopathie
  - Therapie mit L-Asparaginase
• *Gesteigerter Verbrauch*
  - große Wundflächen
  - DIC und Sepsis
  - Hyperfibrinolyse-Syndrom
  - Kardiopulmonaler Bypass
  - Verbrennungen
  - Schlangengifte
• *Gesteigerter Verlust und Verdünnung*
  - schwerer akuter Blutverlust, Massivtransfusion
  - Verbrennungen, exsudative Gastroenteropathie
	5

Tab. 5.18: Indikationen zur Substitution von Fibrinogen.

erhöhter Blutungsbereitschaft erfolgen. Während operativer Eingriffe muss Fibrinogen-Konzentrat jedoch bereitliegen, um bei auftretenden Blutungen sofort verabreicht werden zu können.

Bei **erworbenen Hypofibrinogenämien** wird Fibrinogen bei drohender oder manifester Blutung substituiert, wenn die Interventionsspiegel unterschritten werden. Bei **DIC** oder **Hyperfibrinolyse-Syndrom** kann die intravasale Gerinnung durch Fibrinogensubstitution verstärkt werden (Evidenzgrad 5]. Fibrinogen sollte daher nur bei bedrohlichen Blutungen oder nach Normalisierung des gesteigerten Fibrinogen-Umsatzes verabreicht werden. Der Fibrinogengehalt (zirka 2,5 g/l) von Plasma reicht meistens aus, sodass Fibrinogen-Konzentrate selten erforderlich sind. Bei DIC und Hyperfibrinolyse-Syndrom ist Plasma als Fibrinogenquelle zu bevorzugen, wenn keine Beschränkung der Plasmadosis wegen der Gefahr einer Hypervolämie besteht.

5.4.5. Kontraindikationen

Manifeste arterielle und venöse Thrombosen sowie DIC, außer bei lebensbedrohlichen Blutungen.

5.4.6. Unerwünschte Wirkungen

Allergische und anaphylaktische Reaktionen sind selten. Extrem selten kann es zur Bildung von Fibrinogen-Hemmkörpern nach Fibrinogen-Substitution bei Afibrinogenämie kommen. Übertragungen von transfusionsmedizinisch relevanten Viren, die eindeutig auf die Applikation von Fibrinogen-Konzentrat zurückzuführen waren, sind bislang nicht beobachtet worden.

Literatur

1. Preissner KT. Biochemie und Physiologie der Blutgerinnung. Hämostaseologie 2004;24:84-93.

2. Meyer M. Molekularbiologie der Gerinnung: Fibrinogen, Faktor XIII. Hämostaseologie 2004;24:108-15.

3. Plendl H, Caliebe A, Grote W. Molekulare Varianten des Fibrinogens. Hämostaseologie 2002;22:76-81.

4. Bolton-Maggs PHB, Perry DJ, Chalmers EA et al. The rare coagulation disorders - review with guidelines for management from the United Kingdom Haemophilia Centre Doctors´ Organisation. Haemophilia 2004;10: 593-628.

5. Hellstern P, Haubelt H. Indications for plasma in massive transfusion. Thromb Res 2002;107(suppl1):S19-S22.

6. Spence RK, Mintz PD. Transfusion in surgery, trauma, and critical care. In: Transfusion Therapy, Mintz PD (ed.).Bethesda: AABB Press, 203-41, 2005.

7. Schopgen G, Bonik K, Rosenkranz G. Fibrinogensubstitution mit Haemocomplettan HS. Hämostaseologie 1994;14:140-148.

5.5. Fibrinkleber

5.5.1. Präparate und Pharmazeutisches Profil

In Deutschland sind zwei Präparate im Handel: Beriplast® HS von ZLB Behring und Tissucol® Duo S von Baxter.

Pharmazeutisches Profil von Fibrinklebern	
Herstellung	aus großen Plasmapools, Fraktionierung aus Kryopräzipitat Virusinaktivierung: Pasteurisierung oder Dampfbehandlung
Zusammensetzung	*Arzneilich wirksame Bestandteile der Komponente I*: Plasmaprotein-Fraktion mit Fibrinogen, FXIII, Fibronektin und Plasminogen, Aprotinin *Begleitstoffe der Komponente I*: Humanalbumin, ggf. Heparin und Triton *Arzneilich wirksame Bestandteile der Komponente II*: humanes Thrombin und Kalziumchlorid *Begleitstoffe der Komponente II*: Humanalbumin, ggf. Glyzin
Lagerung	bei +2 bis +8 °C (Beriplast® HS) bzw. bei -18 °C oder tiefer (Tissucol® Duo S)

Haltbarkeit	24 Monate ab Herstellung (Verfallsdatum vor jeder Anwendung prüfen!) Verwendung der gebrauchsfähigen Lösungen innerhalb 36 Stunden
Darreichungsform und Inhalt	Trockensubstanz und Lösungsmittel (für 1, 2, und 3 ml) bzw. tiefgefrorene Lösungen (jeweils 0,5, 1, 2 und 5 ml für Komponenten I und II) Packungsgrößen: 1 g und 2 g
Art der Anwendung	Lokale simultane oder separate Applikation der Komponenten I und II, ggf. über Applikationskatheter oder versprüht

Tab. 5.19: Pharmazeutisches Profil von Fibrinklebern

5.5.2. Qualitätsmerkmale

Die Sollfüllgehalte dürfen um nicht mehr als 10 % über- oder unterschritten werden. Fibrinkleber sind hinsichtlich der Übertragung transfusionsmedizinisch relevanter Viren **low-risk Präparate**. Bislang sind nach Anwendung der genannten Präparate keine Infektionen mit transfusionsmedizinisch relevanten Viren beobachtet worden.

Tissucol® Duo S ist durch eine einfachere Handhabung gekennzeichnet (weniger Misch- und Auflösungsschritte), Beriplast® HS durch einfachere Aufbewahrungsbedingungen (Kühlschranktemperatur gegenüber Tiefkühltemperatur).

5.5.3. Pharmakologische Eigenschaften

Fibrinkleber erzeugen ein lokales, stabiles Fibringerinnsel. Das in Komponente I enthaltene Fibrinogen wird durch Thrombin der Komponente II zur Gerinnung gebracht. Der in Komponente I enthaltene, durch Thrombin und Kalziumionen aktivierte FXIII stabilisiert das Fibringerinnsel durch Quervernetzung. Fibronektin wird ebenfalls in das Fibrin eingebaut und sorgt für zusätzliche Festigkeit. Aprotinin hemmt die Fibrinolyse und verhindert eine vorzeitige Auflösung des Clots. Plasminogen lagert sich an Fibrin an und begünstigt die spätere, physiologische Lyse des Gerinnsels. Im Vergleich zu synthetischen Klebern sind Fibrinkleber besser abbaubar (Biodegradation) und weisen eine gute Gewebekompatibilität auf (geringe Rate an Entzündungsreaktionen, Fibrose oder Fremdkörperreaktionen). Eine günstige Beeinflussung der Angiogenese und der Wundheilung ist bekannt.

5.5.4. Praktische Durchführung der Substitutionstherapie, Indikationen und Dosierung

Voraussetzung für den erfolgreichen Einsatz von Fibrinklebern ist eine sorgfältige chirurgische Blutstillung. Die lokale Blutstillung kann durch Anwendung von Kollagenvlies und Zelluloseschwamm verbessert werden. Im Bereich des Bronchialsystems und der großen Körperarterien wird Fibrinkleber punktuell unter Einsatz von Spezialkathetern angebracht. Größere Wundflächen mit Sickerblutungen können mit der Spray-Technik behandelt werden.

Die wichtigsten Indikationen betreffen Patienten mit angeborenen oder erworbenen Hämostasestörungen, einschließlich antikoagulierter Patienten, die sich chirurgischen Eingriffen (insbesondere Herz-, Thoraxchirurgie, Milzoperationen und Polytrauma, Viszeralchirurgie, plastische Chirurgie sowie kieferchirurgische Eingriffe) unterziehen müssen oder eine eng umschriebene Blutungsquelle aufweisen. Kleber auf Cyanoacrylatbasis (u.a. Dermabond®) führen nach Polymerisierung zu einem Adhäsivlayer an der Wundoberfläche und stabilisieren die Wundnähte. Nur nach erfolgter Blutstillung können sie eingesetzt werden. Damit ist ihr Einsatzgebiet limitiert. Cyanoacrylate weisen im Vergleich zu Fibrinklebern eine eingeschränkte Gewebekompatibilität auf.

5.5.5. Kontraindikationen

Bekannte Überempfindlichkeiten oder allergische Reaktionen gegen Rinderprotein (Aprotinin) oder gegen Bestandteile der Präparate, bei heparinhaltigen Präparaten Heparin-induzierte Thrombozytopenie Typ II.

5.5.6. Unerwünschte Wirkungen

Allergische und anaphylaktische Reaktionen sind selten. Bei versehentlicher intravasaler Applikation kann es zu Thromboembolien kommen. Heparinhaltige Präparate können eine Heparin-induzierte Thrombozytopenie Typ II auslösen. Obwohl nach Verabreichung der genannten Präparate bisher nicht beobachtet, ist eine Infektion mit transfusionsmedizinisch relevanten Viren nicht sicher auszuschließen. Die Entstehung von

Inhibitoren gegen Gerinnungsfaktor V wurde beobachtet. Beim Einsatz in der Kardiochirurgie unter den Bedingungen einer Hypothermie wurden Bypassverschlüsse mit Exitus letalis der Patienten beobachtet.

Literatur

Chiu J, Ketchum LH, Reid TJ. Transfusion sparing hemostatic agents. Curr Opin Hematol 2002;9:544-50.

Dunn CJ, Goa KL. Fibrin sealant. A review of its use in surgery and endoscopy. Drugs 1999;58:863-86.

Schexneider KI. Fibrin sealants in surgical or traumatic hemorrhage. Curr Opin Hematol 2004;11:323-26.

Spotnitz WD, Prabhu R, Welker R, Burks SG. Clinical uses of fibrin sealant. In: Transfusion therapy – clinical principles and practice, Mintz PD (ed.).Bethesda, Maryland: AABB Press, 2005, pp 437-477.

Streiff MB, Ness PM. Acquired FV inhibitors: a needless iatrogenic complication of thrombin exposure. Transfusion 2002;42:18-26.

5.6. Faktor XIII-Konzentrate (FXIII-Konzentrate)

5.6.1. Präparate und Pharmazeutisches Profil

Derzeit ist in Deutschland nur das FXIII-Konzentrat von ZLB Behring im Handel (Fibrogammin® HS; Tab. 5.20). Ein rekombinantes FXIII-Konzentrat befindet sich in klinischer Prüfung [1].

Pharmazeutisches Profil von FXIII-Konzentrat	
Herstellung	aus großen Plasmapools, Cohn-Fraktion I Virusinaktivierung: Pasteurisierung
Zusammensetzung	*Arzneilich wirksamer Bestandteil:* FXIII *Begleitstoffe:* Albumin und Glukose als Stabilisatoren
Lagerung	bei +2 bis +8 °C
Haltbarkeit	zirka 2 Jahre ab Herstellung (Verfallsdatum vor jeder Anwendung prüfen!) sofortige Verwendung der gebrauchsfähigen Lösung
Darreichungsform und Inhalt	Trockensubstanz und Lösungsmittel (4 ml, 20 ml) Packungsgrößen: 250 und 1250 IE
Art der Anwendung	Intravenöse Injektion, 4 ml in 1 bis 2 min

Tab. 5.20: Pharmazeutisches Profil von FXIII-Konzentrat.

5.6.2. Qualitätsmerkmale

Das Präparat enthält nativen FXIII sowie Albumin und Glukose als Stabilisator. Der Sollfüllgehalt darf um nicht mehr als 10 % über- oder unterschritten werden. FXIII-Konzentrat ist hinsichtlich der Übertragung transfusionsmedizinisch relevanter Viren ein **low-risk Präparat**. Bis 1994 wurde FXIII-Konzentrat aus menschlicher Plazenta hergestellt, danach ausschließlich aus Humanplasma. Bislang sind nach Applikation der genannten Präparate keine Übertragungen von HIV, HBV oder HCV beobachtet worden.

5.6.3. Pharmakologische Eigenschaften

Faktor XIII (fibrinstabilisierender Faktor) ist eine Transglutaminase, die durch Thrombin und Kalziumionen aktiviert wird und Fibrinpolymere quervernetzt. Dadurch erhöht sich die Festigkeit des Fibringerinnsels und seine Resistenz gegenüber der Fibrinolyse erheblich. FXIII kommt in Plasma, Thrombozyten und Monozyten vor und hat eine biologische Halbwertszeit von 9 bis 14 Tagen [1-3].

Der **homozygote, kongenitale FXIII-Mangel** ist sehr selten und geht mit einer schweren Blutungsneigung einher [3-5]. Charakteristisch sind Nabelschnurblutungen, zeitlich verzögertes, postoperatives Nachbluten, Wundheilungsstörungen und zerebrale Blutungen. Der **heterozygote FXIII-Mangel** bleibt entweder inapparent und wird nur zufällig entdeckt oder geht mit einer erhöhten Blutungsbereitschaft nach Operationen oder Traumata einher [6, 7].

Erworbene FXIII-Mangelzustände werden zumeist im Rahmen komplexer Hämostasestörungen beobachtet. Folgende Pathomechanismen liegen zugrunde:

- Synthesestörung bei Hepatopathie
- Umsatzsteigerung bei DIC oder gesteigertem Verbrauch an großen Wundflächen
- Verdünnung und Verlust bei schwerem akuten Blutverlust und Massivtransfusion
- Verlust bei Verbrennungen oder exsudativer Gastroenteropathie

Verminderte FXIII-Spiegel wurden auch in Begleitung folgender Grunderkrankungen beobachtet: Leukosen und andere maligne Erkrankungen, rheumatoide Arthritis, systemischer Lupus erythematodes (SLE), Purpura Schönlein-Henoch, Malaria tropica. FXIII-Inhibitoren traten unter Einnahme von Isoniazid und Procainamid sowie bei SLE auf.

5.6.4. Praktische Durchführung der Substitutionstherapie, Indikationen und Dosierung

5.6.4.1. Allgemeine Grundsätze

Wegen der extrem langen Halbwertszeit von FXIII ist die Substitutionstherapie einfacher zu handhaben als bei Mangelzuständen anderer Gerinnungsfaktoren. Bei homozygotem FXIII-Mangel genügt in der Regel eine einmalige Dosis, um leichtere Blutungen zu stillen und kleinere Operationen ohne Blutungskomplikationen durchzuführen. Größere Eingriffe und schwere Blutungen erfordern eine Substitution in 24-stündigen Intervallen bis zum Abschluss der Wundheilung. Die prophylaktische, blutungsverhütende Dauerbehandlung der Patienten mit homozygotem FXIII-Mangel erfordert vierwöchige Substitutionsintervalle. Die sehr niedrigen FXIII-Spiegel, die zur Aufrechterhaltung der Hämostase notwendig sind, vereinfachen die Behandlung des FXIII-Mangels zusätzlich. Eine Plasmaaktivität von zirka 5 IU/dl genügt, um spontane Blutungen zu verhindern [5, 6]. Um einen definierten erwünschten Anstieg des FXIII-Spiegels zu erreichen, muss FXIII-Konzentrat höher dosiert werden als andere Gerinnungsfaktorenkonzentrate, da sich offenbar ein Teil des FXIII extravasal verteilt.

> Voraussetzung für eine effiziente Therapie mit FXIII-Konzentraten sind die laboranalytische Sicherung und Quantifizierung des FXIII-Mangels, die Festlegung der Dosis nach Substitutionsziel, die anfängliche laboranalytische Kontrolle des Substitutionseffekts sowie die Wahl geeigneter Substitutionsintervalle. ☞ auch Kap. 2.

Da die gerinnungsphysiologischen Screeningtests einen FXIII-Mangel nicht erfassen, müssen FXIII-Mangel und Substitutionseffekt mit einem spezifischen FXIII-Assay gesichert bzw. kontrolliert werden.

5.6.4.2. Indikationen und Dosierung

Die Indikationen zur FXIII-Substitution sind in Tab. 5.21 zusammengefasst. Tab. 5.22 gibt einen Überblick über Erkrankungen und Zustandsbilder, die mit einem erworbenen FXIII-Mangel einhergehen können.

Die für einen definierten erwünschten Anstieg des FXIII-Spiegels erforderliche Dosis errechnet sich wie folgt:

> Dosis FXIII = erwünschter FXIII-Anstieg (IE/dl) x kg Körpergewicht x 1,5

Beispiel: gemessener FXIII-Spiegel: 10 IE/dl; Zielwert: 50 IE/dl (Differenz 40 IE/dl); Körpergewicht (KG): 75 kg
Dosis FXIII = 40 x 75 x 1,5 = 4500 IE; je nach Klinik und verfügbarer Packungsgröße ggf. Aufrunden oder Abrunden.

Wegen des hohen Risikos lebensbedrohender Blutungen werden Patienten mit **homozygotem FXIII-Mangel dauersubstituiert** (Evidenzgrad 4). Die lange biologische Halbwertszeit erlaubt **vierwöchige** Substitutionsintervalle. Die Dosis beträgt 30 IE/kg Körpergewicht. Treten unter dieser Behandlung weiterhin Spontanblutungen auf, wird die Dosis entsprechend erhöht. Leichtere Blutun-

gen und kleinere operative Eingriffe werden mit einer einmaligen Dosis von 20 IE FXIII/kg KG therapiert. Bei größeren Operationen und schweren Blutungen muss die Substitution in 24-stündigen Intervallen bis zum Abschluss der Wundheilung fortgesetzt werden. Wiederholte laboranalytische Kontrollen der FXIII-Aktivität erlauben eine sichere Anpassung der Dosis. Initial werden 40 IE/kg verabreicht, bei Blutungen und Eingriffen im Bereich des ZNS 70-100 IE/kg.

Patienten mit **heterozygotem FXIII-Mangel** fallen gelegentlich durch eine geringgradig erhöhte Blutungsbereitschaft auf, insbesondere bei FXIII-Restaktivitäten unter 30 IE/dl [6]. Bei drohenden oder manifesten Blutungen wird der FXIII-Spiegel situationsgerecht angehoben.

FXIII-Hemmkörper können extrem selten bei homozygotem FXIII-Mangel als unerwünschte Wirkung der Substitution oder "spontan" vorkommen. Spontane FXIII-Hemmkörper sind zumeist echte Antikörper und treten bei Patienten ohne vorherige FXIII-Mangelzustände auf. Eine Vielzahl von Pharmaka wird mit der Bildung von FXIII-Hemmkörpern in Verbindung gebracht, insbesondere aber Isoniazid und Procainamid. Die Patienten leiden unter schweren Blutungen. Die schwierige Behandlung besteht in der Kombination einer hochdosierten FXIII-Substitution mit Immunsuppressiva (Cyclophosphamid plus Kortikoide) und ggf. Plasma-Immunadsorption. Die FXIII-Einzeldosis beträgt mindestens 100 IE/kg [5, 7, 8].

Die klinische Bedeutung eines **erworbenen FXIII-Mangels** im Rahmen komplexer Hämostasestörungen ist schwer zu beurteilen. Drohende oder manifeste Blutungen, die vermeintlich durch den FXIII-Mangel mitverursacht sind, werden ähnlich behandelt wie bei heterozygotem FXIII-Mangel (Evidenzgrad 5). Wenn bei komplexen Hämostasestörungen größere Mengen Plasma transfundiert werden, reicht der darin enthaltene FXIII zumeist aus, um hämostatisch wirksame FXIII-Mindestspiegel aufrecht zu erhalten.

Die FXIII-Substitution soll gastrointestinale Blutungen bei **Purpura Schoenlein-Henoch**, **Colitis ulcerosa** oder **Morbus Crohn** stillen [9, 10]. Die Wirksamkeit konnte jedoch bislang nicht in prospektiven, kontrollierten Studien erwiesen werden.

Indikationen zur Substitution von FXIII	
Indikation	**Evidenzgrad**
Homozygoter FXIII-Mangel: Therapie spontaner Blutungen, Prophylaxe und Therapie von postoperativen und posttraumatischen Blutungen und Wundheilungsstörungen	4
Heterozygoter FXIII-Mangel: bei evidenter Blutungsneigung	5
Erworbene FXIII-Mangelzustände: bei Blutungen, Wundheilungsstörungen und Nahtdehiszenzen, die durch einen FXIII-Mangel mitverursacht sein können	5
FXIII-Hemmkörper: in Kombination mit immunsuppressiver Therapie und ggf. Plasma-Immunadsorption	5
Sklerodermie: experimentell	5
Nach Operationen unter Herz-Lungenmaschine	4
Hämorrhagische Zystitis nach allogener Stammzelltransplantation	5

Tab. 5.21: Indikationen zur Substitution von FXIII.

Erkrankungen und Zustandsbilder, die mit einem erworbenen FXIII-Mangel einhergehen können

• Syntheseminderung
  - Schwere Hepatopathie
  - Akute und chronische Leukosen mit ausgedehnten Knochenmarksinfiltrationen
• Gesteigerter Verlust
  - Schwerer akuter Blutverlust, Massivtransfusion
  - Exsudative Gastroenteropathie
  - Morbus Crohn, Colitis ulcerosa
  - Purpura Schoenlein-Henoch
• Gesteigerter Verbrauch
  - DIC und Sepsis
  - Ausgedehnte Operationen, Polytrauma
  - Kardiopulmonaler Bypass
  - Störungen der Wund- und Knochenheilung
  - Verbrennungen
  - Kollagenosen
  - Malaria tropica
• Spontane oder Medikament-assoziierte Hemmkörper

Tab. 5.22: Erkrankungen und Zustandsbilder, die mit einem erworbenen FXIII-Mangel einhergehen können.

Eine fixe Dosis von täglich 1250 IE über 3 Tage soll eine gestörte **Wund- und Knochenheilung** verbessern [11]. Auch diesbezüglich fehlen jedoch prospektive kontrollierte Studien zum Nachweis der Wirksamkeit.

Bei Patienten mit **Sklerodermie** konnte die FXIII-Substitution über längere Zeiträume vornehmlich die Sklerosierung der Haut verzögern [12]. FXIII wurde in einer Dosierung von 500 IE täglich über drei Wochen und anschließend 500 IE in 10-tägigen Intervallen über 6 Monate verabreicht. Prospektive kontrollierte Studien zum sicheren Nachweis der Wirksamkeit stehen jedoch aus.

Bei Patienten **nach Operationen unter extrakorporaler Zirkulation** wurde eine inverse Korrelation zwischen FXIII-Spiegel und Ausmaß postoperativer Blutungen beobachtet [13]. Die Patienten, die eine fixe Dosis FXIII-Konzentrat erhielten, bluteten weniger stark und benötigten weniger Erythrozytenkonzentrate.

Bei 3 von 4 Patienten verschwand die **hämorrhagische Zystitis nach allogener Stammzelltransplantation** nach einmaliger oder zweimaliger Gabe von 50 IE FXIII/kg KG [14].

5.6.5. Kontraindikationen

Bekannte allergische oder anaphylaktische Reaktionen im Zusammenhang mit der Applikation von FXIII-Konzentrat.

5.6.6. Unerwünschte Wirkungen

Allergische und anaphylaktische Reaktionen sind selten. Extrem selten kann es zur Bildung von FXIII-Hemmkörpern nach FXIII-Substitution bei homozygotem FXIII-Mangel kommen. Übertragungen von transfusionsmedizinisch relevanten Viren, die eindeutig auf die Applikation von FXIII-Konzentrat zurückzuführen waren, sind bislang nicht beobachtet worden.

Literatur

1. Reynolds TC, Butine MD, Visich JE et al. Safety, pharmacokinetics, and immunogenicity of single-dose rFXIII administration to healthy volunteers. J Thromb Haemost 2005;3:922-928.

2. Muzbek L, Yee, VC, Hevessy T. Blood coagulation factor XIII: structure and function. Thromb Res 1999;94: 271-305.

3. Meyer M. Molekularbiologie der Gerinnung: Fibrinogen, Faktor XIII. Hämostaseologie 2004;24:108-15.

4. Anwar R, Miloszewski KJA. Factor XIII deficiency. Brit J Haematol 1999;107:468-484.

5. Bolton-Maggs PHB, Perry DJ, Chalmers EA et al. The rare coagulation disorders - review with guidelines for management from the United Kingdom Haemophilia Centre Doctors´ Organisation. Haemophilia 2004;10: 593-628.

6. Egbring R, Seitz R, Gürten GV et al. Bleeding complications in heterozygotes with congenital factor XIII deficiency. In: Fibrinogen 3. Biochemistry, biological functions, gene regulation and expression. Mosesson MW et al. (eds). Elsevier, Amsterdam 1988;341-6.

7. Egbring R, Kröniger A, Emrich G et al. Faktor-XIII-Substitution zur Prophylaxe und bei Blutungen infolge eines angeborenen und erworbenen Faktor-XIII-Mangels. In: Klinische Aspekte des Faktor-XIII-Mangels. Egbring R, Seitz R, Wozniak G, eds. Basel: Karger, 1999;34-54.

8. Tosetto A, Rodeghiero F, Gatto E et al. An acquired hemorrhagic disorder of fibrin crosslinking due to IgG antibodies to FXIII, successfully treated with FXIII replacement and cyclophosphamide. Am J Hematol 1995;48: 34-39.

9. Bregenzer N, Caesar I, Andus T et al. Lack of clinical efficacy of additional factor XIII treatment in patients with steroid refractory colitis. Z Gastroenterol 1999;37:999-1004.

10. Lorenz R, Olbert P, Born P. Factor XIII in chronic inflammatory bowel disease. Sem Thromb Hemost 1996; 22:451-455.

11. Karges HE, Metzner HJ. Therapeutic factor XIII preparations and perspectives for recombinant factor XIII. Sem Thromb Hemost 1996;22:427-436.

12. Jullien D, Souillet AL, Faure M, Claudy A. Coagulation factor XIII in scleroderma. Eur J Dermatol 1998; 8:231-234.

13. Gödje O, Haushofer M, Lamm P, Reichart B. The effect of factor XIII on bleeding in coronary surgery. Thorac Cardiovasc Surg 1998;46:263-67.

14. Demesmay K, Tissot E, Bulabois CE et al. Factor XIII replacement in stem-cell transplant recipients with severe hemorrhagic cystitis : a report of four cases. Transplantation 2002;74:1190-2.

5.7. Rekombinanter aktivierter Faktor VII (rFVIIa)

5.7.1. Präparat und Inhaltsstoffe

Rekombinanter aktivierter Faktor VII (**rFVIIa**) wird gentechnologisch aus mit humanem Blutgerinnungsfaktor VII-Gen transfizierten Babyhamster-Nieren-Zellen (BKH) gewonnen, wobei der in der Kultur sezernierte FVII im Reinigungsverfahren in seine aktivierte Form, FVIIa, überführt wird. Als Kulturmedium wird fötales Kälberserum, zur Reinigung muriner monoklonaler Antikörper verwendet. Der rFVIIa ähnelt strukturell dem natürlichen humanen FVIIa.

Pharmazeutisches Profil von rekombinantem aktivierten Faktor VII	
Herstellung	Mit cDNA von humanem FVII-Gen transfizierte Babyhamster-Nierenzellen, Aktivierung durch Reinigungsschritte des in Kultur abgegebenen FVII; Virusinaktivierung mittels SD-Verfahren
Zusammensetzung	*Arzneilich wirksame Bestandteile:* rFVIIa (Eptacog alfa, aktiviert), *Begleitstoffe:* Polysorbat 80/L-Histidin
Lagerung	bei +2 bis +8 °C
Haltbarkeit	3 Jahre nach Herstellung. Nach Rekonstitution Kühlschranklagerung bei 2-8 °C über 24 h.
Darreichungsform und Inhalt	Trockensubstanz und Lösungsmittel Packungsgrößen: 1,2 mg, 2,4 mg und 4,8 mg (60, 120 und 240 kIE)
Handelsname	NovoSeven ®
Art der Anwendung	Intravenöse Injektion (Bolusprinzip)

Tab. 5.23: Pharmazeutisches Profil des rekombinanten aktivierten Faktor VII (rFVIIa).

5.7.2. Qualitätsmerkmale

Die Aktivität von **rFVIIa** wird in Internationalen Einheiten bezogen auf den ersten Internationalen Standard für FVIIa angegeben. Gebrauchsfertige rFVIIa-Zubereitungen für Injektionszwecke enthalten 0,6 mg/ml, entsprechend 30 kIE/ml. Kontaminationen mit IgG der Maus liegen bei maximal 1,2 ng, vom Rind bei maximal 30 ng und weitere Proteine aus Hamsterzellen und Rinderserumproteinen bei maximal 20 ng pro mg rFVIIa. Infolge rekombinanter Produktionstechnologie und Nichtverwendung von humanen Plasmaderivaten (u.a. auch Albumin) als Additivum liegt kein Risiko für die Übertragung humanpathogener Viren vor.

5.7.3. Pharmakologische Eigenschaften

FVIIa bildet einen Komplex mit dem Gewebefaktor (Tissue Factor, TF), der den FX in seine aktivierte Form überführt (☞ Kap. 2.3.2.). FXa überführt Prothrombin in Thrombin, das seinerseits Fibrinogen in Fibrin umwandelt. FVIIa aktiviert darüber hinaus den FIX. Da am Ort der Verletzung vermehrt TF freigesetzt wird, der mit FVIIa komplexiert, induziert FVIIa eine überwiegend lokale und nur geringe systemische hämostatische Wirkung. In therapeutischer Dosierung bindet rFVIIa auch unabhängig vom TF an aktivierten Thrombozyten und aktiviert dort lokal den Gerinnungsfaktor X. Dies führt zu einer schnellen lokalen Thrombinbildung.

Pharmakokinetische Untersuchungen fanden eine mittlere Verweildauer von FVIIa im zirkulierenden Blut von 3,44 h im blutungsfreien Intervall, von 2,97 h bei Blutungen sowie mittlere Halbwertszeiten von 2,89 h im blutungsfreien Intervall und 2,3 h bei Blutungen. Die in vivo Recovery beträgt 45,6 % im blutungsfreien Intervall und 43,5 % bei Blutungen. rFVIIa verkürzt die APTT und die Thromboplastinzeit (entsprechend Erhöhung des Quickwertes in % der Norm) und beeinflusst die Einzelfaktorenanalyse des FVII:C, ohne dass bisher mit diesen Parametern ein therapeutischer Bereich für die Behandlung mit rFVIIa festgelegt werden konnte [14, 16, 21]. Diese Laborparameter sind auch für eine Therapie-Überwachung nicht geeignet.

5.7.4. Praktische Durchführung der Substitutionstherapie, Indikationen und Dosierungen

5.7.5. Allgemeine Grundsätze

Bei der Entscheidung zur Substitutionstherapie sollte die Indikation, bei "off label use" auch die Therapieentscheidung begründet und dokumentiert werden. Die Risikostratifizierung beinhaltet Thromboserisiko, potenzielle infektiöse Risiken und Immunmodulation (u.a. auch Inhibitorentwicklung), aber auch ökonomische Aspekte (☞ auch Kap. 1.6.). Die Behandlungsstrategie berücksichtigt den Stand der Wissenschaft und legt individuell Dosierung und Dosierintervalle fest [1, 18, 19, 27].

5.7.6. Indikationen und Dosierung

Für die Durchführung der Therapie und die Zubereitung der gebrauchsfertigen Lösungen sind die Angaben des Herstellers entsprechend der Fachinformation zu beachten. rFVIIa wird als Bolus mit einer Injektionsdauer von 2-5 Minuten verabreicht. Aseptische Handhabung ist zu befolgen.

Die Indikationen für rFVIIa (Tab. 5.24) sind die Prophylaxe und Therapie von Blutungen im Rahmen von Verletzungen und chirurgischen oder invasiven Eingriffen

- bei Patienten mit Hemmkörper-Hämophilie A oder B, Hemmkörper-Titer >5 BE/ml (Evidenzgrad 1) [9, 17, 20]

- bei Hämophilen, bei denen nach Gabe von FVIII bzw. FIX mit einem starken Hemmkörper-Anstieg zu rechnen ist (Evidenzgrad 1) [12, 13, 21, 22,29, 30, 35, 36]
- bei Patienten mit erworbener Hämophilie (Evidenzgrad 1) [9, 13, 17, 20, 24]
- bei angeborenem FVII-Mangel (Evidenzgrad 2) [16, 23, 37]
- bei Patienten mit Thrombasthenie Glanzmann mit Antikörpern gegen Glykoprotein IIb/IIIa und/oder HLA-Antikörpern, mit manifestem oder anamnestischem Refraktärzustand auf Transfusionen von Thrombozytenkonzentraten (Evidenzgrad 2) [33]

Ein Boostern von Hemmkörpern ist bei rFVIIa-Applikation nicht zu erwarten, da im Gegensatz zu aktivierten Prothombinkomplexpräparaten keine FVIII- oder FIX-Anteile enthalten sind. Bei Patienten mit hochtitrigen Hemmkörpern und Blutungskomplikationen ist rFVIIa den aktivierten Prothrombinkomplexpräparaten, wie z.B. FEIBA®, überlegen. Bei hereditärem FVII Mangel und Thrombasthenie Glanzmann ist rFVIIa die kostengünstigere Therapieoption gegenüber der Substitution mit FVII-Konzentraten bzw. mit Thrombozytenkonzentraten. In Fallkontrollstudien (Evidenzgrade 3 bis 5) konnte die antihämorrhagische Wirksamkeit von rFVIIa auch außerhalb der o.g. Indikationen bei nicht-hämophilien Patienten bzw. Kollektiven ohne Inhibitor belegt werden [15, 28]. Hierzu zählen Blutungen bei oraler Antikoa-

Gesicherte Indikationen für rekombinanten aktivierten Faktor VII (rFVIIa)		
Prophylaxe oder Therapie von Blutungen bei	Dosierung	Beispiel 75 kg Patient
Hemmkörper-Hämophilie A oder B, Hemmkörper-Titer >5 BE/ml (Evidenzgrad 1)	90 μg/kg KG, anfangs alle 2 h bis zur klinischen Besserung, danach sukzessive Verlängerung der Intervalle auf 3, 4, 6, 8 und 12 h, Gesamtbehandlungsdauer bis zu 3 Wochen möglich	6,8 mg/Bolus angebrochene Packung 24 h bei Kühlschranktemperatur lagerfähig
Hemmkörper-Hämophilie A oder B, high responder (Evidenzgrad 1)		
Erworbene Hämophilie A oder B (Evidenzgrad 1)		
Angeborener FVII-Mangel (Evidenzgrad 2)	15-30 μg/kg KG alle 4-6 h, bis zur Blutstillung bzw. bis zum Abschluss der Wundheilung	1,1 bis 2,2 mg/Bolus
Thrombasthenie Glanzmann (Evidenzgrad 2)	90 μg/kg KG, dreimal in 2-stündigen Abständen	6,8 mg/Bolus

Tab. 5.24: Gesicherte Indikationen für rekombinanten aktivierten Faktor VII (rFVIIa).

gulation, Hirudin- oder Pentasaccharid-Medika-
tion, schweren Thrombozytopenien und Thrombozytopathien (außer der Thrombasthenie Glanzmann), Leberparenchymschaden, gastrointestinale Blutung, intrakranielle Blutungen, Polytrauma
oder schwere perioperative Blutungen (Tab. 5.25).
[2, 7, 8, 14, 15, 16, 32, 33, 35].

(Noch) nicht gesicherte Indikationen für re- kombinanten aktivierten Faktor VII (rFVIIa)
• ansonsten unstillbare Blutungen bei Polytrau- ma • ansonsten unstillbare postoperative Blutun- gen • ansonsten unstillbare Blutungen bei Throm- bozytopenie und/oder Thrombozytopathie • ansonsten unstillbare gastrointestinale Blu- tungen • bedrohliche Blutungen unter Antikoagulan- zien, für die kein Antidot verfügbar ist, z.B. Pentasaccharid, Hirudine, Ximelagatran • hämorrhagischer Schlaganfall, intrazerebrale Blutungen • Blutungen bei erworbenen Inhibitoren gegen Gerinnungsfaktoren außer FVIII und FIX, z.B. gegen FX oder FXI • Schwerer angeborener FXI-Mangel

Tab. 5.25: (Noch) nicht gesicherte Indikationen ("off
label use") für rekombinanten aktivierten Faktor VII
(rFVIIa).

Folgende **Dosierungen** werden empfohlen [35]:
Bei schweren Blutungen und chirurgischen Eingriffen (Hemmkörperpatienten) wird eine Einzeldosis von 60-120 µg (3 -6 kIE) je kg KG empfohlen,
als Richtwert für die Initialdosis werden 90 µg (4,5
kIE) je kg KG angegeben. Zur Weiterbehandlung
bei schweren Blutungen werden anfangs Behand-
lungsintervalle von 2 h bis zur klinischen Besserung empfohlen. Bei Indikation zur Fortführung
der Therapie können für 1-2 Tage die Behand-
lungsintervalle auf 3 h, später sukzessive auf 4, 6, 8
oder 12 h verlängert werden. Bei schweren Blutungen kann eine Behandlungsdauer von 2-3 Wochen
erforderlich sein. Vorzeitige Therapiebeendigung
erhöht das Risiko für Rezidivblutungen. Bei chirurgischen Eingriffen erfolgt nach Gabe der Initialdosis die nächste Behandlung nach 2 h mit gleicher
Dosis. Die Weiterbehandlung erfolgt in den an-

schließenden 24-48 h je nach Art der Operation
und klinischer Situation in 2- bis 3-stündigen Intervallen, dann bei großen Operationen für 6-7
Tage in 2- bis 4-stündigen Intervallen. Danach
können für weitere 2 Wochen die Behandlungsin-
tervalle auf 6-8 h verlängert werden. Die Behandlungsdauer bei großen chirurgischen Eingriffen
kann 2-3 Wochen betragen bzw. sollte sich bis zum
Abschluss der Wundheilung erstrecken.

Im Rahmen der Heimselbstbehandlung wird bei
leichten bis mittelschweren Blutungen der Gelenke, Muskeln oder Schleimhäute eine frühzeitige
Gabe von 90 µg (4,5 kIE) rFVIIa empfohlen, danach, je nach klinischer Erfordernis, die Verabfol-
gung von 2-3 Einzelgaben in 2-3-stündigen Intervallen zur weiteren Blutstillung sowie eine zusätzliche Gabe zur Erhaltung der Hämostase. Die Dauer
der Heimbehandlung soll 24 h nicht überschreiten.

Bei größeren und kleineren chirurgischen Eingriffen an Patienten mit Hämophilie A und Hemmkörpern wurde eine gute Effektivität und Anwen-
dungssicherheit für rFVIIa nachgewiesen [36, 17].

Wegen der geringen Prävalenz von Hemmkörpern
gegen FIX liegen bei diesen Patienten wenige Erfahrungsberichte vor, bei ebenfalls guter klinischer
Wirksamkeit [1, 28].

Besonders viel versprechend sind die Studienergebnisse beim Einsatz in der Neurochirurgie und
nach hämorrhagischen Schlaganfällen [4, 25, 26,
31, 34]. Hier findet sich nicht nur eine höhere
Überlebensrate, es überleben auch signifikant
mehr Patienten ohne oder mit geringerer Behinderung. Thromboembolische Komplikationen wurden beobachtet. Beim Einsatz von rFVIIa bei polytraumatisierten Patienten [4, 7, 8] konnten bisher
wegen zu geringer Fallzahlen keine günstigen Effekte auf die Mortalität nachgewiesen werden, es
fand sich aber ein Trend mit einem geringeren Anteil an Multiorganversagen und ARDS im Vergleich zur Placebogruppe. Der Transfusionsbedarf
für Erythrozytenkonzentrate war bei Patienten mit
stumpfem Trauma signifikant erniedrigt [38].

Inwieweit rFVIIa bei gastrointestinalen Blutungen
im Rahmen einer Leberzirrhose [5], bei radikaler
Prostatektomie [11] oder bei ausgedehnter Leber-
resektionen einen Vorteil und ökonomischen
Nutzen zeigt, bleibt weiteren Studien vorbehalten.

Insbesondere beim Einsatz außerhalb der Hemm-
körperbehandlung sind weitere Dosisfindungsstudien erforderlich.

5.7.7. Kontraindikationen

Als mögliche Kontraindikationen für **rFVIIa** kommen bekannte Überempfindlichkeiten gegen
Mäuse-, Hamster- und Rinderproteine in Betracht. Bei Erkrankungen wie Quetschverletzun-
gen, ausgedehnten chirurgischen Eingriffen, Septi-
kämie, disseminierter intravasaler Gerinnung
(DIC) und anderen, bei denen vermehrt Gewebefaktor in die Zirkulation gelangt, besteht durch
Substitution mit rFVIIa ein erhöhtes Risiko für
eine Thrombose oder gesteigerte systemische Gerinnungsaktivierung. Die gleichzeitige Gabe von
aktivierten Prothrombinkomplex-Präparaten ist
zu vermeiden. Die Indikation in der Schwangerschaft und Stillzeit ist streng zu stellen.

5.7.8. Unerwünschte Wirkungen

Bei 700.000 [1] Einzelgaben im Rahmen zugelasse-
ner Indikationen fand sich ein überzeugendes Si-
cherheitsprofil. Es traten 18 thrombotische Ereignisse bei 700.000 Standarddosen (90 μg/kg bei 40
kg KG) entsprechend einer Häufigkeit von
0,0026 % auf [1].

Vergleichbare Studien zum Einsatz von aktivierten
Prothrombinkomplexen (FEIBA®) liegen nicht
vor.

Bei 1.940 im Rahmen von klinischen Studien aus-
gewerteten Patienten ohne angeborene Gerinnungsstörungen wurden unter Behandlung mit
rFVIIa 8 % unerwünschte Begleiterscheinungen in
möglichem Zusammenhang mit der Therapie beobachtet. Im Vergleich zwischen Verum- und Pla-
cebogruppen fand sich kein signifikanter Unterschied hinsichtlich unerwünschter Wirkungen,
hierunter 4 % bezogen auf Blutungen, Thrombozyten und Gerinnung, 3 % bezogen auf das kardiovaskuläre System und 2 % auf den Gesamtorganis-
mus [14, 21, 5, 11].

Als schwerwiegende, möglicherweise Therapie-
bedingte unerwünschte Begleiterscheinungen
werden genannt: Nierenversagen, Ataxie, Leber-
funktionsstörungen (Pfortaderthrombosen bei
Kindern nach Behandlung von Leberaffektionen),
zerebrovaskuläre Erkrankungen, Angina pectoris,
Kreislaufschock, Thrombophlebitis, Lungenem-

bolie und disseminierte intravasale Koagulopathie. Thrombotische zerebrovaskuläre Komplikationen nach Gabe von rFVIIa sind bekannt, wobei
Myocardinfarkte häufiger nach Einsatz von aktivierten Prothrombinkomplexpräparaten beschrieben werden. Generell kann momentan beim
Einsatz von rFVIIa im Vergleich zu FEIBA® von
keinem geringeren Risiko für Thromboembolien
ausgegangen werden [3, 6]. Die häufigsten nicht-
schwerwiegenden möglicherweise Therapie-be-
dingten unerwünschten Begleiterscheinungen waren Hypertension, Fieber, Kopfschmerzen, Nasen-
bluten und allergische Hautreaktionen.

Literatur

Allgemeine Literatur

Auerswald G, von Depka Prondzinski M, Ehlken B et al.
Treatment patterns and cost-of-illness of severe haemophilia in patients with inhibitors in Germany. Haemophilia 2004;10:499-508.

Ehrenforth S, Kreuz W, Scharrer I et al. Incidence of development of factor VIII and factor IX inhibitors in haemophiliacs. Lancet 1992;339:594-8.

Green D. Factor VIII and other coagulation inhibitors.
In: Thrombosis and hemorrhage. Loscalzo J, Schafer AI
(eds). 2003; Philadelphia, Lippincott Williams & Wilkons, Baltimore, London 2003;599-610.

Levi M, Peter M, Buller HR. Efficacy and safety of recombinant factor VIIa for treatment of severe bleeding: a systematic review. Crit Care Med 2005;33:883-90.

Makris M. Systematic review of the management of patients with haemophilia A and inhibitors. Blood Coagul
Fibrinolysis 2004;15 Suppl1:25-7.

Mariani G, Scheibel E, Nogao T et al. Immunetolerance
as treatment of alloantibodies to factor VIII in hemophilia. The International Registry of Immuntolerance Protocols. Sem Hemat 1994;31:62-69.

Martinowitz U, Michaelson M on behalf of the Israeli
Multidisciplinary rFVIIa Task Force. Guidelines for the
use of recombinant activated factor VII (rFVIIa) in uncontrolled bleeding: a report by the Israeli Multidisciplinary rFVIIa Task Force. J Thromb Haemost 2005;3:640-
8.

Monahan PE., Aledort LM. Factors affecting choice of
hemostatic agent for the hemophilia patient with an inhibitor antibody. A J Hematol 2004;77:346-50.

Paisley S, Wight J, Currie E, Knight C. The management
of inhibitors in haemophilia A: introduction and systematic review of current practice. Haemophilia 2003:
9:405-17.

Pettersson M, Fischler B, Petrini P et al. Recombinant FVIIa in children with liver disease. Thromb Res. 2005; 116:185-97.

Rodriguez-Merchan EC, Rocino A. Literature review of surgery management in inhibitor patients. Haemophilia 2004;10:2-29.

Uhlmann EJ, Eby CS. Recombinant factor VII for non-hemophiliac bleeding patients. Current opinion in hematology 2004;11:198-204.

Villar A, Aronis S, Morfini M et al. Pharmocokinetics of activated recombinant coagulation factor VII in children versus adults with hemophilia A. Haemophilia 2004;10: 352-9.

Vorstand und Wissenschaftlicher Beirat der Bundesärztekammer (Hrsg). Leitlinien zur Therapie mit Blutkomponenten und Plasmaderivaten. Köln, Deutscher Ärzte-Verlag 2003.

Zeitler H, Merzenich G, Hess L et al. Treatment of acquired hemophilia by the Bonn-Malmö protocol:documentation of an in vivo immunomodulating concept. Blood 2005;105:2287-93.

Spezielle Literatur

1. Abshire T, Kenet G. Recombinant factor VIIa:review of efficacy, dosing regimes and safety in patients with congenital and acquired factor VIII or IX inhibitors. J Thromb Haemost 2004;2:899-909.

2. Aldouri M. The use of recombinant factor VIIa in controlling surgical bleeding in non-haemophiliac patients. Pathophysiol Haemost Thromb 2002; 32 Suppl1:41-6.

3. Aledort LM.Comparative thrombotic event incidence after infusion of recombinant factor VIIa versus factor VIII inhibitor bypassing activity. J Thromb Haemost 2004;2:1700-8.

4. Barletta JF, Ahrens CL, Tyburski JG, et al. A review if rFVIIa for refractory bleeding in nonhemophiliac trauma patients. J Trauma 2005;58:646-51.

5. Bosch J, Thabut D, Bendtsen F et al. Recombinant factor VIIa for upper gastrointestinal bleeding in patients with cirrhosis: a randomized, double blind trial. Gastroenterology 2004;127:1123-30.

6. Brackmann HH, Gormsen J. Massive factor VIII infusion in hemophilic patients with factor VIII inhibitor, high responder. Lancet II 1977;8044: 933.

7. Dutton RP, Hess JR, Scalea TM. Recombinant factor VIIa for control of hemorrhage: early experience in critically ill trauma patients. J Clin Anesth 2003;15:184-8.

8. Dutton RP, McCunn M, Hyder M et al. FVIIa for correction of traumatic coagulopathy. J Trauma 2004;57: 709-19.

9. Ekert H, Brewin T, Boey W et al. Cost utility analysis of rFVIIa in six children with inhibitors to factor VIII and IX. Haemophilia 2001;7:279-85.

10. Freemann WD, Brott TG, Barrett KM et al. Recombinant factor VIIa for rapid reversal of warfarin anticoagulation in acute intracranial hemorrhage. Mayo Clin Proc. 2004;79:1495-00.

11. Friederich PW, Henny CP, Messelink EJ et al. Effect of recombinant activated factor VII on perioperative blood loss in patients undergoing retropubic prostatectomy: a double blind placebo controlled randomized trial. Lancet 2003;361:201-5.

12. Habermann B, Hochmuth K, Hovy L et al. Management of haemophiliac patients with inhibitors in major orthopedic surgery by immunoadsorption, substitution of factor vIII and recombinant factor vIIa. Haemophilia 2004;10:705-12.

13. Hay CR, Negrier C, Ludlam CA. The treatment of bleeding in acquired haemophilia with recombinant factor VIIa: a multicentre study. Thromb Haemost 1997;78: 1463-7.

14. Hedner U. Recombinant factor VIIa (NovoSeven) as a hemostatic agent. Dis Mon 2003;49:39-48.

15. Heuer L, Blumenberg D. Rekombinanter Faktor VIIa (NovoSeven). Ein Überblick über aktuelle und mögliche zukünftige Indikationen. Anaesthesist 2002;51:388-99.

16. Hunault M, Bauer KA. Recombinant factor VIIa for the treatment of congenital factor VII deficiency. Sem Thromb Hemost 2000;26:401-5.

17. Hvid I, Rodriguez-Merchan EC. Orthopaedic surgery in haemophilic patients with inhibitors: an overview. Haemophilia 2002;8:288-91.

18. Knight C, Paisley S, Wight J, et al. Economic modelling of different treatment strategies for hemophilia A with high responding inhibitors. Haemophilia 2003;9: 521-40.

19. Laffan M, O`Connell NM, Perry DJ et al. Analysis and results of the rFVIIa extended use registry. Blood Coagul Fibrinolysis 2003;14:35-8.

20. Laguna P, Klukowska A. Management of oral bleedings with recombinant factor VIIa in children with hemophilia A and inhibitor. Haemophilia 2005;11:2-4.

21. Lusher J, Ingerslev J, Roberts H, et al. Clinical experience with recombinant factor VIIa. Blood Coagul Fibrinolysis 1998;9:119-28.

22. Lusher JM, Roberts HR, Davignon G et al.. A randomized, double-blind comparison of two dosage levels of recombinant factor VIIa in the treatment of joint, muscle and mucocutaneous haemorrhages in persons with haemophilia A and B, with and without inhibitors. rFVIIa Study Group. Haemophilia 1998;4:790-8.

23. Mariani G, Testa MG, Di Paolantonio T et al. Use of recombinant activated Factor VIIa in the treatment of congenital FVII deficiencies. Vox Sang1999;77:131-6.

24. Mariani G, Siragusa S, Kroner BL. Immune tolerance induction in hemophilia A: a review. Sem Thromb Hemost 2003;29:69-76.

25. Mayer SA, Brun NC, Begtrup K. et al. Recombinant factor VII for acute intracerebral hemorrhage. N Engl J Med 2005;24:777-85.

26. Mayer SA, Brun NC, Broderick J. et al. Recombinant factor VII for acute intracerebral hemorrhage. Stroke 2005;36:74-9.

27. Monahan PE., Aledort LM. Factors affecting choice of hemostatic agent for the hemophilia patient with an inhibitor antibody. Am J Hematol 2004;77:346-50.

28. O'Connell NM, Perry DJ, Hodgson AJ, et al. Recombinant FVIIa in the management of uncontrolled hemorrhage. Transfusion 2003;43:1711-6.

29. Oldenburg J, Schwaab R, Brackmann-HH. Induction of immune tolerance in haemophilia A inhibitor patients by the 'Bonn Protocol': predictive parameter for therapy duration and outcome. Vox Sang 1999;77Suppl1:49-54.

30. Parameswaran R, Shapiro AD, Gill C et al. Dose effect and efficiacy of rFVIIa in the treatment of haemophilia patients with inhibitors: analysis from the hemophilia and thrombosis research society registry. Haemophilia 2005;11:100-6.

31. Park P, Fewel ME, Garton HJ et al. Recombinant activated factor VII for the rapid correction of coagulopathy in nonhemophilic neurosurgical patients. Neurosurgery 2003;53:34-9.

32. Peters M, Heijiboer H. Treatment of a patient with Bernhard-Soulier syndrome with rFVIIa. Thromb Haemost 1998;80:352.

33. Poon MC, D'Oiron R, Von Depka M et al. Prophylactic and therapeutic recombinant factor VIIa administration to patients with Glanzmann's thrombasthenia: results of an international survey. J Thromb Haemost 2004;2:1096-103.

34. Raobaikady R, Redman J, Ball JA et al. Use of rFVIIa in patients undergoing reconstruction surgery for traumatic fracture of pelvis or pelvis and acetabulum: a double blind, randomized, placebo controlled trial. Br J Anaesth 2005;94:586-91.

35. Seremetis S. Dose optimization of recombinant factor VIIa in the treatment of acute bleeding in haemophilia-associated inhibitors. Blood Coagul Fibrinolysis 2003;14:29-30.

36. Shapiro AD, Gilchrist GS, Hoots WK et al. A prospective, randomised trial of two doses of rFVIIa (NovoSeven) in haemophilia patients with inhibitors undergoing surgery. Thromb Haemost 1998;80:773-8.

37. Wong WY, Huang WC, Miller R et al. Clinical efficacy and recovery levels of recombinant FVIIa in the treatment of intracranial hemorrhage in severe neonatal FVII deficiency. Haemophilia 2000;6:50-4.

38. Boffard KD, Riou B, Warren B et al. Recombinant factor VIIa as adjunctive therapy for bleeding control in severely injured trauma patients: two parallel randomized, placebo-controlled, double blind clinical trials. J Trauma 2005;59:55-62.

5.8. Faktor-VIII-Konzentrate (FVIII-Konzentrate) und Faktor-IX-Konzentrate (FIX-Konzentrate)

5.8.1. Präparate und Pharmazeutisches Profil

Derzeit stehen für die Therapie der Hämophilie A und B FVIII- und FIX-Konzentrate zur Verfügung, die aus humanem Plasma gewonnenen oder durch rekombinante DNA-Technologie hergestellt werden.

Die aus humanem Plasma gewonnenen Produkte (plasma-derived) werden aus großen Plasmapools (large pool, z.T. mehr als 10.000 Einzelspenden) hergestellt. Durch Fraktionierungs- und Reinigungstechniken werden die Einzelfaktoren in konzentrierter Form dargestellt. Am Beginn des Herstellungsprozesses steht die Anreicherung von FVIII in Form der Plasmafraktion I nach Cohn bzw. dem Kryopräzipitat. Im Bestreben, reineren FVIII zu produzieren, wurden die Fraktionierungsverfahren im großtechnischen Bereich weiterentwickelt. Bis Mitte der 80er Jahre wurden FVIII-Konzentrate mit einer spezifischen Aktivität von 0,5 bis 5,0 (IE FVIII pro mg Gesamtprotein) hergestellt. Außer FVIII und von Willebrand-Faktor (VWF) enthalten diese Konzentrate vom sogenannten intermediären Reinheitsgrad andere plasmatische Proteine wie Immunglobuline, Fibrinogen, Isoagglutinine und weitere Produkte. Zwischenzeitlich sind die Mehrzahl der Hersteller auf die Produktion hoch gereinigter Konzentrate mit spezifischen Aktivitäten von 50 bis 3.000 IE FVIII/mg Gesamtprotein übergegangen. Dies ist, ausgehend von den intermediären Produkten, mithilfe zusätzlicher Reinigungsschritte möglich, wie Immunoaffinitätschromatografie mit monoklonalen, gegen FVIII bzw. VWF gerichteten Antikörpern oder Trenntechniken auf der Basis von

Pharmazeutisches Profil von FVIII-Konzentraten		
	Plasmatische FVIII-Konzentrate	Rekombinante FVIII-Konzentrate
Herstellung	Fraktionierung aus humanen Plasma durch Präzipitattechniken und Chromatografie Virusinaktivierung: Hitzebehandlung, Solvent/Detergent(SD)-Verfahren, Virusreduktion: Nanofiltration	Mit cDNA von humanem FVIII, FVIII-VWF oder FVIII SQ transfizierte Nieren- oder Ovarialzelllinien vom Hamster, Isolierung aus Zellkulturen, Reinigung durch Mehrschritt-Chromatografie. Virusinaktivierung mittels SD-Verfahren
Zusammensetzung	*Arzneilich wirksame Bestandteile:* nativer FVIII:C (humanes Antihämophiles Globulin), VWF bei entsprechender Deklaration *Begleitstoffe* (in wechselnder Zusammensetzung): VWF, Fibrinogen, Immunglobuline, andere, Hilfsstoffe	*Arzneilich wirksame Bestandteile:* rFVIII:C (Octocog alfa), B-Domänendeletierter rFVIII SQ (Moroctocog alfa) *Begleitstoffe:* Polysorbat 80/L-Histidin
Lagerung	bei +2 bis +4 °C	Bei +2 bis +4 °C
Haltbarkeit	zirka 2 Jahre nach Herstellung	zirka 2 Jahre nach Herstellung
Darreichungsform und Inhalt	Trockensubstanz und Lösungsmittel Packungsgrößen: 250, 500 und 1000 IE	Trockensubstanz und Lösungsmittel Packungsgrößen: 250, 500 und 1000 IE
Art der Anwendung	Intravenöse Injektion oder Infusion	Intravenöse Injektion oder Infusion

Tab. 5.26: Pharmazeutisches Profil von FVIII-Konzentraten.

Pharmazeutisches Profil von F IX-Konzentraten		
	Plasmatische FIX-Konzentrate	Rekombinantes FIX-Konzentrat
Herstellung	Fraktionierung von humanen Plasma durch Präzipitattechniken und Chromatografie Virusinaktivierung: Hitzebehandlung, Solvent/ Detergent(SD)-Verfahren	Mit cDNA von humanem FIX transfizierte Ovarialzelllinien vom chinesischen Hamster, Isolierung aus Zellkulturen, Reinigung durch Mehrschritt-Chromatografie. Virusinaktivierung mittels SD-Verfahren
Zusammensetzung	*Arzneilich wirksame Bestandteile:* nativer FIX:C, 40-200 IE/mg Gesamtprotein *Begleitstoffe:* Heparin, Antithrombin, Aminoessigsäure, Kalziumchlorid, Natriumchlorid, Natriumcitrat	*Arzneilich wirksame Bestandteile:* rFIX:C (Nonacog alfa), mindestens 240 IE/mg Protein
Lagerung	Bei +2 bis +4 °C	Bei +2 bis +4 °C
Haltbarkeit	zirka 36 Monate nach Herstellung	zirka 2 Jahre nach Herstellung
Darreichungsform und Inhalt	Trockensubstanz und Lösungsmittel Packungsgrößen: 200, 300, 600, 1200 IE	Trockensubstanz und Lösungsmittel Packungsgrößen: 250, 500 und 1000 IE
Art der Anwendung	Intravenöse Injektion oder Infusion	Intravenöse Injektion oder Infusion

Tab. 5.27: Pharmazeutisches Profil von FIX-Konzentraten.

Ionenaustausch-, Affinitäts- oder Gel-Chromatografie. Solche Konzentrate gelten als praktisch Immunglobulin- und Fibrinogen-frei und enthalten fast ausschließlich FVIII oder in Abhängigkeit vom Reinigungsziel zusätzlich VWF [2, 3, 6]. Gereinigte FVIII-Konzentrate enthalten mehrheitlich Humanalbumin, das dem Produkt zu Stabilisierungszwecken zugesetzt wird.

Die Verwendung von Humanplasma als Ausgangsmaterial und insbesondere der Einsatz großer Plasmapools bedeutet ein erhöhtes Infektionsrisiko, speziell in Bezug auf Viren der Hepatitisgruppe und HIV. Durch konsequentes Spenderscreening auf HAV, HBV, HCV, Parvovirus und HIV 1/2 mithilfe serologischer Methoden und genomischer Amplifikationstechniken und durch zusätzliche antivirale Behandlung des Plasmapools und der Fraktionierungsprodukte wird das infektiöse Risiko minimiert. Die o.g. Reinigungsschritte eliminieren bereits einen wesentlichen Teil möglicher Blut-kontaminierender Viren, ohne dass hierdurch alleine das infektiöses Risiko hinreichend gesenkt werden kann. Daher sind zusätzliche **antivirale Verfahrensschritte** erforderlich. Hierzu zählen Hitzebehandlungstechniken, wie Pasteurisierung bzw. Erhitzen in Lösung, Wasserdampfbehandlung oder Erhitzen der Trockensubstanz, sowie chemische Verfahren, wie Solvent/Detergent(SD)-Verfahren durch Behandlung mit Äther oder n-Tributylphosphat (TNBP) in Verbindung mit Detergentien, z.B. Tween 80. Weiterhin stehen fotochemische Verfahren zur Verfügung [10].

Wenngleich das Risiko der Übertragung der neuen Variante der Creutzfeld-Jacob-Erkrankung (nvCJD) beim Menschen theoretisch nicht ausgeschlossen werden kann, wird das Risiko durch Produkte aus der Plasmafraktionierung als extrem gering eingeschätzt. Vorsorglich wird jedoch in Europa Plasma englischer Herkunft und von Risikogruppen (OP, Bluttransfusion in England oder Nordirland) nicht verarbeitet [7, 11].

Rekombinanter FVIII (rFVIII) wird aus Kulturen von transgenen Säugerzellen gewonnen, auf die mittels biotechnologischer Verfahren die cDNA des humanen FVIII-Gens übertragen wurde. Diese Zellen besitzen im Gegensatz zu gentechnisch veränderten bakteriellen Klons die unverzichtbare Fähigkeit zur Glycosylierung und postranslationellen Modifikation des FVIII-Proteins [1, 13, 14, 19]. Als Zelllinien werden Nierenzellen vom Hamster bzw. Ovarialzellen des chinesischen Hamsters verwendet. Der Aufbereitungsprozess aus dem Kulturmedium beinhaltet mehrere Reinigungsschritte, einschließlich Immunaffinitätschromatografie unter Verwendung von monoklonalem murinen FVIII. Eine Virusinaktivierung erfolgt mittels SD-Technik. Die Endprodukte enthalten zu Stabilisierungszwecken Humanalbumin oder albuminfreie Stabilisatoren, wie Polysorbat 80 und L-Histidin. Die rFVIII-Konzentrate bestehen aus humanen FVIII mit kompletter Molekülstruktur. Ein Konzentrat besteht jedoch aus einem Deletionsderivat ohne B-Domäne des FVIII-Moleküls. Die rFVIII-Konzentrate enthalten keinen VWF. Die rekombinanten Faktorenkonzentrate der neuesten Generation werden ohne Zusatz von Humanalbumin hergestellt. Darüber hinaus wird beim Herstellungsprozess die weitestgehende Eliminierung von Eiweißen tierischen Ursprungs, etwa bei den für die Zellkulturen benötigten Medien angestrebt [9].

Weiterhin steht ein **porciner FVIII** zur Verfügung, der aus Plasma vom Schwein gewonnen wird. Ein derzeit erhältliches Produkt enthält porcinen FVIII in hochgereinigter Form. Es wird für spezielle Indikationen bei der Hemmkörperhämophilie A eingesetzt (Evidenzgrad 3) [12].

Der Überstand des Kryopräzipitates aus **Humanplasma** enthält die Faktoren des Prothrombinkomplexes einschließlich **FIX**, der durch weiterführende Adsorptions- und Chromatografieverfahren vergleichbar der FVIII-Herstellung angereichert und gereinigt wird. Hierdurch werden hochgereinigte FIX-Konzentrate gewonnen.

Der derzeit verfügbare **rekombinante FIX(rFIX)** wird analog dem FVIII aus transgenen Säugetierzelllinien (Ovarialzelllinie des chinesischen Hamsters/CHO) hergestellt, auf die cDNA des humanen FIX-Genoms übertragen wurde [19]. Die Kulturmedien sind serumfrei und enthalten keine sonstigen tierischen Proteine. Bei der Reinigung werden keine monoklonalen Antikörper bzw. murine Eiweißkörper verwendet. Das Endprodukt ist frei von Humanalbumin oder sonstigen humanen Eiweißkörpern.

5.8.2. Qualitätsmerkmale

Hoher Reinheitsgrad, standardisierter Faktorengehalt und Virussicherheit zählen zu den wichtigsten Qualitätskriterien der Faktorenkonzentrate [2, 3, 6]. In Abhängigkeit von ihrer spezifischen Aktivität können die Produkte zusätzliche andere Eiweißkörper wie Fibrinogen, Immunglobuline einschließlich Isoagglutinine und weitere enthalten. Heute stehen mehrheitlich gereinigte Konzentrate mit hoher spezifischer Aktivität bei Werten von 30 bis 4.000 IE pro mg Gesamtprotein zur Verfügung. Demgemäß enthalten die Produkte fast ausschließlich FVIII:C mit und ohne VWF bzw. FIX.

Der Faktorengehalt wird auf den WHO-Standard bezogen (Internationale Einheiten). Endprodukte haben vor Zugabe eines Proteinstabilisators eine spezifische Aktivität von mindestens 1 IE FVIII:C bzw. 50 IE FIX:C pro mg Gesamtprotein. Gebrauchsfertige gelöste Zubereitungen haben eine Wirksamkeit von mindesten 20 IE FVIII:C bzw. FIX:C je ml. Bei der Zubereitung mit dem erforderlichen Volumen des Lösungsmittels wird vollständige Löslichkeit innerhalb von 10 min bei Raumtemperatur verlangt. Präparate mit deklarierter VWF-Aktivität werden auf den Internationalen Standard für VWF eingestellt. Eine Haltbarkeit von wenigstens 2 Jahren sollte garantiert und weitgehende Chargenkonstanz gewährleistet sein.

Nach derzeitiger Vorschrift müssen durch die oben genannten Methoden der Viruselimination und -inaktivierung eine Gesamtreduktion von 10 log10-Stufen für umhüllte Viren und von 6 log10-Stufen für nichtumhüllte Viren erreicht werden.

Arzneimittelrelevante Qualitätskriterien gelten für Faktorenkonzentrate plasmatischer Herkunft oder gentechnologisch hergestellte Produkte gleichermaßen [2, 3, 6, 18, 19]. Rekombinante Faktoren sind hinsichtlich Homogenität und Reinheitsgrad den plasmatischen Produkten überlegen und besitzen eine theoretisch höhere Virussicherheit.

Die rekombinanten Faktoren VIII und IX sind, mit Ausnahme des B-Domänen-deletierten FVIII, mit den entsprechenden nativen Faktoren identisch. Bei den aktuell eingesetzten rekombinanten Produkten wurde aus Gründen der Virussicherheit auf Proteinzusätze menschlicher oder tierischer Herkunft weitestgehend verzichtet. Die für die Reinigung von FVIII erforderlichen murinen monoklonalen Antikörper werden strikten Auflagen zur Virussicherheit unterworfen.

5.8.3. Pharmakologische Eigenschaften

Der **Blutgerinnungsfaktor** VIII ist ein Kofaktor ohne Enzymcharakter. In seiner aktivierten Form unterstützt er als Bestandteil des sog. Tenasekomplexes (FVIIIa, FIXa, FX) zusammen mit Phospholipid und Kalziumionen die Aktivierung des FX durch den FIXa (☞ Kap. 2.3.2.). Hierbei handelt es sich um eine Serinproteinasen-Reaktion, bei der durch Peptidabspaltung der FX in seine aktivierte Form (FXa) überführt wird. In einem nachfolgenden Schritt wirkt der FXa in analoger Weise mit Unterstützung des FVa proteolytisch auf Prothrombin (FII) ein, wobei Thrombin (FIIa) gebildet wird. Thrombin wandelt Fibrinogen auf proteolytischem Wege in Fibrinmonomere um, aus denen durch Quervernetzung mithilfe des FXIII Fibrin entsteht. Thrombin ist darüber hinaus imstande, durch Peptidabspaltung die Faktoren V und VIII in ihre aktivierte Form (FVa und FVIIIa) zu überführen. Ein Mangel an FVIII oder FIX bedeutet somit eine Störung auf der Ebene der FX-Aktivierung und aller nachfolgenden Reaktionen, bis hin zur Fibrinbildung. Hieraus resultiert die Blutungsneigung auf der Basis einer Koagulopathie.

Der FVIII ist ein Glykoprotein mit der Molmasse von ca. 260 kDa, das u.a. in der Leber synthetisiert wird. Er ist im zirkulierenden Blut mit den VWF als bimolekularer Komplex assoziiert, der unterschiedliche physiologische Funktionen ausübt. Die in-vivo-Recovery für substituierten nativen FVIII:C liegt bei 80-120 %, die Halbwertszeit in der Eliminationsphase zwischen 3-6 h, in der anschließenden terminalen Phase zwischen 8-20 h [4]. Für rFVIII:C einschließlich dem deletierten Derivat rFVIII SQ werden vergleichbare pharmakokinetische Daten beobachtet [1].

Der **VWF** ist ein Glycoprotein mit der Molmasse 500-1200 kDa, das u.a. Adhäsivfunktion für die Bindung von Thrombozyten an kollagene Strukturen besitzt und damit eine wichtige Rolle in der primären Blutstillung spielt. Angeborene Verminderungen oder Veränderungen des VWF führen zum von Willebrand-Syndrom (VWS), das je nach Ausprägung des Defekts in verschiedene Subtypen klassifiziert wird. Die in-vivo-Recovery der VWF-

Ristocetin-Cofaktor-Aktivität (VWF:RCo) von entsprechend als VWF-haltig deklarierten Präparaten liegt in Abhängigkeit vom Subtyp des behandelten VWS zwischen 63-87 %, die mittlere biologische Halbwertszeit der VWF:RCo beträgt beim VWS Typ 1 zirka 14 h, beim Typ III zirka 7 h.

Der **FIX** ist ein in der Leber gebildetes Vitamin-K-abhängiges Glykoprotein mit einer Molmasse von ca 55 kDalton. Er zählt zur Familie der Serinproteinasen. Der FIX wird sowohl auf extrinsischem Weg durch einen Komplex aus Gewebefaktor (Tissue Factor, TF) und FVII als auch auf intrinsischem Wege durch den FXIa proteolytisch in seine aktivierte Form (FIXa) überführt. Seine Funktion für die FX-Aktivierung ist oben beschrieben. Ein angeborener Mangel an FIX ist identisch mit der Hämophilie B. Erworbene Mangelzustände finden sich bei Lebererkrankungen oder beim Vitamin-K-Mangel. Die in-vivo-Recovery für substituierten nativen FIX liegt zwischen 30 und 60 %, die biologischen Halbwertzeiten zwischen 18 bis 30 h. Für den rFIX wurden in-vivo-Recovery-Werte von 12-62 % und biologische Halbwertszeiten von 10-38 h gefunden [4].

5.8.4. Praktische Durchführung der Substitutionstherapie, Indikationen und Dosierungen

5.8.4.1. Allgemeine Grundsätze

Die Trockensubstanz wird bei 20-37 °C mit Lösungsmittel aufgelöst und nach Zwischenschalten eines Filters in einer Einmalspritze aufgezogen. Bei anderen Anwendungsformen wird der Filter im Überleitungssystem der Injektionsspritze zwischengeschaltet. Trübe oder rückstandhaltige Lösungen dürfen nicht verwendet werden. Zubereitung und Anwendung müssen unter aseptischen Bedingungen erfolgen. Nach Auflösung wird umgehend langsam intravenös injiziert, wobei auf spontane Unverträglichkeitsreaktionen beim Behandelten zu achten ist. Beim Auftreten von Reaktionen muss entschieden werden, ob die Injektion verlangsamt oder abgebrochen wird und Gegenmaßnahmen eingeleitet werden müssen.

5.8.4.2. Indikationen und Dosierungen

FVIII-Konzentrate dienen zur Behandlung und Prophylaxe von Blutungen bei Patienten mit Hämophilie A (Evidenzgrad 1). Unter bestimmten Voraussetzungen (☞ Kap. 10.) eignen sie sich auch zur Behandlung von Patienten mit FVIII-Inhibitor [5, 12, 15]. FVIII-Konzentrate, die zusätzlich VWF enthalten, dienen auch zur Prophylaxe und Therapie von Blutungen beim VWS (Evidenzgrad 1).

Die Dosierung bei der Hämophilie A richtet sich nach folgender empirischer Formel: 1 IE substituierter FVIII/kg KG erhöht die plasmatische F VIII-Aktivität um 2 %. Dem gemäß gilt für die Initialdosis:

> **Erforderliche IE = kg KG x gewünschter F VIII-Anstieg (% der Norm bzw. IE/dl) x 0,5**

Das Therapie-Ziel bzw. die anzustrebende plasmatische FVIII-Aktivität ist abhängig von der Lokalisation und dem Ausmaß der Blutung bzw. vom invasiven Eingriff. Als Orientierung für die therapeutisch notwendigen plasmatischen FVIII-Aktivitäten gelten folgende Werte (☞ Kap. 10.)

- Kleinere Blutung, z.B. Schnittverletzungen, Gelenkblutungen: 30 %
- mittlere Blutungen, z.B. oral, muskulär, mittlere Operationen: 40-50 %
- schwere Blutungen, z.B. gastrointestinal, intrathorakal, intrakraniell, große Operationen: 60-100 %

Je nach Schweregrad der Blutung und individuellem Verlauf beträgt die notwendige Dauer der Erhaltung der therapeutischen FVIII-Aktivität im Plasma 1 bis 7 Tage und länger bzw. bis zum Abschluss der Wundheilung. Hierfür sind wiederholte FVIII-Substitutionen in 8- bis 12-(24-)stündigen Intervallen erforderlich. Die Möglichkeit der kontinuierlichen Infusion wird in Kap. 10. beschrieben. Bei Erstanwendungen sollten labordiagnostische Kontrollen auf eine mögliche Hemmkörper-Entwicklung erfolgen.

Zur Langzeitprophylaxe von Blutungen bei schwerer Hämophilie A wird die Gabe von 10-50 IE FVIII/kg KG im Abstand von 2-3 Tagen empfohlen. Je nach individueller Situation können höhere Dosierungen oder kürzere Intervalle notwendig sein.

Zur Behandlung der Hemmkörperhämophilie A werden spezielle Therapieschemata empfohlen (☞ Kap. 5.). Bei niedrig-titrigem Hemmkörper (< 5 BE/ml) besteht die Aussicht, mit höheren Dosierungen von FVIII den Hemmkörper zu überspielen [5, 15].

Die Dosierung zur Therapie von Blutungen beim VWS mit erniedrigtem FVIII:C und VWF kann nicht mit rekombinanten Präparaten oder Präparaten erfolgen, die nur den kleinmolekularen FVIII:C-Anteil enthalten. Die Dosierung der **VWF-haltigen FVIII-Konzentrate** richtet sich nach Art und Ausmaß der Blutung und dem Schweregrad des VWF-Defekts (vorzugsweise bei VWF-Aktivitäten < 30 %). In der Regel werden 20-40 IE FVIII:C, entsprechend ca. 40-80 IE VWF:RCo/kg KG im Abstand von 8-12 h verabreicht. Bei der Gabe von 1 IE VWF:RCo/kg KG wird ein Anstieg der plasmatischen VWF:RCo-Aktivität von 1,5 % erwartet. Dosis und Dauer der Therapie sollten sich prinzipiell nach individueller klinischer Wirksamkeit richten. Ein gerinnungsanalytisches Monitoring ist bei schweren Blutungen und größeren operativen Eingriffen erforderlich. Neuerdings steht neben Haemate HS® von ZLB Behring und Immunate SD® von Baxter auch ein neues plasmatisches VWF-Konzentrat (Wilate® von Octapharma) zur Verfügung. Wilate® enthält nativen FVIII:C und nativen VWF im Verhältnis 1:1, sodass der klinische Effekt besser vorhersehbar erscheint.

Porcines FVIII-Konzentrat stellt eine alternative Behandlungsmöglichkeit bei der Hämophilie A mit Hemmkörper dar, da die Antikörper gegen menschlichen FVIII:C nur eine geringe Kreuzreaktivität gegen porcinen FVIII aufweisen (Evidenzgrad 3). Bei der Behandlung mit porcinem FVIII sollte der Hemmkörper-Titer unter 50 BE/ml liegen [12]. Vor Therapie sollte ggf. eine Antikörperaktivität gegen den porcinen FVIII ermittelt werden. Die Dosierung beträgt in der Regel 50-100 IE/kg KG, zweimal pro Tag, bei geringer Inhibitoraktivität gegen porcinen FVIII 100-200 IE/kg KG. Eine in-vivo-Recovery von ca. 130 % ist zu erwarten. Da es unter Therapie zur Entwicklung von neutralisierenden Antikörpern gegen porcinen FVIII kommen kann, wird ein sorgfältiges Monitoring der klinischen und laboranalytischen Wirksamkeit empfohlen.

FIX-Konzentrate dienen zur Behandlung und Prophylaxe von Blutungen bei Patienten mit Hämophilie B (Evidenzgrad 1)[19]. Die Dosierung richtet sich nach folgender empirischer Formel: 1

IE substituierter FIX/kg KG erhöht die plasmatische FIX-Aktivität um 1 %. Dem gemäß gilt für die Initialdosis:

> Erforderliche IE = kg KG x gewünschter Faktor IX-Anstieg (% der Norm bzw. IE/dl)

Dosis und Dauer der Therapie richten sich nach der klinischen Wirksamkeit im Einzelfall. Die notwendigen therapeutischen Spiegel der plasmatischen FIX-Aktivität orientieren sich je nach Ausmaß und Lokalisation der Blutung nach den Werten wie bei der Hämophilie A (☞ oben). Aufgrund der längeren Halbwertszeit von F IX im Vergleich zum FVIII werden FIX-Konzentrate bei längerer Therapie in größeren Zeitabständen (12 h und mehr) verabreicht. Für die Langzeitprophylaxe von Blutungen bei schwerer Hämophilie B werden 10-25 IE FIX/kg KG im Abstand von 3-4 Tagen empfohlen. Zur Behandlung der Hemmkörperhämophilie B sind spezielle Therapieschemata in Einsatz (☞ Kap. 10.). Bei niedrigtitrigem Hemmkörper (< 5 BE/ml) besteht die Aussicht, mit höheren Dosierungen von FIX den Hemmkörper zu überspielen.

Inwieweit Blutungsepisoden bei Hämophiliepatienten ohne Inhibitor durch Einzeldosen ("Megadose" von 300µg/kg) von rekombinantem Faktor VIIa (rFVIIa) behandelt werden sollten, bleibt weiteren Studien vorbehalten und muss auch unter ökonomischen Aspekten einer Überprüfung unterzogen werden (☞ Kap. 5.7.).

5.8.5. Kontraindikationen

Bei bekannter allergischer Diathese ist bei allen Plasmaderivaten Vorsicht geboten. Produkte mit hohem Reinheitsgrad können sich in diesen Fällen als vorteilhaft erweisen. Die Gabe von FVIII und FIX während der Schwangerschaft und Stillzeit sollte nur bei sorgfältiger Indikationsstellung erfolgen. Ein hohes Risiko für Thrombosen und DIC sowie akute Thrombosen oder Herzinfarkt erfordern eine strenge Nutzen-Risiko-Abwägung für den Gebrauch von FIX-Konzentraten. Plasmatische FIX-Konzentrate, die Heparin enthalten, dürfen nicht bei manifester oder bekannter Heparinassoziierter Thrombozytopenie Typ II gegeben werden.

5.8.6. Unerwünschte Wirkungen

Hemmkörper (Alloantikörper) gegen FVIII, die mit einem deutlich gesteigerten Blutungsrisiko einhergehen, können in 10-25 % der Behandlungsfälle auftreten. Auch niedrigtitrige oder transiente Antikörper werden beobachtet. Es handelt sich um IgG-Immunglobuline, die bereits nach wenigen Substitutionen auftreten können und somit häufig im Kindesalter beobachtet werden. Die Genese der Hemmkörperbildung ist unklar, eine genetische Disposition ist teilweise gesichert. Hemmkörper gegen FIX kommen seltener vor (unter 5 %), gleiches gilt für Inhibitoren gegen den VWF. Allergische oder anaphylaktische Reaktion kommen seit der Verwendung von hochgereinigten Produkten selten vor. Allergische Reaktionen infolge FIX-Substitution sind häufig mit einer Hemmkörperbildung assoziiert. Akute Unverträglichkeitsreaktionen können sich in Form von Schüttelfrost, Hitzegefühl, Urtikaria, Übelkeit, Erbrechen, Unruhe, Stridor, Tachykardie oder Hypotension äußern. Die Bildung von Alloantikörpern gegen Erythrozyten, HLA-Antigene und weitere Plasmabestandteile wird nur in Einzelfällen berichtet. Das Risiko einer Heparin-induzierten Thrombozytopenie Typ II muss bei Heparinhaltigen Präparaten in Betracht gezogen werden.

Literatur

Allgemeine Literatur

Ahnström J, Berntorp E, Lindvall K, et al. A 6 year follow up of dosing coagulation factor levels and bleedings in relation to joint status in the prophylactic treatment of haemophilia. Haemophilia 2004;10:689-97.

Berntorp E, Boulyjenkov V, Brettler D et al. Modern treatment of haemophilia. Bull World Health Organ. 1995;73:691-701.

Blanchette P, Rivard G, Israels S et al. A survey of factor prophylaxis in the Canadian haemophilia A population. Haemophilia 2004;10:679-83.

DiMichele DM, Seremetis S. Hemophilia – factor VIII deficiency. In: Thrombosis and haemorrhage. Loscalzo J, Schafer AI (eds). 2003; Philadelphia, Lippincott Williams & Wilkons, Baltimore, London 2003;560-74.

Gascoigne EW, Dash CH, Wilmot R. A retrospective survey on the safety of Replenine, a high purity factor IX concentrate. Pharmacology and Drug Safety 2004;13:187-95.

Giangrande PLF. Blood products for haemophilia – past, present, future. Biodrugs 2004;18:226-34.

Kenet G, Lubetsky A, Luboshitz J et al. A new approach to treatment of bleeding episodes in young hemophiliac patients: a single bolus mega dose of recombinant activated factor VIIa. J Thromb Haemost 2002;1:450-5.

Kerkhoffs JL, Atsma DE, van der Meer FJM. Acute myocardial infarction during substitution with recombinant factor VIII concentrates in a patient with mild haemophilia. Thromb Haemost 2004;92:425-6.

Mannucci PM, Tuddenbam EG. The haemophiliacs: progress and problems. Semin Hematol 1999;36:104-17.

Nilsson IM, Berntorp E, Lofquist T, Petterson H. Twenty-five years' experience of prophylactic treatment in severe haemophilia A and B. J Intern Med 1992;232:25-32.

Schimpf K. Therapie der Hämophilien. Hämostaseologie 1994;14:44-54.

Schneider B, Becker M, Brackmann HH, Eis-Hübinger AM. Contamination of factor coagulation concentrates with human parvovirus B19 genotpe 1 and 2. Thromb Haemost 2004;92:838-45.

Schulman S, Loogna J, Wallenstein R. Minimizing factor requirements for surgery without increased risk. Haemophilia 2004;10:35-40.

Schramm W. Experience with prophylaxis in Germany. Semin Hematol 1993;30:44-54.

Seifried E, Oldenburg J. Angeborene plasmatische Gerinnungsstörungen einschließlich von-Willebrand-Syndrom. In: Transfusionsmedizin. Mueller-Eckhardt C, Kiefel V (Hrsg). Berlin, Springer Verlag 2004;409-46.

Shapiro AD, DiPaolo J, Cohen A, et al. The safety and efficacy of recombinant human blood coagulation factor IX in previously untreated patients with severe or moderately severe haemophilia B. Blood 2004;105:518-25.

Vorstand und Wissenschaftlicher Beirat der Bundesärztekammer (Hrsg.). Leitlinien zur Therapie mit Blutkomponenten und Plasmaderivaten. Köln, Deutscher Ärzte-Verlag 2003.

Spezielle Literatur

1. Berntorp E. Second generation, B-domain deleted recombinant factor VIII. Thromb Haemost 1997;78:256-60.

2. Blutgerinnungsfaktor VIII vom Menschen. In: Europäisches Arzneibuch, Nachtrag 1999. Stuttgart: Deutscher Apotheker Verlag 1999;426-8.

3. Blutgerinnungsfaktor IX vom Menschen. In: Europäisches Arzneibuch, Nachtrag 1999. Stuttgart: Deutscher Apotheker Verlag 1999;428-30.

4. Björkman S, Berntrop E. Pharmacokinetics of coagulation factors: clinical relevance for patients with haemophilia. Clin Pharmacokinet 2001;40:815-32.

5. Brackmann HH, Gormsen J. Massive factor VIII infusion in haemophilic patients with factor VIII inhibitor, high responder. Lancet II 1977;8044:933.

6. Budeck B, Neugebauer E, Schörner-Burkhardt E et al. Haltbarkeit und Reinheit von Faktor VIII-Gerinnungspräparaten. In: 29. Hämophilie-Symposium Hamburg 1998. Scharrer I, Schramm W (Hrsg.) Berlin: Springer Verlag 1998;135-43.

7. Cervenakova L, Brown P, Hammond DJ, et al. Factor VIII and transmissible spongiform encephalopathy:the case for safety. Haemophilia 2002;8:63-75.

8. Escobar MA. Treatment on demand-in vivo dose finding studies. Haemophilia 2003;9:360-7.

9. Ewenstein BM, Collins P, Tarantino M. Hemophilia therapy innovation: development of an advanced category recombinant factor VIII by a plasma/albumin – free method. Semin Hematol 2004;41:1-18.

10. Farrugia A. Evolving perspectives in product safety for haemophilia. Haemophilia 2002;8:236-43.

11. Foster PR. Prions and blood products. Ann Med 2000;32:501-13

12. Kernoff PBA, Thomas ND, Lilley PA et al. Clinical experience with polyelectrolyte-fractionated porcine factor VIII concentrates in the treatment of haemophiliacs with antibodies to factor VIII. Blood 1984;63:31-7.

13. Klein U. Production and characterization of recombinant factor VIII. Semin Hematol 1991;28:17-21.

14. Lee C. Recombinant clotting factors in the treatment of haemophilia. Thromb Haemost 1999;82:516-24.

15. Mariani G, Scheibel E, Nogao T et al. Immune tolerance as treatment of alloantibodies to factor VIII in haemophilia. The International Registry of Immune tolerance Protocols. Semin Hematol 1994;31:62-4.

16. Miners AH, Sabin CA, Tolley KH, Lee CA. Primary prophylaxis for individuals with severe haemophilia: how many hospital visits could treatment prevent? J Intern Med 2000;247:493-9.

17. Pipe SW. Coagulation factors with improved properties for haemophilia gene therapy. Semin Thromb Hemost 2004;30:227-37.

18. Scharrer I. Rekombinante Faktor VIII-Konzentrate. Hämostaseologie 1994;14:44-54.

19. White GC, Beebe A, Nielsen B. Recombinant factor IX. Thromb Haemost 1997;78:261-5.

5.9. Von Willebrand-Faktor-Konzentrate (VWF-Konzentrate)

5.9.1. Präparate und Pharmazeutisches Profil

Seit 1989 steht ein aus Plasma hergestelltes VWF-Konzentrat zur Verfügung [1], das vom Laboratoire Français du Fractionnement et des Biotechnologies (LFB, Les Ulis, Frankreich) hergestellt wird.

Pharmazeutisches Profil von VWF-Konzentrat	
Herstellung	aus großen Plasmapools, Fraktionierung aus Kryopräzipitat durch dreistufige Chromatografie Virusinaktivierung: Pasteurisierung oder Solvent/Detergent (SD)-Verfahren
Zusammensetzung	*Arzneilich wirksamer Bestandteil*: nativer, voll funktionsfähiger VWF: 40-70 VWF:RCo-Einheiten/ml, normale Multimerenverteilung *Begleitstoffe*: nicht voll funktionsfähiger VWF FVIII (< 10 IE/100 IE VWF:RCo)
Lagerung	bei +2 bis +8 °C
Haltbarkeit	zirka 2 Jahre ab Herstellung (Verfallsdatum vor jeder Anwendung prüfen!) sofortige Verwendung der gebrauchsfähigen Lösung
Darreichungsform und Inhalt	Trockensubstanz und Lösungsmittel (100 ml) Packungsgrößen: zirka 5000 IE VWF:RCo
Art der Anwendung	Intravenöse Infusion oder Dauerinfusion

Tab. 5.28: Pharmazeutisches Profil von VWF-Konzentrat; VWF:RCo = Ristocetin-Kofaktor-Aktivität des von VWF.

Ein rekombinantes VWF-Konzentrat, das sich in der Multimerenkomposition nicht von nativem VWF unterscheidet und sich im Tierversuch bereits als wirksam erwiesen hat, steht in der klinischen Prüfung [2, 11, 12].

5.9.2. Qualitätsmerkmale

Die Chargen werden auf ihren Gehalt an VWF:RCo (Ristocetin-Kofaktor-Aktivität des VWF) und an großen, 15-Multimeren des VWF hin untersucht [6, 8, 9]. Diese Parameter stellen zusammen ein Maß für die Funktionstüchtigkeit des VWF dar und werden chargenspezifisch deklariert. Die Reinheit des Präparates ist gekennzeichnet durch einen FVIII-Gehalt von weniger als 10 IE pro 100 IE VWF:RCo. Bislang sind keine Übertragungen von HIV, HCV oder HBV beobachtet worden.

5.9.3. Pharmakologische Eigenschaften

VWF ist ein Plasmaprotein, das in Megakaryozyten und Endothelzellen gebildet wird. Das Protein zirkuliert in Form von Multimeren mit relativen Molekülmassen zwischen 400.000 und 20×10^6 Dalton, die aus einer unterschiedlichen Anzahl identischer Untereinheiten zusammengesetzt sind [3, 8]. Voraussetzung für die volle Funktionstüchtigkeit des VWF sind die hochmolekularen Multimere, die aus 15 und mehr Untereinheiten bestehen. Der VWF vermittelt die Adhäsion der Thrombozyten an die verletzte Gefäßwand und leistet damit einen essenziellen Beitrag zur primären Blutstillung. Darüber hinaus ist er das Trägerprotein für FVIII, den er vor einer beschleunigten Proteolyse schützt. Die biologische Halbwertszeit von VWF und FVIII beträgt zirka 8-16 h.

Das von Willebrand-Syndrom (VWS) ist die häufigste kongenitale hämorrhagische Diathese, gekennzeichnet durch einen Mangel und/oder funktionellen Defekt des VWF. Mehrere Subtypen des VWS unterscheiden sich durch unterschiedliche Laborbefundkonstellationen und die Schwere der klinischen Symptomatik.

Das VWF-Konzentrat verhält sich in vitro und in vivo ähnlich wie nativer VWF. Nach Infusion bei Patienten mit schwerem VWS Typ 3 betrug die Recovery zirka 80 bis 90 % und die biologische Halbwertszeit 9 bis 13 h, wenn VWF:RCo als Parameter für die VWF-Aktivität herangezogen wurde. Die hochmolekularen Multimere wurden mit einer Halbwertszeit von 14 h eliminiert. Als Folge einer physiologischen FVIII-Komplexbindung steigen die erniedrigten FVIII-Spiegel nach Transfusion von VWF-Konzentrat mit einer zeitlichen Verzö-

gerung von 10 bis 12 h an und fallen langsamer ab als die VWF-Spiegel [7].

5.9.4. Praktische Durchführung der Substitutionstherapie, und Dosierung

5.9.4.1. Allgemeine Grundsätze

VWF-Konzentrat wird langsam intravenös infundiert. Bei Patienten mit schwerem VWS Typ 3 hat sich auch die Dauerinfusion mit einer Dosis von 1 bis 8 IE/kg KG/h als wirksam erwiesen. Bei leichten Blutungen genügt häufig eine einmalige Substitution, bei schwereren Blutungen und größeren Operationen muss in 12- bis 24-stündigen Intervallen bis zu 12 Tage bzw. bis zum Abschluss der Wundheilung behandelt werden. Insbesondere nach urologischen/gynäkologischen Operationen sollte eine individuelle Festlegung der Substitutionsdauer erfolgen.

5.9.4.2. Indikationen und Dosierung

Die Substitution mit VWF-Konzentrat ist nur indiziert, wenn Desmopressin (DDAVP) bei den **Subtypen 2A, 2B, 2M und 3** nicht wirksam bzw. kontraindiziert ist oder bei Subtyp 1 alleine zur Blutstillung nicht ausreicht. Auch einige Patienten mit erworbenem VWS wurden erfolgreich mit VWF-Konzentrat behandelt (Evidenzgrad 3) [3, 4, 5, 10, 13, 14, 15]. Die Dosis berechnet sich wie folgt:

1 IE VWF -Konzentrat/kg KG erhöht den VWF-Spiegel um 1 bis 2 IE/dl im Steady State (Mittelwert: 1,5 IE/dl)
Parameter für VWF-Aktivität: VWF:RCo
Dosis = erwünschter VWF-Anstieg in IE/dl x kg KG x 2/3

Beispiel: gemessener VWF-Spiegel: 0 IE/dl; Zielwert: 70 IE/dl (Differenz: 70 IE/dl); Körpergewicht: 75 kg
Dosis VWF-Konzentrat = 70 x 75 x 2/3 = 3500 IE; je nach Klinik: Aufrunden auf 4.000 IE oder Abrunden auf 3.000 IE.

Die blutstillende Wirkung des VWF-Konzentrates ist nach bisherigen Erfahrungen mit derjenigen VWF-haltiger FVIII-Konzentrate vergleichbar. Die bislang angewendeten Schemadosierungen gehen mit VWF:RCo-Spiegeln zwischen 70 und 100 IE/dl einher und haben bei den meisten Patienten zu einer guten bis zufriedenstellenden Blutstillung geführt. Die Dosierungen sind in Tab. 5.29 wiedergegeben. Bei Patienten mit niedrigen FVIII-Spiegeln (< 20 IE/dl) muss die zeitliche Verzögerung des FVIII-Anstiegs nach Applikation des VWF-Konzentrates berücksichtigt werden. Vor planbaren operativen Eingriffen wird VWF-Konzentrat erstmals 12 oder 24 h vor Op appliziert, damit sich der FVIII-Spiegel rechtzeitig normalisieren kann. Bei dringlicheren Eingriffen ist die simultane präoperative Verabreichung von FVIII- und VWF-Konzentrat erforderlich. Das neue FVIII/VWF-Konzentrat Wilate® von Octapharma enthält FVIII und funktionstüchtigen VWF im Verhältnis 1:1. Der in Wilate® enthaltene VWF hat eine längere Halbwertszeit von zirka 16 h, so dass abhängig von der Klinik und den Laborkontrollen möglicherweise individuelle Substitutionsintervalle festgelegt werden können [16].

Dosierung von VWF-Konzentrat	
Leichte Blutungen	einmalig 50 IE/kg KG, ggf. Wiederholung der Dosis
Schwerere Blutungen, Operationen	50 IE/kg Körpergewicht, gefolgt von 30 bis 50 IE/kg in 12- bis 24-stündigen Intervallen bis zur Blutstillung bzw. bis zum Abschluss der Wundheilung Alternativ: 250 bis 500 IE/h

Tab. 5.29: Dosierung von VWF-Konzentrat.

5.9.5. Kontraindikationen

VWS, das mit DDAVP alleine behandelt werden kann.

5.9.6. Unerwünschte Wirkungen

Bislang keine beschrieben.

Literatur

1. Burnouf-Radosevich M, Burnouf T. Chromatographic preparation of a therapeutic highly purified von Willebrand factor concentrate from human cryoprecipitate. Vox Sang 1992;62:1-11.

2. Fischer B. Recombinant von Willebrand factor: potential therapeutic use. J Thromb Thrombolysis 1999;8:197-205.

3. Foster PA. A perspective on the use of factor VIII concentrates and cryoprecipitate prophylactically in surgery or therapeutically in severe bleeds in patients with von Willebrand disease unresponsive to DDAVP: results of an international survey. Thromb Haemost 1995;74: 1370-8.

4. Goudemand J, Mazurier C, Marey A et al. Clinical and biological evaluation in von Willebrand´s disease of a von Willebrand factor concentrate with low factor VIII activity. Brit J Haematol 1992;80:214-21.

5. Goudemand J, Negrier C, Ounnoughene N, Sultan Y. Clinical management of patients with von Willebrand´s disease with a VHP vWF concentrate: the French experience. Haemophilia 1998;4:48-52.

6. Hiller E. Das Spektrum des Von-Willebrand-Syndroms. Arzneimitteltherapie 1997;15:215-8.

7. Mannucci PM. Treatment of von Willebrand disease. Haemophilia 1998;4:661-4.

8. Mazurier C. In vitro evaluation of the haemostatic value of the LFB-von Willebrand factor concentrate. Haemophilia 1998;4:40-3.

9. Menache D, Aronoson DL, Darr F et al. Pharmacokinetics of von Willebrand factor and factor VIIIC in patients with severe von Willebrand disease (type 3 VWD): estimation of the rate of FVIIIC synthesis. Brit J Haematol 1996;94:740-5.

10. Meriane F, Zerhouni L, Djeha N et al. Biological effects of S/D-treated, very high purity, von Willebrand factor concentrate in five patients with severe von Willebrand disease. Blood Coagul Fibrinolysis 1993;4:1023-9.

11. Schwartz HP, Turecek PL, Pichler L et al. Recombinant von Willebrand factor. Thromb Haemost 1997;78: 571-6.

12. Schwartz HP, Dormer F, Mitterer A et al. Preclinical evaluation of recombinant von Willebrand factor in a canine model of von Willebrand disease. Klin Wochenschr 1999; 111:181-91.

13. Smith MP, Rice KM, Bromidge ES et al. Continuous infusion therapy with very high purity von Willebrand factor concentrate in patients with severe von Willebrand disease. Blood Coagul Fibrinolysis 1997;8:6-12.

14. Thompson AR, Gill JC, Ewenstein BM, Schwarz BA. Successful treatment for patients with von Willebrand disease undergoing urgent surgery using factor VIII/VWF concentrate. Haemophilia 2004;10:42-51.

15. Ver Elst KMM, van Vliet HD, Kappers-Klunne MC, Leebeck FW. In vitro studies, pharmacokinetic studies and clinical use of a highly purified double virus inactivated FVIII/VWF concentrate (Immunate) in the treatment of von Willebrand disease. Thromb Haemost 2004; 92:67-74.

16. Wyndyga J, Zarkova A, Auerswald G et al. Pharmacokinetics, efficacy and safety of Wilate, a novel high purity, double virus inactivated VWF/FVIII concentrate in von Willebrand`s disease. Haemostaseologie 2005;25:73.

5.10. Faktor XI-Konzentrate (FXI-Konzentrate)

5.10.1. Präparate und Pharmazeutisches Profil

FXI-Konzentrate werden vom Bio Products Laboratory, Oxford, England und vom Centre Régional de Transfusion Sanguine de Lille, Lille, Frankreich, hergestellt. Die Herstellungsverfahren unterscheiden sich in der Wahl des Ionenaustauschers, dem Virusinaktivierungsverfahren und der Menge an zugesetztem Antithrombin und Heparin [1,2].

Pharmazeutisches Profil von FXI-Konzentraten	
Herstellung	aus großen Plasmapools im Rahmen der Cohn-Fraktionierung, chromatografische Reinigung mit Sephadex oder Sepharose aus dem Kryopräzipitat-Überstand; Virusinaktivierung: Trockenerhitzung oder Solvent/Detergent (SD)-Verfahren
Zusammensetzung	*Arzneilich wirksame Bestandteile:* nativer, voll funktionsfähiger Faktor XI *Begleitstoffe:* Heparin, Antithrombin
Lagerung	bei +2 bis +8 °C
Haltbarkeit	zirka 2 Jahre ab Herstellung (Verfallsdatum vor jeder Anwendung prüfen!) sofortige Verwendung der gebrauchsfähigen Lösung
Darreichungsform und Inhalt	Trockensubstanz und Lösungsmittel (10 ml) Packungsgrößen: 500 oder 1000 IE (50 bzw. 100 IE/ml)
Art der Anwendung	Langsame intravenöse Infusion

Tab. 5.30: Pharmazeutisches Profil von Faktor XI-Konzentraten.

5.10.2. Qualitätsmerkmale

Beide Präparate haben thromboembolische Komplikationen einschließlich DIC verursacht, obwohl in vitro Untersuchungen und Tierexperimente keinen Anhalt für Thrombogenität ergaben. Bei substituierten Patienten ließ sich mit sensitiven Markern eine gesteigerte Aktivierung der Hämostase nachweisen. Bislang sind keine Übertragungen transfusionsmedizinisch relevanter Viren bekannt geworden [3-6].

5.10.3. Pharmakologische Eigenschaften

Nach Infusion des englischen und französischen Präparates wurden mittlere biologische FXI-Halbwertszeiten von 52 bzw. 46 Stunden und mittlere FXI-Recoveries von 91 bzw. 80 % gemessen. Diese Ergebnisse entsprechen nahezu den Werten, die nach Infusion von Plasma gefunden wurden (Halbwertszeit: 62 h; Recovery: 93 %). Mit den Präparaten lässt sich jeder erwünschte Anstieg des FXI-Spiegels ohne Volumenbelastung erzielen [1, 2].

5.10.4. Indikationen, Dosierung und praktische Durchführung der Substitutionstherapie

5.10.4.1. Allgemeine Grundsätze

Die Diagnose eines kongenitalen FXI-Mangels kann ausschließlich durch Quantifizierung der FXI-Aktivität im Plasma mit einem spezifischen Assay gestellt werden, wenn Ursachen für einen erworbenen FXI-Mangel ausgeschlossen wurden. Ein erworbener FXI-Mangel kommt bei Lebersynthesestörung, Verdünnung und Umsatzsteigerung durch Verbrauch und/oder Verlust vor.

FXI-Mangelzustände durch spezifische FXI-Inhibitoren sind selten. Sie treten zumeist bei Patienten mit homozygotem FXI-Mangel auf Basis der Mutation Glu117Stop nach Behandlung mit Plasma oder FXI-Konzentrat auf [7]. Sehr selten kommen FXI-Inhibitoren und dadurch bedingte FXI-Mangelzustände in Begleitung anderer Erkrankungen vor [8]. Rekombinanter aktivierter FVII (rFVIIa) ist offenbar zur Blutungsverhütung und Blutstillung bei Patienten mit FXI-Inhibitoren gut wirksam und verträglich (☞ auch Kap. 5.7.) [8-10]. Die für einen erwünschten FXI-Anstieg erforderliche Dosis berechnet sich wie folgt:

1 IE FXI-Konzentrat/kg KG erhöht den FXI-Spiegel um 1,0 IE/dl im Steady State
Dosis = erwünschter FXI-Anstieg in IE/dl x kg KG x 1,0

Beispiel: gemessener FXI-Spiegel: 20 IE/dl; Zielwert: 50 IE/dl (Differenz 30 IE/dl); Körpergewicht: 80 kg
Dosis FXI-Konzentrat = 30 x 80 = 2400 IE; je nach Klinik und verfügbarer Packungsgröße: Aufrunden auf 2500 IE oder Abrunden auf 2000 IE.

Wegen der potenziellen Thrombogenität von FXI-Konzentraten werden folgende Vorsichtsmaßnahmen empfohlen:

- Bei fehlenden Kontraindikationen Thromboembolieprophylaxe mit niedermolekularen Heparinen

- Vermeidung von FXI-Dosen >30 IE/kg KG

- Vermeidung von FXI-Spitzenspiegeln > 50 bis 70 IE/dl

- keine gleichzeitige Therapie mit Antifibrinolytika

5.10.4.2. Indikationen und Dosierung

Im Gegensatz zur Hämophilie A und B besteht keine enge Assoziation zwischen dem Ausmaß des Faktorenmangels und der Schwere der Blutungsneigung. Bei homozygoten und doppelt heterozygoten Patienten, die FXI-Restaktivitäten von 0 bis 20 IE/dl aufweisen, können nach Traumata oder postoperativ schwere, leichte oder überhaupt keine Blutungen auftreten. Andererseits kommen auch bei Heterozygoten mit FXI-Restaktivitäten zwischen 20 und 70 IE/dl schwere Blutungen vor. Die Blutungen treten zumeist nach Operationen im Bereich des Nasen-Rachenraumes und des Urogenitaltrakts, aber selten spontan auf [11-14].

FXI-Konzentrate sollten wegen ihrer potenziellen Thrombogenität nur eingesetzt werden, wenn

- anamnestisch und/oder klinisch eine deutlich erhöhte Blutungsbereitschaft besteht

- Fibrinolytika, DDAVP und lokale Blutstillungsmaßnahmen mit Fibrinkleber nicht ausreichen

- mit Plasma der erforderliche Anstieg des FXI-Plasmaspiegels wegen der Gefahr der Volumenüberladung nicht erreicht werden kann (Evidenzgrad 5)

Die Dosis wird so gewählt, dass der FXI-Spiegel nach Infusion maximal 70 IE/dl beträgt. Wegen der langen Halbwertszeit von FXI können notwendige Wiederholungen der Substitution in ein- bis zweitägigen Intervallen erfolgen.

5.10.5. Kontraindikationen

Bekannte allergische oder anaphylaktische Reaktionen nach Verabreichung von FXI-Konzentrat, Antithrombin-Konzentrat oder Heparin. Wegen des Heparingehalts der FXI-Konzentrate stellt die Heparin-induzierte Thrombozytopenie Typ II (HIT II) ebenfalls eine Kontraindikation dar.

5.10.6. Unerwünschte Wirkungen

Febrile und allergische Reaktionen treten offenbar seltener auf als nach Infusion von Plasma. Die Übertragung transfusionsmedizinisch relevanter Viren ist bislang nicht beobachtet worden, jedoch wegen fehlender kontrollierter Studien nicht sicher auszuschließen.

Literatur

1. Burnouf-Radosevich M, Burnouf T. A therapeutic highly purified factor XI concentrate from human plasma. Transfusion 1992; 32:861-867.

2. Bolton-Maggs PHB, Wensley RT, Kernoff PBA et al. Production and therapeutic use of a factor XI concentrate from plasma. Thromb Haemost 1992; 67:314-319.

3. Bolton Maggs PHB, Colvin BT, Satchi G et al. Thrombogenic potential of factor XI concentrate. Lancet 1994; 344:748-749.

4. Evans G, Pasi KJ, Mehta A et al. Recurrent venous thromboembolic disease and factor XI concentrate in a patient with severe factor XI deficiency, chronic myelomonocytic leukaemia, factor V Leiden and heterozygous plasminogen deficiency. Blood Coagul Fibrinolysis 1997;8:437-440.

5. Mannucci PM, Bauer KA, Santagostino E et al. Activation of the coagulation cascade after infusion of a factor XI concentrate in congenitally deficient patients. Blood 1994; 84:1314.1319.

6. Richards EM, Makros MM, Cooper P, Preston FE. In vivo coagulation activation following infusion of highly purified factor XI concentrate. Br J Haematol 1997; 96: 293-297.

7. Salomon O, Zivelin A, Livnat T et al. Prevalence, causes, and characterization of factor XI inhibitors in patients with inherited factor XI deficiency. Blood 2003; 101:4783-8.

8. Billon S, Le Niger C, Escoffre-Barbe M et al. The use of recombinant factor VIIa (NovoSeven) in a patient with a

factor XI deficiency and a circulating anticoagulant. Blood Coagul Fibrinolysis 2001;12:551-3.

9. Lawler P, White B, Pye S et al. Successful use of recombinant factor VIIa in a patient with inhibitor secondary to severe factor XI deficiency. Haemophilia 2002;8:145-8.

10. Bern MM, Sahud M, Zhukov O et al. Treatment of factor XI inhibitor using recombinant activated factor VIIa. Haemophilia 2005;11:20-5.

11. Muntean W. Fresh frozen plasma in the pediatric age group and in congenital coagulation factor deficiency. Thromb Res 2002;107(suppl1):S29-S32.

12. Hellstern P, Muntean W, Schramm W et al. Practical guidelines for the clinical use of plasma. Thromb Res 2002;107(suppl1):S53-S57.

13. O´Connel NM. Factor XI deficiency - from molecular genetics to clinical management. Blood Coagul Fibrinolysis 2003;14(suppl1):S59-S64.

14. Bolton-Maggs PHB, Perry DJ, Chalmers EA et al. The rare coagulation disorders - review with guidelines for management from the United kingdom Haemophilia Centre Doctors´ Organisation. Haemophilia 2004;10: 593-628.

Antikoagulatorisch wirksame Präparate

6. Antikoagulatorisch wirksame Präparate

6.1. Antithrombin-Konzentrate (AT-Konzentrate)

Frühere Bezeichnung: Antithrombin-III-Konzentrate

6.1.1. Pharmazeutisches Profil

Pharmazeutisches Profil von AT-Konzentraten	
Herstellung	Aus großen Plasmapools im Rahmen der Cohn-Fraktionierung, Reinigung mit Chromatografie unter Verwendung von immobilisiertem Heparin, z.B. Heparin-Sepharose; Virusinaktivierung: Pasteurisierung, ggf. plus Solvent/Detergent(SD)-Verfahren Auch ein durch transgene Technologie (Ziege) hergestelltes rekombinantes AT-Konzentrat wird momentan erprobt
Zusammensetzung	• *Arzneilich wirksamer Bestandteil*: natives, voll funktionsfähiges AT • *Potenzielle Begleitstoffe*: nicht voll funktionsfähiges AT, Spuren von Heparin, Albumin (Stabilisator)
Lagerung	Bei +2 bis +8 °C
Haltbarkeit	Zirka 2 Jahre ab Herstellung (Verfallsdatum vor jeder Anwendung prüfen!) Sofortige Verwendung der gebrauchsfähigen Lösung
Anwendung	Trockensubstanz und Lösungsmittel (10, 20 oder 30 ml) Packungsgrößen: 500, 1000 und 1500 IE
Art der Anwendung	Intravenöse Injektion oder Infusion, als Bolus oder Dauerinfusion; die Applikationsgeschwindigkeit ist nicht kritisch

Tab. 6.1: AT-Konzentrate - Pharmazeutisches Profil.

Neben den aus großen Plasmapools hergestellten AT-Konzentraten finden sich Kasuistiken zum Einsatz rekombinanter AT-Konzentrate, und zwar bei Patienten mit kongenitalem AT-Mangel sowie in der Herzchirurgie. Diese Studien [9, 13] müssen aber als Dosisfindungsstudien aufgefasst werden.

6.1.2. Qualitätsmerkmale

Die verfügbaren AT-Konzentrate unterscheiden sich in ihrer Reinheit und dem Anteil an nicht Heparin-bindendem AT. Diese Unterschiede sind offensichtlich nicht klinisch relevant. Der Sollfüllgehalt darf um nicht mehr als 10 % über- oder unterschritten werden. In allen Präparaten lässt sich Heparin mit hochsensitiven chromogenen Assays zur Messung der Heparinaktivität nicht sicher nachweisen. Die gemessenen Heparinaktivitäten von maximal 1,3 IE pro 100 IE AT sind Folge der Unspezifität der Heparin-Assays, bedingt durch die hohe AT-Konzentration in den Präparaten. Einige AT-Konzentrate enthalten geringe Mengen an Humanalbumin als Stabilisator.

Hinsichtlich der Übertragung transfusionsmedizinisch relevanter Viren sind AT-Konzentrate "low risk Präparate". Übertragungen von Hepatitis- oder HIV-Infektionen durch nicht virusinaktivierte AT-Konzentrate wurden nicht beobachtet. Seit 1985 werden alle AT-Konzentrate bei 60 °C über 10 h pasteurisiert und ggf. zusätzlich mit einem Solvent/Detergent(SD)-Verfahren behandelt.

AT, ein in der Leber synthetisiertes Glykoprotein, ist funktionell ein Serinproteasen-Inhibitor (Serpin). Die Plasmaaktivität schwankt bei Gesunden zwischen 80 und 120 IE/dl, bezogen auf die Internationale Referenzpräparation (entsprechend 80-120 % der Norm). Die mittlere biologische Halbwertszeit im Steady State von zirka 3 Tagen kann sich bei gesteigertem Verlust oder Verbrauch des Inhibitors sowie unter hochdosierter Heparintherapie dramatisch verkürzen, im Extremfall auf 2 bis 6 h .

6.1.3. Pharmakologische Eigenschaften

AT hemmt die aktivierten Faktoren Thrombin und Faktor Xa stark und die Faktoren IXa, XIa, XIIa, VIIa/Tissue Factor, Kallikrein und Plasmin schwächer. Die Inaktivierung der aktivierten Faktoren erfolgt durch irreversible Bildung von 1:1 Komplexen, die rasch aus der Zirkulation eliminiert werden. Die Komplexbildung wird durch

Heparine dosisabhängig beschleunigt, im Falle von Thrombin und Faktor Xa bis zu 3.300-fach bzw. 1.300-fach. Auf diesem Effekt beruht die antikoagulatorische Wirkung von Heparinen.

Bei supranormalen Plasmaspiegeln in einer Größenordnung von 130 bis 180 IE/dl wirkt AT antiinflammatorisch, indem

- über eine effiziente Hemmung von Thrombin an der Gefäßwand die Bildung der Entzündungsmediatoren Interleukin-6 (IL-6), IL-8, Plättchenaktivierender Faktor (PAF), ICAM und E-Selectin herunterreguliert wird
- die Freisetzung von antiinflammatorisch wirkendem Prostazyklin gesteigert wird

Die wichtigsten pharmakologischen Eigenschaften von AT sind in Tab. 6.2 zusammengefasst.

Antithrombin - Pharmakologische Eigenschaften	
Funktionelle Charakterisierung	Serpin
Syntheseort	Hepatozyt
Referenzbereich der Plasmaaktivität	80-120 IE/dl
Biologische Halbwertszeit	Steady State: 3 Tage; bei Umsatzsteigerung und hochdosierter Heparinisierung deutlich verkürzt, auf bis zu 2-6 h
Funktionen	Inaktiviert Thrombin und Faktor Xa stark; FIXa, XIa, XIIa, VIIa/TF, Kallikrein und Plasmin schwächer Dosisabhängige Beschleunigung der Inaktivierung durch Heparine Bei supranormalen Aktivitäten (130-180 IE/dl) antiinflammatorisch

Tab. 6.2: Die wichtigsten pharmakologischen Eigenschaften von Antithrombin.

6.1.4. Praktische Durchführung der Substitutionstherapie, Indikationen, Dosierung

6.1.4.1. Allgemeine Grundsätze

Prinzipiell ist eine Substitution von AT in Betracht zu ziehen, wenn alle folgenden 6 Kriterien [18,19] erfüllt sind:

- deutlich verminderter AT-Spiegel (< 70 IE/dl bei kongenitalem und ≤ 60 IE/dl bei erworbenem AT-Mangel)
- deutliches Ungleichgewicht zwischen prokoagulatorischen und antikoagulatorischen Faktoren im Sinne einer Hyperkoagulabilität bzw. aktivierten Hämostase
- klinisch manifeste Thromboembolien oder DIC und erhöhtes Risiko für Thromboembolien
- positive Familienanamnese für venöse thromboembolische Ereignisse (VTE)
- keine Möglichkeit der effizienten Prophylaxe oder Therapie des Thromboembolie- und DIC-Risikos durch alleinige Therapie mit oralen Antikoagulanzien, Heparinen oder anderen Antithrombotika
- Der Einsatz von AT-Konzentraten muss unter Berücksichtigung evidenz-basierter Kriterien sowie der vorliegenden Meta-Analysen und auch in Anlehnung an die Leitlinien der Fachgesellschaften erfolgen. Unter Berücksichtigung der neuen Vorgaben in der 1. Novelle des Transfusionsgesetzes ist eine Dokumentation der Indikation einer AT-Substitutionstherapie erforderlich

Voraussetzungen für eine effiziente AT-Substitution sind die laboranalytische Sicherung und Quantifizierung des AT-Mangels und der zusätzlich bestehenden Hämostasestörungen, die Festlegung der Dosis, die laboranalytische Kontrolle des Substitutionseffekts sowie die Wahl geeigneter Substitutionsintervalle.

Die Quantifizierung des AT-Mangels und die Charakterisierung zusätzlich bestehender Hämostasestörungen erfordert folgendes laboranalytisches Minimalprogramm vor Beginn der Substitution:

- AT-Aktivität
- Thrombozytenzahl

- Quickwert (Thromboplastinzeit)
- APTT (aktivierte Partielle Thromboplastinzeit)
- Fibrinogen
- D-Dimere (Fibrinspaltprodukte) und/oder lösliches Fibrin ("Fibrinmonomere")

Das Ziel der Substitutionstherapie ist die Aufrechterhaltung einer prokoagulatorischen Balance (u.a. Quickwert) und eines Mindestspiegels von 80 IE/dl bzw. bis zum Verschwinden der Heparin-Resistenz, insbesondere bei extrakorporalen Zirkulationen. Eine Ausnahme bildet die Sepsis, bei der ggf. supranormale AT-Spiegel von mindestens 130 IE/dl angestrebt werden. Sofern sich klinisch und laboranalytisch Hinweise auf eine Umsatzsteigerung ergeben, muss von einer deutlich verminderten in vivo Recovery von AT und einer Verkürzung der biologischen Halbwertszeit ausgegangen werden. Dies führt in der Praxis dazu, dass ein Zielwert des AT-Spiegels unmittelbar nach Substitution von mindestens 100 E/dl angestrebt werden muss.

1 IE AT-Konzentrat/kg Körpergewicht erhöht den AT-Spiegel um 1,5 IE/dl im Steady State
Dosis = erwünschter AT-Anstieg in IE/dl x kg Körpergewicht x 2/3

Beispiel: gemessener AT-Spiegel: 40 IE/dl; Zielwert: 100 IE/dl (Differenz 60 IE/dl; Körpergewicht: 80 kg
Dosis AT-Konzentrat = 60 x 80 x 2/3 = 3200 IE; je nach Klinik und verfügbarer Packungsgröße: Aufrunden auf 3500 IE oder Abrunden auf 3000 IE.

Die AT-Konzentrate werden in der Regel rasch intravenös infundiert oder injiziert, wobei die Infusions- bzw. Injektionsgeschwindigkeit nicht kritisch ist. Die weiteren Substitutionsintervalle richten sich nach dem Verlauf der Plasma-Aktivitäten von AT sowie nach dem klinischen und laboranalytischen Verlauf der begleitenden Hämostasestörungen.

6.1.4.2. Indikationen und Dosierung bei kongenitalem AT-Mangel

Die wichtigsten klinischen Daten des kongenitalen AT-Mangels sind in Tab. 6.3 zusammengefasst. Die Prävalenz der autosomal dominant vererbten Hämostasestörung in der Allgemeinbevölkerung liegt zwischen 1 : 2000 und 1 : 5000 und bei Patienten, die bereits mindestens eine VTE erlitten haben, zwischen 1 und 6 %. Aus der Diskrepanz wird

das hohe, mit dem kongenitalen AT-Mangel einhergehende venöse Thromboembolie-Risiko deutlich. Zwischen 43 und 66 % der Patienten erleiden mindestens eine Venenthrombose und/oder eine Lungenembolie. Die Rezidivrate beträgt 63 %. Der weitaus größte Teil der Erstereignisse tritt vor dem 50. Lebensjahr auf. Darüber hinaus besteht ein erhöhtes Risiko für Aborte und andere geburtshilfliche Komplikationen [1].

Kongenitaler AT-Mangel - klinische Charakterisierung	
Vererbungsmodus	autosomal dominant
Prävalenz	1 : 2.000 bis 1 : 5.000 Subtyp II-HBC 1 : 650
Screeningtest zur Erfassung aller Subtypen	Chromogener, auf Thrombin-Inaktivierung oder FXa-Inaktivierung basierender Heparinkofaktor-Assay
Prävalenz bei Patienten mit venösen Thromboembolien	1-6 %
AT-Heparinkofaktoraktivität	40-70 IE/dl
Homozygotie	nur Subtyp II-HBC lebensfähig
Prävalenz thromboembolischer Ereignisse	43-66 %
Prävalenz thromboembolischer Rezidive	63 %
Klinik	venöse Thromboembolien, Aborte, seltener arterielle Thrombosen

Tab. 6.3: Klinische Charakterisierung des kongenitalen AT-Mangels.

Die AT-Aktivität schwankt im Steady State zwischen 40 und 70 IE/dl. Homozygote sind offensichtlich nicht lebensfähig. Eine Ausnahme bildet Subtyp II-HBS (HBS = heparin binding site defect) mit gestörter Heparinbindung des AT-Moleküls, der in heterozygoter Form nur mit einer geringgradig erhöhten Disposition zu VTE einhergeht und mit einer Prävalenz von 1:650 häufiger vorkommt. Homozygote leiden bereits als Neugeborene oder Kleinkinder unter schweren thromboembolischen Komplikationen.

Heparinkofaktor-Assays sind sie einzigen Testsysteme, die alle Subtypen des kongenitalen AT-Mangels erfassen. Die Diagnose des Subtyps II HBS ist spezialisierten Gerinnungslaboratorien vorbehalten und wird durch eine normale progressive AT-Aktivität sowie eine Zweigipfeligkeit in der zweidimensionalen Immunelektrophorese im heparinhaltigen Milieu gesichert.

Da der kongenitale AT-Mangel selten ist, fehlen kontrollierte klinische Studien mit ausreichender Fallzahl. Aufgrund des Kenntnisstandes ist die AT-Substitution bei kongenitalem AT-Mangel jedoch prinzipiell indiziert, wenn zusätzlich passagere Risiken für VTE oder geburtshilfliche Komplikationen auftreten und gleichzeitig eine Therapie mit oralen Antikoagulanzien kontraindiziert ist (Tab. 6.4). Im Rahmen der Prophylaxe und Therapie von VTE mit Heparinen kann ein ausreichender antithrombotischer Effekt zumeist ohne gleichzeitige Anhebung des AT-Spiegels nicht erzielt werden. Momentan liegen keine Studien zum Einsatz von Hirudin oder anderen spezifischen Thrombininhibitoren bei kongenitalem AT-Mangel vor. Die antithrombotische Wirkung von Hirudinen ist unabhängig vom aktuellen AT-Spiegel .

Kongenitaler AT-Mangel - anerkannte Indikationen der AT-Substitution
• Neugeborene mit gesichertem oder vermutetem kongenitalen Mangel
• Akute Thromboembolien, in Ergänzung zu Heparin oder niedermolekularen Heparinen
• Perioperative Thromboembolieprophylaxe, in Ergänzung zu Heparin oder niedermolekularen Heparinen (Nutzen-Risiko-Abwägung gegenüber Einsatz von Hirudin oder anderen Thrombininhibitoren).
• Schwangerschaft: Bei Aborten und peripartal wobei postpartal, abhängig von der Klinik (Wochenfluss), ein rascher Wiederbeginn mit der oralen Antikoagulation anzustreben ist. → 4 Wochen vor bis 6 Wochen nach Entbindung

Tab. 6.4: Indikationen der AT-Substitution bei kongenitalem AT-Mangel.

6.1.4.3. Indikationen und Dosierung bei erworbenen AT-Mangelzuständen

Die vielfältigen Ursachen des erworbenen AT-Mangels sind in Tab. 6.5 zusammengefasst. Grundsätzlich bleiben alle Indikationen zur AT-Substitution bei erworbenen Mangelzuständen umstritten, solange Resultate aus umfangreichen kontrollierten Studien und Meta-Analysen fehlen. Auf Basis des derzeitigen Kenntnisstandes lassen sich jedoch vertretbare und experimentelle Indikationen unterscheiden. Schließlich ist die AT-Substitution bei einigen Krankheitsbildern zweifellos nicht indiziert (Tab. 6.6). Grundsätzlich kann ein erworbener AT-Mangel durch eine Einschränkung der Synthesekapazität der Leber, durch einen Verlust und/oder durch einen vermehrten Umsatz des AT bedingt sein. Trotz einer Vielzahl von Einzelfallbeschreibungen zum Einsatz von AT-Konzentraten bei Erkrankungen, die mit einem erworbenen AT-Mangel einhergehen, finden sich nur wenige Indikationen mit einer ausreichenden Gewichtung nach den Kriterien der Evidenz-basierten Medizin. Daher ist der therapeutische Nutzen einer AT-Substitution für diese Indikationen nicht gesichert, und es können auch keine wissenschaftlich fundierten Therapieempfehlungen ausgesprochen werden. Wird bei fehlender wissenschaftlich gesicherter Indikation dennoch eine AT-Substitution durchgeführt, muss in jedem Einzelfall die Indikation sowie die Nutzen-Risiko-Abwägung einer AT-Gabe dokumentiert werden.

Unter Berücksichtigung der aktuellen Expertenmeinungen und Studienergebnisse [5, 7, 8, 10, 11, 13, 15, 20] kann eine AT-Substitution bei Patienten mit Sepsis oder DIC nicht generell empfohlen werden. Positive Trends einer AT-Substitution in Phase-2-Studien mit geringer Patientenzahl konnten in der multizentrischen Kyper-SEPT-Studie (n = 2314) nicht bestätigt werden (28 Tage Letalität: 38,9 % versus 38,7 %, p = 0,9). In einem Subkollektiv von Patienten, die keine begleitende, niedrig dosierte Heparintherapie erhielten, zeigte sich allerdings bezüglich der 90-Tage-Mortalität ein positiver Effekt zugunsten der mit AT-Konzentraten behandelten Patienten. Der Unterschied war jedoch nur schwach signifikant (p < 0,05). Auch in den aktuellen internationalen Therapieempfehlungen [2] wird AT-Konzentrat zur Behandlung der Sepsis derzeit nicht empfohlen. Auch unter Berücksichtigung der Störprofile auf die Validität von Meta-Analysen [6] konnte ein Überlebensvorteil nicht nachgewiesen werden. Gleiches gilt für die Dosierung bei Multiorganversagen im Rahmen einer Stammzell-Transplantation. Vielmehr muss bei simultaner Gabe von Heparin und AT mit schweren Blutungskomplikationen gerechnet werden. Die Behandlung mit AT-Konzentraten bei der DIC sollte einer sorgfältigen Nutzen-Risiko-Abwägung unterzogen werden.

Bei Schwangerschaftskomplikationen und DIC im Rahmen einer Eklampsie hat die AT-Substitutionstherapie einen Nutzen im Hinblick auf die perinatale Prognose [14].

Die Behandlung mit AT-Konzentraten ist bei der DIC (☞ Kap. 9.3.) sowie bei einer DIC mit **Schwangerschaftskomplikationen** gerechtfertigt. Die Normalisierung des AT-Spiegels kann die Stabilisierung der Hämostase beschleunigen [17].

Von einer **Heparinresistenz** als Folge eines AT-Mangels ist nur dann auszugehen, wenn bei deutlich vermindertem AT-Spiegel eine Heparindosis von 20 IE/kg Körpergewicht/h laboranalytisch keinen therapeutischen Heparineffekt ergibt, d.h. einer Verlängerung der APTT auf das 1,5- bis 2-fache des Ausgangswertes oder eine Plasma-Heparinaktivität zwischen 0,4 und 0,7 IE/ml nicht erzielt werden.

Tagesdosen von 4.000-6.000 IE wurden bei **Multiorganversagen** im Rahmen einer **Stammzelltransplantation** eingesetzt. Da Prothrombinkomplex-Konzentrate (**PPSB**) potenziell thrombogen wirken, können niedrige AT-Spiegel vor der PPSB-Substitution normalisiert werden (Evidenzgrad 5). Bei Patienten unter **L-Asparaginase-Therapie** treten AT-Mangelzustände und Thromboembolien häufig gleichzeitig auf. Es bleibt abzuwarten, inwieweit sich der Trend in der PAARKA-Studie [15] bestätigt und AT-Konzentrate Thrombosen bei Kindern mit akuter lymphatischer Leukämie verhindern.

Nach **Lebertransplantation** und bei **nephrotischem Syndrom** kann eine AT-Substitution in die differenzialtherapeutischen Überlegungen als Einzelfall-Entscheidung einbezogen werden. Der klinische Nutzen einer AT-Substitution bleibt aber weiterhin unsicher (Evidenzgrad 5).

AT-Konzentrate sind bei **chronischer Leberinsuffizienz** und **nephrotischem Syndrom** in stabiler Krankheitsphase sicher **nicht** indiziert.

Krankheits- und Zustandsbilder, die mit erworbenem AT-Mangel einhergehen können

• **Mindersynthese**
  - Lebererkrankungen (z.B. Leberzirrhose, akutes Leberversagen, akute Hepatitis, Budd-Chiari-Syndrom
  - Mangelernährung
  - Frühgeborene, Neugeborene
• **Gesteigerter Verbrauch**
  - Disseminierte intravasale Gerinnung (DIC), z.B. durch Sepsis, Schock, Schwangerschaftskomplikationen, Traumata, Infektionen, maligne Erkrankungen, Intoxikationen, Hämolyse
  - Ausgedehnte Operationen oder Traumata mit großen Wundflächen
• **Erhöhter Verlust**
  - Nephrotisches Syndrom
  - Exsudative Gastroenteropathie
  - Entzündliche Darmerkrankungen
• **Arzneimittel-induziert**
  - Heparin
  - Estrogene
  - L-Asparaginase
• **Sonstige**
  - Kardiopulmonaler Bypass
  - Hämodialyse
  - Plasmapherese

Tab. 6.5: Krankheits- und Zustandsbilder, die mit einem erworbenen AT-Mangel einhergehen können.

Erworbener AT-Mangel - Indikationen zur AT-Substitution
• Vornehmlich bei AT-Spiegel ≤ 60 % und einem normalen oder erhöhten prokoagulatorischen Hämostasepotenzial
• klinische Wirksamkeit teilweise belegt, Indikation gerechtfertigt nach individueller Nutzen-Risiko-Abwägung   - disseminierte intravasale Gerinnung (DIC) (Evidenzgrad 4) - Schwangerschaftskomplikationen: Präeklampsie, Eklampsie, HELLP-Syndrom (Evidenzgrad 2) - Heparinresistenz (Evidenzgrad 3) - Substitution mit PPSB: Anhebung des AT-Spiegels vor PPSB-Applikation (Evidenzgrad 5) - L-Asparaginase-Therapie (Evidenzgrad 3) - Thromboembolien nach Lebertransplantation (Evidenzgrad 5) - Thromboembolien bei nephrotischem Syndrom und Kontraindikationen gegen orale Antikoagulanzien (Evidenzgrad 5)
• klinische Wirksamkeit unzureichend belegt, Indikation experimentell oder nicht gesichert   - Sepsis: besonders sorgfältige Kosten-Nutzenanalyse notwendig! - Multiorganversagen bei Stammzelltransplantation - perioperative Thromboembolieprophylaxe bei Hochrisiko-Patienten, in Ergänzung zu Heparin oder niedermolekularen Heparinen: z.B. Kniegelenkersatz - generell perioperativ bei Lebertransplantation - nephrotisches Syndrom ohne Komplikationen bei Kindern
• Nicht-Indikationen   - stabile chronische Leberinsuffizienz ohne drohende oder manifeste hämorrhagische oder thrombotische Komplikationen - stabiles nephrotisches Syndrom ohne drohende oder manifeste hämorrhagische oder thrombotische Komplikationen

Tab. 6.6: Indikationen und Nicht-Indikationen der AT-Substitution bei erworbenem AT-Mangel.

6.1.5. Kontraindikationen

Die verbreitet angeführte Kontraindikation **Heparin-induzierte Thrombozytopenie Typ II (HIT II)** muss stark relativiert werden, da die heute verfügbaren Präparate praktisch heparinfrei sind und bei zwingender Indikation auch bei HIT II verabreicht werden können.

6.1.6. Unerwünschte Wirkungen

Allergische und anaphylaktoide Reaktionen sind extrem selten. Die Übertragung transfusionsmedizinisch relevanter Viren ist bislang nicht beobachtet worden.

Literatur

Allgemeine Literatur

Antithrombin – Diagnostik und Therapie. Weilemann LS, Schinzel H (Hrsg). Berlin: Springer, 1997.

Balk R, Emerson T, Fourrier F, et al. Therapeutic use of antithrombin concentrate in sepsis. Semin Thromb Hemost 1998;24:183-94.

Baudo F, Caimi TM, deCataldo F et al. Antithrombin III (ATIII) replacement therapy in patients with sepsis and/or postsurgical complications: a controlled double-blind, randomized, multicenter study. Intensive Care Med 1998;24:336-42.

Biescas H, Gensana M, Fernández J et al. Characterization and viral safety validation study of a pasteurized therapeutic concentrate of antithrombin III obtained through affinity chromatography. Haematologica 1998; 83:305-11.

Brain L, Warren MD et al. High-Dose antithrombin III in severe sepsis. JAMA 2001;286:1869-78.

Conard J. Antithrombin activity and antigen. In: Laboratory techniques in thrombosis – a manual. Jespersen J, Bertina RM, De Stefano V et al. Inherited thrombophilia: pathogenesis, clinical syndromes and management. Blood 1996;87:3531-44.

Eisele B, Lamy M et al. Antithrombin III in patients with severe sepsis. Intensive Care Med 1998;24:663-72.

Evert de J, Levi M. Current drug treatment strategies for disseminated intravascular coagulation. Drugs 1998;55:767-77.

Evert de J, Poll van der T et al. Anticoagulant factor concentrates in disseminated intravascular coagulation: Rationale for use and clinical experience. Semin Thromb Hemost 2001;27:667-74.

Fulia F, Cordaro S et al. Can the administration of antithrombin III decrease the risk of cerebral hemorrhage in premature infants? Biol Neonate 2003;83:1-5.

Fuse S, Tomita H, Yoshida M et al. High dose intravenous antithrombin III without heparin in the treatment of disseminated intravascular coagulation and organ failure. Am J Hematol 1996;53:18-21.

Giudici D, Baudo F, Palareti G et al. Antithrombin replacement in patients with septic shock. Haemtologica 1999;84:452-60.

Grenander Å, Bredbacka S et al. Antithrombin treatment in patients with traumatic brain injury. Journal of Neurosurgical Anesthesiology 2001;13:49-56.

Gröner A, Nowak T et al. Purity, activity, and safety of a pasteurized antithrombin concentrate. Semin Thromb Hemost 2002;28:79-85.

Haire WD, Ruby EI, Stephens LC et al. A prospective randomized double-blind trial of antithrombin III concentrate in the treatment of multiple-organ dysfunction syndrome during hematopoietic stem cell transplantation. Biol Blood Marrow Transplant 1998;4:142-50.

Haverkate F (eds). Dordrecht A. Antithrombin. Kluwer Academic Publishers, 1999;121-8.

Hellstern P, Moberg U, Ekblad M et al. In vitro characterization of antithrombin III concentrates – a single-blind study. Haemostasis 1995;25:193-201.

Hoffmann JN, Inthorn S. Indikation zur Antithrombinsubstitution bei chirurgischen Patienten. Chir praxis 2003;58:203-13.

Ilias W, List W et al. Antithrombin III in patients with severe sepsis: a pharmakokinetic study. Intensive Care Med 2000;26:704-15.

Inthorn D, Hoffmann JN, Hartl WH et al. Effect of antithrombin III supplementation on inflammatory response in patients with severe sepsis. Shock 1998;10:90-6.

Koster T, Rosendaal FR, Briët E et al. Protein C deficiency in a controlled series of unselected outpatients: an infrequent but clear risk factor for venous thrombosis (Leiden Thrombophilia Study). Blood 1995;85:2756-61.

Kowal-Vern A, McGill V et al. Antithrombin (H) concentrate infusions are safe and effective in patients with thermal injuries. Journal of Burn Care & Rehabilitation 2000;21:115-27.

Kowal-Vern A, Latenser A. Antithrombin (human) concentrate infusion in pediatric patients with > 50% TBSA burns. Elsevier Burns 2003;29:615-8.

Kupferminc MJ, Eldor A, Steinman N et al. Increased frequency of genetic thrombophilia in women with complications of pregnancy. N Engl J Med 1999;340:9-13.

Lechner K, Kyrle PA. Antithrombin III concentrates – are they clinically useful? Thromb Haemost 1995;73:340-8.

Levi M, de Jonge E, van der Poll T, ten Cate H. Disseminated intravascular coagulation. Thromb Haemost 1999;82:695-705.

Lemmer JH, Despotis GJ. Antithrombin III concentrate to treat heparin resistance in patients with undergoing cardiac surgery. The Journal of Thoracic and Cardiovascular Surgery 2002;23:213-7.

Mathew RW, Alyssa B et al. A randomized trial of antithrombin concentrate for treatment of heparin resistance. Ann Thorac Surg 2000;70:873-7.

Matsuzaki A. Antithrombin I)II supplementation in childhood acute lymphoplastic leukemia treated L-Asparaginase. Pediatric Hematology and Oncology 2002;19:601-3.

Meral K. The treatment of heparin resistance with antithrombin III in cardiac surgery. Can J Anesth 1999;46:581-5.

Morrica A, Nardini C et al. Manufacturing process of anti-thrombin III concentrate: viral safety validation studies and effect of column re-use on viral clearance. Elsvier biologicals 2003;31:165-73 .

Paternoster DM, Fantinato S et al. Efficacy of AT in preeclampsia: a case-control prospective trial. Thromb Haemost 2004;91:283-9.

Rublee D, Opal StM, Schramm M. Quality of life effects of antithrombin III in sepsis survivors: results from KyberSept trail . Crit Care 2002;6:349-56.

Slaughter TF, Mark JB. et al. Hemostatic effects of antithrombin III supplementation during cardiac surgery: results of a prospective randomized investigation. Blood Coagulation and Fibrinolysis 2001;12:25-31.

Scherer R, Kabatnik M, Erhard J, Peters J. The influence of antithrombin III (AT III) substitution to supranormal activities on systemic procoagulant turnover in patients with end-stage chronic liver disease. Intensive Care Med 1997;23:1150-8.

Serpins: structure, function and biology. Gettins PGW, Patston PA, Olson ST (eds). New York: Springer, 1996.

Tait RC, Walker ID, Perry DJ et al. Prevalence of antithrombin deficiency in the healthy population. Brit J Haematol 1994;87:106-12.

Terao T. Coagulopathy in preeclampsia. Biomedical progress 2000;13:10-4.

Toshiaki I, Akio K. High-Dose antithrombin therapy for sepsis: mechanisms of action. SHOCK 2002;18:389- 94.

Vinazzer H. Antithrombin III in shock and disseminated intravascular coagulation, Clin Appl Thrombosis/Hemostasis 1995;1:62-5.

Warren BL, Eid A, Singer S et al. High-Dose antithrombin III in severe sepsis – A randomized controlled trial. JAMA 2001;286:1869-78.

Spezielle Literatur

1 Bucur SZ, Levy JH, Despotis GJ et al. Uses of antithrombin III concentrate in congenital and acquired deficiency states. Transfusion 1998;38:481-98.

2 Dellinger RP. Surviving sepsis campaign guidelines for management of severe sepsis and septic shock. Crit Care Med 2004;32:858-73.

3 Fourrier F, Chopin C, Goudemand J et al. Septic shock, multiple organ failure, and disseminated intravascular coagulation. Chest 1992;101:816-23.

4 Fourrier F, Chopin C, Huart JJ et al. Double-blind, placebo-controlled trial of antithrombin III concentrates in septic shock with disseminated intravascular coagulation. Chest 1993;104:882-8.

5 Fourrier F, Leclerc F et al. Combined antithrombin and protein C supplementation in meningococcal purpura fulminans: a pharmacokinetic study. Intensive Care Med 2003;29:1081-7.

6 Freemann D. Bradley D, Barbara A. A Meta-Analysis of controlled trials of anticoagulant therapies in patients with sepsis. SHOCK 2003;17:5-9.

7 Hoffmann JN, Faist E. Coagulation inhibitor replacement during sepsis: Useless?. Crit Care Med 2000;28:74 - 6.

8 Kienast J. Stellenwert von Antithrombin in der Intensivmedizin . Journal Anästh Intensivbeh 2003;2:75-8.

9 Konkle BA, Kenneth AB et al. Use of recombinant human antithrombin in patients with congenital antithrombin deficiency undergoing surgical procedures. Transfusion 2003;43:390-4.

10 Kulka PJ, Tryba M, Lange S. Gibt es gesicherte Indikationen für den Einsatz von Antithrombin III in der Intensivmedizin. Anästhesiol Intensivmed Notfallmed Schmerzther; 2001;36:143-53.

11 Lee WL, Downey GP Coagulation inhibitors in sepsis and disseminated intravascular coagulation. Intensive Care Med 2000;26:1701-6.

12 Levi M, Jonge de E et al. Novel approaches to the management of disseminated intravascular coagulation. Crit Care Med 2000;28:20-4.

13 Levy JH. Depotis GJ et al. Recombinant human transgenic antithrombin in cardiac surgery. Anesthesiology 2002;96:1095-1102.

14 Maki M., Takao K. Antithrombin therapy for severe preeclampsia. Thromb Haemost 2000;84:583-90.

15 Mitchell LG., Andrew M., Hanna K. Trend to efficacy and safety using antithrombin concentrate in prevention of thrombosis in children receiving l-asparaginase for ALL. Thromb Haemost 2003;90:235-44.

16 Ostermann H. Antithrombin III in sepsis. Minerva Anesthesiol 2002;68:445-8.

17 Paternoster DM, Fantinato S et al. Efficacy of AT in pre-eclampsia: a case-control prospective trial. Thromb Haemost 2004;91: 283-9.

18 Reinhart K, Brunkhorst FM, Bloos F. Fortschritte in der Sepsis. Deutsches Ärzteblatt 2003:100: 31-3.

19 Schinzel H., Weilemann LS. Antithrombin substitution therapy. Blood Coagul Fibrinolysis 1998;9:17-22.

20 Warren BL, Eid A, Singer S et al. High-Dose antithrombin III in severe sepsis – A randomized controlled Trial. JAMA 2001; 286:1869-78.

6.2. Protein C-Konzentrat (PC-Konzentrat)

6.2.1. Präparat und Pharmazeutisches Profil

Pharmazeutisches Profil von Protein-C-Konzentrat	
Herstellung	mit monoklonalen Antikörpern und chromatografischen Verfahren aus Prothrombinkomplex-Konzentraten Virusinaktivierung: Dampfbehandlung
Zusammensetzung	*Arzneilich wirksamer Bestandteil*: natives, voll funktionsfähiges PC *Begleitstoff*: Albumin als Stabilisator
Lagerung	bei +2 bis +8 °C
Haltbarkeit	zirka 2 Jahre ab Herstellung (Verfallsdatum vor jeder Anwendung prüfen!) sofortige Verwendung der gebrauchsfähigen Lösung
Darreichungsform und Inhalt	Trockensubstanz und Lösungsmittel (5 ml) Packungsgröße: 500 IE
Art der Anwendung	Langsame intravenöse Injektion oder Dauerinfusion; Subkutane Infusion mit maximal 175 IE/kg/h. Auch subkutane Applikation möglich (Heimselbstbehandlung).

Tab. 6.7: Pharmazeutisches Profil von Protein-C-Konzentrat (PC-Konzentrat).

Ein verfügbares PC-Konzentrat von Baxter wird aus Prothrombinkomplex-Konzentrat (PPSB) durch Aufreinigung mit monoklonalen Antikörpern und chromatografischen Verfahren gewonnen. Die Virusinaktivierung erfolgt durch zweischrittige Dampfbehandlung. Nach Isolierung von PC aus dem bereits dampfbehandelten Prothrombinkomplex-Konzentrat wird das erhaltene PC-Konzentrat nochmals dampfbehandelt. Dem Präparat wird Humanalbumin als Stabilisator zugesetzt. Die gebrauchsfertige Lösung enthält 100 IE PC/ml. Die Applikation erfolgt langsam intravenös als Bolus oder per Dauerinfusion. Das Präparat wurde auch erfolgreich subkutan verabreicht, wobei die Applikationsgeschwindigkeit 175 IE/kg KG/h nicht überschreiten darf. Eine Dosis von 250 bis 350 IE/kg KG wird innerhalb 2 h alle 2 bis 3 Tage subkutan infundiert [6, 7].

6.2.2. Qualitätsmerkmale

Aufgrund der hohen Reinheit und der intensiven Virusinaktivierung durch mehrschrittige Dampfbehandlung sowie weitere chromatografische Verfahren zur Virusreduktion ist das Restrisiko der Übertragung transfusionsmedizinisch relevanter Viren extrem niedrig.

6.2.3. Pharmakologische Eigenschaften

PC ist ein in Anwesenheit von Vitamin K in der Leberzelle synthetisiertes Glykoprotein, das im Plasma in einer Aktivität zwischen 75 und 140 IE/dl zirkuliert. Die biologische Halbwertszeit beträgt 8 bis 11 h im Steady State und kann bei Umsatzsteigerung auf 2 bis 3 h verkürzt sein.

PC wird durch Kalziumionen und Thrombin aktiviert, das an endothelständiges Thrombomodulin gebunden ist. Aktiviertes PC inaktiviert die durch Thrombin aktivierten Faktoren V und VIII und fördert die Fibrinolyse. Protein S beschleunigt die Inaktivierung der aktivierten Faktoren V und VIII.

Der **kongenitale PC-Mangel** wird autosomal-dominant vererbt. **Heterozygote** Patienten fallen durch ein erhöhtes venöses Thromboembolie-Risiko und PC-Spiegel von zirka 50 IE/dl auf, entsprechend 50 % der Norm. Außerdem besteht eine Disposition zu Kumarinnekrosen, wenn bei Einleitung der Therapie mit oralen Antikoagulanzien in einer hohen Initialdosis der Abfall der PC-Aktivität sehr rasch erfolgt. **Homozygotie** [1] ist

ohne Behandlung nicht mit dem Leben vereinbar. Die Neugeborenen fallen durch eine wenige Stunden bis wenige Tage nach Geburt einsetzende **Purpura fulminans** [3, 4] auf.

Erworbenen PC-Mangelzuständen liegen folgende Pathomechanismen zugrunde:

- Synthesestörung bei Hepatopathie
- Umsatzsteigerung bei disseminierter intravasaler Gerinnung (disseminated intravascular coagulation, DIC), insbesondere in Begleitung einer Meningokokkensepsis
- gesteigerter Verbrauch an großen Wundflächen
- Verdünnung bei Massivtransfusion
- kardiopulmonaler Bypass

6.2.4. Praktische Durchführung der Substitutionstherapie, Indikationen und Dosierung

6.2.4.1. Allgemeine Grundsätze

Wegen der kurzen Halbwertszeit von PC müssen kurze Substitutionsintervalle gewählt werden. Bei Purpura fulminans oder anderen schweren thrombohämorrhagischen Komplikationen wird das Ziel, die PC-Spiegel im Normbereich zwischen 80 und 120 IE/dl zu halten, mit Bolusinjektionen in 6- bis 8-stündigen Intervallen oder mittels Dauerinfusion erreicht. Zur Aufrechterhaltung protektiver PC-Spiegel von 20 bis 25 IE/dl genügt eine intravenöse oder subkutane Dauersubstitution in ein- bzw. zweitägigen Intervallen. Insbesondere nach zentralvenösen Katheterinfektionen und bei schlechten Venenverhältnissen kann die tägliche subkutane Gabe von 250-350 IE PC-Konzentrat/kg KG erfolgreich durchgeführt werden.

> Voraussetzungen für eine effiziente Therapie mit PC-Konzentraten sind die laboranalytische Sicherung und Quantifizierung des PC-Mangels, die Festlegung der Dosis nach Substitutionsziel, die laboranalytische Kontrolle des Substitutionseffekts sowie die Wahl geeigneter Substitutionsintervalle.

Da die gerinnungsphysiologischen Screeningtests einen PC-Mangel nicht erfassen, müssen PC-Mangel und Substitutionseffekt mit einem spezifischen Assay zur Quantifizierung der PC-Aktivität gesichert bzw. kontrolliert werden. Hierfür stehen

Clottingtests und chromogene Assays zur Verfügung.

6.2.4.2. Indikationen und Dosierung

Es fehlen prospektive kontrollierte Studien zur Wirksamkeit und Verträglichkeit von PC-Konzentrat. Die bisherigen klinischen Erfahrungen [2, 5, 8, 9] stützen sich auf Einzelfallberichte oder Sammelkasuistiken (Tab. 6.8). Mit Ausnahme der Behandlung des sehr seltenen, immer lebensbedrohenden homozygoten PC-Mangels sollte PC-Konzentrat nur im Rahmen kontrollierter Studien eingesetzt werden. Generell wurde in diesen Studien nicht auf die zusätzliche Gabe von Antithrombin(AT)-Konzentraten hingewiesen.

Es existieren nur experimentelle Daten bezüglich des Nutzens einer simultanen Gabe von AT- und Protein C-Konzentraten bei Neugeborenen und Erwachsenen.

Die Purpura fulminans bei **homozygotem PC-Mangel** oder bei **Meningokokkensepsis** zielt auf einen normalen PC-Spiegel zwischen 80 und 120 IE/dl ab. Hierzu wurde PC-Konzentrat in Dosen zwischen 40 und 120 IE/kg KG in 6- bis 8-stündigen Intervallen eingesetzt. In allen Fällen wurde möglichst rasch zu einer Dosierung übergegangen, die sich an den gemessenen PC-Spiegeln orientierte. **Kontinuierliche Infusionen** von PC-Konzentrat wurden in einer Dosierung von 15 IE/kg/h verabreicht, in wenigen Einzelfällen auch zur Behandlung einer DIC als Folge anderer Ursachen als Meningokokkensepsis.

Eine **subkutane Applikation** von PC in einer Dosierung von 250 bis 350 IE/kg KG in ein- bis dreitägigen Intervallen erlaubte bei Patienten mit homozygotem PC-Mangel eine erfolgreiche passagere (Erfahrungsberichte bis zu 2 Jahren) Antikoagulation, wenn orale Antikoagulanzien kontraindiziert waren. Unter dieser Behandlung konnten die als protektiv geltenden Mindestspiegel von 20 bis 25 IE/dl aufrechterhalten werden.

Bei **Kumarinnekrosen** wurden PC-Dosen von 40 bis 50 IE/kg in 24-stündigen Intervallen erfolgreich eingesetzt.

Indikationen zur Substitution von PC	Evidenz-grad
Kongenitaler homozygoter PC-Mangel	
• Therapie der Purpura fulminans bei Neugeborenen	3
• Prophylaxe von thrombohämorrhagischen Rezidiven, wenn passager orale Antikoagulanzien kontraindiziert sind, z.B. perioperativ	3
Erworbener PC-Mangel	
• Meningokokken-induzierte Purpura fulminans	3
• Kumarinnekrosen	5
• DIC, Sepsis	experimentell

Tab. 6.8: Indikationen zur Substitution von Protein C.

6.2.5. Kontraindikationen

Bisher keine bekannt.

6.2.6. Unerwünschte Wirkungen

Allergische und anaphylaktische Reaktionen sind selten. Die Bildung von Hemmkörpern gegen PC wurde bislang nicht beobachtet. Übertragungen von transfusionsmedizinisch relevanten Viren, die eindeutig auf die Applikation von PC-Konzentrat zurückzuführen waren, sind bislang nicht beobachtet worden.

Literatur

Allgemeine Literatur

Boldt J, Schindler E, Knothe C et al. Endothelial-related coagulation in cardiac surgery. Br J Anaesth 1995;74: 174-9.

Cevirn G. Effects of antithrombin and protein C on thrombin generation in newborn and adult plasma Thromb Research 1999;93:183–90.

Clarke RCN Meningococcal Septicaemia. Intensive Care Med 2000;26:471–3.

Conard J, Bauer KA, Gruber A et al. Normalization of markers of coagulation activation with a purified protein C concentrate in adults with homozygous protein C deficiency. Blood 1993;82:1159-64.

Nizzi FA, Kaplan HS. Protein C and S deficiency. Sem Thromb Hemost 1999;25:265-72.

Rintala R E. Protein C substitution in sepsis - associated purpura fulminans. Crit Care Med 2000;28:2373-8.

Ettingshausen CE, Veldmann A, Beeg T et al. Replacement therapy with protein C concentrate in infants and adolescents with meningococcal sepsis and purpura fulminans. Semin Thromb Hemost 1999;25:537-41.

Favier R, Deschamps A, Belhocine R et al. Simultaneous administration of antithrombin III and protein C concentrates for the treatment of a devastating coagulopathy in a child. Hematol Cell Ther 1998;40:67-70.

Hattenbach LO, Beeg T, Kreuz W, Zubkov A. Ophthalmic manifestation of congenital protein C deficiency. J AAPOS 1999;3:188-90.

Kumagai K, Nischiwaki K, Sato K et al. Perioperative management of a patient with purpura fulminans syndrome due to protein C deficiency. Can J Anaesth 2001;48:11:1070-4.

Lechler E. Use of prothrombin complex concentrates for prophylaxis and treatment of bleeding episodes in patients with hereditary deficiency of prothrombin, factor VII, factor X, protein C, protein S, or protein Z. Thromb Res 1999;95:S39-S50.

Minford AMB, Parapia LA, Stainforth C, Lee D. Treatment of homozygous protein C deficiency with subcutaneous protein C concentrate. Brit J Haematol 1996;93:215-6.

Nizzi FA, Kaplan HS. Protein C and S deficiency. Semin Thromb Hemost 1999;25:265-72.

Pichler L, Schramm W, Ulrich W et al. Antinociceptive properties of protein C in a model of antiinflammatory hyperalgesia in rats. Thromb Haemost 1995;73:252-5.

Rintala E, Seppälä OP, Kotilainen P et al. Protein C concentrate in the treatment of coagulopathy in meningococcal disease. Crit Care Med 1998;26:965-8.

Rintala RE. Protein C substitution in sepsis - associated purpura fulminans Crit Care Med 2000;28:2373-8.

Schneppenheim R, Harps E. Erfolgreicher Einsatz eines Protein C-Konzentrats (CEPROTIN®) bei Thrombose-Patienten mit heterozygotem Protein C-Mangel. ellipse 2002;1:20-1

Smith OP, White B, Vaughan D et al. Use of protein-C concentrate, heparin, and haemofiltration in meningococcal-induced purpura fulminans. Lancet 1998;350:1590-3.

Speekenbrink RGH, Bertina RM, España F et al. Activation of the protein C system during cardiopulmonary bypass with and without aprotinin. Ann Thorac Surg 1998;66:1998-2002.

Spezielle Literatur

1. Baliga V, Thwaites R, Tillyer ML. Homozygous protein C deficiency – management with protein C concentrate. Eur J Pediatr 1995;154:534-8.

2. Bhandari S. Protein C administration in meningococcal septicaemia. Nephrol Dial Transplant 1998;13:2421-2.

3. Dreyfus M, Masterson M, David M et al. Replacement therapy with a monoclonal antibody purified protein C concentrate in newborns with severe congenital protein C deficiency. Sem Thromb Hemost 1995;21:371-81.

4. Escuriola Ettingshausen C. Replacement therapy with protein C concentrate. Sem Thromb Hemost 1999;25:537-41.

5. Lewandowski K, Zawilska K. Protein C concentrate in the treatment of warfarin-induced skin necrosis in the protein C deficiency. Thromb Haemost 1994;71:395-9.

6. Mathias M, Khair K, Burgess C, Liesner R. Subcutaneous administration of protein C concentrate. Paediatric Hematology and Oncology 2004;21:551-6.

7. Sanz-Rodriguez C, Gil-Fernández JJ, Zapater P et al. Long-term management of homozygous protein C deficiency: replacement therapy with subcutaneous purified protein C concentrate. Thromb Haemost 1999;81:887-90.

8. Tardy-Poncet M. Protein C concentrates in a neonate with a cerebral venous thrombosis due to heterozygous type 1 protein C deficiency. Thromb Haemost 2001;85:1118-9.

9. White B, Livingstone W, Murphy C et al. An open-label study of the role of adjuvant haemostatic support with protein C replacement therapy in purport fulminous-associated meningococcemia. Blood 2000;96:3719-24.

6.3. Rekombinantes aktiviertes Protein C-Konzentrat (rAPC)

6.3.1. Präparate und pharmazeutisches Profil

Das verfügbare aktivierte Protein C- Konzentrat (rAPC) wird gentechnologisch mithilfe cDNA-transfizierter Säugetier-Zelllinien hergestellt.

Pharmazeutisches Profil von rAPC	
Zusammen-setzung	Rekombinante Form von humanem aktiviertem Protein C
Zusammen-setzung	*Arzneilich wirksamer Bestandteil*: funktionsfähiges Drotrecogin alfa (aktiviert) *Potenzielle Begleitstoffe*: Saccharose, Natriumchlorid, Natriumcitrat, Zitronensäure, Salzsäure, Natriumhydroxid
Lagerung	bei +2 bis +8 °C
Haltbarkeit	zirka 2 Jahre ab Herstellung (Verfallsdatum vor jeder Anwendung prüfen!) sofortige Verwendung der gebrauchsfähigen Lösung
Darreichungsform und Inhalt	Trockensubstanz und Lösungsmittel (Durchstechflasche zu 5 mg und zu 20 mg). Weiterverdünnung mit physiologischer Kochsalzlösung Packungsgröße: 5 mg, 20 mg
Art der Anwendung	Intravenöse Dauerinfusion; die Konstanz der Applikationsgeschwindigkeit ist kritisch.

Tab. 6.9: rAPC - pharmazeutisches Profil.

6.3.2. Qualitätsmerkmale

Das verfügbare rAPC (Drotrecogin alfa, aktiviert) ist ein rekombinantes Inhibitorenkonzentrat. Die Applikation erfolgt intravenös als Dauerinfusion, wobei die empfohlene Dosis 24 µg/kg KG/h als kontinuierliche intravenöse Infusion über einen Zeitraum von 96 h beträgt. Wird die Infusion unterbrochen, sollte rAPC erneut mit der o.g. Infusionsrate verabreicht und solange fortgesetzt werden, bis die empfohlene Gesamtdauer der Infusion von 96 h erreicht ist. Dosisanpassungen sollen bei Erwachsenen mit schwerer Sepsis hinsichtlich Alter, Geschlecht sowie Nierenfunktion und Leberfunktion nicht notwendig sein. Pharmakokinetische Untersuchungen bei Patienten mit schwerer Sepsis konnten aber nachweisen, dass die Infusionsrate körpergewichtsbezogen festgelegt werden sollte [9, 10].

6.3.3. Pharmakologische Eigenschaften

PC ist ein in Anwesenheit von Vitamin K in der Leberzelle synthetisiertes Glykoprotein, das im Plasma in einer Aktivität zwischen 75 und 140 IE/dl zirkuliert. Die biologische Halbwertszeit beträgt 8 bis 11 h im Steady State und kann bei Umsatzsteigerungen auf 2 bis 3 h verkürzt sein.

PC wird durch Kalziumionen und Thrombin aktiviert, das an endothelständiges Thrombomodulin gebunden ist. Nach dieser Aktivierung entfaltet es eine inhibitorische Wirkung auf die plasmatische Gerinnung und gilt als einer der Hauptregulatoren der Gerinnung. Bei nicht ausreichend vorhandenem aktiviertem Protein C (APC) beschleunigt sich der Gerinnungsprozess, und es kann so zur Bildung von Thromben kommen. Das APC inhibiert die Gerinnungsfaktoren Va und VIIIa und hemmt dadurch die weitere Bildung von Thrombin. Außerdem unterstützt es die Fibrinolyse durch Reduktion des Plasminogen-Aktivator-Inhibitor-1 (PAI-1). Es zeichnet sich auch durch antiinflammatorische Eigenschaften aus, moduliert die Freisetzung von Cytokinen und mindert die Leukozytenadhäsion am Endothel. Die Freisetzung von Interleukin-1 und Tumor-Nekrosefaktor Alpha durch Monozyten wird blockiert. Dadurch wird die Ausweitung der systemischen Entzündungsreaktion gebremst.

Therapeutische PC-Konzentrationen oder Konzentrationen von APC im Rahmen einer Sepsis sind nicht bekannt. Es besteht auch keine Korrelation zwischen dem Spiegel von APC im Steady State und Aktivierungsmarkern, wie z.B. D-Dimeren oder auch der PC-Aktivität oder der PC-Konzentration im Plasma.

Ein Steady State mit einer Konzentration von 45 ng/ml APC findet sich innerhalb von 2 h nach Infusionsbeginn (24 µg/kg KG/h rAPC). Die Inaktivierung von APC erfolgt durch endogene Protease-Inhibitoren. Die Eliminationskinetik ist gekennzeichnet durch eine Initialphase von 13 min und eine 2. Phase von 1,6 h. Es liegt also eine biphasische Eliminationskinetik vor. Die Plasmahalbwertszeit von endogen aktiviertem PC beträgt mindestens 15 min. Bei Normalpersonen betrug die Halbwertszeit nach Gabe von APC 0,75 h. 2 h nach Beendigung der Infusion betrug die Plasmakonzentration von APC weniger als 10 ng/ml.

Abgesehen von Cyclosporin und Ticarcillin sind die meisten Medikamente im Rahmen einer Sepsistherapie in der Regel mit rAPC kompatibel. Die pH-Interferenzen müssen insbesondere aber bei der Applikation von adrenergen Pharmaka und Antibiotika berücksichtigt werden [11].

6.3.4. Praktische Durchführung der Substitutionstherapie und Dosierung

6.3.4.1. Allgemeine Grundsätze

Wegen der kurzen Halbwertszeit von APC muss eine kontinuierliche Dauerinfusion über 96 h gewählt werden. Inwieweit eine längere Behandlung mit einem Nutzen für den Patienten verbunden sein kann, ist momentan Gegenstand weiterer Studien.

Eine laboranalytische Sicherung und Quantifizierung der Therapie mit rAPC mit Festlegung des Substitutionseffektes ist momentan nicht möglich.

6.3.4.2. Indikationen und Dosierung

Der Zeitpunkt der Diagnose und damit die frühzeitige Einleitung der kausalen und der supportiven Therapie im Rahmen einer schweren Sepsis mit multiplem Organversagen ist eine entscheidende Determinante der Letalität. Neue Sepsis- und Entzündungsmarker wie das Procalcitonin, aber auch proinflammatorische Zytokine (u.a. Interleukin-6) können dazu beitragen, das diagnostische Fenster zu verkleinern. In der Sepsistherapie wird zwischen den kausalen, antimikrobiellen und den operativ-interventionellen Maßnahmen zur Herdsanierung, den supportiven intensivmedizinischen sowie weiteren adjunktiven therapeutischen Ansätzen unterschieden. In der multizentrischen [1, 2, 8, 10] PROWESS-Studie (n = 1.690) hat rAPC (Drotrecogin alfa, aktiviert) in einer Dosierung von 24 µg/kg KG/h über 96 h bei Erwachsenen mit schwerer Sepsis zu einer statistisch signifikanten Senkung der 28 Tage-Gesamtletalität geführt (24,7 % versus 30,8 %; p = 0,005, relative Letalitätsreduktion 19 %). Dieser Effekt war unabhängig von der PC-Plasmakonzentration vor Einleitung der Therapie [4, 5].

Die Zahl der Patienten, die behandelt werden müssen, um den Tod eines Patienten am Tag 28 zu verhindern (number needed to treat - NNT) lag in dieser Studie bei 16 und somit beträchtlich niedriger als die NNT bei der thrombolytischen Behand-

lung von Patienten mit akutem Myokardinfarkt (56 Patienten). Mittlerweile liegen Mitteilungen vor, nach denen auch nach 30 Monaten bei Patienten mit einem initialen Apache-2-Score > 25 ein Überlebensvorteil besteht (p < 0,0005). Der Anteil von Patienten mit Pneumonien war mit mehr als 50 %, davon 602 Patienten mit ambulant erworbenen und 280 Patienten mit nosokomialen Pneumonien, relativ hoch. In der Subgruppenanalyse der Sepsisursachen war ein Überlebensvorteil bei allen Gruppen außer bei Patienten mit Urosepsis nachweisbar. Die Letalitätsreduktion war am deutlichsten (31 % versus 44 %) bei Patienten mit einem Alter über 50 Jahre, einem Apache-2-Score > 25, einem Mehrorganversagen und Schock zum Zeitpunkt der Behandlung mit rAPC.

In der Subgruppe von Patienten mit initial mindestens 2 akuten Organ-Dysfunktionen betrug die Sterblichkeit in der Gruppe mit Drotrecogin alfa (aktiviert) 36,5 % (168 von 634 Patienten) gegenüber 33,9 % in der Plazebogruppe (216 von 637 Patienten). Bei einem Apache-2-Score < 20 war der Überlebensvorteil nicht signifikant.

Eine signifikante Nebenwirkung von rAPC besteht in einer leicht erhöhten Blutungsneigung (2,5 % schwere Blutungen in der Behandlungsgruppe versus 2,1 % in der Placebogruppe, p = 0,006). Insbesondere bei Punktionen im Rahmen zentralvenöser Katheterimplantationen ist dies zu berücksichtigen.

Beim Einsatz von rAPC müssen Kontraindikationen beachtet werden. Inwieweit die gleichzeitige simultane Heparin-Applikation die Wirksamkeit von APC beeinträchtigt [3], muss in weiteren Studien geklärt werden. Behandlungsrichtlinien für die Gabe von rAPC sind eine Infektion (gesichert oder vermutet) plus SIRS (3 Kriterien) plus eine akute (≤ 48 h) Organdysfunktion, weiterhin eine schwere Sepsis mit hohem Risiko für einen septischem Schock und eine andere Sepsis-assoziierte Organdysfunktion, ohne dass Kontraindikationen vorliegen.

Sozioökonomische Analysen weisen darauf hin, dass eine Kosteneffektivität nur bei einem Apache-2-Score von ≥ 25 erreicht wird. Aus ökonomischer Sicht wird deshalb rAPC bevorzugt bei Patienten mit einem Apache-2-Score von mindestens 25 Punkten eingesetzt. Unabhängig davon, dass Kosteneffektivitätsanalysen den Einsatz von rAPC bei einem Versagen von ≥ 4 Organen und einem Apache-2-Score von mindestens 25 Punkten favorisieren, ist auch bei einem Organversagen ≥ 2 rAPC in die differenzialtherapeutischen Überlegungen einzubeziehen [6, 7, 12].

Generell muss ein unnötiger und damit finanziell schädigender Einsatz von Therapieverfahren verhindert werden. Teure aber effiziente Therapieverfahren dürfen aber nicht unter allen Umständen rein ökonomisch orientierten Vorgaben zum Opfer fallen.

6.3.5. Kontraindikationen

Aktive innere Blutungen, intrakranielle Prozesse, eine Spinalanästhesie, eine relevante Blutungsneigung mit Thrombozytenzahlen < 30.000-$50.000/$µl, Patienten mit erhöhtem Blutungsrisiko, Patienten mit einem Neoplasma oder einer Überempfindlichkeit auf rAPC.

6.3.6. Unerwünschte Wirkungen

Allergische und anaphylaktische Reaktionen scheinen selten zu sein. Auch die Bildung von Hemmkörpern gegen rAPC wurde beobachtet. Die gerinnungshemmende Wirkung von Drotrecogin alfa (aktiviert) bedingt generell ein erhöhtes Blutungsrisiko. Dies betraf insbesondere Patienten mit aktiven inneren Blutungen, intrakraniellen Prozessen, einer Spinalanästhesie sowie einer Thrombozytopenie. Ein spezifisches Antidot ist nicht vorhanden. Übertragungen von transfusionsmedizinisch relevanten Viren sind extrem unwahrscheinlich.

Literatur

Allgemeine Literatur

Barie PS, Williams MD, McCollam JS, Fry DE. Benefit/risk profile of drotrecogin alfa activated in surgical patients with severe sepsis. Am J Surgery 2004;188:212-20.

Bearden DT, Coty GG. Rekombinant human activated protein C for Use in severe sepsis. Ann Pharmacother 2002;36: 1424–9.

Chalfin DB, Teres D, Rapoport J. A price for cost-effectiveness: Implications for recombinant activated protein C (rhAPC). Crit Care Med 2003;31:306–8.

Dellinger RP, Carlet JM, Masur H et al. Surviving sepsis campaign guidelines for management of severe sepsis and septic shock. Crit Care Med 2004;32:858-73.

Dhainaut JF, Yan B, Margolis BD et al. Drotrecogin alfa (activated) (recombinant human activated protein C) reduces host coagulopathy response in patients with severe sepsis. Thromb Haemost 2003;90:642–53.

Dhainaut JF, Laterre PF et al. Drotrecogin alfa (activated) in the treatment of severe sepsis patients with multiple-organ dysfunction: data from the PROWESS trial. Intensive Care Med 2003;29:894–903.

Ely EW, Laterre PF, Angus DC et al. Drotrecogin alfa (activated) administration across clinically important subgroups of patients with severe sepsis. Crit Care Med 2003,31:12–9.

Ely EW, Angus DC, Williams MD. Drotrecogin alfa (activated) treatment in older patients with severe sepsis. CID 2003;37:187–95.

Esmon CT. Protein C pathway. Chest 2003;124:26–32.

Esmon CT. Crosswalk between inflammation and thrombosis. Maturitas 2004;47:305-14.

Esmon CT. Coagulation and inflammation. J Endotoxin Res 2003;9:192–8.

Freeman BD, Zehnbauer BA, Buchman TG. A meta-analysis controlled trials of anticoagulant therapies in patients with sepsis. SHOCK 2003;20:5–9.

Griffin JH, Zlokovic B, Fernandez JA. Activated protein C: potential therapy for severe sepsis, thrombosis stroke. Sem Hematol 2002;39:197–205.

Giroir BP. Recombinant human activated protein C for the treatment of verve sepsis: is there a role in pediatrics. Current Opinion in Paediatrics 2003;15:92–6.

Graf J., Wagner J., Graf C., Janssens U. Five – year survival, quality of life and individual costs of 303 consecutive medical intensive care patients. Crit Care Med 2005; 33:547-55.

Hotchkiss RS, Karl IE. Pathophysiology and treatment of sepsis. N Engl J Med 2003;348:138–50.

Janssens U, Graf J. Einschätzung des Behandlungseffektes durch die "Nummer needed to treat". Intensivmedizin 2005;42:125-35.

Kleijn de ED, Groot de R, Hack CE. Activation of protein C following infusion of protein C concentrate in children with severe meningococcal purport fulminous: A randomized, double-blinded, placebo-controlled, dose-finding-study. Crit Care Med 2003;31:1839–47.

McCoy C, Matthews SJ. Drotrecogin alfa (recombinant human activated protein C for the treatment of severe sepsis. Clinical Therapeutics 2003;25:396–421.

Neilson AR., Burkhart H, Chinn C et al. Cost effectiveness of drotrecogin alfa for the treatment of severe sepsis in Germany. J. Crit Care 2003;4:217-27.

Nimah M, Brilli RJ. Coagulation dysfunction in sepsis and multiple organ system failure. Brit Care Clin 2003; 19:441-58.

Pastores SM. Drotrecogin alfa (activated): a novel therapeutic strategy for severe sepsis. Postgrad Med J 2003; 79:5–10.

Reinhart C, Brunkhorst FM, Bloos F. Fortschritte in der Therapie der Sepsis. Deutsches Ärzteblatt 2003;100:31-2.

Rudis MI, Douglas, N. Fush. Pharmacology, clinical efficacy, and safety of Drotrecogin alfa (activated). Pharmacotherapy 2002;22:182–95.

Sablotzki A, Czeslick E, Hentschel T et al. Aktuelle Strategien zur Reduktion der Mortalität bei schwerer Sepsis und Multiorganversagen. Z Herz-Thorax-Gefäßchir 2003;17:257-71.

Schein R MH, Kinasewitz GT. Risk-Benefit analysis for drotrecogin alfa (activated) The Am J Surg 2002;184: 25–38.

Schroeder S, Wichers M, Lier H. Diagnostik und Therapie von komplexen Gerinnungsstörungen in der operativen Intensivmedizin. Anaesthesiol Intensivmed 2003;44: 668–79.

Vincent JL. Evidence based medicine in the ICU. Chest 2004;126:592-600.

Spezielle Literatur

1. Angus DC, Linde-Zwirble WT, Clermont G. Cost-effectiveness of drotrecogin alfa (activated) in the treatment of severe sepsis. Crit Care Med 2003;31:1-11.

2. Angus DC, Laterre PF, Helterbrand J, Bernard GR. The effect of drotrecogin alfa on long term survival after severe sepsis. Crit Care Med 2004;32:2199-2206.

3. Aoki N, Matsuda T, Saito H et al. A comparative double-blind randomized trial of activated protein C and unfractionated heparin in the treatment of disseminated intravascular coagulation. International Journal Hematology 2002;75:540–7.

4. Bernard GR, Vincent JL, Laterre PF et al. Efficacy and safety of recombinant human acticated protein C for severe sepsis. N Engl J Med 2001;344:699–709.

5. Bernard GR. Drotrecogin alfa (aktivated) recombinant human activated protein (C) for the treatment of severe sepsis. Crit Care Med 2003;31:85–93

6. Bernard GR, Macias WL, Joyce DE et al. Safety of drotrecogin alfa (activated) in the treatment of adult patients with severe sepsis. Crit Care Med 2003;7:155–63.

7. Betancourt M, Mc Kinnon PS, Massanari RM et al. An evaluaton of the cost effectiveness of drotrecogin. Pharmaoeconomics 2003;21:1331-40.

8. Dhainaut JF, Laterre PF et al. Drotrecogin alfa (activated) in the treatment of severe sepsis patients with multiple-organ dysfunction: data from the PROWESS trial. Intensive Care Med 2003;29:894–903.

9. Doig CJ, Zygun D, Delany A et al. Drotrecogin alfa (activated; XIGRIS®): an effective and cost-efficient treatment for severe sepsis. Expert Rev. Pharmacoeconomics Outcomes 2004;4:15–26.

10. Macias WL, Hainault JF, Yan SC et al. Pharmacokinetic-pharmacodynamic analysis of drotrecogin alfa (activated) in patients with severe sepsis. Clin Pharmacol Ther 2002;72:391–402.

11. Mann HJ.,Demmon SL., Beck GM et al. Physical and chemical compatibility of doctrecogin alfa (activated) with 34 drugs during simulated Y-site administration. Am J Health Sys Pharm 2004;61:2664-71.

12. Manns BJ, Lee H, Doig CJ. An economic evaluation of activated protein C treament for severe sepsis. N Engl J Med 2002; 347:993–1000.

13. McCoy C, Matthews SJ. Drotrecogin alfa (recombinant human activated protein C for the treatment of severe sepsis. Clinical Therapeutics 2003;25:396–421.

14. Vincent JL, Angus DC, Artigas A. Effects of drotrecogin alfa (activated) on organ dysfunction in the PROWESS trial. Crit Care Med 2003; 31:834–40.

Inhibitoren

7. Inhibitoren

7.1. C1-Inhibitor-Konzentrate (C1I-Konzentrate)

7.1.1. Präparate und Pharmazeutisches Profil

(☞ Tab. 7.1)

Synonyme für C1-Inhibitor sind: C1-Esterase-Inhibitor; C1-Inaktivator.

Derzeit ist in Deutschland nur das C1I-Konzentrat von ZLB Behring im Handel (Berinert® P) (Tab. 7.1). Ein rekombinantes C1I-Konzentrat befindet sich in klinischer Prüfung.

Pharmazeutisches Profil von C1I-Konzentraten	
Herstellung	aus großen Plasmapools im Rahmen der Cohn-Fraktionierung, Reinigung mit DEAE-Sephadex aus dem Kryopräzipitat-Überstand; Virusinaktivierung: Pasteurisierung oder Dampfbehandlung
Zusammensetzung	*Arzneilich wirksamer Bestandteil:* nativer, voll funktionsfähiger C1I *Potenzielle Begleitstoffe:* nicht voll funktionsfähiger C1I, Glycin (Stabilisator)
Lagerung	bei +2 bis +8 °C
Haltbarkeit	30 Monate ab Herstellung (Verfallsdatum vor jeder Anwendung prüfen!) sofortige Verwendung der gebrauchsfähigen Lösung
Darreichungsform und Inhalt	Trockensubstanz und Lösungsmittel (10 ml) Packungsgröße: 500 E
Art der Anwendung	Intravenöse Injektion oder Infusion; Applikationsgeschwindigkeit 50 E/min

Tab. 7.1: Pharmazeutisches Profil von C1-Inhibitor-Konzentraten.

7.1.2. Qualitätsmerkmale

Die Präparate werden aus dem im Rahmen der Cohn-Fraktionierung entstehenden Kryopräzipi-tat-Überstand mittels weiterer Reinigungsschritte hergestellt [1]. Sie enthalten nativen, voll funktionsfähigen C1I, geringe Mengen an funktionsuntüchtigem C1I sowie Reste von Glycin als Stabilisator. Der Sollfüllgehalt darf um nicht mehr als 10 % über- oder unterschritten werden. Vor 1985 eingesetztes, nicht virusinaktiviertes C1I-Konzentrat verursachte möglicherweise einige HCV-Infektionen [2]. Hitze-behandelte C1I-Konzentrate haben dagegen bislang offenbar keine Virusinfektionen übertragen [1].

Rekombinante C1I-Konzentrate befinden sich in klinischer Prüfung.

7.1.3. Pharmakologische Eigenschaften

C1I ist ein in der Leberzelle synthetisierter und im Plasma zirkulierender Serinproteasen-Inhibitor (Serpin) [2-5]. Folgende Serinproteasen werden durch Bildung irreversibler Komplexe gehemmt:

* Komplementfaktoren C1r und C1s
* Aktivierte Faktoren XI und XII
* Kallikrein
* Tissue-Plasminogenaktivator (tPA)
* Plasmin

Diese direkten Funktionen bewirken eine indirekte Hemmung der

* Komplementaktivierung
* Kinin-Bildung
* Aktivierung des Fibrinolysesystems

Die Halbwertszeit von C1I beträgt im Steady State 36 bis 72 h und kann bei Umsatzsteigerung auf wenige Stunden oder gar Minuten verkürzt sein.

Der **kongenitale C1I-Mangel** wird autosomal-dominant vererbt und kommt in einer Prävalenz von 1 : 50.000 bis 1 : 10.000 vor. Mehr als 100 Mutationen im C1I-Gen können dem Defekt zugrunde liegen. Die Aktivität von C1I liegt zwischen 20 und 50 E/dl, entsprechend 20 bis 50 % der Norm, und Komplementfaktor C4 ist in der Regel ebenfalls vermindert. Bei etwa 85 % der Betroffenen sind Aktivität und Konzentration des C1I gleichermaßen vermindert (Typ I), während bei den restlichen 15 % ein funktioneller Defekt vorliegt, mit Verminderung der C1I-Aktivität bei normaler

Konzentration (Typ II). Die Patienten leiden unter dem hereditären Angioödem (früher: angioneurotisches Ödem), das durch rezidivierende Attacken akuter, teilweise lebensbedrohlicher Schleimhautödeme gekennzeichnet ist. Die Schwellungen betreffen das Unterhautgewebe von Gesicht, Extremitäten, Kehlkopf und Darmwand. Die gastrointestinalen Symptome bestehen in Übelkeit, Erbrechen, Tenesmen und Durchfällen und können unter Umständen chirurgische Notfallinterventionen veranlassen.

Ein **erworbenes Angioödem** kann durch gesteigerten Umsatz und Verbrauch von C1I bei Komplementaktivierung im Rahmen zahlreicher Grunderkrankungen (Typ I) oder als Folge eines erworbenen Antikörpers gegen C1I (Typ II) entstehen [3]. Schließlich wurden ein X-chromosomal vererbtes Angioödem (Variante Typ III des hereditären Angioödems) bei Frauen mit normalen C1I- und C4-Spiegeln beschrieben [3, 6]. Als Ursache wurde eine Herunterregulierung des Kallikreins diskutiert. Die Einnahme von ACE-Hemmern kann ebenfalls mit einem Angioödem einhergehen, ohne dass C1I vermindert ist [3].

Die Ursachen **erworbener C1I-Mangelzustände** sind

- Erworbene Inhibitoren (Antikörper von Typ IgG, IgA oder IgM)
- Erhöhter Verbrauch als Folge massiver Komplementaktivierung, bei Infektionen, lymphoproliferativen Erkrankungen, malignen Erkrankungen, Autoimmunkrankheiten

Mangelzustände als Folge erworbener Inhibitoren gegen C1I imponieren zumeist wie kongenitale Defekte (**erworbenes Angioödem**).

7.1.4. Praktische Durchführung der Substitutionstherapie, Indikationen und Dosierung

7.1.4.1. Allgemeine Grundsätze

Der C1I-Mangel muss laboranalytisch gesichert werden. Methode der Wahl ist ein chromogener Assay zur Quantifizierung der C1I-Aktivität, der beide Subtypen des kongenitalen Mangels und alle erworbenen Mangelzustände erfasst. Eine deutlich verminderte Recovery ist ein Hinweis auf einen Hemmkörper als Ursache des C1I-Mangels.

> Voraussetzung für eine effiziente Therapie mit C1I-Konzentraten sind die laboranalytische Sicherung und Quantifizierung des C1I-Mangels, die Festlegung der Dosis nach Substitutionsziel, die laboranalytische Kontrolle des Substitutionseffekts sowie die Wahl geeigneter Substitutionsintervalle. ☞ auch Kap. 2.

7.1.4.2. Indikationen und Dosierung

Die Indikationen zur C1I-Substitution sind in Tab. 7.2 zusammengefasst.

Die für einen definierten erwünschten Anstieg des C1I-Spiegels erforderliche Dosis errechnet sich wie folgt:

> Dosis C1I = erwünschter C1I-Anstieg (E/dl) x kg Körpergewicht x 1,0

Beispiel: gemessener C1I-Spiegel: 30 E/dl ; Zielwert: 60 E/dl (Differenz 30 E/dl); Körpergewicht: 75 kg
Dosis C1I = 30 x 75 x 1,0 = 2250 E; je nach Klinik auf 2000 E Abrunden oder auf 2500 E Aufrunden

Bei **kongenitalem C1I** werden bei akuter Schleimhautschwellung 25 E/kg Körpergewicht verabreicht. Mit dieser Dosis kann in der Regel über 24 h hinweg ein C1I-Mindestspiegel von 40 E/dl aufrecht erhalten werden, und die lebensbedrohenden bzw. schmerzhaften Schwellungen im Larynx- oder Magen-Darmbereich klingen innerhalb von 30 bis 60 min ab (Evidenzgrad 1) [1-5, 7, 8].

Bei Vorliegen eines Hemmkörpers gegen C1I werden drei- bis vierfach höhere Dosen benötigt, um die akute Schleimhautschwellung zum Abklingen zu bringen (Evidenzgrad 4) [1-5, 8].

Bei Patienten mit lebensbedrohenden Symptomen kann eine Dauerbehandlung mit 500 bis 1000 E zwei- bis dreimal wöchentlich die Häufigkeit der Symptome deutlich senken (Evidenzgrad 3) [3].

Bei Patienten mit **Capillary Leak Syndrome** als Folge einer Knochenmarktransplantation und hochdosierter Therapie mit Interleukin-2 kann eine hochdosierte C1I-Substitution möglicherweise die Mortalität und die Rate an Transplantationsassoziierten Komplikationen senken (Evidenzgrad 4) [9]. C1I muss hoch dosiert werden, um supranormale Plasmaspiegel zu erzielen.

Der Stellenwert der C1I-Substitution bei anderen **erworbenen Mangelzuständen** ist unklar. Erfolgreiche Behandlungen mit hochdosierter C1I-

Therapie bei Sepsis, Pankreatitis, Polytrauma oder Verbrennungen stützen sich lediglich auf Kasuistiken (Evidenzgrad 5) [5, 10, 11]. Gleiches gilt für die hochdosierte Substitution zur Verhütung des Reperfusionsschadens nach kardiopulmonalem Bypass oder Organtransplantationen.

Indikationen zur C1I-Substitution	Evidenzgrad
Symptomatischer kongenitaler C1I-Mangel (hereditäres Angioödem)	1
Klinische Symptomatik bei Hemmkörpern gegen C1I (erworbenes Angioödem)	4
Kapillary Leak Syndrome bei KM-Transplantation und IL-2-Therapie	4
Sepsis	5
Polytrauma	5
Verbrennungen	5
Pankreatitis	5
Während und nach kardiopulmonalem Bypass	5

Tab. 7.2: Indikationen zur C1I-Substitution.

7.1.5. Kontraindikationen

Säuglinge mit angeborenen Herzfehlern, die einem kardiochirurgischen Eingriff mit extrakorporaler Zirkulation unterzogen werden müssen und bei denen ein Capillary-Leak-Syndrom verhindert werden soll (☞ Kap. 7.1.6.).

7.1.6. Unerwünschte Wirkungen

Allergische oder anaphylaktische Reaktionen sind sehr selten, ebenso febrile Reaktionen. Eine Übertragung transfusionsmedizinisch relevanter Viren ist trotz mehrerer effizienter Maßnahmen zur Reduktion der Virusbelastung des Plasmapools, der Intermediärprodukte und des Präparates (☞ Kap. 1.) nicht sicher auszuschließen.

Bei 13 Neugeborenen und wenige Wochen alten Säuglingen wurden nach hochdosierter Therapie zur Prophylaxe des Capillary-Leak-Syndroms bei kardiochirurgischen eingriffen Thrombenbildungen des oberen Venensystems beobachtet. Neun Kinder verstarben. Es wurde vermutet, dass die Hemmung der Fibrinolyse durch C1I zu diesen Komplikationen beitrug [12].

Literatur

1. De Serres J, Gröner A, Lindner J. Safety and efficacy of pasteurized C1 inhibitor concentrate (Berinert® P) in hereditary angioedema : a review. Transfus Apheresis Sci 2003;29:247-54.

2. Fay A, Abinun M. Current management of hereditary angio-oedema (C´1 esterase inhibitor deficiency). J Clin Pathol 2002;55:266-70.

3. Nzeako UC, Frigas E, Tremaine WJ. Hereditary angioedema. Arch Intern Med 2001;161:2417-29.

4. Bork KB, Hardt J, Schicketanz KH, Ressel N. Clinical studies of sudden upper airway obstruction in patients with hereditary angioedema due to C1 esterase inhibitor deficiency. Arch Intern Med 2003;163:1229-35.

5. Gompels MM, Lock RJ, Abinun M et al. C1 inhibitor deficiency : consensus document. Clin Exp Immunol 2005;139:379-94.

6. Bork K, Barnsted S, Koch P, Traupe H. Hereditary angioedema with normal C1-inhibitor activity in women. Lancet 2000;356:213-7.

7. Waytes AT, Rosen FS, Frank MM. Treatment of hereditary angioedema with a vapour-heated C1 inhibitor concentrate. N Engl J Med 1996;334:1630-4.

8. Kunschak M, Engl W, Maritsch F et al. A randomized trial to study the efficacy and safety of C1 inhibitor concentrate in treating hereditary angioedema. Transfusion 1998;38:540-549.

9. Marx G, Nasham B, Cobas Meyer M et al. Septic shock after liver transplantation for Caroli´s disease: clinical improvement after treatment with C1-esterase inhibitor. Intensive Care Med 1999;25:1017-1020.

10. Marcovic SN, Inwards DJ, Frigas EA, et al. Acquired C1 esterase inhibitor deficiency. Ann Intern Med 2000; 132:144-150.

11. Schneider DT, Nürnberger W, Stannigel H et al. Adjuvant treatment of severe acute pancreatitis with C1 esterase inhibitor concentrate after haematopoietic stem cell transplantation. Gut 1999; 45:733-736.

12. Arzneimittelkommission der deutschen Ärzteschaft. Schwerwiegende Thrombenbildung nach Berinert® HS. Deutsches Ärzteblatt 2000. 97:B-864.

7.2. Alpha-1 Antitrypsin-Konzentrate (AAT-Konzentrate)

7.2.1. Präparate und Pharmazeutisches Profil

Synonyme für Alpha-1 Antitrypsin sind: Trypsin-Inhibitor, Alpha-1-Proteinaseinhibitor. Derzeit ist in Deutschland nur das AAT-Konzentrat von Bayer Vital im Handel (Prolastin® HS; (Tab. 7.3).

In den USA sind zwei weitere AAT-Konzentrate zugelassen: Ein SD-behandeltes und nanofiltriertes Präparat von Baxter (Aralast®) [1] und ein pasteurisiertes Konzentrat von ZLB-Behring (Zemaira®). Ein gentechnologisch hergestelltes AAT-Präparat befindet sich in klinischer Prüfung. Eine Gentherapie mit lokaler Genexpression in Alveolarzellen wird ebenfalls klinisch geprüft [2].

Pharmazeutisches Profil von AAT-Konzentraten	
Herstellung	aus großen Plasmapools im Rahmen der Cohn-Fraktionierung, aus Cohn-Fraktion VI-I; Virusinaktivierung: Pasteurisierung
Zusammensetzung	*Arzneilich wirksamer Bestandteil:* natives, voll funktionsfähiges AAT *Potenzielle Begleitstoffe:* nicht voll funktionsfähiges AAT, Plasmaprotein-Fraktion
Lagerung	bei +2 bis +8 °C
Haltbarkeit	2 Jahre ab Herstellung (Verfallsdatum vor jeder Anwendung prüfen!) Verwendung der gebrauchsfähigen Lösung innerhalb 3 Stunden
Darreichungsform und Inhalt	Trockensubstanz und Lösungsmittel (40 ml) Packungsgröße: 1000 mg
Art der Anwendung	Intravenöse Injektion oder Infusion; Applikationsgeschwindigkeit 0,08 mg/kg Körpergewicht pro min, entsprechend 6 ml/kg/min

Tab. 7.3: Pharmazeutisches Profil von Alpha-1 Antitrypsin-Konzentraten.

7.2.2. Qualitätsmerkmale

Die Präparate enthalten natives, voll funktionsfähiges AAT, geringe Mengen an funktionsuntüchtigem AAT sowie Plasmaprotein-Fraktion, insbesondere Albumin und Immunglobuline. Der Sollfüllgehalt darf um nicht mehr als 10 % über- oder unterschritten werden. Zur Virussicherheit der Präparate fehlen prospektive kontrollierte Studien. Infektionen mit HIV, HCV oder HBV, die si-cher auf AAT-Konzentrate zurückgeführt werden konnten, wurden bislang nicht beschrieben.

7.2.3. Pharmakologische Eigenschaften

AAT ist ein in Hepatozyten synthetisierter und im Plasma zirkulierender Serinproteasen-Inhibitor (Serpin), der eine Reihe von Serinproteinasen durch Bildung irreversibler Komplexe hemmt. Die bedeutendste physiologische Zielprotease ist die PMN-Elastase (polymorphkernige neutrophile Granulozyten; Neutrophilen-Elastase), die auch in Makrophagen, Endothelzellen und Pankreas vorkommt. AAT schützt körpereigenes Gewebe vor der proteolytischen Wirkung dieser hochaktiven Protease. Die Halbwertszeit von AAT beträgt im Steady State zirka 5 Tage [3].

Der **kongenitale AAT-Mangel** wird autosomal-rezessiv vererbt. Die wichtigsten Mutationen sind die Z-Mutation und die S-Mutation. Die Z-Mutation kommt bei etwa 4 %, die S-Mutation bei 6 % der Mittel- und Nordeuropäer vor. Bei den symptomatischen, homozygoten Merkmalsträgern Typ ZZ und Merkmalsträgern Typ SZ beträgt die AAT-Plasmakonzentration zirka 15 U/dl, entsprechend 15 % der Norm, bei den selteneren Subtypen Znull und NullNull 8 bzw. 0 % der Norm. Die Prävalenz homozygoter Merkmalsträger ZZ wird auf zirka 1:2.000 bis 1:7.000 geschätzt [4-6]. AAT-Spiegel von 35 % der Norm genügen für einen ausreichenden Schutz vor proteolytischer Organschädigung. Diese 35 % der Norm entsprechen einem protektiven Mindestspiegel von 0,8 g/l [7].

Die Patienten leiden im Neugeborenenalter unter Cholestase und Hepatomegalie mit prolongiertem Ikterus. In 2 bis 3 % der Fälle bleibt die spontane Rückbildung aus, und es entwickelt sich eine Leberzirrhose mit tödlichem Ausgang. Im Erwachsenenalter kann sich ein Leberzellkarzinom bilden. Zwischen dem 30. und 40. Lebensjahr tritt eine chronisch-obstruktive Lungenerkrankung auf. Rauchen beschleunigt die Entstehung und das Fortschreiten der pulmonalen Komplikationen.

7.2.4. Praktische Durchführung der Substitutionstherapie, Indikationen und Dosierung

7.2.4.1. Allgemeine Grundsätze

Die Diagnose eines kongenitalen AAT-Mangels wird durch die immunologische oder besser funktionelle Bestimmung des AAT-Spiegels und die Bestimmung des Phänotyps mit isoelektrischer Fokussierung gesichert. Bei Serum- bzw. Plasmakonzentrationen unter 1,0 g/l oder unter 35 % der Norm, Nachweis eines Phänotyps ZZ, SZ, Znull oder NullNull und klinischer Symptomatik wird eine prophylaktische Dauerbehandlung eingeleitet.

Sicherung eines klinisch relevanten AAT-Mangels:

• AAT-Spiegel < 1,0 g/l bzw. 35 % der Norm

• Isoelektrische Fokussierung: Typ ZZ, SZ, Znull oder NullNull, sehr viel seltener andere Mutationen

7.2.4.2. Indikationen und Dosierung

Bei klinischer Symptomatik und Nachweis eines kongenitalen AAT-Defekts erfolgt eine wöchentliche Substitution mit AAT-Konzentrat in einer Dosierung von 60 mg/kg Körpergewicht. Liegen die AAT-Spiegel vor der nächsten Substitution unter 35 % der Norm (entsprechend 0,8 g/l), wird die Dosis in 10-Prozent-Schritten erhöht, bis das Substitutionsziel eines AAT-Mindestspiegels von 35 % der Norm erreicht ist [3,7]. Mit dieser Behandlung lässt sich die Entstehung pulmonaler Komplikationen verhindern oder die Progredienz erheblich verzögern (Evidenzgrad 2) [3,7-12].

7.2.5. Kontraindikationen

Bei IgA-Mangel mit IgA-Antikörpern kann es zu schweren allergischen Reaktionen kommen. Die AAT-Substitution kann als Folge einer möglichen, vorübergehenden Erhöhung des zirkulierenden Blutvolumens Patienten mit schwerer Herzinsuffizienz gefährden.

7.2.6. Unerwünschte Wirkungen

Leichte unerwünschte Wirkungen, wie z.B. Kopfschmerzen, Schwindel, Fieber, Juckreiz, Tachykardie, sind häufig [9]. Eine Übertragung transfusionsmedizinisch relevanter Viren ist vor dem Hintergrund mehrerer effizienter Maßnahmen zur Reduktion der Virusbelastung des Plasmapools, der Intermediärprodukte und des Präparates (☞ Kap. 1.) praktisch auszuschließen.

Literatur

1. Mattes E, Matthiessen HP, Turecek PL, et al. Preparation and properties of an alpha-a-protease inhibitor concentrate with high specific activity. Vox Sang 2001;81:29-36.

2. Stecenko AA, Brigham KL. Gene therapy progress and prospects: alpha-1 antitrypsin. Gene Therapy 2003;10:95-99.

3. Köhnlein T, Welte T. Alpha-1 Antitrypsin-Mangel. Referenz für Klinik und Praxis. Bremen: UNI-MED, 2003.

4. Carrell RW, Lomas DA. Aplha$_1$-Antitrypsin deficiency - a model for conformational diseases. N Engl J Med 2002;346:45-53.

5. Luisetti M, Seersholm N. α1-Antitrypsin deficiency 1: epidemiology of α1-antitrypsin deficiency. Thorax 2004; 59:164-9.

6. DeMeo DL, Silverman EK. α1-Antitrypsin deficiency 2: genetic aspects of α1-antitrypsin deficiency: phenotypes and genetic modifiers of emphysema risk. Thorax 2004; 59:259-64.

7. Juvelekian GS, Stoller JK. Augmentation therapy for α1-antitrypsin deficiency. Drugs 2004;64:1743-56.

8. Primhak RA, Tanner MS. Alpha-1 antitrypsin deficiency. Arch Dis Child 2001;85:2-5.

9. Stoller JK, Aboussouan LS. α1-Antitrypsin deficiency 5: intravenous augmentation therapy: current understanding. Thorax 2004;59:708-12.

10. Wencker M, Banik N, Buhl R et al. Long-term treatment of α_1-antitrypsin deficiency-related pulmonary emphysema with human α_1-antitrypsin. Eur Respir J 1998; 11:428-433.

11. Dirksen A, Dijkman JH, Madsen F et al. A randomized clinical trial of α_1-antitrypsin augmentation therapy. Am J Respir Crit Care Med 1999; 160:1468-1472.

12. Stoller JK, Aboussouan LS. α1-antitrypsin deficiency. Lancet 2005;365:2225-36.

Immunglobuline (Ig)

8. Immunglobuline (Ig)

8.1. Definitionen, Strukturen und Funktionen

In der Gammaglobulinfraktion der Serumelektrophorese wurde 1935 von Tiselius und Kabat die Antikörperaktivität entdeckt. In dieser Gammafraktion befindet sich die Mehrzahl der Immunglobuline (Ig). Auch wenn nicht alle Gammaglobuline Ig sind, wird im klinischen Sprachgebrauch häufig der Begriff *Gammaglobuline* an Stelle von *Ig* verwendet.

Ig stellen die wesentlichen Effektoren des humoralen Immunsystems dar. Sie werden von ausdifferenzierten Plasmazellen gebildet und haben Antikörperaktivität. Sie besitzen Bindungseigenschaften zu denjenigen Antigenen, die ihre Produktion in den Immunozyten ausgelöst haben. Die Ig kommen vorwiegend frei im Blutplasma und in anderen Körperflüssigkeiten vor, finden sich aber auch als Antigen-bindende Rezeptoren auf den B-Lymphozyten des lymphatischen Systems.

Die Ig werden von Rezeptorgenen kodiert, die auf unterschiedlichen Chromosomen linear angeordnet sind. Die Gene der schweren Ig-Ketten liegen auf Chromosom 14, Bande q32, für die leichte Kette Kappa auf Chromosom 2, Bande p11, und für die leichte Kette Lambda auf Chromosom 22, Bande q11. Die Antigen-Rezeptor-Spezifität und -Variabilität des menschlichen Immunsystems, das eine nahezu unbegrenzte Anzahl von Fremdantigenen erkennen kann, wird primär durch eine Umstrukturierung der Genregionen der Keimbahnsegmente (Genrearrangement) in B-Lymphozyten erreicht. Zusätzliche Vielfältigkeit wird durch Verlust und Hinzufügen neuer Nukleotide (N-Regionen) und somatische Mutationen nach Rekombination erreicht. Ausgehend von einer begrenzten Anzahl an Gensegmenten führen diese Prozesse zu insgesamt 10^9-10^{10} Antigen-Rezeptorspezifitäten.

Die Ig-Klasse (Isotyp) wird durch die konstante Genregion (C_H) der schweren Kette bestimmt. Der Ig-Klassenwechsel, z.B. von IgM nach IgG, vollzieht sich während der klonalen Entwicklung der B-Lymphozyten in einem zweiten Rearrangement innerhalb des Schwerketten-Gens.

Die Grundeinheit der Ig hat ein Molekulargewicht von 150.000 Dalton und besteht aus zwei identischen leichten Ketten (light chains, L-Ketten) und zwei identischen schweren Ketten (heavy chains, H-Ketten). Alle Polypeptidketten sind durch Disulfidbrücken und nichtkovalente Bindungen, vor allem Wasserstoffbrücken, miteinander verknüpft. Zudem sind Kohlenhydrate am Aufbau der Ig beteiligt. Ihr Anteil liegt je nach Isotyp zwischen 2 und 14 %. Strukturell unterscheidet man im Molekül zwei Fab-Fragmente [$F(ab)_2$], die jeweils aus einer L-Kette und dem aminoterminalen Teil der H-Kette bestehen und einem Fc-Fragment, das aus dem carboxyterminalen Ende der beiden H-Ketten gebildet wird (Abb. 8.1). Die Fab-Fragmente enthalten die variablen Domänen und damit die Antigenbindungsstellen. Die Spezifität der Ig wird durch ihre variablen Fab-Fragmente definiert. Das Fc-Fragment ist für viele biologische Funktionen verantwortlich, einschließlich für die Komplementbindung und Bindung an Fc-Rezeptoren auf den Zellmembranen des retikuloendothelialen Systems. Die Komplementaktivierung führt zur Opsonierung, Phagozytose, Lyse (Komplement-abhängige Zytotoxizität; CDC) und Stimulation polymorphonukleärer (PNM) Zellen. Die Fc-Rezeptorbindung ermöglicht eine Phagozytose des Antigen-Antikörperkomplexes durch Makrophagen.

Beim Menschen werden 5 Ig-Klassen (Isotypen) mit zum Teil mehreren Unterklassen nachgewiesen: IgG (IgG-Subklassen 1 bis 4), IgA (IgA1, IgA2), IgM, IgD und IgE. Die unterschiedlichen biologischen Eigenschaften und Funktionen sind in Tab. 8.1 dargestellt.

Je nach Indikationen werden eingesetzt:

- polyvalente intravenöse Immunglobuline (IVIG ☞ Kap. 8.2.)

- polyvalente subkutane Immunglobuline (SKIG ☞ Kap. 8.3)

- polyvalente Immunglobuline zur intramuskulären Injektion (IMIG ☞ Kap. 8.4.)

- spezielle (spezifische) Ig, sogenannte Hyperimmunglobuline, mit hohen Titern gegen bestimmte Antigene (☞ Kap. 8.5.)

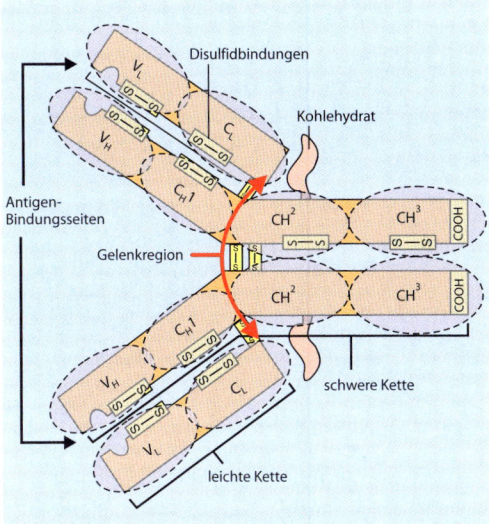

Abb. 8.1: Modell eines Immunglobulins mit den konstanten (C) und variablen (V) Domänen der schweren (H: heavy) und leichten (L: light) Ketten. Die bivalenten F(ab)2-Anteile repräsentieren die Antigenbindungsstelle. Der Fc-Anteil wird vom carboxyterminalen Ende (COOH) der schweren Ketten gebildet.

8.2. Polyvalente Intravenöse Immunglobuline (IVIG)

8.2.1. Präparate und Pharmazeutisches Profil

Polyvalente IVIG werden aus Plasmapools von mindestens 1000 Einzelspenden hergestellt, um chargenbedingte Schwankungen der Antikörpertiter gegen verschiedene Antigene möglichst gering zu halten. Die Plasmapools bestehen in der Regel aus über 10.000 Einzelspenden aus Europa, Australien und Nordamerika.

Die Präparate werden durch Kälte-Ethanolfraktionierung hergestellt. Mit diesem Verfahren können IgG-Fraktionen mit einer Reinheit von über 97 % gewonnen werden. Allerdings eignen sich die gewonnenen Ig nur für intramuskuläre oder subkutane Injektionen. Verunreinigungen durch polymere IgG-Aggregate, IgA, IgM, Albumin, Prekallikrein-Aktivator, Prekallikrein, aktivierte Gerinnungsfaktoren (insbesondere Faktor XIa), Komplementfaktoren, Plasmin und Plasminogen können bei intravenöser Applikation zu Unverträg-

Charakteristika	IgG	IgA	IgM	IgD	IgE
Subklassen	IgG 1, 2, 3, 4	IgA 1, 2	keine	keine	keine
Peptidgehalt (%)	97	92	90	91	87
Molekulargewicht (Dalton)	150.000	160.000	950.000	175.000	190.000
Konzentration im Serum (mg/dl)	800-1800	90-450	60-280	0,3-40	0,001-0,014
Prozent Gesamtkörper-Ig	75-85	5-15	5-10	0,3	< 5
Zellbindung	Makrophagen Neutrophile	Monozyten Makrophagen	B-Zellen	B Zellen	Mastzellen Basophile
Funktionen und Eigenschaften	"Spätantikörper" gegen • Bakterien (IgG1, IgG2) • Viren (IgG1, IgG3) • Toxine (IgG3, IgG1) Komplementaktivierung	Schleimhautschutz sekretorisches Ig	"Frühantikörper" gegen Bakterien und Viren	Lymphozytendifferenzierung	Allergie Anaphylaxie Parasitenabwehr Mastzellaktivierung
Halbwertszeit (Tage)	21	6	5	3	2

Tab. 8.1: Immunglobuline und ihre Eigenschaften.

lichkeitsreaktionen führen. Die weiteren Aufarbeitungsschritte umfassen u.a. Fällungen, chromatografische Verfahren und Behandlungen mit Proteasen, die vornehmlich der Entfernung von unerwünschten Begleitstoffen dienen. Diese Verfahren
unterscheiden sich zusammen mit den Prozessen
zur Virusinaktivierung bzw. -eliminierung von
umhüllten und nichtumhüllten Viren teilweise erheblich zwischen den verschiedenen Herstellern
(Tab. 8.2).

Die Sicherheit polyvalenter Ig ruht auf 3 Säulen:
der Spenderauswahl, der Testung jeder Einzelspende und der Plasmapools mittels Nukleinsäure-Amplifikationstechniken (NAT) auf HAV-
RNA, HBV-DNA, HCV-RNA, HIV-RNA und
Parvovirus B19-DNA, sowie der Inaktivierung
und/oder Entfernung von potenziellen Krankheitserregern mithilfe validierter Inaktivierungsverfahren bzw. Reduktionsverfahren. Ein neuer
Aspekt ist das theoretische Übertragungsrisiko der
spongiösen Enzephalopathie durch Prionen. Insbesondere die neue Variante der Creutzfeld-
Jakob-Erkrankung (nvCJD) könnte durch Blut-
und Plasmaprodukte übertragen werden. Durch
Fraktionierung, chromatografische Reinigung
und Filtrationsprozesse konnten markierte Prionen um mehr als 9 log-Stufen reduziert werden.
Bisher wurde weltweit keine gesicherte Übertragung von nvCJD durch Blut- und Plasmapräparate
beobachtet.

Wegen mangelhafter Herstellungsverfahren hat es
1993 und 1994 allerdings Infektionen mit Hepatitis C nach Gabe von Ig-Präparaten gegeben. Die
nach den heutigen Kriterien hergestellten Ig-
Präparate sollten kein Risiko einer Hepatitis B, C
oder HIV-Übertragung besitzen und können als
sicher eingestuft werden.

Die gewonnenen Präparate enthalten spezifische
Antikörper, die für prophylaktische oder thera-
peutische Indikationen eingesetzt werden können.
Ig können Toxine und Viren spezifisch neutralisie-
ren, die unspezifische Abwehr verstärken und die
Immunantwort modulieren.

Pharmazeutisches Profil von polyvalenten IVIG	
Herstellung	aus großen Plasmapools mit mindestens 1000 Einzelspenden im Rahmen der Kälte-Ethanolfällung, aus Präzipitat II + III; Reinigung mit Chromatografie, Fällungen und ggf. Proteasen-Behandlung; Virusinaktivierung/Virusreduktion: Kälte-Ethanolfällung mit hohen Alkoholkonzentrationen, Pasteurisierung, Trockenerhitzung, Solvent/Detergent (SD)-Verfahren, Nanofiltration, Proteasen-Behandlung, prolongierte Säurebehandlung (pH 4 oder 4,25), Beta-Propiolacton/UV, Sulfitolyse, Alkohol/Detergens-Behandlung, Oktansäurebehandlung
Zusammensetzung	• *Arzneilich wirksame Bestandteile:* spezifische Antikörper vom Typ IgG • *Potenzielle Begleitstoffe:* IgG-Aggregate, IgA, IgM, Prekallikrein, Prekallikrein-Aktivator, Faktor XIa, Komplementfaktoren, Plasminogen, Plasmin; *Stabilisatoren:* Albumin, Glukose, Saccharose, Sorbitol, Maltose, oder Aminoessigsäure.
Lagerung	bei +2 bis +8 °C oder bei Raumtemperatur
Haltbarkeit	18 bis 36 Monate ab Herstellung (Verfallsdatum vor jeder Anwendung prüfen!); sofortige Verwendung der gebrauchsfähigen Lösung
Darreichungsformen und Inhalte	Gebrauchsfertige Lösung oder Trockensubstanz und Lösungsmittel Packungsgrößen: 0.5, 1, 2, 2.5, 3, 5, 6, 10 und 20 g
Art der Anwendung	Langsame intravenöse Infusion oder subkutane Injektion der körperwarmen, gebrauchsfertigen Lösung, entsprechend den Angaben des Herstellers

Tab. 8.2: Pharmazeutisches Profil von polyvalenten
intravenösen Immunglobulinen (IVIG).

Präparat	Endobulin® S/D	Flebogamma® 5%	Gammagard® S/D	Gammonativ®	Intratect®
Hersteller	Baxter	Grifols	Baxter	Octapharma	Biotest
Plasmaherkunft	D, AU, S, USA	USA	D, AU, S, USA, CH	S	D, B, AU, USA
Spenderzahl	> 3000	> 1000	> 1000	6000-15.000	> 1000
IQPP/QSEAL	ja	ja	ja	WHO-Emp-fehlungen	ja
Verfahren	Cohn-Oncley	Cohn-Oncley	Cohn-Oncley	Cohn-Oncley	Cohn-Oncley
	PEG-Fällung	Pasteurisie-rung	PEG-Fällung	DEAE-Sepha-dex	Oktansäure-Behandlung
	DEAE-Sephadex	PEG-Fällung	ANX-Sepharose	S/D-Verfahren	Dia-/Ultra-filtration
	fixierte Proteasen	DEAE-Sephadex	Diafiltration	pH4-Inakti-vierung	S/D-Verfahren
	S/D-Verfahren	Sterilfiltration	S/D-Verfahren	CM-Sepharose	HL-Chroma-tographie
Totalprotein, g/l	51	50	50	50	50
IgG, %	> 95	≥ 97	> 92	≥ 95	98,8
IgA-Anteil, mg/ml	< 0,05	< 0,05	< 0,003	< 0,02	≤ 2
IgM-Anteil, mg/ml	< Nachweis-grenze	< Nachweis-grenze	< 1	< Nachweis-grenze	0,1
Monomer/Di-mer-Anteil, %	> 90	≥ 93	nahezu 100	99	99,8
Polymer/Aggre-gate, %	< 1	≤ 2	< 3	< 1	0,2
Halbwertszeit, Tage	ca. 21	28±8	ca. 21	ca. 21	27,24±10,74
Fc-Funktionali-tät	ja (100 %)	ja (124,6 %)	ja (100 %)	ja (1,1 relative Potenz)	ja (98 %)
Overall RF (log 10)					
HAV*	> 7,3	≥ 7,7	8		5,36
HBV*	> 17,8	≥ 13,3	12,3	> 8,5	> 16,18
HCV*	> 13,2	≥ 6,6	6,2	> 10,4	> 12,06
HSV*	> 17,8	10,1	12,3	> 19,3	> 16,18
HIV	< 16,3	≥ 16,9	18,3	> 29,8	> 15,05
Parvo B19*	> 8,7	6,2	7,4	6,6	> 7,53

Präparat	Octagam®	Pentaglobin	gamunex® 10 %	Sandoglobu-lin®	Venimmun N®
Hersteller	Octapharma	Biotest	Bayer	ZLB GmbH	Aventis Behring
Plasmaherkunft	D, AU, S, USA	D, B, AU, USA	USA	D, CH, USA	D, AU, USA
Spenderzahl	≥ 2800	> 3000	> 1000	≥ 8000	1000-10.000
IQPP/QSEAL		ja	ja		eigene Quali-tätssicherung
Verfahren	Cohn-Oncley	Cohn-Oncley	Cohn-Oncley	Kistler-Nitschmann	Cohn-Oncley
	DEAE-Sephadex	Oktansäure-Behandlung	Tiefenfiltration	pH4-Inakti-vierung	Sulfonierung
	S/D-Verfahren	Dia-/Ultra-filtration	Caprylat-Chromatografie	S/D-Verfahren	Adsorption
	pH4-Inakti-vierung	β-Propiolac-ton	pH 4,25-Inkubation	Nanofiltra-tion	S/D-Verfahren
	Immunneu-tralisierung	Dia-/Ultra-filtration			Filtration
Totalprotein, g/l	50	50	100	60	50
IgG, %	≥ 95	≥ 95	≥ 98	≥ 96	≥ 80
IgA-Anteil, mg/ml	≤ 0,1	6	0,06	≤ 2,4	5,5
IgM-Anteil, mg/ml	≤ 0,1	6	< Nachweis-grenze		2,5
Monomer/Di-mer-Anteil, %	99,8		99-100		93
Polymer/Aggre-gate, %	< 1		< Nachweis-grenze		< 7
Halbwertszeit, Tage	30±4		26	21	< 20
Fc-Funktionali-tät	ja (100 %)	ja (100 %)	ja (156 %)		ja (85 %)
Overall RF (log 10)					
HAV*	> 8,8	> 9,1	≥ 8,3	> 19,2	≥ 6
HBV*	> 27,9	> 13,9	≥ 18,6	25,7	≥ 14
HCV*	> 23,1	> 12,8	≥ 11,5	> 19,9	≥ 14
HSV*	> 12,0	> 13,9	≥ 18,6	25,7	≥ 19
HIV	> 20,1	> 15,2	≥ 20,9	> 26,5	≥ 16
Parvo B19*			≥ 9,2		≥ 6

Tab. 8.3: Eigenschaften kommerzieller polyvalenter intravenöser Immunglobuline (IVIG); IQPP: International Quality Plasma Program; QSEAL: Quality Standards of Excellence Assurance and Leadership; Overall RF: Overall Reduction Factor log 10 für umhüllte und unbehüllte Viren, S/D-Verfahren: Solvent/Detergent-Verfahren; HAV: Hepatitis A-Virus; HBV: Hepatitis B-Virus; HCV: Hepatitis C-Virus; HSV: Herpes Simplex-Virus; HIV: Human Immuno-deficiency Virus; Parvo B19: Parvovirus B19. Die Reduktionen der mit * kennzeichneten Viren werden häufig nicht durch die angegebenen, sondern durch Modellviren geprüft. Die Reduktion ist in log 10 angegeben. Die angege-benen Daten beziehen sich auf die Angaben der einzelnen Hersteller.

In der Roten Liste von 2005 werden 10 polyvalente IVIG von 7 verschiedenen Herstellern gelistet. Sie unterscheiden sich insbesondere hinsichtlich folgender Kriterien:

- Größe und Herkunft der Plasmapools

- Verfahren zur Reinigung

- Verfahren zur Inaktivierung und Eliminierung von Viren: Art und Kombination verschiedener Methoden

- Antikörpergehalt und neutralisierende Antikörpertiter

- Reinheit: Anteil an monomerem und dimerem IgG; unerwünschte Begleitstoffe

- Lagerungsbedingungen: Kühlschrank- oder Raumtemperatur

- Dauer der Haltbarkeit

- Anwendung als gebrauchsfertige Lösung oder als Trockensubstanz mit Lösungsmittel

Zwei der verfügbaren IVIG unterscheiden sich von den übrigen Präparaten durch einen **hohen Gehalt an IgA und IgM**. Venimmun® N enthält mind. 80 % IgG, ca. 11 % IgA und ca. 5 % IgM, Pentaglobin® 76 % IgG, 12 % IgA und 12 % IgM.

In Tab. 8.3. sind die 10 polyvalenten IVIG der 7 Hersteller im Vergleich dargestellt.

8.2.2. Qualitätsmerkmale

Die heute verfügbaren Präparate können hinsichtlich des Risikos der Übertragung von HIV-1/2, HAV, HBV und HCV als unbedenklich gelten. Die Empfehlungen des Paul-Ehrlich Instituts zur Virussicherheit (☞ Kap. 2.) werden durch die verschiedenen Verfahren zur Virusinaktivierung erreicht. Vom Paul-Ehrlich-Institut werden Mindest-Reduktionswerte von 6 Log-Stufen für unbehüllte (HAV und Parvo B19) und 10 Log-Stufen für behüllte Viren (HBV, HCV, HSV und HIV) empfohlen. Alle Hersteller erreichen diese Mindestwerte. Die Validierung der Virusreduktion werden z.T. mit Hilfe von Modellviren durchgeführt (☞ Tab. 8.3). Das endgültige Urteil über die Infektionssicherheit von Blut und Blutprodukten wird aber erst nach breiter klinischer Anwendung gefällt (Leitlinien zur Therapie mit Blutprodukten und Plasmaderivaten der Bundesärztekammer, 2003).

Die Anforderungen der Weltgesundheitsorganisation (*World Health Organization*, WHO) an ein "ideales" IVIG sind in Tab. 8.4 dargestellt.

WHO-Anforderungen an ein ideales polyvalentes IVIG
• Optimales Antikörperspektrum entsprechend der Durchseuchung der Bevölkerung (mindestens 1000 Blutspender)
• Nachweis der Wirksamkeit anhand kontrollierter klinischer Studien
• Plasmaähnliche IgG-Subklassenverteilung
• Deklarierung der Antikörpertiter für jede Charge
• Geringer Makroaggregatanteil (< 1 % des Gesamt-IgG)
• Antikomplementäre Aktivität < 5 CH50/g Protein
• Frei von Hämolysinen, anti-A- und anti-B-Antikörpertiter < 1:8
• Frei von Prekallikrein-Aktivatoren, Konservierungsmitteln, aktivierten Enzymen, toxischen Substanzen
• Sehr geringer IgA-Anteil bei vorgesehener Anwendung bei Patienten mit angeborenem IgA-Mangel
• Verfahrenschritte zur Virusinaktivierung bei Herstellung

Tab. 8.4: Anforderungen der WHO an ein modernes polyvalentes intravenöses Immunglobulinpräparat (IVIG)

Weitere Qualitätskriterien humaner IVIG sind in der Europäischen Pharmakopoe und in den Leitlinien der Bundesärztekammer aufgeführt (Tab. 8.5).

Qualitätskriterien humaner IVIG gemäß Europäischer Pharmakopoe

- darf keine Infektion übertragen
- muss bei einer Proteinkonzentration von 50 g/l mindestens zwei Antikörper (einen gegen Viren und einen gegen Bakterien), für die ein internationaler Standard oder Referenzpräparat zur Verfügung stehen, in einer gegenüber dem Ausgangsmaterial mindestens um den Faktor 3 erhöhten Konzentration enthalten
- definierte Verteilung von IgG-Subklassen
- Fc-Funktionen normaler Immunglobuline
- Anteil monomerer und dimerer IgG-Moleküle mindestens 90 %, Anteil an Polymeren und Aggregaten höchstens 3 %

Tab. 8.5: Qualitätskriterien von intravenösen Immunglobulinen (IVIG) gemäß Europäischer Pharmakopoe.

Nicht alle verfügbaren polyvalenten IVIG erfüllen die Qualitätskriterien von WHO und Europäischer Pharmakopoe.

8.2.3. Pharmakologische Eigenschaften

Nach intravenöser Applikation von IVIG verteilt sich IgG zu jeweils 50 % im Intra- und im Extravasalraum. Nach 3-5 Tagen ist das Gleichgewicht zwischen intra- und extravaskulärem Kompartiment erreicht. Mit einer biologischen Halbwertszeit zwischen 15 und 28 Tagen wird das IgG aus der Zirkulation eliminiert. Die mittleren physiologischen Halbwertszeiten der IgG-Subklassen 1, 2 und 4 betragen 21 Tage. Der am stärksten komplementbindende Subtyp IgG3 hat eine mittlere Halbwertszeit von 7 Tagen, das IgM von 5 Tagen.

Die Halbwertszeit von Venimmun® N wird vom Hersteller für Patienten ohne Antikörpermangelsyndrom mit < 20 Tagen angegeben und ist damit etwas kürzer als die Halbwertszeiten anderer IVIG. Für Pentaglobin®, das wie Venimmun® N größere Mengen an IgA und IgM enthält, liegen keine Angaben zur Halbwertszeit vor.

8.2.4. Praktische Durchführung der Substitutionstherapie, Indikationen und Dosierung

8.2.4.1. Allgemeine Grundsätze

Die unterschiedlichen Ig-Präparate liegen entweder in lyophilisierter Form oder bereits gelöst vor. Die lyophilisierten Präparate werden nach Angaben der Hersteller in Lösung gebracht. Es wird empfohlen, die Infusionen körperwarm und langsam zu infundieren. Vor IgG-Substitutionstherapie sollten die Immunglobuline im Serum bestimmt werden. Unmittelbar nach der IgG-Infusion steigen die IgG-Spiegel im Serum um 2 g/l pro 0,1 g/kg KG infundiertem IgG. Drei bis vier Wochen nach Infusion sinken die IgG-Serumspiegel, bedingt durch eine Halbwertszeit von 15-28 Tagen, auf Konzentrationen ab, die etwa 1 g/l höher liegen als der Ausgangsbefund.

Dosisabhängig kann die Gabe von IVIG zu falsch positiven serologischen Untersuchungsergebnissen bei Antikörpertests führen.

Bei den Indikationen der IVIG muss zwischen **gesicherten** (Evidenzgrade 1 und 2), **nicht gesicherten** Indikationen (Evidenzgrade 3 bis 5) unterschieden werden (☞ Kap. 2.4.). Als **gesichert** für den therapeutischen und prophylaktischen Einsatz gelten die Substitutionsbehandlung bei **angeborenen und erworbenen Störungen der Antikörperbildung** und **Modulation des Immunsystems** durch IVIG. Die prospektive Substitution eines nur laboranalytisch festgestellten Antikörpermangels ohne klinische Immundefekterkrankung ist nicht indiziert. Eine Indikation zur Therapie mit IVIG besteht bei Erkrankungen mit relevantem Antikörpermangel und wiederholtem Auftreten von schweren, eine antibiotische Therapie erfordernden, bakteriellen Infektionen. Die Festlegung der Anzahl der Infekte als Kriterium zur IVIG-Behandlung erfolgt willkürlich. In der Regel werden drei schwere Infektionen pro Jahr gefordert.

8.2.4.2. Indikationen und Dosierung

Alle verfügbaren IVIG einschließlich der beiden Präparate mit hohem Anteil an IgA und IgM (Venimmun ®N und Pentaglobin ®) haben sich in klinischen Studien bei unterschiedlichen Indikationen als wirksam erwiesen.

■ Primäre humorale Immundefizienz

Die gesicherten Indikationen (Evidenzgrad 1-2) bei Kindern und Erwachsenen sind in Tab. 8.6 dargestellt.

Gesicherte Indikationen für polyvalente IVIG bei Kindern und Erwachsenen mit primärer humoraler Immundefizienz [1-4]
Kinder
• X-chromosomal gekoppelte Agammaglobulinämie (M. Bruton, XLA)[5-8]
• IgG-Subklassendefekte mit oder ohne IgA-Mangel. Es fehlen zumeist IgG2 und IgG4 [9-11]
Erwachsene
• Variables Immundefektsyndrom (CVID: common variable immunodeficiency). Dieses Antikörpermangelsyndrom verläuft wie die Bruton'sche Erkrankung, ist jedoch im Gegensatz dazu nicht erblich [1-3, 12-16]
• Immundefizienz mit Hyper-IgM-Syndrom [17]
• Fortführung einer Substitution bei seit Kindheit bestehendem Antikörpermangel-Syndrom [18-20]

Tab. 8.6: Gesicherte Indikationen für polyvalente IVIG bei Kindern und Erwachsenen mit primärer humoraler Immundefizienz.

Die für einen definierten erwünschten Anstieg des IgG-Spiegels erforderliche Dosis errechnet sich wie folgt:

> 1 g pro kg Körpergewicht erhöhen IgG-Spiegel um 20 g/l
> Dosis IgG (g) = erwünschter IgG-Anstieg (g/l)/20 x kg Körpergewicht x 0,5

Beispiel: gemessener IgG-Spiegel: 2 g/l Zielwert: 10 g/l; Körpergewicht: 40 kg
Dosis IgG = 8/20 x 40 x 0,5 = 8 g; je nach Klinik und verfügbarer Packungsgröße ggf. Aufrunden oder Abrunden

Die Substitutionstherapie verfolgt das Ziel, eine Häufung von Infektionen zu vermeiden und auftretende Infektionen zu beherrschen. Dieses Ziel wird in der Regel erreicht, wenn der IgG-Mindestspiegel vor der nächsten Substitution, der "troughlevel", nicht unter 7-8 g/l abfällt [6]. Hierzu sind anfängliche Dosen zwischen 0,4 und 0,8 g/kg KG

erforderlich, die alle 3 bis 4 Wochen appliziert werden [21]. Innerhalb der ersten Monate der Substitutionstherapie steigen die basalen IgG-Spiegel vor der nächsten Substitution an, bis nach zirka 4 bis 8 Monaten ein Steady State erreicht ist. Danach wird die Behandlung mit der individuell ermittelten Erhaltungsdosis fortgesetzt, in der Regel 0,2 g/kg alle 3 bis 4 Wochen. Die IgG-Kontrolle erfolgt nur noch in 3- bis 6-monatigen Abständen. Patienten mit variablem Immundefektsyndrom und granulomatösen Erkrankungen katabolisieren IgG relativ rasch und benötigen unter Umständen höhere Erhaltungsdosen. Auch bei Infektionen, in ausgesprochenen Stress-Situationen und bei Erkrankungen mit gesteigertem Proteinverlust über Magen-Darmtrakt oder Urogenitaltrakt müssen Zusatzdosen verabreicht werden (Tab. 8.7).

Dosierung von IVIG bei primärer humoraler Immundefizienz
• Aufrechterhaltung von IgG-Mindestspiegeln von bis zu 8 g/l
• IgG-Spiegel vor nächster Substitution steigen innerhalb von 4-8 Monaten kontinuierlich an; danach Steady State
• Häufigste Anfangsdosis alle 3 bis 4 Wochen: 0,4 bis 0,5 g pro kg Körpergewicht
• IgG-Kontrolle: anfangs alle 4 Wochen, im Steady State alle 3 bis 6 Monate
• Zusätzliche IVIG-Dosen bei CVID, Infekten, Stress, Proteinverlust

Tab. 8.7: Dosierung von IVIG bei primärer humoraler Immundefizienz.

Bei Patienten mit einem IgG-Subklassendefekt und begleitendem IgA-Mangel sollte die Indikation für IVIG streng gestellt werden, da es zu anaphylaktischen Reaktionen kommen kann. Eine Testung auf anti-IgA Antikörper sollte erfolgen, und es sollten möglichst IVIG mit niedrigen IgA-Konzentrationen verwendet werden. Für Patienten mit IgA-Mangel und anti-IgA-Antikörpern gelten IVIG als kontraindiziert [21, 22].

■ Sekundäre humorale Immundefizienz

Sekundäre oder erworbene, klinisch relevante Immundefekte kommen im Rahmen von **hämatologischen Systemerkrankungen** vor. Eine Indikation zur Substitutionsbehandlung besteht bei

- malignen Lymphomen, insbesondere den niedrigmalignen Non-Hodgkin Lymphomen, speziell der chronischen lymphatischen Leukämie (Evidenzgrad 1)
- multiplem Myelom (Evidenzgrad 1)

Für beide Entitäten konnte eine Wirksamkeit von IVIG bei Erwachsenen mit klinisch relevantem Antikörpermangel nachgewiesen werden. Im Rahmen einer prospektiven randomisierten Studie zur IVIG-Behandlung von Patienten mit chronischer lymphatischer Leukämie (CLL) und Hypogammaglobulinämie konnte gezeigt werden, dass die bakteriellen Infekte in der IVIG-Gruppe signifikant abgenommen hatten. Die Anzahl nichtbakterieller Infektionen und die Überlebenswahrscheinlichkeit wurde durch diese Therapie nicht beeinflusst [23-28].

Das multiple Myelom ist eine klonale Erkrankung der reifen B-Lymphozyten. Durch die fehlende Funktionstüchtigkeit des monoklonalen Ig und die Abnahme der übrigen Ig-Klassen resultiert eine Infektanfälligkeit. Eine Indikation zur Therapie mit IVIG besteht bei relevantem Antikörpermangel nur bei wiederholtem Auftreten von mindestens drei schweren, eine antibiotische Therapie erfordernden, bakteriellen Infektionen des Respirations-, Verdauungs- und/oder Harntraktes pro Jahr oder bei Auftreten einer septischen Infektion. In einer prospektiven randomisierten Studie an einer relativ kleinen Patientenzahl mit multiplem Myelom fand sich eine signifikante Reduktion von schweren Infektionen gegenüber der Plazebogruppe [29-31].

Die **Dosierungen** sind nicht standardisiert und schwanken zwischen 0,1 bis 0,5 g/kg, in der Regel 0,4 g/kg Körpergewicht, einmalig oder alle drei bis vier Wochen. Die optimale Dauer der Therapie ist unklar. Patientengruppen, die am ehesten von einer Substitutionstherapie profitieren, sind nicht eindeutig definiert. Der alternative Einsatz von prophylaktischen Antibiotikagaben oder die Applikation von Granulozyten-Kolonie-stimulierenden Wachstumsfaktoren (G-CSF) wurde bislang nicht prospektiv randomisiert gegenüber IVIG-Gaben geprüft.

In einer multizentrischen, prospektiven randomisierten Studie konnte gezeigt werden, dass **pädiatrische HIV-Patienten**, die IVIG erhalten hatten, signifikant weniger Infektionen aufwiesen als die

Kinder in der Placebogruppe (Evidenzgrad 1). Entscheidend war der rechtzeitige Behandlungsbeginn vor Abfall der CD4-positiven Lymphozytenzahlen unter 200/µl. Die Letalität war in beiden Behandlungsgruppen gleich. In einer Nachfolgestudie wurden die Therapieerfolge relativiert. Nur Kinder mit fehlender Cotrimoxazol-Prophylaxe gegen Pneumocystis carinii zeigten unter IVIG-Gabe weniger Infektionen. Als Konsens werden HIV-positive Kinder mit signifikanter Hypogammaglobulinämie oder schweren Infektionen einer IVIG-Therapie zugeführt [32, 33]. In Anbetracht der aktuellen und hoch effektiven antiviralen Therapie (HAART) mit reduzierter Infektanfälligkeit, ist die IVIG-Therapie nur noch in Einzelfällen indiziert. Bei erwachsenen HIV-Patienten spielt die IVIG-Therapie zur Reduktion von Infektionen keine Rolle.

Dosierungsempfehlung: 0,4 bis 0,5 g/kg Körpergewicht alle 3-4 Wochen.

Allogene Blutstammzell- und Knochenmarkstransplantationen führen zu einer vorübergehenden humoralen Immundefizienz mit infektiösen Komplikationen, insbesondere einer schweren, mitunter tödlichen CMV-Infektion. In mehreren prospektiven randomisierten Studien zur IVIG-Prophylaxe zeigte sich kein einheitlicher Vorteil für die Gabe von IVIG. In zwei Studien und einer Metaanalyse wurde eine signifikante Reduktion der symptomatischen CMV-Infektion und eine Senkung der Graft-versus-host disease(GvHD)-Inzidenz beobachtet [34-36]. In zwei nachfolgenden Studien, bei der CMV-negative Patienten entweder CMV-negative oder -positive Stammzellen und CMV-negative oder -positive Blutprodukte erhielten, fand sich kein Vorteil für die Patienten, die prophylaktisch IVIG erhielten [37, 38]. Eine weitere Gruppe berichtete über eine Zunahme der Inzidenz der Leberverschlusserkrankung (VOD) unter IVIG, die sich in einer retrospektiven Untersuchung jedoch nicht bestätigte [39, 40]. Viele Transplantationzentren verzichten daher auf eine generelle Prophylaxe mit IVIG. Zur CMV-Prophylaxe werden die Virustatika Ganciclovir und Foscarnet eingesetzt [41]. In einer prospektiven Studie zum prophylaktischen Einsatz von IVIG zur Verhütung später Infektionen und einer chronischen GvHD nach allogener Knochenmarktransplantation zeigten IVIG keinen Vorteil

[42]. Septische Infektionen hingegen können nach allogener Transplantation durch IVIG deutlich reduziert werden [34, 43, 44]

Die prophylaktische Therapie mit IVIG hat in der autologen Stammzelltransplantation keinen Stellenwert [45].

■ Autoimmunerkrankungen und einzelne Erkrankungen unbekannter Ätiologie

Imbach et al. wiesen erstmals 1981 bei Kindern mit akuter und chronischer idiopathischer thrombozytopenischer Purpura (ITP) den therapeutischen Effekt einer IVIG-Gabe nach [46-52]. Ursächlich liegt der ITP eine verkürzte Lebensdauer der Thrombozyten infolge antithrombozytärer Autoantikörper zugrunde. Die primäre Therapie besteht in der Applikation von IVIG. Bei Nichtansprechen kann möglicherweise durch die Applikation von Prednisolon ein vorübergehender Anstieg der Thrombozytenzahlen erzielt werden.

Die Wirkung der IVIG-Therapie bei der ITP ist vielfältig. Im Vordergrund steht die anti-idiotypische Wirkung gegen den Idiotyp des Autoantikörpers. Es kommt zur Neutralisierung von Thrombozyten-Autoantikörpern und zur gesteigerten Phagozytose sowie zum Abfangen aktivierter Komplementfaktoren. Darüber hinaus können passager bestimmte Fc-Rezeptoren auf Monozyten/Makrophagen blockiert werden. Damit wird verhindert, dass Autoantikörper-beladene Thrombozyten von Zellen des retikulo-endothelialen Systems (RES) zerstört werden können. Die Induktion der Expression eines inhibitorischen $Fc\gamma$-RIIB-Rezeptors auf Milzmakrophagen nach IVIG-Gabe wird als möglicher Schutzmechanismus diskutiert. Dieser nur wenige Stunden nach IVIG-Gabe exprimierte Rezeptor vermindert die Expression des Rezeptors $Fc\gamma$-RIII, der für den Abbau von opsonierenden Thrombozyten und Erythrozyten verantwortlich ist. Die IVIG-Therapie führt zudem zu einer Down-Regulation hyperaktiver T- und B-Zellen, Makrophagen und proinflammatorischer Zytokine sowie der Autoantikörperproduktion [53-61].

Eine weitere Therapieoption einer akuten ITP im Kindesalter besteht in der Gabe von anti-D-Immunglobulinen. In einem randomisierten Vergleich mit IVIG und Kortison stellte sie sich aber als nicht gleichwertige Alternative heraus [62]. Bei

der anti-D-Therapie ist zudem mit einer Hämolyse zu rechnen [63].

Von der akuten ITP des Kindesalters muss die chronische ITP des Erwachsenen abgegrenzt werden, die häufig Frauen mittleren Alters betrifft. Die Patienten weisen über Jahre erniedrigte Thrombozytenzahlen auf, ohne dass manifeste Blutungen auftreten [64]. Auch die Erwachsenen reagieren auf die hochdosierte IVIG-Gabe in der Mehrzahl der Fälle (> 60 %) mit einem raschen Anstieg der Thrombozytenzahlen [65]. Die Therapie mit IVIG ist indiziert bei akutem Blutungsrisiko und zum raschen Anheben der Thrombozytenzahlen vor operativen Eingriffen, z.B. Splenektomie. Unklar ist, ob das Ansprechen auf eine hochdosierte IVIG-Therapie einen prädiktiven Wert für einen anhaltenden Anstieg der Thrombozytenzahl nach Splenektomie hat [66-70].

Vergleichbar zur kindlichen ITP können Rhesuspositive Patienten mit intravenösen anti-D Ig behandelt werden. Die Wirkung ist vergleichbar zu der hochdosierten IVIG Therapie, allerdings nach Splenektomie wirkungslos [71-74].

Ein neues IVIG, das nach Cohn-Oncley-Verfahren aus gepooltem Plasma gewonnen und anschließend mit Caprylat zwecks Virusinaktivierung präzipitiert wurde, zeigte in einer prospektiven randomisierten Studie gleich gute Ergebnisse bezüglich der Anhebung der Thrombozytenzahlen wie herkömmlich gewonnenes IVIG [75].

In einer weiteren Studie wurde die Wirksamkeit, Verträglichkeit, Sicherheit und Pharmakokinetik eines neuen gelösten IVIG in Form einer 12 %-igen IgG-Lösung, im Vergleich zu einem Standardpräparat erfolgreich bei Patienten mit ITP eingesetzt [76].

Die Dosis liegt bei den genannten Indikationen bei 0,4 g/kg Körpergewicht pro Tag und wird an 5 aufeinanderfolgenden Tagen appliziert. Alternativ kann bei akuter Blutung 1 g/kg Körpergewicht IVIG an zwei aufeinanderfolgenden Tagen gegeben werden. Die zweitägige Gabe führt zu einem rascheren Anstieg der Thrombozytenzahl als die Therapie mit 0,4 g/kg über 5 Tage [77]. Die Therapie kann wiederholt werden. Inwieweit eine sehr teure "Erhaltungstherapie" mit IVIG sinnvoll ist, bleibt unklar [78-80].

Tab. 8.8 zeigt die Indikationen für IVIG bei Autoimmunerkrankungen und Erkrankungen unbekannter Ätiologie mit belegter Wirksamkeit in Placebo-kontrollierten prospektiven Studien (Evidenzgrad 1), kontrollierten prospektiven Studien (Evidenzgrad 2) und Fallkontrollstudien oder anderen retrospektiven Studien (Evidenzgrad 3). Insbesondere bei den neurologischen Autoimmunerkrankungen wurden jedoch mehrere, teilweise placebo-kontrollierte prospektive Studien und prospektive Kohortenstudien mit relativ kleinen Fallzahlen durchgeführt. Die Indikationen einer IVIG-Therapie sind bei diesen Erkrankungen streng zu stellen, zumal es in den meisten Fällen alternative Therapieverfahren gibt.

Gesicherte Indikationen für IVIG bei Autoimmunerkrankungen und Erkrankungen unbekannter Ätiologie

- Idiopathische thrombozytopenische Purpura (ITP), akute und chronische Verlaufsform bei Kindern und Erwachsenen (chronische ITP: Morbus Werlhof); die akute ITP tritt bevorzugt bei Kindern auf (Evidenzgrad 1) [46-48, 62, 65, 78, 81, 82]
- Akuttherapie der myasthenischen Krise bei Myasthenia gravis (Evidenzgrad 1-3) [83-87]
- Guillain-Barré-Syndrom (akute inflammatorische demyelinisierende Polyneuropathie) (Evidenzgrad 1) [88-95]
- Chronische inflammatorische demyelinisierende Polyneuropathie (CIDP, Evidenzgrad 1) [96-99]
- multifokale motorische Neuropathie (MMN, Evidenzgrad 1) [85,100-103]
- Kawasaki-Syndrom, ein mukokutanes Lymphknotensyndrom mit Vaskulitis der kleinen und mittleren Gefäße (Evidenzgrad 1) [104-109]
- Therapieresistente Dermatomyositis/Polymyositis (Evidenzgrade 2- 3) [110-114]

Tab. 8.8: Gesicherte Indikationen für IVIG bei Autoimmunerkrankungen und Erkrankungen unbekannter Ätiologie. Die Dosierungsempfehlungen unterscheiden sich zum Teil erheblich. So werden beim Kawasaki-Syndrom und der therapieresistenten Dermatomyositis bis zu 2g/kg KG über 2-5 Tage eingesetzt.

■ Posttransfusionelle Purpura (PTP)

Die Posttransfusionsthrombozytopenie ist eine seltene Transfusionskomplikation. Sie tritt bei Patienten auf, die das Plättchenantigen PI^{A1} nicht besitzen. Nach vorausgegangener Sensibilisierung durch Transfusion und/oder Schwangerschaft bilden die Patienten Isoantikörper. Bei erneuter Exposition mit einer plättchenhaltigen Transfusion kommt es nach 6-8 Tagen zur Thrombozytopenie. Die Therapie besteht in der Gabe von Kortikosteroiden und IVIG-Präparaten in einer Dosis von 1 g/kg KG über 2 Tage [115, 116].

■ Nicht gesicherte Indikationen (Evidenzgrade 3-5)

Die regelmäßige Substitution mit IVIG-Präparaten allein nach Maßgabe der IgG-Serumkonzentrationen ohne klinische Zeichen einer Immundefekterkrankung ist eine teure Therapie, die für den Patienten ohne Nutzen ist. Sie kann mit schweren unerwünschten Wirkungen behaftet sein. Die aufgrund fehlender kontrollierter Studien, widersprüchlicher Studienergebnisse oder zu kleinen Patientenzahlen nicht gesicherten Indikationen sind in Tab. 8.9 zusammengestellt.

Patienten mit den in Tab. 8.9 genannten Erkrankungen können durchaus von einer IVIG-Therapie profitieren, auch wenn die Indikation zur Substitution nicht durch Placebo-kontrollierte Studien mit ausreichenden Patientenzahlen gesichert ist. Viele offene Studien ohne Kontrollgruppen, retrospektive Untersuchungen und anekdotische Fallmitteilungen belegen dies [117-122].

Nicht gesicherte Indikationen der Therapie mit IVIG bei Kindern mit primären Immundefizienzsyndrom/Sepsis
• Schwere kombinierte Immundefekte (SCID: severe combined immunodeficiency). Es werden mehrere SCID-Varianten unterschieden, z. B. mit dem Gendefekt für das Enzym Adenosindesaminase (ADA)
• Wiskott-Aldrich-Syndrom, ein X-chromosomal vererbter Immundefekt mit Thrombozytopenie und Ekzemneigung
• Ataxia teleangiectasia (Louis-Bar-Syndrom), eine autosomal-rezessiv vererbte Erkrankung mit fortschreitender Kleinhirnataxie, okulokutanen Teleangiektasien und einem primären Immundefekt
• Autosomal-rezessive Agammaglobulinämie
• Immundefekt mit kurzgliedrigem Zwergwuchs
• X-chromosomal gebundenes lymphoproliferatives Syndrom
• Septische neonatale Infektionen
Nicht gesicherte Indikationen der Therapie mit IVIG bei Erwachsenen
• Autoimmun-Neutropenie
• hämolytisch-urämisches Syndrom und thrombotisch-thrombozytopenische Purpura
• Immunsuppressive Therapien nach Organtransplantation
• nach Chemotherapie
• nach autologer und/oder allogener Stammzelltransplantation
• Hemmkörper-Hämophilie A oder B (Antikörper gegen Faktor VIII oder Faktor IX)
• systemischer Lupus erythematodes (SLE)
• Polymyositis
• Einschlusskörperchenmyositis
• Still-Syndrom
• rheumatoide Arthritis des Erwachsnen
• Antiphospholipidsyndrom (APS)
• Sklerodermie, Mischkollagenosen und Sjögren Syndrom
• Morbus Crohn
• Colitis ulcerosa
• Uveitis
• Multiple Sklerose
• Polyneuropathie bei paraproteinämischen Hämoblastosen
• rezidivierende Spontanaborte
• juveniler Diabetes mellitus
• HIV-assoziierte Thrombozytopenie
• HIV-Infektion bei Erwachsenen
• Lyell-Syndrom

Tab. 8.9: Nicht gesicherte Indikationen der Therapie mit IVIG.

8.2.5. Kontraindikationen

8.2.5.1. Absolute Kontraindikation

Bei Patienten mit einem angeborenen, selektiven IgA-Mangel und nachgewiesenem anti-IgA kann die Gabe von IVIG, bedingt durch im Präparat vorhandenes IgA, zu schweren anaphylaktischen Reaktionen führen. Der angeborene IgA-Mangel kommt in Mitteleuropa mit einer Prävalenz von 1 : 500 bis 1 : 1000 vor und ist damit einer der häufigsten angeborenen humoralen Immundefekte. Auf Grund der hohen Prävalenz des angeborenen IgA-Mangels und dem häufigen Nachweis von anti-IgA sowohl bei Patienten mit selektivem IgA-Mangel als auch bei Patienten mit Hypogammaglobulinämie sollten Präparate mit dem niedrigsten IgA-Gehalt bevorzugt werden [123-125].

8.2.5.2. Relative Kontraindikationen

Die passagere Hypogammaglobulinämie im Kindesalter stellt eine relative Kontraindikation dar, da diese Kinder nach einer Impfung keine normalen Antikörpermengen bilden können.

Bei Patienten mit multiplem Myelom und Hyperviskosität im Rahmen der monoklonalen Gammopathie stellt die Gabe eines IVIG wegen der zusätzlichen Herz-Kreislaufbelastung eine relative Kontraindikation trotz eines erworbenen Immundefektes dar. Die Erhöhung der Serumviskosität kann thromboembolische Ereignisse begünstigen [126].

Für Patienten mit hohen Serumkonzentrationen an zirkulierendem Rheumafaktor stellt die IVIG-Gabe eine relative Kontraindikation dar, da es zur Nierenschädigung durch Ablagerung von Immunkomplexen in den Glomeruli kommen kann [127].

Die gleichzeitige Gabe von IVIG und attenuierten Lebendvakzinen (Masern, Röteln, Mumps, Varizellen) kann zu einer Störung der aktiven Antikörperbildung führen. Die Dosisrichtlinien und Angaben der Hersteller sind besonders zu beachten.

8.2.6. Unerwünschte Wirkungen

Die möglichen Nebenwirkungen sind in Tab. 8.10 zusammengestellt. Schwere Nebenwirkungen sind selten und treten bei etwa 2,5 % der Patienten mit primärer Hypogammaglobulinämie auf. Unspezifische Symptome kommen bei bis zu 15 % aller Patienten innerhalb 1 Stunde nach Infusion vor. Sie umfassen Flushsymptomatik, Engegefühl in der Brust, Rückenschmerzen, Übelkeit, Frösteln, Schweißneigung, Kopfschmerzen, Fieber und Hypotension [1, 128].

■ **Verhalten bei schwerwiegenden Nebenwirkungen**

Bei der anaphylaktoiden Frühreaktion und anaphylaktischen Reaktion bei IgA-Mangel muss wie folgt vorgegangen werden:

• Infusionstherapie sofort abbrechen

• Gabe von i.v. Kortikosteroiden und i.v. H1-Antihistaminika: z.B. 250 mg Prednisolon, 2 mg Tavegil®

• parenterale Flüssigkeitsgabe

• Herz-Kreislaufüberwachung für die nächsten Stunden

Bei Auftreten einer anaphylaktischen Spätreaktion wird wie bei Frühreaktion therapiert. Die vasovagalen Nebenreaktionen beruhen meist auf einer zu hohen Infusionsgeschwindigkeit oder auf Verunreinigungen des Präparates mit Begleitproteinen. Die Infusion ist zu unterbrechen und nach Besserung der Symptome mit langsamer Infusionsgeschwindigkeit fortzuführen. Aus Sicherheitsgründen sollte das Präparat gewechselt werden.

Eine seltene Nebenwirkung ist eine Verschlechterung der Nierenfunktion oder ein akutes Nierenversagen durch IVIG-Infusionen, bis hin zur Dialysepflichtigkeit. Die nephrotoxische Nebenwirkung beruht auf der als Stabilisator verwendeten Saccharose, die eine osmotische Nephrose induziert. Besondere Vorsicht ist bei der Applikation von IVIG bei Patienten mit vorbestehender Niereninsuffizienz, Diabetes mellitus, Sepsis, Volumenmangel, Paraproteinämie und bei gleichzeitige Gabe nephrotoxischer Substanzen, geboten [129-133].

In einer retrospektiven Untersuchung zeigten 11 % der Patienten mit verschiedenen Autoimmunerkrankungen nach hochdosierter IVIG-Gabe eine aseptische Meningitis mit schweren Kopfschmerzen [110, 134].

Die seltene Immunhämolyse beruht auf antierythrozytären Alloantikörpern in den Präparaten. Nach Gabe von anti-D Ig zur Behandlung einer idiopathischen thrombozytopenischen Purpura trat in 0,7 % der Fälle eine intravasale Hämolyse auf [63, 135-138].

Nach IVIG-Gabe können vorübergehende Neutropenien auftreten. Die Ursachen sind unklar. Ein Infektionsrisiko ergibt sich jedoch nicht [139, 140].

Thromboembolische Ereignisse wurden nach IVIG-Infusionen beobachtet. Ein Zusammenhang konnte aber bislang nicht sicher hergestellt werden [141, 142].

Die derzeit verfügbaren IVIG-Präparate haben bislang offensichtlich keine transfusionsmedizinisch relevanten Viren übertragen. Auch wurde bislang kein Fall einer neuen-Variante-Creutzfeld-Jakob-Erkrankung nach IVIG-Gabe berichtet. Dennoch verbleibt ein minimales Restrisiko, das bei der Anwendung der Präparate in Betracht gezogen werden muss.

Unerwünschte Wirkungen von IVIG

- Anaphylaktoide Frühreaktion als Soforttreaktion nach wenigen Millilitern
  - Gesichtsrötung, Schweißausbruch, Atemnot, Tachykardie
  - Oppressionsgefühl bis zum Vollbild des Schocks
- Anaphylaktische Spätreaktion nach Infusion größerer Mengen IgG
  - allgemeine Unverträglichkeit, Hautquaddeln, Juckreiz
  - Blutdruckabfall, Tachykardie, Vollbild des Schocks
- Anaphylaktische Reaktion bei IgA-Mangel
  - Schockfragmente bis Vollbild des Schocks
- Vagovasale Nebenreaktionen
  - Kopfschmerzen, Flush-Symptomatik, Erbrechen, Durchfall, Fieber
- Immunhämolytische Anämie
- Akutes Nierenversagen; höheres Risiko bei vorbestehender Niereninsuffizienz
- Aseptische Meningitis bei hochdosierter IVIG-Gabe

Tab. 8.10: Unerwünschte Wirkungen von IVIG.

Literatur

Allgemeine Literatur, Übersichten

Appropriate uses of human immunoglobulin in clinical practice: memorandum from an IUIS/WHO meeting. Bull World Health Organ 1982;60:43.

ASHP Commission on Therapeutics: Summary of the ASHP therapeutic guidelines for intravenous immune globulin. Am J Hosp Pharm 1992;49:652-4.

Bjøro K, Frolnad SS, Yun Z et al. Hepatitis C infection in patients with primary hypogammaglobulinemia after treatment with contaminated immune globulin. N Engl J Med 1994;331:1607-11.

Böger RH, Bode-Böger SM, Frölich JC. Intravenöse Immunglobuline: Grundlagen, Auswahlkriterien und Indikationen für ihren prophylaktischen und therapeutischen Einsatz. Med Klinik 1995;90:520-6.

Brown P, Rohwer RG, Dunstan BC et al. The distribution of infectivity in blood components and plasma derivatives in experimental models of transmissible spongiform encephalopathy. Transfusion 1998;38:810-6.

Bril V, Allenby K, Midroni G et al. IGIV in neurology - evidence and recommendations. Can J Neurol Sci 1999; 26:139-52.

Center for Disease Control. Outbreak of hepatitis C associated with intravenous immunoglobulin administration: United States, October 1993-June 1994. MMWR 1994;43:505-9.

Cummins LM, Weinhold KJ, Matthews TJ et al. Preparation and characterization of an intravenous solution of IgG from human immunodeficiency virus-seropositive donors. Blood 1991;77:1111-7.

Der variable Immundefekt (Common variable Immunodeficiency; CVID). Ein Leitfaden von und für Ärzte, Apotheker, Patienten und Angehörige. Grimbach B, Warnatz K, Peter HH (eds) Universitätsklinik Freiburg, 2003.

Dodd RY. Infectious risk of plasma donations: relationship to safety of intravenous immune globulins. Clin Exp Immunol 1996;104(suppl1):31-4.

Europaische Pharmakopöe: Immunglobulinum humanum ad usum intravenosum. Ph Eur 2004; Monograph No. 918.

Foster PR. Prions and blood products. Ann Med 2000, 32:501-13.

Foster PR, Welch AG, McLean C et al. Studies on the removal of abnormal prion protein by processes used in the manufacture of human plasma products. Vox Sang 2000;78:86-95.

Gregori L, Maring JA, MacAuley C et al. Partitioning of TSE infectivity during ethanol fractionation of human plasma. Biologicals 2004;32:1-10.

Infektionen und Autoimmunerkrankungen - Therapie mit Immunglobulinen. 6. Immunologie-Symposium 31.1.-1.2.2003 Halle; Borte M, Prinzing R, Zierz S (eds). Darmstadt: Minerva-Verlag, 2003.

Intravenous Immunoglobulins in Clinical Practice. Lee M, Strand V (eds). New York, Basel: Marcel Dekker Inc., 1997.

Intravenous Immunoglobulins in the Third Millenium. Dalakas MC, Späth PJ (eds). London, New York: The Parthenon Publishing Group, 2004.

Klinischer Einsatz von intravenösen Immunglobulinen. Wahn V (ed). 2. Auflage, Bremen, London, Boston: Uni-Med Verlag AG 2003.

Knezevic-Maramica I, Kruskall MS. Intravenous immnune globulins: an update for clinicians. Transfusion 2003;43:1460-80.

Leitlinien zur Therapie mit Blutkomponenten und Plasmaderivaten. 3. überarbeitete und erweiterte Auflage; Kap. 14: Humane Immunglobuline. Deicher H, Peter HH (eds). 215-40; Köln: Deutscher Ärzte-Verlag, 2003.

Lindner A, Zierz S. Stellenwert der Immunglobuline in der Therapie neurologischer Erkrankungen. Infusionsther Transfusionsmed 1996;23 (suppl 4):60-9.

NIH Consensus Conference: Intravenous immune globulin - Prevention and treatment of disease. JAMA 1990; 264:3189-93.

Ratko TA, Burnett DA, Foulke GE et al. Recommendations for off-label use of intravenously administered immunoglobulin preparations. Consensus Statement. JAMA 1995;273:1865-70.

Requirements for the collection, processing, and quality control of blood, blood components, and plasma derivatives. WHO technical Report Series 1989, No. 786, Annex 4.

Schaffer C, Blanché-Ganter E. Qualität polyvalenter Immunglobuline. Krankenhauspharmazie 1998;19:280-6.

Stangel M, Hartung HP, Marx P, Gold R. Intravenous immunoglobulin treatment of neurological autoimmune diseases. J Neurol Sci 1998;153:203-14.

Stangel M, Gold R. Treatment with intravenous immunoglobulins in critical care of neuromuscular disorders. Infusionsther Transfusionsmed 1997;24:171-7.

Stiehm ER. Human intravenous immunoglobulin in primary and secondary antibody deficiencies. Pediatr Infect Dis J 1997;16:696-707.

Stiehm ER. Immune globulin therapy. In: Transfusion therapy: clinical principles and practice. Mintz PD, ed. Bethesda: AABB Press, 2005;391-422.

Tabor E. The epidemiology of virus transmission by plasma derivatives: clinical studies verifying the lack of transmission of hepatitis B and C viruses and HIV type 1. Transfusion 1999;39:1160-8.

Uemura Y, Yang YH, Heldebrandt CM et al. Inactivation and elimination of viruses during preparation of human intravenous immunoglobulin. Vox Sang 1994;67:246-54.

Wahn V, Eibl M., Späth P. Anwendung polyvalenter intravenöser Immunglobuline in der Pädiatrie. Monatsschr Kinderheilkd 1999; 147: 293-297.

Walger P, Vetter H. Intravenöse Immunglobulintherapie bei Autoimmunerkrankungen. Infusionsther Transfusionsmed 1996;23(suppl 4):70-79.

Werdan K, Pilz G. Einsatz von Immunglobulinen bei Sepsis - eine Bestandsaufnahme. Infusionsther Transfusionsmed 1996;23(suppl 4):117-126.

WHO: Primary immunodeficiency diseases: report of a WHO-sponsored meeting. Immunodefic Rev 1989; 1: 173-182.

Wick M, Wick M, Heberger S, et al. Proteinanalytische Qualitätsuntersuchungen bei IgG-Präparaten. Infusionsther Transfusionsmed 1996;23(suppl 4):55-59.

Wills AJ, Unsworth DJ. A practical approach to the use of intravenous immunoglobulin in neurological disease. Eur Neurol 1998;39:3-8.

Wilson K, Code C, Ricketts MN. Risk of acquiring Creutzfeldt-Jakob disease from blood transfusions: systematic review of case-controlled studies. Br Med J 2000;321:17-19

Yap PL. The viral safety of intravenous immune globulin. Clin Exp Immunol 1996;104(suppl 1):35-42

Yu Z, Lennon VA. Mechanism of intravenous immune globulin therapy in antibody-mediated autoimmune disease. N Engl J Med 1999;340:227-228.

Zerlauth G. IQPP und QSEAL: Standards zur Virussicherheit von humanem Plasma. Ellipse 2001;17:25-29

Spezielle Literatur (Zitate)

1. Buckley RH, Schiff RI. The use of intravenous immune globuline in immunodeficiency diseases. N Engl J Med 1991;325:110-7.

2. Eijkhout HW, van de Meer JW, Kallenberg CG et al. The effect of two different dosages of intravenous immunoglobulin on the incidence of recurrent infections in patients with primary hypogammaglobulinemia. A randomized, double-blind, multicenter crossover trial. Ann Intern Med 2001;135:165-74.

3. Ochs HD, Pinciaro PJ et al. Octagam 5 %, an intravenous IgG product, is efficacious and well tolerated in subjects with primary immunodeficiency diseases. J Clin Immunol 2004;24:309-14.

4. European Society for Immunodeficiency: Diagnostic criteria for primary immunodeficiency. www.esid.org 2002.

5. Lederman HM, Winkelstein JA. X-linked agammaglobulinemia: an analysis of 96 patients. Medicine 1985; 64:145-56.

6. Liese JG, Wintergerst U, Tympner KD et al. High- vs. Low-dose immunoglobulin therapy in the long-term treatment of X-linked agammaglobulinemia. Am J Dis Child 1992;146:335-9.

7. Quartier P, Debre M, De Blic J et al. Early and prolonged intravenous immunoglobulin replacement therapy in childhood agammaglobulinemia : a retrospective survey of 31 patients. J Pediatr 1999;134:589-96.

8. Plebani A, Soresina A, Rondelli R et al. Clinical, immunological, and molecular analysis in a large cohort of patients with X-linked agammaglobulinemia: an Italian multicenter study. J Clin Immunol 2002;104:221-30.

9. Borte M, Schille R, Hunkert F, Braun L. IgG-Subklassendefekte: Klinische Relevanz und Aspekte des Einsatzes von intravenösen Immunglobulinen. Infusionsther Transfusionsmed 1996;23(suppl 4):98-103.

10. Bernatowska-Matuszkiewicz E, Pac M, Skopcynska H et al. Clinical efficacy of intravenous immunoglobulin in patients with severe inflammatory chest disease and IgG3 subclass deficiency. Clin Exp Immunol 1991;85:193-7.

11. Söderström T, Söderström R, Enskog A. Immunoglobulin subclasses and prophylactic use of immunoglobulin in immunoglobulin G subclass deficiency. Cancer 1991; 68(6 suppl):1426-9.

12. Bathune CA, Spickett GP. Common variable immunodeficiency. An update on therapeutic approaches. BioDrugs 2000;13:243-53.

13. Cunningham-Rundles C et al. Efficacy of intravenous immunoglobulin in primary humoral immunodeficiency disease. Ann Intern Med 1984;101:435-9.

14. Schiff RI, Williams LW, Nelson RP et al. Multicenter crossover comparison of the safety and efficacy of Intraglobin F with Gamimune-N, Sandoglobin, and Gammagard with primary immunodeficiency disease : J Clin Immunol 1997;17:21-8.

15. Cunningham-Rundles C, Bodian C. Common variable immunodeficiency: clinical and immunological features of 248 patients. Clin Immunol 1999;92:34-48.

16. Thampakkul S, Ballow M. Replacement intravenous immune serum globulin therapy in patients with antibody immune deficiency. Immunol Allergy Clin N Am 2001;21:165-84.

17. Schneider LC. X-linked hyper IgM syndrome. Clin Rev Allergy Immunol 2000;19:205-15.

18. Stiehm ER. Human intravenous immunoglobulin in primary and secondary antibody deficiencies. Pediatr Infect Dis J 1997;16:696-707.

19. Roifman CM, Gelfland EW. Replacement therapy with high-dose intravenous gamma globulin improves chronic sinopulmonary disease in patients with hypogammaglobulinemia. Pediatr Infect Dis J 1988;7:925-65.

20. Bühring I, Friedrich B, Schaaf J et al. Chronic sinusitis refractory to standard management in patients with humoral immunodeficiencies. Clin Exp Immunol 1997;109:468-72.

21. EMEA Committee for Proprietary Medicinal Products: Core SPC for human normal immunoglobulin for intravenous administration (IVIG) CPMP/BPWG/859/95 Rev. 1 2000.

22. Wells JV, Buckley RH, Schanfield MS et al. Anaphylactic reactions to plasma infusions in patients with hypogammaglobulinemia and anti-IgA antibodies. Clin Immunol Immunopathol 1977;8:265-71.

23. Cooperative Group for the Study of Immunoglobulin in Chronic Lymphocytic Leukemia: Intravenous immunoglobulin for the prevention of infection in chronic lymphocytic leukemia. N Engl J Med 1988;319:902-7.

24. Weeks JC, Tierney MR, Weinstein MC. Cost effectiveness of prophylactic intravenous immune globulin in chronic lymphocytic leukemia. N Engl J Med 1991;325:81-6.

25. Griffith H, Brennan V, Lea J et al. Crossover study of immunoglobulin replacement therapy in patients with low-grade B-cell tumors. Blood 1989;73:366-8.

26. Chapel HM, Dicato M, Gamm H et al. Immunoglobulin replacement in patients with chronic lymphocytic leukaemia: a comparison of two dose regimes. Br J Haematol 1994;88:209-12.

27. Boughton BJ, Jackson N, Lim S et al.. Randomized trial of intravenous immunoglobulin prophylaxis for patients with chronic lymphocytic leukaemia and secondary hypogammaglobulinaemia. Clin Lab Haem 1995;17:75-80.

28. Molica S, Musto P, Chiurazzi F et al. Prophylaxis against infections with low-dose intravenous immunoglobulins (IVIG) in chronic lymphocytic leukaemia. Results of a crossover study. Haematologica 1996;81.121-6.

29. Schedel I. Application of immunoglobulin preparations in multiple myeloma. In: Clinical uses of intravenous immunoglobulins. Morell A, Nydegger U (eds), Academic Press, London 1986:123-32.

30. Chapel HM, Lee M, Hargreaves R et al. Randomized trial of intravenous immunoglobulin as prophylaxis against infection in plateau-phase multiple myeloma. Lancet 1994;343:1059-63.

31. Sklenar I, Schiffman G, Jonsson V et al. Effect of various doses of intravenous polyclonal IgG on in vivo levels of 12 pneumococcal antibodies in patients with chronic lymphocytic leucemia and multiple myeloma. Oncology 1993;50:466-77.

32. National Institute of Health and Human Development Intravenous Immunoglobulin Study Group: Intravenous immune globulin for the prevention of bacterial

infections in children with symptomatic human immu-nodeficiency virus infection. N Engl J Med 1991;325:73-80.

33. Spector SA, Gelber RD, McGrath N et al. A controlled trial of intravenous immune globulin for the prevention of serious bacterial infections in children receiving zido-vudine for advanced human immunodeficiency virus in-fection. N Engl J Med 1994;331:1181-7.

34. Sullivan KM, Kopecky KJ, Jocom J et al. Immunomo-dulatory and antimicrobial efficacy of intravenous im-munoglobulin in bone marrow transplantation. N Engl J Med 1990;323:705-12.

35. Winston DJ, Ho WG, Lin CH et al. Intravenous im-mune globulin for prevention of cytomegalovirus infec-tion and interstitial pneumonia after bone marrow transplantation. Ann Intern Med 1987;106:12-18.

36. Guglielmo BJ, Wong-Beringer A, Linker CA. Immu-ne globulin therapy in allogeneic bone marrow trans-plantation: a critical review. Bone Marrow Trans 1994; 13:499-510.

37. Winston DJ, Ho WG, Lin CH et al. Intravenous im-munoglobulin and CMV-seronegative blood products for prevention of CMV infection and disease in bone marrow transplant recipients. Bone Marrow Trans 1993; 12:283-88.

38. Ruutu T, Ljungman P, Brinch L et al. No prevention of cytomegalovirus infection by anti-cytomegalovirus hyperimmune globulin in seronegative bone marrow transplant recipients. The Nordic BMT Group. Bone Marrow Transplant 1997;19:233-6.

39. Klaesson S, Ringden O, Ljungman P. Does high-dose intravenous immune globulin treatment after bone mar-row transplantation increase mortality in veno-occlusive disease of the liver? Transplantation 1995; 60:1225-30.

40. Sullivan KM, Kansu E, Storer B et al. Intravenous im-munoglobulin and the risk of hepatic veno-occlusive disease after bone marrow transplantation. Biol Blood Marrow Transplant 1998;4:20-6.

41. Socchi R, Ward KN, Fanin R et al. Management of human cytomegalovirus infection and disease after allo-geneic bone marrow transplantation. Haematologica 1998;84:71-9.

42. Sullivan KM, Storek J, Kopecky KJ et al. A controlled trial of long-term administration of intravenous immu-noglobulin to prevent late infection and chronic graft-vs.-host disease after marrow transplantation: clinical outcome and effect on subsequent immune recovery. Biol Blood Marrow Transplant 1996;2:44-53.

43. Petersen FB, Bowden RA, Thornquvist M et al. The effect of prophylactic immune globulin on the incidence of septicemia in bone marrow recipients. Bone Marrow Transplant 1987;2:141-148.

44. Abdel-Mageed A, Graham-Pole J, Del Rosario ML et al. Comparison of two doses of intravenous immunoglo-bulin after allogeneic bone marrow transplants. Bone Marrow Transplant 1999;23:929-32.

45. Wolff JN, Fay JW, Herzig RH et al. High-dose weekly intravenous immunoglobulin to prevent infections in patients undergoing autologous bone marrow trans-plantation or severe myelosuppressive therapy. Ann In-tern Med 1993;118:937-42.

46. Imbach P, Barandun S, d'Apuzzo V et al. High-dose intravenous gammaglobulin for idiopathic thrombocy-topenic purpura in childhood. Lancet 1981;1: 228-31.

47. Imbach P, Wagner HP, Berchthold W et al. Intrave-nous immunoglobulin versus oral corticosteroids in acute immune thrombocytopenic purpura in childhood. Lancet 1985;II:464-468.

48. Imholz B, Imbach P, Baumgartner C et al. Intrave-nous immunoglobulin (i.v. IgG) for previously treated acute or for chronic idiopathic thrombocytopenic pur-pura (ITP) in childhood : a prospective multicenter stu-dy. Blut 1988;56: 63-8.

49. Imbach P. Immune thrombocytopenic purpura and intravenous immunoglobulin. Cancer 1991;68:1422-5.

50. Wehmeier A, Zahner J, Schneider W. Verträglichkeit und Wirksamkeit einer 5 %igen versus einer 10 %igen i.v.-Immunglobulinpräparation bei erwachsenen Pa-tienten mit Immunthrombozytopenie - eine Pilotstudie. Infusionsther Transfusionsmed 1996;23(suppl 4):104-8.

51. George JN, Woolf SH, Raskob GE et al. Idiopathic thrombocytopenic purpura: a practical guideline deve-loped by explicit methods for the American Society of Hematology. Blood 1996;88:3-40.

52. Provan D and the British Committee for Standards in Haematology. Guidelines for investigation and manage-ment of idiopathic thrombocytopenic purpura in adults, children, and in pregnancy. Br J Haematol 2003;120:574-96.

53. Basta M. Modulation of complement-mediated im-mune damage by intravenous immunoglobulins. Clin Exp Immunol 1996;104(Suppl1):21-5.

54. Bierling P, Godeau B. Intravenous immunoglobulin and autoimmune thrombocytopenic purpura: 22 years on. Vox Sang 2004;86:8-14.

55. Hansen RJ, Balthasar JP. Mechanisms of IVIG action in immune thrombocytopenic purpura. Clin Lab 2004; 50:133-40.

56. Kazatchkine MD, Kaveri SV. Immunomodulation of autoimmune and inflammatory diseases with intrave-nous immunoglobulin. N Engl J Med 2001;345:747-55.

57. Teeling JL, Jansen-Hendriks T, Kuijpers TW et al. Therapeutic efficacy of intravenous immunoglobulin preparations depends on the immunoglobulin G dimers:

studies in experimental immune thrombocytopenia. Blood 2001;98:1095.

58. Lazarus AH. Mechanism of action in IVIG in ITP. Vox Sang 2002;83(Suppl1):53-5.

59. Samuelson A, Towers TL, Ravetch JV. Anti-inflammatory activity of IVIG mediated through the inhibitory Fc receptor. Science 2001;291:484-6.

60. Sewell WAC, North ME, Cambronero R et al. In vivo modulation of cytokine synthesis by intravenous immunoglobulins. Clin Exp Immunol 1999;116:509-15.

61. Cooper N, Heddle NM, de Haas M et al. Intravenous (IV) anti-D and IV immunoglobulin achieve acute platelet increase by different mechanisms: modulation of cytokine and platelet responses to IV anti-D by FcgRIIa and FcgRIIIa polymorphisms. Br J Haematol 2004;124:511-18.

62. Blanchette V, Imbach P, Andrew M et al. Randomised trial of intravenous immunoglobulin G, intravenous anti-D, and oral prednisone in childhood acute immune thrombocytopenic purpura. Lancet 1994;344:703-7.

63. Gaines AR. Acute onset hemoglobulinemia and/or hemoglobinuria and sequelae following Rh(0)(D) immune globulin intravenous administration in immune thrombocytopenic purpura patients. Blood 2000;95:2523-9.

64. Kirchner JT. Acute and chronic immune thrombocytopenic purpura. Postgraduate Med 1992;92:112-6.

65. Bussel JB, Pham LC. Intravenous treatment with gammaglobulin in adults with immune thrombocytopenic purpura: review of the literature. Vox Sang 1987;52:206-11.

66. Law C, Marcaccio M, Tam P et al. High-dose intravenous immune globulin and the response to splenectomy in patients with idiopathic thrombocytopenic purpura. N Engl J Med 1997;336:1494-8.

67. Choi CW, Kim BS, Seo JH et al. Response to high-dose intravenous immune globulin as a valuable factor predicting the effect of splenectomy in chronic idiopathic thrombocytopenic purpura patients. Am Hematol 2001;66(3):197-202.

68. Fabris F, Cordiano I, Girolami A. High-dose intravenous immunoglobulin and the response to splenectomy in patients with idiopathic thrombocytopenic purpura (letter). N Engl J Med 1997;337:1088.

69. Ruivard M, Caulier MT, Vanteoln JM et al. The response to high-dose intravenous immunoglobulin or steroids is not predictive of outcome after splenectomy in adults with autoimmune thrombocytopenic purpura. Br J Haematol 1999;105 (4):1130-2.

70. Schneider P, Wehmeier A, Schneider W. High-dose intravenous immunoglobulin and the response to sple-

nectomy in patients with idiopathic thrombocytopenic purpura (letter). N Engl J Med 1997;337:1087-8.

71. George JN, Raskob GE, Vesely SK et al. Initial management of immune thrombocytopenic purpura in adults: a randomized controlled trial comparing intermittent anti-D with routine care. Am J Hematol 2003;74:161-9.

72. Michel M, Novoa MV, Bussel JB. Intravenous anti-D as a treatment for immune thrombocytopenic purpura (ITP) during pregnancy. Br J Haematol 2003;123:142-6.

73. Newman GC, Novoa MV, Fodero EM et al. A dose of 75 vg/kg/d of i.v. anti-D increases the platelet count more rapidly and for a longer period of time than 50 vg/kg/d in adults with immune thrombocytopenic purpura. Br J Haematol 2001;112:1076-8.

74. Scaradavou A, Woo B, Woloski BM et al. Intravenous anti-D treatment of immune thrombocytopenic purpura: experience in 272 patients. Blood 1997;15:2689-2700.

75. Bussel JB, Eldor A, Kelton JG et al. IGIV-C, a novel intravenous immunoglobulin : evaluation of safety, efficacy, mechanisms of action, and impact on quality of life. Thromb Haemost 2004;91:771-8.

76. Borte M, Davie SV, Touraine J-L et al. Clinical properties of a novel liquid intravenous immunoglobulin : studies in patients with immune thrombocytopenic purpura and primary immunodeficiencies. Transfus Med Hemother 2004;31:126-34.

77. Kurlander R, Coleman RE, Moore J et al. Comparison of the efficacy of a two-day and a five-day schedule for infusing intravenous gamma globulin in the treatment of immune thrombocytopenic purpura in adults. Am J Med 1987;83(Suppl 4A):17-24.

78. Godeau B, Lesage S, Divine M et al. Treatment of adult chronic autoimmune thrombocytopenic purpura with repeated high-dose intravenous immunoglobulin. Blood 1993;82:1415-21.

79. Bussel JB, Pham LC, Aledort L et al. Maintenance treatment of adults with immune thrombocytopenic purpura using repeated intravenous infusions of gammaglobulin. Blood 1988;72:121-7.

80. Schiavato C, Ruggieri M, Rodeghiro P. Failure of repeated courses of high-dose intravenous immunoglobulin to induce stable remission in patients with chronic idiopathic thrombocytopenic purpura. Ann Hematol 1995;70:89-90.

81. Godeau B, Caulier MT, Decuypere L et al. Intravenous immunoglobulin for adults with autoimmune thrombocytopenic purpura: results of a randomized trial comparing 0,5 and 1 g/kg b.w. Br J Haematol 1999;107:716-9.

82. Godeau B, Chevret S, Varet B et al. Intravenous immunoglobulin or high-dose methylprednisolone, with

or without oral prednisone, for adults with untreated severe autoimmune thrombocytopenic purpura : a randomized, mulicenter trial. Lancet 2002;359:23-29.

83. Gajdos P, Chevret S, Clair B et al. Clinical trial of plasma exchange and high-dose intravenous immunoglobulin in myasthenia gravis. Ann. Neurol 1997;41:789-96.

84. Qureshi AI, Choudhry MA, Akbar MS et al. Plasma exchange versus intravenous immunoglobulin treatment in myasthenia crisis. Neurology 1999;52:629-32.

85. Schuchardt V, Hotz M, Hund E et al. Erfahrungen mit hochdosiertem Immunglobulin G bei neuromuskulären Erkrankungen. Nervenarzt 1993;64:98-103.

86. Jongen JL, van Doorn PA, van der Meche FG. High-dose intravenous immunoglobulin therapy for myasthenia gravis. J Neurol 1998;245:26-31.

87. Achiron A, Barak Y, Miron S et al. Immunoglobulin treatment in refractory myasthenia gravis. Muscle Nerve 2000;23:551-5.

88. van der Meche FG, Schmitz PI. A randomized trial comparing intravenous immune globulin and plasma exchange in Guillain-Barre syndrome. Dutch Guillain-Barre Study Group. N Engl J Med 1992;326;1123-9.

89. Dutch Guillain-Barre Study Group. Treatment of Guillain-Barre syndrome with high-dose immune globulins combined with methylprednisone: a pilot study. Ann Neurol 1994;35:749-52.

90. Bril V, Ilse WK, Pearce R et al. Pilot trial of immunoglobulin versus plasma exchange in patients with Guillain-Barre syndrome. Neurology 1996;46:100-3.

91. Haupt WF, Rosenow F, van der Ven C et al. Sequential treatment of Guillain-Barre syndrome with extracorporeal elimination and intravenous immunoglobulin. J Neurol Sci 1996;137:145-9.

92. Plasma Exchange/Sandoglobulin Guillain-Barre Syndrome Trial Group. Randomized trial of plasma exchange, intravenous immunoglobulin, and combined treatments in Guillain-Barre syndrome. Lancet 1997; 349:225-30.

93. Vasjar J, Sloane A, Wood E et al. Plasmapheresis vs. intravenous immunoglobulin treatment in childhood Guillain-Barre syndrome. Arch Pediatr Adolesc Med 1994;148:1210-2.

94. Gürses N, Uysal S, Cetinkaya F et al. Intravenous immunoglobulin treatment in children with Guillain-Barre syndrome. Scand J Infect Dis 1995;27:241-3.

95. Shahar E, Shorer Z, Roifman CM et al. Immune globulins are effective in severe pediatric Guillain-Barre syndrome. Pediatr Neurol 1997;16:32-6.

96. Dyck PF, Litchy WJ, Kratz KM et al. A plasma exchange versus immune globulin infusion trial in chronic inflammatory demyelinating polyradiculoneuropathy. Ann Neurol 1994;36:838-45.

97. Hahn AF, Bolton CF, Zochodne D et al. Intravenous immunoglobulin treatment in chronic inflammatory demyelinating polyneuropathy - a double-blind, placebo-controlled, cross-over study. Brain 1996;119:1067-77.

98. Kubori T, Mezaki T, Kaji R et al. The clinical usefulness of high-dose intravenous immunoglobulin therapy for chronic inflammatory demyelinating polyneuropathy and multifocal motor neuropathy. Brain and Nerve 1999;51:127-35.

99. Mendell JR, Barohn RJ, Freimer ML et al. Working Group on Peripheral Neuropathy. Randomized controlled trial of IVIG in untreated chronic inflammatory demyelinating polyradiculoneuropathy. Neurology 2001; 56:445-9.

100. Azulay JP, Blin O, Pouget J et al. Intravenous immunoglobulin treatment in patients with motor neuron syndromes associated with anti-GM1 antibodies: a double-blind, placebo-controlled study. Neurology 1994;44: 429-32.

101. van den Berg LH, Kerkhoff H, Oey PL et al. Treatment of multifocal motor neuropathy with high dose intravenous immunoglobulins: a double-blind, placebo controlled study. J Neurol Neurosurg Psychiatry 1995; 59:248-52.

102. Federico P, Zochodne DW, Hahn AF et al. Multifocal motor neuropathy improved by IVIg: randomized, double-blind, placebo-controlled study. Neurology 2000;55:1256-62.

103. Leger JM, Chassande B, Musset L et al. Intravenous immunoglobulin therapy in multifocal motor neuropathy: a double-blind, placebo-controlled study. Brain 2001;124:145-53.

104. Furusho K, Kamiya T, Nakano H et al. High-dose intravenous gammaglobulin for Kawasaki disease. Lancet 1984;II:1055-8.

105. Newburger JW, Takahashi M, Burns JC et al. The treatment of Kawasaki syndrome with intravenous gamma globulin. N Engl J Med 1986;315:341-7.

106. Barron KS, Murphy DJ, Silverman ED et al. Treatment of Kawasaki syndrome: a comparison of two dosage regimes of intravenously administered immune globulin. J Pediatr 1990;117:638-44.

107. Newburger JW, Takahashi M, Beiser AS et al. A single intravenous infusion of gamma globulin is compared with four infusions in the treatment of acute Kawasaki syndrome. N Engl J Med 1991;324:1633-9.

108. Durongpisitkul K, Gururaj VJ, Park JM et al. The prevention of coronary artery aneurysma in Kawasaki

disease: a meta-analysis on the effect of aspirin and immunoglobulin treatment. Pediatrics 1995;96:1057-61.

109. Wahn V. Kawasaki-Syndrom - Pathophysiologie, Klinik und Therapie. Infusionsther Transfusionsmed 1996;23(suppl 4):51-4.

110. Dalakas MC, Illa I, Dambrosia J et al. A controlled trial of high-dose intravenous immune globulin infusions as treatment of dermatomyositis. N Engl J Med 1993;329:1993-2000.

111. Cherin P, Herson S, Wechsler B et al. Efficacy of intravenous gammaglobulin therapy in chronic refractory polymyositis and dermatomyositis: an open study with 20 adult patients. Am J Med 1991;91:162-8.

112. Cherin P, Piette JC, Wechsler B et al. Intravenous gamma globulin as first line therapy in polymyositis and dermatomyositis: an open study in 11 adult patients. J Rheumatol 1994;21:1092-7.

113. Cherin P, Pelletier S, Teixeira A et al. Results and long-term follow up of intravenous immunoglobulin infusions in chronic, refractory polymyositis: an open study with thirty-five adult patients. Arthritis Rheum 2002; 46:467-74.

114. Mastaglia FL, Phillips BA, Zilko PJ. Immunoglobulin therapy in inflammatory myopathies. J Neurol Neurosurg Psychiatry 1998;65:107-10.

115. Müller-Eckhardt C, Kiefel V. High-dose IgG for post-transfusion purpura - revisited. Blut 1988;57:163-7.

116. McCrae KR, Herman JH. Posttransfusion purpura: two unusual cases and a literature review. Am J Hematol 1996;52:205-11.

117. Intravenous Immunoglobulins in Clinical Practice. Lee M, Strand V (eds). New York, Basel: Marcel Dekker Inc., 1997.

118. Klinischer Einsatz von intravenösen Immunglobulinen. Wahn V (ed). 2. Auflage, Bremen, London, Boston: Uni-Med Verlag AG 2003

119. Knezevic-Maramica I, Kruskall MS. Intravenous immnune globulins: an update for clinicians. Transfusion 2003;43:1460-80.

120. Infektionen und Autoimmunerkrankungen - Therapie mit Immunglobulinen. 6. Immunologie-Symposium 31.1.-1.2.2003 Halle; Borte M, Prinzing R,, Zierz S (eds). Darmstadt: Minerva-Verlag, 2003.

121. Intravenous Immunoglobulins in the Third Millennium. Dalakas MC, Späth PJ (eds). London, New York: The Parthenon Publishing Group, 2004.

122. Heiken H, Schmidt RE. Indikationen für den Einsatz von Immunglobulinen. Dtsch Med Wochenschr 2003;128:1665-9.

123. Burks AW, Sampson HA, Buckley RH. Anaphylactic reactions after gamma globulin administration in patients with hypogammaglobulinemia: detection of IgE antibodies to IgA. N Engl J Med 1986;314:560-4.

124. Björkander J, Hammarström L, Smith CIE et al. Immunoglobulin prophylaxis in patients with antibody deficiency syndromes and anti-IgA antibodies. J Clin Immunol 1987;7:8-15.

125. Cunningham-Rundles C, Zhou Z, Mankarious S et al. Long-term use of IgA-depleted intravenous immunoglobulin in immunodeficient subjects with anti-IgA antibodies. J Clin Immunol 1993;13:272-8.

126. Dalakas MC. High-dose intravenous immunoglobulin and serum viscosity : risk of precipitating thromboembolic events. Neurology 1994;44:223-6.

127. Schifferli J, Leski M, Favre H et al. High-dose intravenous IgG treatment and renal function. Lancet 1991; 337:457-8.

128. Misbah SA, Chapel HM. Adverse effects of intravenous immunoglobulin. Drug Safety 1993;9:254-62.

129. Cantu TG, Hoehn-Saric EW, Burgess KM et al. Acute renal failure associated with immunoglobulin therapy. Am J Kidney Dis 1995;25:228-34.

130. Ahsan N, Palmer BF, Wheeler D et al. Intravenous immunoglobulin-induced osmotic nephrosis. Arch Intern Med 1994;154:1985-7.

131. Tan E, Hajinazarian M, Bay W et al. Acute renal failure resulting from intravenous immunoglobulin therapy. Arch Neurol 1993;50:137-9.

132. Stahl M, Schifferli JA. The renal risks of high-dose intravenous immunoglobulin treatment (editorial). Nephrol Dial Transplant 1998;13:2182-5.

133. Sati HI, Ahya R, Watson HG. Incidence and associations of acute renal failure complicating high-dose intravenous immunoglobulin therapy. Br J Haematol 2001; 113:556-7.

134. Sekul EA, Cupler EJ, Dalakas MC. Aseptic meningitis associated with intravenous immunoglobulin therapy: frequency and risk factors. Ann Intern Med 1994; 21:259-62.

135. Hong F, Ruiz R, Price H et al. Safety profile of WinRho anti-D. Semin Hematol 1998(suppl1);35:9-13.

136. Copelan EA, Strohm PL, Kennedy MS et al. Hemolysis following intravenous immune globulin therapy. Transfusion 1986;26:410-12.

137. Brox AG, Cournoyer D, Sternboch M et al. Hemolytic anemia following intravenous gamma globulin administration. Am J Med 1987;82:633-5.

138. Comenzo RL, Malchowski ME, Meissner HC et al. Immune hemolysis, disseminated intravascular coagulation, and serum sickness after large doses of immune globulin given intravenous for Kawasaki disease. J Pediatr 1992;120:926-8.

139. Gerebenau MD. Transient neutropenia induced by intravenous immune globulin (letter). N Engl J Med 1992;326:271.

140. Ben-Chetrit E, Putterman C. Transient neutropenia induced by intravenous immune globulin. N Engl J Med 1992;326:270-1.

141. Brannagan TH III, Nagle KG, Lange DJ. Complications of intravenous immune globulin treatment in neurologic disease. Neurology 1996;47:674-7.

142. Go RS, Call TG. Deep venous thrombosis of the arm after intravenous immunoglobulin infusion: case report and literature review of intravenous immunoglobulin-related thrombotic complications. Mayo Clin Proc 2000; 75(1):83-5.

8.3. Subkutane Immunglobuline (SKIG)

8.3.1. Präparate und Pharmazeutisches Profil

In Skandinavien wird bereits seit Jahrzehnten die subkutane (sc.) Applikation der Immunglobuline gegenüber der intravenösen Infusion bevorzugt. Während in Europa noch 80 % aller Patienten mit IVIG substituiert werden, sind in Schweden 61 % und in Norwegen 71 % aller Patienten auf subkutane Immunglobuline umgestellt worden. Die speziell hergestellten Immunglobuline wurden bereits in mehreren Studien getestet. Sie gelten als sicher, wirksam und gut verträglich. Im Vergleich zur intravenösen Anwendung wurden nur sehr wenige systemische Reaktionen beobachtet. Die s.c. Therapie kann normale Serum-Immunglobulinspiegel herbeiführen und aufrecht erhalten. Der Vorteil der s.c.- gegenüber der i.v.-Gabe liegt in der größeren Unabhängigkeit der Patienten, die sich die Immunglobuline selbst applizieren können, sowie in einer besseren Verträglichkeit. Es resultiert für die Betroffenen eine Verbesserung der krankheitsbezogen Lebensqualität. Der Vorteil der größeren Unabhängigkeit der Patienten mit humoralem Immundefekt wird jedoch durch die häufiger notwendige sc.-Infusion alle 2 bis 7 Tage erkauft.

Die normalen Ig-Präparate werden durch Kälte-Ethanol-Fraktionierung (Cohn-Oncley-Verfahren) aus menschlichen Plasmapools gewonnen. Die Cohn-Fraktionierung mit hohen Alkoholkonzentrationen entfernt bereits teilweise umhüllte und nicht-umhüllte Viren. Es schließt sich eine Solvent/Detergent (SD)-Behandlung an, die Lipidhüllen von Viren zerstört. Die weiteren Aufarbeitungsschritte beinhalten in der Regel noch eine Filtration und Pasteurisierung. Die Präparate werden in der Regel aus gepooltem Plasma von mindestens 1000 Spendern hergestellt. Die Spenderauswahl und -testung unterliegt den gleichen strengen Kriterien wie bei der Herstellung von hochdosiertem IVIG. Jede Einzelspende und die Plasmapools werden auf HAV-RNA, HBV-DNA, HCV-RNA, HIV-RNA und Parvovirus B19-DNA untersucht. Die IgG-Subklassenverteilung entspricht derjenigen des normalen menschlichen Plasmas. Sie enthalten zu über 90 % IgG mit einem breiten Spektrum an Antikörpern gegen bakterielle und virale Erreger. Die Inaktivierungs- und Eliminationsverfahren im Herstellungsprozess werden mit Modellviren validiert. Das SD-Verfahren gilt hinsichtlich HIV, HBV und HCV als hochwirksam. Die Virusinaktivierung/-elimination nicht umhüllter Viren wie HAV und Parvovirus B19 erfolgt durch die Kälte-Ethanolfällung, weitere chromatografische Reinigungsschritte und Filtration. Der Hepatitis A- und Parvovirus B19-Antikörpergehalt der Präparate trägt zusätzlich zur Virussicherheit bei. Wegen des relativ hohen Anteils an polymeren IgG-Aggregaten, die zur Komplementaktivierung mit Unverträglichkeitsreaktionen führen können, eignen sie sich nicht für die iv.-Gabe. Sie enthalten nach Deutschem Arzneibuch (DAB) eine Proteinkonzentration von 100-180 (meist 160) g/l.

In Deutschland ist inzwischen die sc.-Applikation von Ig zugelassen. Drei Präparate von 3 Herstellern stehen zur Verfügung:

- Beriglobin® (ZLB Behring): 1 ml enthält 160 mg menschliches Protein (93,7 % IgG, davon 62 % IgG1, 26,4 % IgG2, 5,3 % IgG3 und 6,2 % IgG4). IgA ist zu 1,5 % und IgM zu 4,7 % enthalten. Das Präparat wird aus gepoolten Plasmen von 10.000-15.000 Spendern hergestellt. Daraus resultiert ein breites Spektrum an Antikörpern gegen viele in Europa und Nordamerika verbreitete Antigene. Darüber hinaus enthält das Präparat eine breite Palette von viralen Antikörpern, u.a. mindestens 100 IE/ml Antikörper gegen Hepatitis A (☞ Kap. 6.4.1.).

- Subcuvia® (Baxter): 1 ml Lösung enthält 160 mg humanes Protein mit einem IgG-Gehalt von mindestens 90 % (Subklassenverteilung: IgG1 45-75 %, IgG2 20-45 %, IgG3 3-10 %, IgG4 2-8 %). Der IgA-Gehalt beträgt maximal 4,8 mg/ml. Subcuvia wird aus einem Plasmapool von mindestens 1000 Spendern hergestellt.

- Gammanorm® (Octapharma): 1 ml enthält 165 mg menschliches Protein mit einem IgG-Anteil von ≥ 95 % (Subklassenverteilung: IgG1 59 %, IgG2 36 %, IgG3 4,9 %, IgG4 0,5 %). Der IgA-Gehalt beträgt maximal 0,05 %; Monomer- und Dimer-Anteile 99,5 %. Gammanorm wird aus mindestens 2000 Plasmen schwedischer Spender hergestellt.

8.3.2. Praktische Durchführung der Substitutionstherapie, Indikationen und Dosierungen

8.3.2.1. Allgemeine Gesichtspunkte

Der Patient muss für diese Art der Therapie motiviert sein, die Fähigkeit besitzen, die Infusionstechnik zu erlernen bzw. die Möglichkeit haben, Betreuungspersonen hinzuzuziehen.

Die Präparate sollten s.c. verabreicht werden. Die Injektionslösungen werden auf Körpertemperatur aufgewärmt. Bei der s.c.-Anwendung erfolgt die Verabreichung vorzugsweise in die Bauchwand und in die Oberschenkel. Die erste subkutane Behandlung sollte in einer Klinik und unter ärztlicher Aufsicht erfolgen. Der Patient muss in die Vorbereitung der Infusion, die Injektionstechnik, die Bedienung der Infusionspumpe und das Setzen der sc.-Nadel eingewiesen werden. Der Patient wird überdies angehalten, ein Patiententagebuch zu führen. Er wird außerdem über Maßnahmen unterrichtet, die bei schweren Nebenwirkungen zu ergreifen sind. Nach 2-3 Applikationen unter Aufsicht ist der Patient in der Lage, die Infusionen selbst durchzuführen. Nach Einweisung in die Heimselbstbehandlung und Kontrolle der Ig-Spiegel kann der Patient die Behandlung zu Hause alleine fortsetzen. In regelmäßigen Abständen erfolgen Kontrollen der Ig-Spiegel. Ziel der Heimbehandlung ist eine höheres Maß an Flexibilität für den Patienten und damit eine höhere Lebensqualität.

Die .sc.-Applikation erfolgt mit einer batteriebetriebenen Infusionspumpe und einem s.c.-Infu-

sionsset. Es wird empfohlen, mit einer Anfangsgeschwindigkeit von 10 ml/h/Pumpe zu beginnen. Bei guter Verträglichkeit kann die Infusionsrate bis zum Erreichen der empfohlenen maximalen Verabreichungsrate von 20 ml/h/Pumpe wöchentlich um 1 ml/h gesteigert werden. Um die Infusionsdauer zu verkürzen, kann mehr als eine Infusionspumpe verwendet werden. Pro Infusionsstelle sollten nicht mehr als 10-15 ml SKIG verabreicht werden. Größere Volumina müssen auf mehrere Infusionsstellen verteilt werden.

8.3.2.2. Indikationen

SKIG werden zur Substitutionstherapie bei Erwachsenen und Kindern mit primären Immunmangelkrankheiten, wie[1-5]

- angeborene Agammaglobulinämie und Hypogammaglobulinämie

- allgemeine, variable Immunmangelkrankheiten (CVID)

- schwere, kombinierte Immunmangelkrankheiten

- IgG-Subklassen-Mangel mit rezidivierenden Infektionen

sowie bei sekundären Immunmangelzuständen wie [6]:

- multiples Myelom

- chronische lymphatische Leukämie mit sekundären Hypogammaglobulinämien und rezidivierenden Infekten

eingesetzt. Diese Indikationen sind mit denjenigen der IVIG-Therapie identisch (☞ Kap. 8.2.4.2.)

Die häusliche sc. Infusion von Ig kommt insbesondere für Kinder als Alternative zur IVIG-Therapie in Betracht [5]. Auch bei schlechter Verträglichkeit von IVIG ist die sc. Applikation möglich.

8.3.2.3. Nicht-Indikationen

Es liegen keine kontrollierten Studien zur Anwendung in der Schwangerschaft oder bei stillenden Müttern vor. Nicht-Indikationen bestehen nach allogener und autologer Stammzelltransplantation, Autoimmunerkrankungen und einzelnen Erkrankungen unklarer Ätiologie. Für einige dieser Erkrankungen gibt es gesicherte Indikationen (Evidenzgrad 1 und 2) für den Einsatz von IVIG (☞ Kap. 8.2.4.2.).

8.3.2.4. Dosierungen

Die Dosierung und Intervalle der Applikation der SKIG richten sich nach der Indikation. Die Dosierungen sollten in Abhängigkeit vom pharmakokinetischen und klinischen Ansprechen auf die Therapie individuell angepasst werden. Das Dosierungsschema sollte gleichmäßige IgG-Spiegel erreichen. Als sogenannte loading dose kann eine Initialdosis von 0,2-0,5 g/kg KG erforderlich sein. Nach Erreichen der Gleichgewichtskonzentration werden Erhaltungsdosen verabreicht, um eine Gesamtmonatsdosis von 0,4-0,8 g/kg KG zu erreichen. Die Serumkonzentration des IgG bleibt unter einer subkutanen Therapie länger konstant [7].

Die Infusionsstelle sollte gewechselt werden, wenn 10-15 ml s.c. infundiert wurden. Der Einsatz von mehreren Pumpen verkürzt die Infusionsdauer.

8.3.3. Kontraindikationen

Die iv. Applikation der SKIG stellt eine absolute Kontraindikation dar. Es muss auf Grund der Herstellungsverfahren mit einem relativ hohen Anteil an polymeren IgG-Aggregaten gerechnet werden, die bei iv.-Gabe zur Komplementaktivierung führen und eine schwere Unverträglichkeitsreaktion bis hin zum anaphylaktischen Schock auslösen können. Die Überempfindlichkeit gegen eines der Inhaltsstoffe der sc. Ig-Lösung stellt ebenfalls eine absolute Kontraindikation dar. Bei ausgeprägter Thrombozytopenie (unter 30.000/μl) verbietet sich die sc. Applikation wegen der Gefahr großer Hämatome.

8.3.4. Unerwünschte Wirkungen

Unerwünschte Reaktionen können bei Patienten auftreten, die erstmalig normales Ig erhalten oder wenn das Präparat gewechselt wurde oder die Therapie für mehr als 8 Wochen unterbrochen wurde. Es können Schüttelfrost, Kopfschmerzen, Fieber, Übelkeit, allergische Reaktionen an der Haut, Erbrechen, Benommenheit, Herzrasen, Gelenkschmerzen, niedriger Blutdruck und leichte Rückenschmerzen auftreten. Selten können Überempfindlichkeitsreaktionen mit plötzlichem Blutdruckabfall oder anaphylaktische Reaktionen mit Atemnot durch Bronchospasmus, Engegefühl in der Brust, flüchtige Gesichts- und Hautrötungen, Hitzegefühl und Nesselsucht bis hin zum anaphylaktischen Schock auftreten.

Echte Überempfindlichkeitsreaktionen können bei Patienten mit IgA-Mangel und anti-IgA Antikörpern auftreten. Bei diesen Patienten sollte die Behandlung mit äußerster Vorsicht erfolgen. In Einzelfällen kann die anti-IgA Aktivität unter einer Therapie mit Ig auch verloren gehen [8].

Lokalreaktionen an der Applikationsstelle äußern sich in: Schwellung, Berührungsempfindlichkeit, Rötung, Verhärtung, lokale Erwärmung, lokaler Schmerz, Juckreiz, Hämatome und Hautausschlag.

Trotz der Inaktivierung und Eliminationsverfahren von Viren kann die Übertragung von infektiösen Agenzien nicht vollständig ausgeschlossen werden. Dies gilt auch für unbekannte oder neue Viren oder Pathogene.

Die Gabe von Ig kann für 6 Wochen bis zu 3 Monaten die Wirkung von Impfungen mit abgeschwächten Virus-Lebend-Impfstoffen (z.B. gegen Masern, Röteln, Mumps und Varizellen) beeinträchtigen. Nach Verabreichung von Ig sollte ein Abstand von 3 Monaten vor der Impfung mit Virus-Lebend-Impfstoff eingehalten werden. Zu Impfungen mit oral anzuwendenden Lebend-Impfstoffen (Poliomyelitis, Typhus) oder Impfstoffen aus inaktivierten Erregern (z.B. gegen Hepatitis A, Influenza, FSME, Tollwut, Pertussis, HIB) oder Toxoiden (z.B. gegen Diphtherie, Tetanus) ist kein zeitlicher Abstand notwendig.

Bei passiver Übertragung von Immunglobulinen kann es zu positiven serologischen Testergebnissen (z.B. Coombstest) und zu einem vorübergehenden Anstieg passiv übertragener Antikörper kommen (passive Immunisierung).

Literatur

Allgemeine Literatur, Übersichten

Berger M, Cupps TR, Fauci AS. Immunoglobulin replacement therapy by slow subcutaneous infusion. Ann Intern Med 1980;93:55-6.

Bruton O. Agammaglobulinemia. Pediatrics 1952; 9: 722-8.

Gardulf A, Andersen V, Björkander J et al. Subcutaneous immunoglobulin replacement in patients with primary antibody deficiencies: safety and costs. Lancet 1995;345: 365-9.

Gardulf A, Björvell H, Andersen V et al. Lifelong treatment with gammaglobulin for primary antibody deficiencies: the patients experiences of subcutaneous self-infusions and home therapy. J Adv Nurs 1995;21:917-27.

Gardulf A, Hammarström L, Smith CIE. Home treatment of haypogammaglobulinaemia with subcutaneous gammaglobulin by rapid infusion. Lancet 1991;338:162-6.

Gardulf A, Hammarström L. Subcutaneous administration of immunoglobulins. What are the advantages? Clin Immunother 1996;6:108-16.

Gustafson R, Hammarström L. Subcutaneous immunoglobulin replacement therapy. Ellipse 2002;18:37-40.

Hansen S, Gustafson R, Smith CIE et al. Express subcutaneous IgG infusions: decreased time of delivery with maintained safety. Clin Immunol 2002;104:237-41.

Heiken H, Schmidt RE. Indikationen für den Einsatz von Immunglobulinen. Dtsch Med Wochenschr 2003;128:1665-9.

Stiehm ER, Casillas AM, Finkelstein JZ et al. Slow subcutaneous human intravenous immunoglobulin in the treatment of antibody immunodeficiency: use of an old method with a new product. J Allergy Clin Immunol 1998; 101:848-9.

Spezielle Literatur (Zitate)

1. Chapel HM, Spickett GP, Ericson D et al. The comparison of the safety of intravenous versus subcutaneous immunoglobulin therapy. J Clin Immunol 2000;20:94-100.

2. Gaspar J, Gerritsen B, Jones A. Immunoglobulin replacement treatment by rapid subcutaneous infusion. Arch Dis Child 1998;79:48-51.

3. Gardulf A, Andersson E, Lindquist M et al. Rapid subcutaneous IgG replacement therapy at home for pregnant immunodeficient women. J Clin Immunol 2001;21:150-4.

4. Gardulf A, Andersen V, Björkander J et al. Subcutaneous immunoglobulin replacement in patients with primary antibody deficiencies: safety and costs. Lancet 1995;345:365-9.

5. Abrahamson TG, Sandersen H, Bustnes A. Home therapy with subcutaneous immunoglobulin infusions in children wit congenital immunodeficiencies. Pediatrics 1996;98:1127-31.

6. Hammarström L, Samuelsson J, Grimfors G. Subcutaneous gammaglobulin for patients with secondary hypogammaglobulinaemia. Lancet 1995;345:382-3.

7. Waniewski J, Gardulf A, Hammarström L. Bioavailability of γ-globulin after subcutaneous infusions in patients with common variable immunodeficiency. J Clin Immunol 1994;14:90-7.

8. Sundin U, Nava S, Hammarström L. Induction of unresponsiveness against IgA in IgA-deficient patients on subcutaneous immunoglobulin infusion therapy. Clin Exp Immunol 1998;112:341-6.

8.4. Polyvalente Intramuskuläre Gammoglobuline (IMIG)

8.4.1. Präparate und Pharmazeutisches Profil

Die ersten Ig-Konzentrate, die zur Substitution und Immunmodulation zur Verfügungen standen, waren die Gammaglobuline zur intramuskulären Injektion (IMIG). Die IMIG werden durch Kälte-Ethanol-Fraktionierung aus menschlichen Plasma- oder Serumpools gewonnen (Präzipitat II + III). Sie eignen sich jedoch nur zur intramuskulären Injektion. Bei iv.-Gabe kommt es durch einen relativ hohen Anteil an polymeren IgG-Aggregaten zur Komplementaktivierung mit Unverträglichkeitsreaktionen. Sie enthalten nach Deutschem Arzneibuch (DAB) eine Proteinkonzentration von 100-180 (meist 160) g/l mit einem Mindestanteil von 90 % Ig. Die IMIG müssen mindestens zwei Antikörper, einen antiviralen und einen antibakteriellen, mit einer um den Faktor 10 gegenüber dem Ausgangsmaterial erhöhten Konzentration enthalten. Der Einsatz der Präparate ist durch das begrenzte intramuskulär injizierbare Volumen, die geringe Bioverfügbarkeit und die lokalen Beschwerden an der Injektionsstelle begrenzt. Seit der Entwicklung der IVIG-Präparate und der speziellen Ig (Hyperimmunglobuline; ☞ Kap. 6.5.) ist die Bedeutung der polyvalenten IMIG in den Hintergrund getreten.

In der aktuellen Roten Liste werden 3 polyvalente IMIG von 3 Herstellern gelistet. Diese Produkte sind zur intramuskulären oder sc. Applikation zugelassen (☞ Kap. 8.3.):

- Beriglobin® (ZLB Behring): 1 ml enthält 160 mg menschliches Protein (93,7 % IgG, davon 62 % IgG1, 26,4 % IgG2, 5,3 % IgG3 und 6,2 % IgG4). IgA ist zu 1,5 % und IgM zu 4,7 % enthalten. Das Präparat wird aus gepoolten Plasmen von 10.000-15.000 Spendern hergestellt. Daraus resultiert ein breites Spektrum an Antikörpern gegen viele in Europa und Nordamerika verbreitete Antigene. Beriglobin ist das älteste Präparat und seit über 40 Jahren im klinischen Einsatz. Es kam ursprünglich nur zur intramuskulären Injektion zur Anwendung und enthält eine breite Palette von viralen Antikörpern, u.a. mindestens

100 IE/ml Antikörper gegen Hepatitis A (☞ Kap. 8.4.1.).

- Subcuvia® (Baxter): 1 ml Lösung enthält 160 mg humanes Protein mit einem IgG-Gehalt von mindestens 90 % (Subklassenverteilung: IgG1 45-75 %, IgG2 20-45 %, IgG3 3-10 %, IgG4 2-8 %). Der IgA-Gehalt beträgt maximal 4,8 mg/ml. Subcuvia wird aus einem Plasmapool von mindestens 1000 Spendern hergestellt.

- Gammanorm® (Octapharma): 1 ml enthält 165 mg menschliches Protein mit einem IgG-Anteil von ≥ 95 % (Subklassenverteilung: IgG1 59 %, IgG2 36 %, IgG3 4,9 %, IgG4 0,5 %). Der IgA-Gehalt beträgt maximal 0,05 %; Monomer- und Dimer-Anteile 99,5 %. Gammanorm wird aus mindestens 2000 Plasmen schwedischer Spender hergestellt.

8.4.2. Praktische Durchführung der Substitutionstherapie

8.4.2.1. Allgemeine Gesichtspunkte

Die Injektionslösung wird auf Körpertemperatur aufgewärmt. Tiefe und langsame intramuskuläre Injektion unter sterilen Kautelen.

Dosisabhängig kann es zu Wechselwirkungen mit Lebendimpfstoffen (Masern, Mumps, Röteln und HAV) bis zu 3 Monate nach Anwendung der IMIG kommen.

8.4.2.2. Indikationen

IMIG werden nur noch vereinzelt als Ersatz für spezifische Ig eingesetzt. Die unterstützende Gabe bei primären und sekundären Antikörpermangel- syndromen mit IMIG wurde inzwischen vollstän- dig von den IVIG- und den SKIG-Präparaten übernommen (☞ Kap. 8.2. und 8.3.).

Die 3 Präparate spielen durch ihre sc. Applika- tionsmöglichkeit eine Doppelrolle. Gammanorm und Subcuvia wurden primär für die sc.-Applika- tion entwickelt, können aber auch intramuskulär injiziert werden.

Die intramuskuläre Applikation spielt bei Gamm- anorm und Subcuvia praktisch keine Rolle. Ledig- lich für Beriglobin ergeben sich noch Indikationen [1-5].

Indikationen für IMIG:

- Hepatitis A-Prophylaxe innerhalb von 2 Wo- chen nach Exposition
- Kurzzeitprophylaxe für Reisende, die weniger als 2 Wochen vor einer möglichen Exposition stehen, vorzugsweise in Kombination mit einem Hepatitis-A- und -B-Impfstoff
- Therapie der radiogenen Mukositis [6]

8.4.2.3. Nicht-Indikationen

Die intramuskuläre Gabe zur Substitution bei pri- mären und sekundären Antikörpermangelsyndro- men stellt keine Indikation mehr dar. Hier sollte man bei gesicherter Indikation auf die iv. oder sc.- Applikation zurückgreifen (☞ Kap. 8.2. und 8.3.). Auf Grund der niedrigen spezifischen Antikörper- titer der polyvalenten IMIG ist ein Einsatz außer- halb der genannten Indikationen nicht gerechtfer- tigt.

Die Therapie der radiogenen Mukositis kann heu- te mit effektiveren Mitteln erfolgen und stellt so- mit keine eindeutige Indikation dar.

Die Masern-Prophylaxe stellt heute keine Indika- tion mehr dar.

Gewicht	0,4 g/kg KG/Monat	wöchentlich	in ml	Infusionsdauer mit	
				1 Pumpe	2 Pumpen
16 kg	6,4 g IgG	1,6 g	10	60 min (initial)	30 min
				30 min (max.)	15 min
32 kg	12,8 g IgG	3,2 g	20	60 min	30 min
50 kg	20 g IgG	5,0 g	31	90 min	45 min
60 kg	24 g IgG	6,0 g	37	110 min	55 min
80 kg	32 g IgG	8,0 g	50	150 min	75 min

Tab. 8.11: Praktische Anwendung und Infusionsgeschwindigkeit bei einer Proteinkonzentration von 160 mg/ml.

8.4.2.4. Dosierung

Die Bedeutung von IMIG in der **Prophylaxe der Hepatitis A** hat seit Einführung einer aktiven Immunisierung stark abgenommen.

Die Dosisempfehlung bei Kontakt mit akut an Hepatitis A Erkrankten in Haushalt und Beruf oder Aufenthalt in Endemiegebieten von weniger als 3 Monaten lautet 0,02 ml/kg KG. Bei längeren Aufenthalten 0,06 ml/kg KG. Bei anhaltender Exposition Wiederholung der IMIG-Gabe nach 4-6 Monaten. Beriglobin kann zeitgleich mit einem Hepatitis-A-Impfstoff verabreicht werden.

Vorzugsweise werden die IMIG intraglutäal verabreicht. Größere Gesamtdosen müssen auf verschiedene Körperstellen aufgeteilt werden. Das gilt für Dosen von mehr als 2 ml bei Kindern bis zu 20 kg KG und von mehr als 5 ml bei Erwachsenen.

8.4.3. Kontraindikationen

Die intravenöse Injektion der IMIG stellt eine absolute Kontraindikation dar. Es muss auf Grund der Herstellungsverfahren mit einem relativ hohen Anteil an polymeren IgG-Aggregaten gerechnet werden, die bei iv.-Gabe zur Komplementaktivierung führen und eine schwere Unverträglichkeitsreaktion bis hin zum anaphylaktischen Schock auslösen können. Eine weitere Gegenanzeige stellt die Überempfindlichkeit gegen homologe Ig-Präparate dar (☞ Kap. 8.3.4.).

8.4.4. Unerwünschte Wirkungen

Die IMIG gelten in Bezug auf eine Übertragung von HIV, HCV und HBV als äußerst sicher [7]. Sachgemäß hergestellte Präparate haben bislang keine Infektionen mit transfusionsmedizinisch relevanten Viren hervorgerufen. Die übrigen potenziellen Nebenwirkungen wurden bereits bei den IVIG und SKIG abgehandelt (☞ Kap. 8.2. und 8.3.). Prinzipiell können passagere Temperaturerhöhungen und selten Überempfindlichkeitsreaktionen bis hin zum anaphylaktischen Schock auftreten.

Literatur

Allgemeine Literatur, Übersichten

Ardajah H. Immunglobulin in Therapie und Prophylaxe. Verlag Deutsches Grünes Kreuz, Marburg, 1992.

Buckley RH, Schiff RI. The use of intravenous immune globulin in immunodeficiency disease. N Engl J Med 1991;325:110-7.

Commission of the European Communities: Medicinal products derived from human blood or plasma, summaries of product characteristics. Committee for the proprietary medicinal products, Brüssel, 1992.

Deicher H, Peter HH. Humane Immunglobuline. In: Leitlinien zur Therapie mit Blutkomponenten und Plasmaderivaten. Vorstand und Wissenschaftlicher Beirat der Bundesärztekammer (Hrsg). Köln: Deutscher Ärzte-Verlag, 2003;215-40.

Eibl MM, Wolf HM. Prevention and treatment of viral infection. In: Intravenous immunoglobulins in clinical practice. Lee ML, Strand V. (eds) New York, Basel: Marcel Dekker Inc., 1997;243-56.

Klinischer Einsatz von intravenösen Immunglobulinen. Wahn V (ed). 2. Auflage, Bremen, London, Boston: Uni-Med Verlag AG, 2003.

Kommission der Europäischen Gemeinschaft (Hrsg.) Core summary of product characteristics for subcutaneous and intramuscular use. London, 2001.

WHO (Hrsg.) Reisen und Gesundheit 2000 Impfbestimmungen und Gesundheitsratschläge. Marburg 1998. www.who.int/ith/nglish/viral.htm

Spezielle Literatur

1. American Academy of Pediatrics. Passive immunization. In: Peter G. (ed) Red Book Report of the Committee on Infectious Disease. 23rd ed. Elk Grove Village, IL: American Academy of Pediatrics, 1994:40-3.

2. Center of Disease Control and Prevention: Prevention of hepatitis A through active or passive immunization. (ACIP-Recommendations); Atlanta, 1996.

3. American Academy of Pediatrics. Hepatitis A. In: Peter G. (ed) Red Book Report of the Committee on Infectious Disease. 23rd ed. Elk Grove Village, IL: American Academy of Pediatrics, 1994:221-4.

4. Fujiyama S, Iino S, Odoh K et al. Time course of hepatitis A antibody titer after active and passive immunization. Hepatology 1992;15:983-8.

5. Lerman Y, Shohat T, Ashkenazi S et al. Efficacy of different doses of immune serum globulin in the prevention of hepatitis: a three year prospective study. Clin Infect Dis 1993;17:411-4.

6. Schedler MG et al. Die Behandlung der strahleninduzierten Mukositis bei Kopf-, Halstumoren mit intramuskulär verabreichten polyvalenten Immunglobulinen. Tumordiag u Ther 1994;5:184-91.

7. Forster PR, McIntosh RV, Welch AG. Transmission of hepatitis B by immune serum globulin. Lancet 1979;II:1293.

8.5. Spezielle Immunglobuline (SIG; Hyperimmunglobuline)

8.5.1. Präparate, Pharmazeutisches Profil, Qualitätsmerkmale und Pharmakologische Eigenschaften

SIG sind Ig-Präparationen, die aus Plasma von selektierten Spendern mit hohen Antikörpertitern gegen spezifische Antigene oder durch Spenderimmunisierung gewonnen werden. Sie enthalten hohe Titer gegen bestimmte Antigene, z.B. Viren und werden wie die SKIG und IMIG (☞ Kap. 8.3. und 8.4.) aus großen Plasmapools mittels Kälte-Ethanol-Fraktionierung gewonnen (Präzipitat II + III). Die Herstellung der SIG findet nach den Vorschriften der Europäischen Pharmakopoe statt. Die Präparate sind spezifisch gegen Zytomegalie (CMV) oder Varizella Zoster (HZV), Hepatitis B (HBV), Rabies, Röteln, Tetanus, Frühjahr-Sommer-Meningoenzephalitis (FSME) oder Anti-D (Rh₀) gerichtet. Sie werden entweder iv. oder intramuskulär appliziert (Tab. 8.12; Tab. 8.14). Nach intramuskulärer Gabe sind zirkulierende Antikörper nach etwa 20 min nachweisbar. Die höchsten Antikörpertiter werden nach 2-3 Tagen erreicht.

Die Präparate haben mindestens einen 10-fach höheren Titer der gewünschten Spezifität als polyvalente Ig. Zusätzlich enthalten sie polyspezifische Ig. Die gewünschten Antikörpertiter unterliegen von Präparat zu Präparat und von Charge zu Charge Schwankungen. Die Variabilität der funktionellen und protektiven Antikörpertiter hängt mit der fehlenden Standardisierung von funktionellen und biologischen Testsystemen zusammen. Die Indikationen der SIG liegen in der Prophylaxe und passiven Immunisierung der oben genannten Viruserkrankungen sowie der Verhinderung einer Rhesus-Erythroblastose oder einer Bildung von anti-D-Antikörpern nach Fehltransfusion.

Für SIG sind in den EU-Leitlinien Mindestanforderungen festgelegt (Tab. 8.12).

Zusammensetzung von SIG		
Spezifität	Präparate	Mindestgehalt
		spezifischer Antikörper (IE/ml)*
Anti-D	IMIG	1000 (= 200 µg)
	IVIG	500 (= 100 µg)
CMV	IVIG	50-100 E
FSME	IMIG	1:640 im HHT
HAV	IMIG	200
HBV	IMIG	200
	IVIG	50
Rabies	IMIG	150
Rubella	IMIG	4500
Tetanus	IMIG	250
VZV	IMIG	100
	IVIG	25

Tab. 8.12: Mindestanforderungen an spezifische Immunglobuline nach EU-Leitlinien. CMV = Zytomegalievirus; FSME = Frühjahr-Sommer-Meningoenzephalitis; HAV = Hepatitis A-Virus; HBV = Hepatitis B-Virus; VZV = Varizella-Zoster-Virus; HHT = Hämagglutinationshemmtest; *WHO-Standard; bei lyophilisierten Präparaten nach Lösung gemäß Vorschrift.

In der aktuellen Roten Liste werden 16 SIG von 5 verschiedenen Herstellern gelistet. Fünf Präparate sind zur intravenösen Anwendung (CMV, HBV, VZV), ein Präparat kann sowohl iv. als auch intramuskulär appliziert werden (anti-D: Rhophylac®), die übrigen sind zur alleinigen intramuskulären Applikation vorgesehen (Tab. 8.14).

8.5.2. Indikationen

8.5.2.1. Allgemeine Gesichtspunkte

☞ Kap. 8.4.2.1. Die gleichzeitige Gabe von spezifischen Immunglobulinen und attenuierten Lebendvakzinen (Masern, Röteln, Mumps, Varizellen) kann zu einer Störung der aktiven Antikörperbildung führen.

8.5.2.2. Gesicherte Indikationen

Die Indikationen für den Einsatz von SIG sind in Tab. 8.13 zusammen mit der Dosierungsempfehlung und der gegenwärtigen Beurteilung der Indikation angegeben [1-6].

Die prophylaktische Anwendung hoher Dosen **iv. Hepatitis B-Hyperimmunglobulin** scheint bei Le-

Spezifität	Zielgruppe/Indikationen	Präparat	Dosierung	Besonderheiten
Anti-D	Rhesus (D)-negative Frauen während der Schwangerschaft mit einem Rh (D)-positiven Kind, nach Entbindung	Anti-D IMIG/ IVIG	300 µg in der 28.-30. SSW; 200-300 µg post partum, innerhalb 72 h nach Geburt eines D-positiven Kindes	vorgeschriebene Prophylaxe
	bei Aborten, nach Interruptio nach Extrauteringravidität, nach Amniocentese, nach Chorionzottenbiopsie, bei Blutung in der SS, nach Ausräumung einer Blasenmole, Plazenta praevia		300 µg mind. 200 µg	vorgeschriebene Prophylaxe
	D-positive Thrombozytentransfusion bei D-negativen Frauen	Anti-D IVIG	mind. 200 µg	bei Frauen im gebärfähigen Alter zu erwägen
	Fehltransfusion	Anti-D IVIG	20 µg/ml transfundiertes EK	
	Prophylaxe der Immunisierung gegen D bei D-negativen Empfängern von D-positiven EK	Anti-D IMIG	25 µg/ml transfundierte Erytherozyten als fraktionierte Gabe über mehrere Tage	Einzelfälle, wenn Anti-D-Bildung verhindert werden muss
CMV	immunkompromittierte Patienten/Transplantat-Empfänger	CMV IVIG	100-200 IE/kg Körpergewicht	nicht besser als antivirale Therapie
FSME	postexpositionelle Sofortprophylaxe in Endemiegebieten	FSME IMIG	0,2 ml/kg i.m.	Prophylaxe innerhalb von 4 Tagen nach Zeckenbiss in Endemiegebieten
HAV	Kontakt mit akut Erkrankten, besonders Neugeborene von Müttern mit Hepatitis A Wiederholung nach 4-5 Mo. notwendig	Anti-HAV IMIG	2 ml (400 IE) i.m.	bis zu mehreren Wochen nach Exposition sinnvoll
HBV	1. Perkutane o. mukosale Exposition bei nicht Geimpften und Non-Respondern ggf. Dauerprophylaxe bei Dauerexposition	Anti-HBs IMIG	12-20 IE/kg Körpergewicht pro Injektion Dauerprophylaxe: 12 IE/kg alle 3 Monate	empfohlene Prophylaxe innerhalb von 48 h nach Exposition; Simultanimpfung empfohlen
	2. bei Geimpften mit < 10 mIU/ml anti-HBs			
	3. bei Geimpften, wenn keine Testung möglich ist, bei bekannt HBV-positivem Inokulum			
	4. Neugeborene HBsAg-positiver Mütter		einmalig 200 IE; Wiederholung nach 3 und 6 Monaten, wenn keine Simultanimpfung erfolgt	
	5. Lebertransplantation bei HBV-positivem Empfänger	Anti-HBs IVIG	sehr hohe Dosen erforderlich	

Rabiesvirus	nach Kontakt mit tollwütigen oder tollwutverdächtigen Tieren (Biss, Kratzen, sonst. Verletzungen); Kontakt von Schleimhäuten mit deren Speichel	Anti-R IMIG	20 IE/kg	nur in Kombination mit aktiver Impfung, bei fehlender ausreichender Immunisierung in den letzten 5 Jahren; die Hälfte des IMIG lokal infiltrieren, Simultanimpfung
Rubellavirus	nur nach Exposition während Früh-SS (1. Trimenenon), bei Röteln-AK negativen Frauen	Anti-Röteln IMIG	1500 IE/kg, mindestens 67500 IE (15 ml)	empfohlene Prophylaxe, innerhalb von 5 Tagen nach Exposition (z. Zt. in Deutschland kein Präparat zugelassen)
Tetanus	nicht aktiv Immunisierte oder letzte Auffrischung vor > 10 Jahren	Anti-T IMIG	250 - 500 IE i.m.	Simultanimpfung
	keine Indikation: kleine saubere Verletzung			nur aktive Immunisierung
	2. große o. tetanusverdächtige Verletzung		250 - 500 IE i.m.	Simultanimpfung
	3. Tetanusverdächtige o. stark verschmutzte Verletzung o. Verbrennung		500 IE i.m.	Simultanimpfung
	4. manifeste Tetanuserkrankung		1. Tag 5000 -10.000 IE, ggf.Wiederholung mit 3.000 -6.000 IE/Tag nach klinischem Bild	keine gesicherte Indikation
VZV	nach Exposition: 1. Schwangere ohne VZV-Ak Titer, insbesondere in der 13. bis 20. SSW	Anti-VZ IVIG	25 IE/kg Körpergewicht	empfohlene Prophylaxe innerhalb von 3 Tagen nach Exposition
	2. Neugeborene bei Kontakt mit akut Erkrankten oder bei Erkrankung der Mutter zwischen 5 Tage vor und 2 Tage nach der Geburt	Anti-VZ IMIG	20 IE/kg Körpergewicht	
	3. Therapie des Zoster	Anti-VZ IVIG	50 IE/kg Körpergewicht	nur noch untergeordnete Bedeutung, es stehen potente Virostatika zur Verfügung ggf. wiederholte Applikation
	4. Immunsupprimierte Kinder	Anti-VZ IVIG	25 IE/kg Körpergewicht	empfohlene Prophylaxe innerhalb von 3 Tagen nach Exposition

Tab. 8.13: Indikationen und Dosierungen von speziellen Immunglobulinen (SIG; Hyperimmunglobuline) für die Prophylaxe verschiedener Erkrankungen. CMV: Zytomegalie; FSME: Frühjahr-Sommer-Meningoenzephalitis; HBV: Hepatitis B; HAV: Hepatitis A; VZV: Varizella-Zoster; EK = Erythrozytenkonzentrat

Erkrankung	Wirkstoff	Dosis (IE/ml bzw. µg/ml)	Präparate/(Applikation)	Hersteller
Rhesuspro-phylaxe	Anti-D-Immun-globulin	1.000 I.E./ml (200 µg/ml) 150 µg/ml 1250 I.E./ml (250 µg/ml)	Rhesogam (i.m.) Rhophylac 300 (i.v./i.m.) Partobulin SDF (i.m.)	ZLB Behring ZLB Behring Baxter
Zytomega-lie-Virus-Infektion	Immun-globulin G	100 E./ml 50 E./ml 25 E./ml	Cytoglobin 5 % (i.v.) Cytotect Biotest (i.v.) Gammagard S/D (i.v.)	Bayer Biotest Baxter
FSME-Infektion	Immun-globulin G	1:640 HHT/ml*	FSME-Bulin Immuno (i.m.)	Baxter
Hepatitis B	Immun-globulin G	200 I.E./ml 50 I.E./ml 50 I.E./ml	Hepatitis-B-Immunglobulin Behring (i.m.) Hepatect (i.v.) Hepatect CP (i.v.)	ZLB Behring Biotest Biotest
Tollwut	Immun-globulin G	150 I.E./ml 150 I.E./ml	Berirab (i.m.) Tollwutglobulin Merieux P (i.m. /i.g.)**	ZLB Behring ZLB Behring Pasteur MSD
Tetanus	Immun-globulin G	250 I.E./ml 250 I.E./ml	Tetagam (i.m.) Tetanobulin Immuno (i.m.)	ZLB Behring Baxter
Varizella-Zoster-Infektion	Immun-globulin G	100 I.E./ml 25 I.E./ml	Varicellon (i.m.) Varitect CP (i.v.)	ZLB Behring Biotest

Tab. 8.14: Derzeit gelistete spezielle Immunglobuline (SIG); Zusammensetzung, standardisierte Dosis; Applikationsart. *HHT: Hämagglutinationshemmtest; ** i.g. = intraglutäal.

bertransplantation eines HBV-positiven Empfängers einen partiellen Schutz vor Reinfektion zu bilden [1,2].

Anti-D Ig wird für folgende Zwecke verwendet:

- Prävention des Morbus haemolyticus neonatorum (MHN)
- Vermeidung einer anti-D-Bildung nach D-inkompatibler Erythrozytentransfusion oder Thrombozytentransfusion mit erythrozytenhaltigen Thrombozytenkonzentraten
- Behandlung der idiopathischen thrombozytopenischen Purpura (ITP) bei Rh-positiven Kindern und Erwachsenen

Zur **Prävention des MHN** werden D-negativen Müttern in der 28. bis 30. Schwangerschaftswoche **300 µg Anti-D IMIG** appliziert. Weitere Anti-D IMIG-Gaben in einer Dosierung von 300 µg und innerhalb von 72 h nach dem Ereignis sind unter folgenden Bedingungen erforderlich:

- Geburt eines D-positiven Kindes
- nach Früh- und Fehlgeburten
- Unterbrechung einer extrauterinen Gravidität

- Schwangerschaftsabbruch
- Amniozentese
- Nabelschnurpunktionen
- Wendungsoperationen
- Chorionzottenpunktion
- andere Eingriffe mit dem Risiko des Einschwemmens von fetalen Erythrozyten in den mütterlichen Kreislauf

Bei Verdacht auf den Übertritt größerer Mengen fetaler Erythrozyten in den mütterlichen Kreislauf werden bei Nachweis von HbF-Zellen im Blut der Mutter zusätzliche Einzeldosen von 300 µg verabreicht.

Sind i.m.-Injektionen kontraindiziert, muss anti-D IVIG in gleicher Dosierung angewendet werden.

Wenn eine Bildung von anti-D nach **Transfusion von D-positiven Erythrozyten bei D-negativen Empfängern** verhindert werden soll, wird **anti-D IVIG** in einer Dosierung von **15 bis 20 µg pro ml Erythrozyten** verabreicht (1 Erythrozytenkonzentrat enthält 130 bis 210 ml Erythrozyten). Derzeit steht ein Anti-D IVIG zur Verfügung (Rhophylac®; ZLB Behring). Wenn anti-D IVIG nicht rechtzeitig verfügbar ist, muss **anti-D IMIG** in einer Dosierung von **25 µl pro ml Erythrozyten** gegeben werden. Die Injektion großer Mengen anti-D IMIG ist jedoch häufig sehr schmerzhaft. Da Thrombozytenkonzentrate Erythrozyten enthalten können, sollten D-negative Frauen im gebärfähigen Alter im Rahmen einer D-inkompatiblen Thrombozytentransfusion 250 bis 300 µg Anti-D IVIG erhalten.

Anti-D IVIG eignet sich zur Therapie der ITP bei D-positiven Kindern und Erwachsenen. Eine Überlegenheit dieser Behandlungsform gegenüber der Therapie mit IVIG vom IgG-Typ konnte jedoch bislang nicht nachgewiesen werden. Anti-D IVIG und IMIG sind knappe Präparate, die den anderen gesicherten Indikationen vorbehalten bleiben sollten.

8.5.2.3. Nicht gesicherte Indikationen

Die generelle Prophylaxe mit Hyperimmunglobulin gegen CMV bei immunkompromittierten Patienten gilt als nicht gesichert [3-5]. Zu dieser Gruppe zählen insbesondere Patienten nach Stammzellen- oder Organtransplantation sowie HIV-Patienten. Die CMV-Infektion ist bei diesen Patienten eine der häufigsten infektiösen Komplikationen (interstitielle Pneumonie), die mit einer hohen Morbidität und Letalität verbunden ist. Aufgrund der hohen Durchseuchungsrate der Bevölkerung, die je nach Region zwischen 50-90 % schwankt, kann die CMV-Infektion nach Transplantation als endogene Reinfektion oder als Primärinfektion auftreten.

Der Vorteil einer prophylaktischen Gabe von CMV-Hyperimmunglobulin bei der Risikokonstellation eines CMV-seronegativen Knochenmarkempfängers und CMV-positiver Stammzellen konnte im Rahmen einer randomisierten multizentrischen Studie nicht gesichert werden. Diese Tatsache und die Verfügbarkeit hochwirksamer Virostatika (Gancyclovir und Foscarnet) macht den Einsatz von CMV-Hyperimmunglobulin nicht nur in der Prophylaxe, sondern auch in der Therapie der CMV-Antigenämie, zur Einzelfallentscheidung.

Es bleibt kritisch anzumerken, dass es eine Vielzahl von kontrollierten Studien und Metaanalysen zum prophylaktischen Einsatz von CMV-Ig in der Organtransplantation (Niere, Herz-Lunge) gibt, die eine Wirksamkeit für CMV-Ig gegenüber unbehandelten Patienten belegen. Ein signifikanter Vorteil einer CMV-IVIG- gegenüber einer Gancyclovir-Prophylaxe konnte jedoch nicht belegt werden.

Bei einer kleinen Anzahl von Patienten nach Knochenmarkstammzelltransplantation wurde beobachtet, dass durch die Gabe von IVIG mit hohen anti-HBs-Titern eine passive Immunisierung erreicht werden konnte. Allerdings liegen zu dieser Indikation keine kontrollierten Studien vor [1].

Nachdem bei Kindern nach Gabe von FSME-Immunglobulin nach einem Zeckenstich in einigen Fällen schwerwiegende Krankheitsverläufe, in einem Fall mit Todesfolge aufgetreten sind, wurde die Empfehlung zur passiven Immunprophylaxe eingeschränkt. Die Empfehlung einer präexpositionellen und/oder postexpositionellen FSME-Ig-Gabe im Kindesalter wurde rückgängig gemacht [6].

Die passive Immunisierung mit Varizella-Zoster-Hyperimmunglobulin bei immunsupprimierten erwachsenen Patienten spielt heute gegenüber einer effektiven virostatischen Therapie nur noch eine untergeordnete Rolle.

8.5.3. Kontraindikationen

Auch bei den intramuskulär applizierbaren SIG gilt, wie bei den SKIG und IMIG, dass die iv. Gabe eine absolute Kontraindikation darstellt (☞ Kap. 8..3.3. und 8.4.3.). Eine Ausnahme stellt das anti-D-Präparat Rhophylac® dar, das bei inkompatiblen Transfusionen iv. gegeben werden sollte. Eine weitere Gegenanzeige stellt die Überempfindlichkeit gegen homologe Ig-Präparate dar.

8.5.4. Unerwünschte Wirkungen

☞ Kap. 8.3.4. und 8.4.4.

Literatur

Allgemeine Literatur, Übersichten

American Academy of Pediatrics. Passive immunization. In: Peter G, (ed). Red Book Report of the Committee on Infectious Diseases. 23rd ed. Elk Grove Village, IL: American Academy of Pediatrics 1994:40-3.

Blood transfusion in clinical medicine. Mollison PL, Engelfriet CP, Cotreras M, eds. Oxford: Blackwell, 1997; 151-85.

Commission of the European Communities: Medicinal products derived from human blood or plasma, core summaries of product characteristics. Committee for proprietary medicinal products, Brüssel, 1992.

Deicher H, Peter HH. Humane Immunglobuline. In: Leitlinien zur Therapie mit Blutkomponenten und Plasmaderivaten. Vorstand und Wissenschaftlicher Beirat der Bundesärztekammer (Hrsg). Köln: Deutscher Ärzte-Verlag, 2003;215-40.

Eibl ME, Wolf HM. Prevention and treatment of viral infection. In: Intravenous Immunoglobulins in Clinical Practice; Lee ML, Strand V (eds), New York: Marcel Dekker, 1997;243-56.

Klinischer Einsatz von intravenösen Immunglobulinen. Wahn V (ed). 2. Auflage, Bremen, London, Boston: Uni-Med Verlag AG, 2003.

Intravenous Immunoglobulins in Clinical Practice. Lee M, Strand V (eds). New York, Basel: Marcel Dekker Inc., 1997.

Mueller-Eckhardt C. Therapie mit Immunglobulinen. In: Transfusionsmedizin. Mueller-Eckhardt C, ed. Berlin: Springer 1996;411-26.

Richtlinien zur Blutgruppenbestimmung und Bluttransfusion (Hämotherapie). Wissenschaftlicher Beirat der Bundesärztekammer und Paul-Ehrlich-Institut. Köln: Deutscher Ärzte-Verlag, 2005.

Stiehm ER. Immune globulin therapy. In: Transfusion therapy: clinical principles and practice. Mintz PD, ed. Bethesda: AABB Press, 1999;267-97.

Spezielle Literatur

1. Daily J, Werner B, Soiffer R, et al. IGIV: a potential role for hepatitis B prophylaxis in bone marrow peritransplant period. Bone Marrow Transplant 1998; 21: 739-42.

2. Müller R, Gubernatis G, Farle M, et al. Liver transplantation in Hbs antigen (HBsAg) carriers Prevention of hepatitis B virus (HBV) recurrence by passive immunization. J Hepatol 1991;13:90-6.

3. Ruutu T, Ljungman P, Brinch L, et al. No prevention of cytomegalovirus by anti-cytomegalovirus hyperimmune globulin in seronegative bone marrow transplant recipients. The Nordic BMT Group. Bone Marrow Transplant 1997;19:233-6.

4. Stocchi R, Ward KN, Fanin R, et al. Management of human cytomegalovirus infection and disease after allogeneic bone marrow transplantation. Haematologica 1999;84:71-9.

5. Ljungman P, Cordonnier C, Einsele H, et al. Use of intravenous immune globulin in addition to antiviral therapy in the treatment of CMV gastrointestinal disease in allogeneic bone marrow transplant patients: a report from the European Group for Blood and Marrow Transplantation (EBMT). Infectious Diseases Working Party of the EBMT. Bone Marrow Transplant 1998;21:473-6.

6. Brodehl J. Postexpositionelle FSME-Immunglobulingabe im Kindesalter nicht mehr zu empfehlen. Stellungnahme der Kommission für Infektionskrankheiten und Impffragen der Akademie für Kinderheilkunde und Jugendmedizin in Zusammenarbeit mit der Deutschen Gesellschaft für pädiatrische Infektiologie. Monatsschr Kinderheilk 1997;145:416-7.

Substitution mit gerinnungsaktiven Hämotherapeutika bei erworbenen Hämostasestörungen

9. Substitution mit gerinnungsaktiven Hämotherapeutika bei erworbenen Hämostasestörungen

9.1. Bedrohliche oder drohende Blutungen bei Vitamin K-Mangel oder Vitamin K-Antagonismus

9.1.1. Definition, Ätiologie und Pathogenese

Ein Vitamin-K-Mangel entsteht durch alimentäre Unterversorgung, wie z.B. bei Anorexie, einseitigen diätetischen Maßnahmen oder im Rahmen eines Malassimilationssyndroms im Rahmen von obstruktiven Gallenwegserkrankungen. **Vitamin K1 (Phytomenadion)** gehört zur Gruppe der fettlöslichen Vitamine, ist pflanzlichen Ursprungs und wird mit der Nahrung aufgenommen. Vitamin K2 (Menachinon) ist eine Mischung entsprechender Homologen, die als Nahrungsbestandteil sowie als Folgeprodukt der bakteriellen Synthese im Darm vorkommen. Der tägliche Bedarf an Vitamin K1 liegt bei 0,5-1 µg/kg KG, die Konzentration im Serum bei 5 ng/ml. Vitamin K ist ein essenzieller Kofaktor für die γ-Carboxylierung von Glutamat-Gruppen der Gerinnungsfaktoren II, VII, IX und X sowie von Protein C (PC), Protein S (PS) und Protein Z (PZ). Die Vitamin-K-anhängigen Faktoren II, VII, IX und X werden auch als Prothrombinkomplexfaktoren bezeichnet. Die so entstehenden γ-Carboxyglutamate befähigen die entsprechenden Gerinnungsfaktoren zur Ca^{++}-Komplexbildung und somit zur Bindung an negativ geladene Membranphospholipide. Dies ist die Voraussetzung zur Bindung weiterer aktiver Gerinnungsfaktorenkomplexe, z.B. des Tenase-Komplexes (Faktoren VIIIa, IXa und X). Ein Vitamin-K-Mangel führt zur funktionellen Minderaktivität der Faktoren II, VII, IX und X und damit zu einer Koagulopathie mit latenter oder manifester Blutungsneigung. Bei vorbestehender Erniedrigung der Inhibitoren PC und/oder PS ist auch eine Tendenz zur Übergerinnbarkeit möglich. Differenzialdiagnostisch muss ein Mangel der hepatogen synthetisierten Prothrombinkomplexfaktoren bei Leberparenchymschaden abgegrenzt werden.

Als sog. orale Antikoagulanzien (OAK) zur antithrombotischen Prophylaxe und Therapie verwendete Kumarinderivate, wie z.B. **Phenprocoumon** oder **Warfarin**, sind kompetitive Antagonisten des natürlichen Vitamin K, die eine Minderaktivität der Prothrombinkomplexfaktoren wie bei Vitamin K-Mangel und damit eine antithrombotische Wirkung induzieren. Sie werden zur Primär- und Sekundärprophylaxe arterieller und venöser Thromboembolien eingesetzt. Als wichtigste Indikationen sind zu nennen: prothetischer Herzklappenersatz, Vorhofflimmern mit absoluter Arrhythmie, Rezidivprophylaxe von venösen Thrombosen und Lungenembolien. Durch individuelle Dosisanpassung wird unter kontrollierten Bedingungen ein gezielter therapeutischer Bereich angestrebt, der ein optimales Verhältnis zwischen antithrombotischer Wirksamkeit und Sicherheit gegenüber Blutungen gewährleistet [6]. Bereits bei therapeutischer Antikoagulation besteht eine mäßig erhöhte Blutungsbereitschaft, die mit verstärkten Blutungen bei Verletzungen oder invasiven Eingriffen einhergeht. Bei gesteigerter Gerinnungshemmung durch Überdosierung mit OAK besteht je nach Ausmaß und individueller Situation ein deutlich erhöhtes Risiko für mittlere bis schwere Blutungen. Patienten mit spezifischen genetischen Varianten von Cytochrom P 450-CYP2C9 weisen einen signifikant niedrigeren Bedarf an OAK auf und sind somit für ein erhöhtes Blutungsrisiko in Verbindung mit Überdosierungen prädestiniert [2].

9.1.2. Klinische Symptomatik

Blutungen infolge eines alimentären Vitamin-K-Mangels sind heutzutage bei Erwachsenen eine Rarität. Im Gegensatz dazu kommen Blutungen als Folge eines Vitamin-K-Mangels bei Neugeborenen und Säuglingen in einer Häufigkeit von über 1:30.000 vor. Zudem zeigt der sich allmählich entwickelnde Mangelzustand ein begrenztes Vitamin-K-Defizit mit milder Blutungsneigung. Klinisch bedeutsamer sind demgegenüber Blutungen infolge Therapie oder Intoxikation mit OAK [1, 2, 3].

Das Blutungsrisiko steigt mit der Behandlungsdauer und der Dosishöhe sowie in Abhängigkeit von Arzneimittelinteraktionen, insbesondere mit gerinnungsaktiven Pharmaka, wie z.B. Acetylsalizylsäure (ASS). Die Inzidenz für Blutungen insgesamt liegt bei über 15 Blutungen pro 100 Behandlungsjahre, einschließlich mehr als 2 schweren bis lebensbedrohlichen Blutungen pro 100 Behandlungsjahre [3]. Schwere Blutungen mit häufig letalem Ausgang betreffen intrakranielle Blutungen, akute gastrointestinale Blutungen oder andere transfusions- bzw. hospitalisierungspflichtige Hämorrhagien. Hämaturien und nasopharyngeale Blutungen sind die häufigsten Formen von leichten Blutungen unter OAK. Inzidenz und Schwere der Blutung sind abhängig von der Intensität der Antikoagulation und treten im fortgeschritten Lebensalter, bei niedrigem Gewicht und bei Frauen häufiger auf [6]. Eine INR (International Normalized Ratio) von über 4,0 ist mit einem Risiko von etwa 2 % zerebraler Blutungen pro Jahr assoziiert. Verstärkte sekundäre Blutungen treten bei Verletzungen oder invasiven Eingriffen auf.

9.1.3. Diagnose und Verlaufskontrolle

Der Vitamin K-Mangel oder die Behandlung mit OAK bedingt eine Aktivitätserniedrigung der Gerinnungsfaktoren II, VII, IX und X und damit eine Verlängerung der Thromboplastinzeit (engl.: prothrombin time) bzw. Erniedrigung des Quickwertes in % der Norm und entsprechend eine Erhöhung der INR. Der INR-Wert bezieht sich als Verhältniszahl der Thromboplastinzeiten von Antikoagulierten und Normalplasma auf einen Internationalen Standard und ist somit Reagenzunabhängig. Dieses Testsystem wird auch zur Verlaufskontrolle der Therapie mit OAK herangezogen, da es gut mit der Intensität der Antikoagulation korreliert. Eine unter OAK-Therapie oder bei Vitamin-K-Mangel ebenfalls auftretende Verlängerung der APTT ist für diesen Zweck nicht geeignet. Eine Abgrenzung zwischen essenziellem Vitamin-K-Mangel gegenüber der OAK-bedingten Thromboplastinzeitverlängerung ist durch toxikologischen Nachweis von Kumarinen oder durch Analyse von Vitamin K1 im Serum möglich.

9.1.4. Therapeutische Strategien

Der alimentäre **Vitamin-K-Mangel** kann durch Vitamin-K-reiche Kost (Gemüse) oder durch Substitution mit pharmazeutischen Vitamin-K1-Präparaten (Phytomenadion, Konakion®) kompensiert werden. Je nach Schwere des Mangelzustandes werden Dosierungen von 1-20 mg pro Tag vorzugsweise oral empfohlen. Bei Patienten mit Resorptionsstörungen oder schweren Vitamin-K-Mangelblutungen werden parenterale Applikationen z.B. durch langsame intravenöse Injektion (cave anaphylaktoide Reaktionen, möglicherweise infolge Emulgator-Zusatz) oder per infusionem empfohlen. Alternativ sind intramuskuläre (cave Stichkanalblutung) oder subkutane Applikationen möglich, letztere vorzugsweise bei Früh- oder Neugeborenen in einer Dosis von 0,5-1 mg zur Verhütung von Vitamin-K-Mangelblutungen. Die Restitution der Vitamin-K-abhängigen Gerinnungsfaktoren beginnt bei oraler Applikation 3-6 h nach Einnahme und vervollständigt sich nach spätestens 36-48 h. Vitamin-K-Überdosierungen können bei Neu- und Frühgeborenen zu Hyperbilirubinämie und Kernikterus führen, Hämolysen werden bei Glucose-6-Phosphat-Dehydrogenasemangel beobachtet.

Von vorrangiger klinischer Bedeutung ist die Behandlung von Blutungen oder Überdosierungen bei **OAK** sowie die Kompensierung des OAK-Effekts bei Operationen und invasiven Eingriffen. Im Falle einer einfachen Überdosierung ohne Blutung ist im Allgemeinen die Unterbrechung oder Dosisreduktion der OAK ausreichend. Abhängig von der Intensität der Überdosierung, wenn der INR-Wert 4,5 deutlich übersteigt, sollte die Gabe von 1-5 mg Phytomenadion oral in Erwägung gezogen werden. Bei leichten Blutungen, Verletzungen oder gering-invasiven Eingriffen wird neben dem vorübergehenden Absetzen der OAK und lokalen hämostyptischen Maßnahmen, die Gabe von 1-5 mg Phytomenadion parenteral empfohlen. Hiermit sollte ein INR von 1,5-2,0 angestrebt werden. Eine beginnende Erhöhung des Quickwertes ist nach 3-6 h zu erwarten. Bei schweren, insbesondere lebensbedrohlichen Blutungen sollte neben dem Absetzen der OAK und der Gabe von 10-20 mg Phytomenadion parenteral die Verabreichung von Prothrombinkomplexkonzentraten (PPSB) erfolgen, die eine sofortige Verbesserung bzw. Normalisierung der Gerinnungsfunktion herbeiführen (☞ Kap. 5.2.). Die simultane Gabe von Vitamin K ist notwendig, da OAK nach Abklingen des PPSB-Effekts weiter antikoagulatorisch wirken. Initial wird ein Quickwert von mindestens 50 % der Norm (INR < 1,3), bei zerebralen Blutungen, Schädel-Hirntrauma oder Polytrauma von 100 % der Norm (INR 1,0) angestrebt. Hierzu sind bei Erwachsenen mindestens 30 IE PPSB/ kg KG erforderlich. Im Allgemeinen führt die Gabe von 1 IE Prothrombinkomplex zu einem Anstieg der Gerinnungsfaktorenaktivitäten von 0,5-2 IE/dl bzw. % der Norm (mittlerer Anstieg: 1,5 IE/dl bzw. % der Norm). Die Kontrolle des Quickwertes bzw. der INR 30 min nach Gabe von PPSB und zu späteren Zeitpunkten ist notwendig, um über zusätzliche Substitutionen zu entscheiden. Schwere Blutungen, ausgedehnte Verletzungen oder größere chirurgische Eingriffe verlangen eine INR von < 1,3. Lebensbedrohliche Hämorrhagien wie intrakranielle, gastrointestinale oder pulmonale Blutungen erfordern eine sofortige und vollständige Normalisierung der INR. Gegebenenfalls ist in Abhängigkeit eines thromboembolischen Risikos in Verbindung mit der ursprünglichen OAK-Indikation über die gleichzeitige Gabe von ultra-low-dose Heparin oder niedermolekularem Heparin zu entscheiden, z.B. 2-5 IE/kg KG/h. Alternativ zu PPSB wird insbesondere im angloamerikanischen Raum GFP zur kurzfristigen Kompensation des OAK-Effektes verwendet. Diese Therapie ist aber weniger effektiv (☞ Kap. 5.2.). Auch rekombinanter FVIIa wurde erfolgreich zur Bekämpfung von Blutungen durch OAK eingesetzt [1].

Maßnahmen zur Prophylaxe und Therapie von Blutungen unter oralen Antikoagulanzien (OAK) oder bei schwerem Vitamin-K-Mangel	
Vor planbarem, nicht dringlichem Eingriff	OAK absetzen, warten, bis Ziel-Quickwert nach Tagen erreicht ist, z.B. 30 % (INR 1,5) bei Zahnextraktionen, 50 % (INR 1,3) bei Abdominalchirurgie, 100 % (INR 1,0) bei ZNS-Eingriffen
Vor dringlicherem Eingriff innerhalb 24 h	20 mg Phytomenadion oral oder 10 mg sc. oder in 50-100 ml Kochsalzlösung über 30 min iv., ggf. Wiederholungen der Dosis; bei normaler Leberfunktion steigt Quickwert nach 3-6 h signifikant an
Im Notfall, vor Op, bei Traumata oder bei bedrohlichen Blutungen	Ziel-Quickwert 50 % (INR < 1,3) oder 100 % (INR 1,0) bei Schädel-Hirntrauma, Polytrauma, zerebralen Blutungen: Einheiten PPSB = gewünschter Quickwert-Anstieg (%) x kg KG x 2/3; z.B. Quickwert-Anstieg um 50 %, Patient 80 kg ➔ 50 x 80 x 2/3 ≈ 2.500-3.000 IE PPSB Simultan zu PPSB 20 mg Phytomenadion parenteral
Schwere, lebensbedrohende Blutung, Einnahme von OAK sicher	Blut abnehmen, aber Quickwert nicht abwarten, 500 IE PPSB in 5 min, danach 25-30 IE/min, bis Quickwert vorliegt, INR-Zielwerte ☞ oben

Tab. 9.1: Vorgehensweise zur Verhütung und Therapie von Blutungen unter Einnahme von oralen Antikoagulanzien (OAK) oder bei schwerem Vitamin-K-Mangel; PPSB = Prothrombinkomplexkonzentrat.

Literatur

1. Heuer L; Blumenberg D. Rekombinanter Faktor VIIa (NovoSeven). Ein Überblick über aktuelle und mögliche zukünftige Indikationen. Anaesthesist 2002;51:388-99.

2. Hummers-Pradier E, Hess S, Adham IM et al. Determination of bleeding risk using genetic markers in patients taking phenprocoumon. Eur J Clin Pharmacol 2003;59:213-19.

3. Launbjerg J, Egeblad H, Heaf J et al. Bleeding complications to anticoagulant therapy: multivariate analysis of

1010 treatment years in 551 outpatients. J Intern Med 1991;229:351-5.

4. Makris M, Greaves M, Phillips WS et al. Emergency oral anticoagulant reversal: The relative efficacy of fresh frozen plasma and clotting factor concentrate on correction of the coagulopathy. Thromb Haemost 1997; 77: 477-80.

5. Pindur G, Moersdorf S, Schenk JF et al. The overdosed patient and bleedings with oral anticoagulation. Sem Thromb Hemost 1999;25:85-8.

6. Poller L, Samama M. Laboratory monitoring of oral anticoagulant therapy. Clin Lab Med 1994;14:813-23.

7. Vorstand und Wissenschaftlicher Beirat der Bundesärztekammer (Hrsg.). Leitlinien zur Therapie mit Blutkomponenten und Plasmaderivaten. Köln: Deutscher Ärzte-Verlag 2003.

8. White RH, McKittrick T, Takakuwa J et al. Management and prognosis of life-threatening bleeding during warfarin therapy. National Consortium of Anticoagulation. Clin Arch Intern Med 1996;156:1197-1201.

9.2. Verlustkoagulopathie und Verdünnungskoagulopathie: Massivtransfusion (MT)

9.2.1. Definition, Ätiologie und Pathogenese

Die Massivtransfusion (MT) ist gekennzeichnet durch einen hohen Blutverlust innerhalb kurzer Zeit. Die verschiedenen Definitionen zeigen, dass Kinetik und Ausmaß des Blutverlustes sehr unterschiedliche Verläufe nehmen können [1-3]:

- Notwendigkeit, das zirkulierende Blutvolumen von 5 bis 6 Litern zu ersetzen, entsprechend 12 bis 14 Erythrozytenkonzentraten (EK)

- Ersatz von 50 % des Blutvolumens innerhalb 3 Stunden

- die Transfusion von > 20 EK innerhalb 72 Stunden

- der Bedarf von mindestens 4 Einheiten EK innerhalb einer Stunde und sich abzeichnender weiterer Transfusionsbedarf

- ein Blutverlust von > 150 ml/min

- starker Blutverlust und Notwendigkeit der Transfusion von Plasma und/oder Thrombozyten

Die MT ist die häufigste Ursache für Verlust- und Verdünnungskoagulopathien, die mit gerinnungsaktiven Hämotherapeutika behandelt werden müssen. Die häufigsten Ursachen einer MT sind:

- Traumata

- gastrointestinale Blutungen

- rupturierte Aortenaneurysmen

- schwere intraoperative Blutungen, z.B. als Folge einer unerwarteten hämorrhagischen Diathese [3,4]

Die Gesamtmortalität der Patienten beträgt zirka 40 %, korreliert mit der Anzahl benötigter EK und steigt auf über 75 % an, wenn die Patienten schwere Hämostasestörungen entwickeln [4, 5]. Die Verhütung und Behandlung von Hämostasestörungen in Gesellschaft einer MT ist daher sehr bedeutsam.

Die Pathomechanismen der Hämostasestörungen als Folge der MT sind in Abb. 9.1 schematisch dargestellt. Die **Hypovolämie-bedingte Minderperfusion** reduziert die Synthese von Gerinnungsfaktoren und Inhibitoren in der Leber. Die Einschränkung der Clearance-Funktion des Organs für Fibrinolyseaktivatoren resultiert in einer Hyperfibrinolyse. Darüber hinaus wird eine **Azidose** begünstigt, die ebenso wie eine **Hypothermie** Thrombozytopathien und Koagulopathien verursachen kann [6-9]. Der Ersatz des Blutverlustes durch kristalline und kolloidale Volumenersatzmittel verstärkt die Hämostasestörung durch einen **Verdünnungseffekt** [9, 10]. Im Gegensatz zu den älteren **Hydroxyethylstärken** (HES) und den nur noch selten eingesetzten **Dextranen** beeinflussen die heute gebräuchlichen, modernen Formen der HES die Funktionen des FVIII/von Willebrand-Faktor-Komplexes kaum. Schließlich sind die MT und die ihr zugrunde liegenden Erkrankungen bzw. Zustandsbilder häufig mit einer **DIC** vergesellschaftet.

9.2.2. Klinische Symptomatik

Klinisch sind Hämostasestörungen in Begleitung einer MT an diffusen Wund-, Haut- und Schleimhautblutungen zu erkennen, die auch bei erfolgreicher chirurgischer Blutstillung anhalten.

9.2.3. Diagnose und Verlaufskontrolle

Engmaschige Laborkontrollen müssen beinhalten:

- Hb bzw. Hk

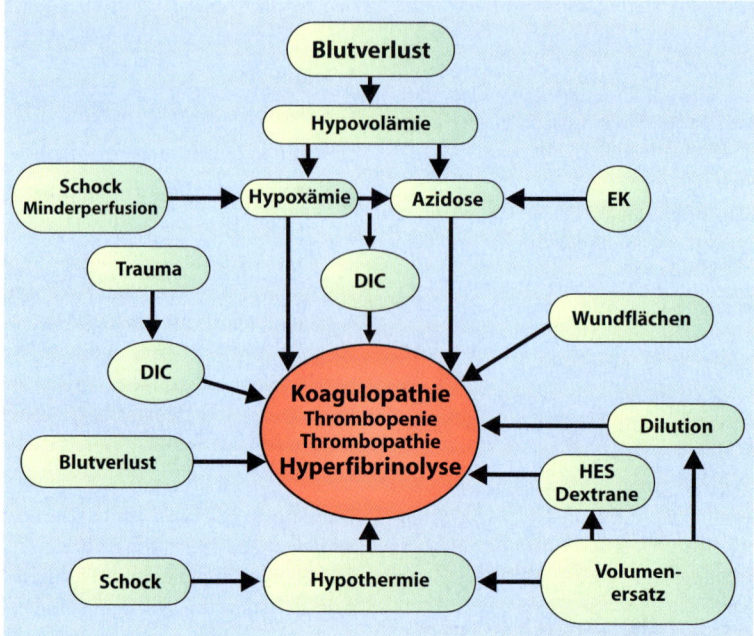

Abb. 9.1: Pathomechanismen der Hämostasestörungen in Begleitung einer Massivtransfusion. DIC = disseminierte intravasale Gerinnung; EK = Erythrozytenkonzentrat; HES = Hydroxyethylstärken.

- arterielle Blutgase
- Thrombozytenzahl
- Quickwert
- aktivierte partielle Thromboplastinzeit (APTT)
- Fibrinogen

Bei Verdacht auf disseminierte intravasale Gerinnung (DIC) werden zusätzlich D-Dimere (Fibrinspaltprodukte) und/oder lösliches Fibrin ("Fibrinmonomere") und Antithrombin bestimmt (☞ auch Kap. 2.).

Wichtig ist zu wissen, dass die für die therapeutische Intervention wichtigen Grenzwerte für Quickwert und APTT von der Sensitivität der verwendeten Reagenzien gegenüber Mangelzuständen an Gerinnungsfaktoren abhängen. Die APTT kann durch Heparin zusätzlich verlängert sein (☞Kap. 2.).

Bei Hypothermie können der Quickwert falsch zu hoch und die APTT falsch zu niedrig gemessen werden, da die Bestimmungen im Labor bei 37 °C erfolgen.

Zur Vermeidung zeitlicher Verzögerungen sind vor-Ort-Bestimmungen des Quickwertes und der

APTT nützlich (**Point-of-Care Methoden**), wenn die Testsysteme sorgfältig validiert wurden und eine regelmäßige Qualitätskontrolle und Abstimmung mit den Labormethoden des Zentrallabors erfolgt.

Nach Infusion von HES oder Dextranen liefert die Bestimmung des Fibrinogenspiegels mit der häufig verwendeten indirekten Methode (abgeleitetes oder "*derived*" Fibrinogen, turbidimetrische Ermittlung der Fibrinogenkonzentration aus der Gerinnungskinetik im Quicktest-System) falsch zu hohe Werte [11]. Wird diese Methode zur Fibrinogenbestimmung verwendet, muss ein Spiegel von 1,5 g/l statt 1,0 g/l als Interventionswert für die Therapie mit Plasma oder Fibrinogen-Konzentrat herangezogen werden.

9.2.4. Therapeutische Strategien

Neben den Bestrebungen, die Ursachen für die Massivtransfusion möglichst rasch zu beseitigen, sind die Aufrechterhaltung einer Normovolämie und einer Normothermie und die Vermeidung einer Hypoxie und Azidose die wichtigsten Maßnahmen zur Prophylaxe MT-bedingter Hämostasestörungen.

Hämostasestörungen, deren Pathomechanismen in Abb. 9.1. dargestellt sind, haben einen dramatischen negativen Einfluss auf die Überlebenschancen. Daher muss die Therapie darauf abzielen, alle Faktoren zu vermeiden, die Hämostasestörungen auslösen oder verschlimmern. Neben der engmaschigen Laborkontrolle sind folgende Maßnahmen essenziell [12]:

• Sicherung der O_2-Versorgung, Aufrechterhaltung einer Normovolämie, Hb bzw. Hk sollen nicht unter 60-100 g/l bzw. unter 20-30 % fallen, in Abhängigkeit von den klinisch akzeptablen Minimalwerten (☞ Kap. 3.1.). Bei sehr raschem Blutverlust können diese Ziele nicht immer erreicht werden. Hypovolämie führt zu Azidose-bedingten Hämostasestörungen

• Die für die Bereitstellung von AB0-kompatiblen Erythrozytenkonzentraten (EK), Thrombozytenkonzentraten (TK) und Plasma-Einheiten benötigte Zeit muss einkalkuliert werden. Plasma benötigt z.B. 30 min bis zum vollständigen Auftauen

• Vermeidung einer Hypothermie-bedingten Hämostasestörung: Anwärmen aller Blutkomponenten und Infusionslösungen auf 37 °C vor Transfusion/Infusion

Mit der Etablierung buffy coat-freier EK in Additivlösung als Standardpräparat zur Erythrozytensubstitution treten Koagulopathien heute früher auf, da diese EK im Gegensatz zu Vollblut oder EK ohne Additivlösung keine therapeutisch relevanten Plasmamengen enthalten (Abb. 9.2) [13]. Eine Einheit Vollblut enthält etwa 250 ml, eine Einheit EK ohne Additivlösung etwa 80 bis 100 ml Plasma, in dem alle Gerinnungsfaktoren außer FV, FXI und dem für die Behandlung von Verlust- und Verdünnungskoagulopathien kaum bedeutsamen FVIII in physiologischer Aktivität vorhanden sind. Demgegenüber enthalten EK in Additivlösung weniger als 20 ml Plasma pro Einheit. Ältere Leitlinien zur Indikation für Plasma bei MT beruhen auf Erfahrungen mit der Gabe von Vollblut oder EK ohne Additivlösung [14-18].

Unter heutigen Bedingungen, bei Erythrozytensubstitution mit EK in Additivlösung ist die Transfusion von Plasma notwendig bei (Evidenzgrad 5) [12, 19]:

• einem Fibrinogenspiegel ≤ 1,0 g/l (*derived* Fibrinogen: ≤ 1,5 g/l)

• einer APTT > 45 bis 50 sec, entsprechend einer Verlängerung um das 1,5-fache der Norm und einem korrespondierenden Faktor V-Spiegel ≤ 25 IE/dl

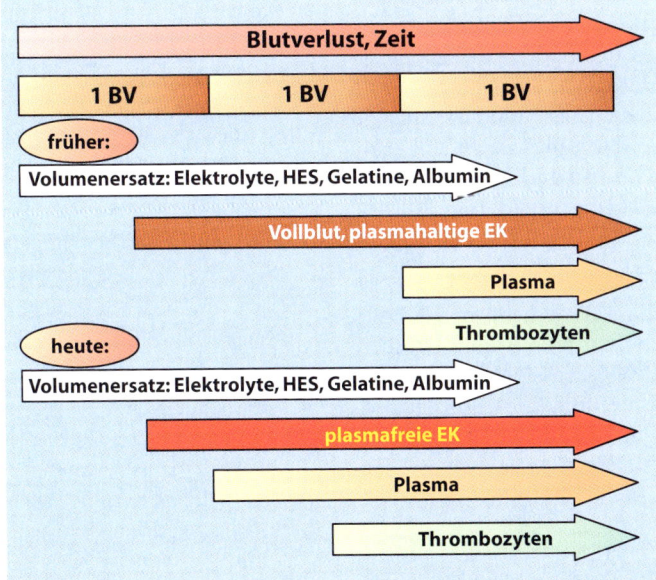

Abb. 9.2: Zeitlicher Verlauf des Blutverlusts, der Infusion von Volumenersatzmitteln und der Transfusion von Blutkomponenten bei Massivtransfusion. BV = Blutvolumen; EK = Erythrozytenkonzentrat; HES = Hydroxyethylstärke.

- einem Quickwert < 50 % der Norm, entsprechend einer Verlängerung der Thromboplastinzeit um das 1,5-fache der Norm und einem korrespondierenden Prothrombin- oder Faktor VII-Spiegel ≤ 20 IE/dl.

In der Regel fällt zuerst der Fibrinogenspiegel unter kritische Grenzwerte von 1,0 g/l ab, wenn 150 % des zirkulierenden Blutes verloren gegangen sind. Kritische Plasmaspiegel für Faktor V (25 IE/dl) und Prothrombin (20 IE/dl) werden spätestens nach dem 2-fachen Austausch des Blutvolumens mit EK und primären Volumenersatzmitteln beobachtet. Da durch den massiven Blutverlust auch Gerinnungsfaktoren und Inhibitoren verloren gehen und häufig gleichzeitig eine Umsatzsteigerung als Folge des erhöhten Verbrauchs an Wundflächen oder durch eine DIC vorliegt, muss die **Transfusion von Plasma** bereits **zu einem früheren Zeitpunkt** in Betracht gezogen werden. Zeichnet sich ein Verlust des gesamten zirkulierenden Blutvolumens ab, muss der transfundierende Arzt unter Berücksichtigung des Zeitbedarfs für Transport und Bereitstellung (Auftauzeit: 30 min) eine ausreichende Menge Plasma anfordern und transfundieren, ohne Laborwerte abzuwarten. Um einen markanten, hämostatisch wirksamen Anstieg der Plasmaspiegel von Gerinnungsfaktoren und Inhibitoren zu erreichen, sollten bei Erwachsenen **Einzeldosen von zirka einem Liter innerhalb von 20-30 min** infundiert werden, entsprechend einer Infusionsgeschwindigkeit von 30-50 ml/min (Tab. 9.2). Diese Dosis muss nach jeweiliger Transfusion von weiteren 6 EK wiederholt werden. Die schematisierte Applikation von einer Einheit Plasma pro 1-5 Einheiten EK bleibt meistens ohne den erwünschten Effekt.

Plasma reicht als Substitutionsquelle für Fibrinogen zumeist aus (Fibrinogengehalt: zirka 2,5 g/l), so dass Fibrinogenkonzentrate nur selten erforderlich sind. Auch andere Gerinnungsfaktoren- und Inhibitorenkonzentrate sind selten indiziert, solange keine Gefahr der Volumenüberladung mit Plasma besteht. Zur Behandlung einer DIC ☞ Kap. 9.3.

Thrombozytenkonzentrate sollten vor Ort zur Verfügung stehen und transfundiert werden, wenn die Thrombozytenzahl unter 50.000/µl zu sinken droht (Evidenzgrad 5) [19-21]. Die Dosis beträgt 1 bis 2 Thrombozytapheresekonzentrate

oder 6-12 Thrombozytenkonzentrate aus Vollblut. Die Transfusion sollte innerhalb von 10 min abgeschlossen sein. Bei Polytraumatisierten und insbesondere bei Patienten mit Schädel-Hirntrauma sollte die Thrombozytenzahl 100.000/µl nicht unterschreiten (Evidenzgrad 5; Tab. 9.2). Wegen ihrer kurzen Haltbarkeitsdauer sind AB0-kompatible Thrombozytenkonzentrate nicht immer in ausreichender Menge verfügbar. In diesen Fällen muss auf nicht AB0-kompatible und gegebenenfalls sogar auf Präparate zurückgegriffen werden, die zum Zeitpunkt der Transfusion noch nicht auf alle Infektionserreger untersucht sind.

Strategie zur Therapie von Hämostasestörungen bei Massivtransfusion (MT)

Plasma transfundieren:

- anhaltender Blutverlust > 100 ml/min, nach Transfusion von bereits mindestens 4 EK
- Verlust eines zirkulierenden Blutvolumens (zu diesem Zeitpunkt sind bereits 4-12 Einheiten EK transfundiert, je nach klinischer Situation), wenn Quickwert, APTT und Fibrinogen nicht rechtzeitig vorliegen
- Quickwert < 50 % bzw. > 18 sec oder APTT > 45 sec und/oder Fibrinogen < 1,0 g/l; Sensitivität der Quickwert- und APTT-Reagenzien beachten!
- 1000 ml Plasma, Infusionsgeschwindigkeit 30 bis 50 ml/min, vorher anwärmen auf 37 °C; wiederholte Gaben häufig notwendig, z.B. 800 bis 1000 ml nach jeweils 6 EK

Thrombozytentransfusion

- Thrombozytenzahl < 50.000/µl
- Thrombozytenzahl < 100.000/µl bei Polytrauma oder Schädel-Hirntrauma
- 1-2 Thrombozytapheresekonzentrate oder 6-12 Thrombozytenkonzentrate aus Vollblut

PPSB, Fibrinogen-Konzentrat

- Wenn Quickwert < 50 % bzw. > 18 sec bzw. Fibrinogen < 1,0 g/l, trotz Plasma-Gaben, bei Gefahr der Hypervolämie

Weitere Maßnahmen

- DIC ausschließen, ggf. adäquat behandeln

Tab. 9.2: Strategie zur Therapie von Hämostasestörungen bei Massivtransfusion (MT); EK = Erythrozytenkonzentrat.

Literatur

1. Crosson JT. Massive transfusion. Clin Lab Med 1996; 16:873-82.

2. Hiippala S. Replacement of massive blood loss. Vox Sang. 1998;74(suppl 2):399-407.Erber WN. Massive blood transfusion in the elective surgical patient. Transfus Apheresis Sci 2002;27:83-92.

3. Erber WN. Massive blood transfusion in the elective surgical setting. Transfus Apheresis Sci 2002;27:83-92.

4. Spence RK, Mintz PD. Transfusion in surgery, trauma, and critical care. In: Mintz PD, ed. Transfusion therapy: clinical principles and practice. Bethesda, Maryland: AABB Press, 2005;203-41.

5. Phillips TF, Soulier G, Wilson RF. Outcome of massive transfusion exceeding two blood volumes in trauma and emergency surgery. J Trauma 1987;27:903-10.

6. Valeri CR, Feingold H, Cassidy G et al. Hypothermia-induced reversible platelet dysfunction. Ann Surg 1987; 205:175-181.

7. Rohrer MJ, Natale AM. Effect of hypothermia on the coagulation cascade. Crit Care Med 1992; 20:1402-1405.

8. Cossgrif N, Moore EE, Sauaia A et al. Predicting life-threatening coagulopathy in the massively transfused patient: hypothermia and acidoses revisited. J Trauma 1997; 42:857-862.

9. Lapointe LA, von Rueden KT. Coagulopathies in trauma patients. AACN Clin Issues 2002;13:192-203.

10. Fries D, Streif W, Haas T, Kühbacher G. Dilutional coagulopathy, an underestimated problem? Transfus Med Hemother 2004;31:237-42.

11. Hiippala ST. Dextran and hydroxyethylstarch interfere with fibrinogen assays. Blood Coagul Fibrinolysis 1995; 6:743-746.

12. Hellstern P, Haubelt H. Indications for plasma in massive transfusion. Thromb Res 2002;107(suppl1): S19-S22.

13. Hiippala ST, Myllylä GJ, Vahtera EM. Hemostatic factors and replacement of major blood loss with plasma-poor red cell concentrates. Anesth Analg 1995;81:360-365.

14. British Committee for Standards in Haematology, Working Party of the Blood Transfusion Task Force. Guidelines for the use of fresh frozen plasma. Transfus Med 1992;2:57-63.

15. Fresh-Frozen Plasma, Cryoprecipitate, and Platelets Administration Guidelines Development Task Force for the College of American Pathologists (CAP). Practice parameter for the use of fresh-frozen plasma, cryoprecipitate, and platelets. JAMA 1994;271:777-81.

16. American Society of Anesthesiologists Task Force on blood Component Therapy. Practice guidelines for blood component therapy. Anesthesiology 1996;84:732-47.

17. Medical Directors Advisory Committee, National Blood Transfusion Council. Guideline for the use of fresh-frozen plasma. SAMJ 1998;88:1344-7.

18. American Society of Anesthesiologists Task Force. Practice guidelines for blood component therapy. Anesthesiology 1996;84:732-747.

19. Hellstern P, Muntean W, Schramm W et al. Practical guidelines for the clinical use of plasma. Thromb Res 2002;107(suppl1):S53-S57.

20. Herman JH, Benson K. Platelet transfusion therapy. In: Mintz PD, ed. Transfusion therapy: clinical principles and practice. Bethesda, Maryland: AABB Press, 2005; 335-53.

21. Kroll H, Mueller-Eckhardt C. Therapie mit Thrombozyten. In: Mueller-Eckhardt C, Kiefel V, ed. Transfusionsmedizin. Berlin: Springer, 2004;393-406.

9.3. Disseminierte intravasale Gerinnung (DIC)

9.3.1. Einleitung und Definition

Die disseminierte intravasale Gerinnung (englisch: disseminated intravascular coagulation - DIC) ist ein Syndrom, welches durch eine generalisierte Gerinnungsaktivierung im gesamten Gefäßsystem, insbesondere in der Mikrozirkulation, gekennzeichnet ist. Diese systemische Gerinnungsaktivierung erfolgt durch verschiedene Auslöser, die wiederum bei ganz verschiedenen Krankheitszuständen auftreten.

Die initiale Gerinnungsaktivierung führt zu einem Verbrauch von Thrombozyten und Gerinnungsfaktoren, weshalb früher für dieses Syndrom auch die Bezeichnung "Verbrauchskoagulopathie" Verwendung fand. Der Begriff "Verbrauchskoagulopathie" trifft aber den Sachverhalt nicht komplett: Wie im weiteren Verlauf beschrieben, findet nicht nur ein Verbrauch von Gerinnungsfaktoren und Thrombozyten, sondern auch ein proteolytischer Abbau bzw. eine Elimination derselben statt.

Die generalisierte, akzelerierte Aktivierung des Hämostasesystems resultiert in einer disseminierten Fibrinbildung vor allem in den kleinen Gefäßen, der so genannten Mikrostrombahn. Die thrombotische Verlegung der Mikrostrombahn wiederum bedingt eine Minderperfusion der Organe und kann zu diversen Organausfällen wie Schocklunge, Schockleber oder Schockniere und einem bunten klinischen Bild bis hin zum Multiorganversagen führen.

Gleichzeitig kann - entweder primär oder reaktiv in Folge der vorausgegangenen Gerinnungsaktivierung - eine Aktivierung des Fibrinolysesystems erfolgen. Dadurch kommt es zum proteolytischen Abbau von Fibrin sowie der prokoagulatorischen Gerinnungsfaktoren und dem Auftreten von Fibrin (FbDP)- bzw. Fibrinogenspaltprodukten (FgDP). Fibrin(ogen)spaltprodukte (FDP) und Spaltprodukte bereits quervernetzten Fibrins, u.a. so genannte D-Dimere, können die Thrombozytenfunktion hemmen und die Fibrinpolymerisation behindern. Durch diese Vorgänge kann es im Verlauf der DIC zu schweren, zum Teil unstillbaren Blutungen kommen. Klinisch können deshalb gleichzeitig Mikrothrombosierung, (Makro-) Thrombo-Embolien und schwere, diffuse Blutungen vorkommen.

Ein weiterer Teil der DIC-Fälle ist jedoch durch eine Hemmung der Fibrinolyse gekennzeichnet, so dass in diesen Fällen nicht nur initial, sondern auf Dauer die Hyperkoagulabilität mit Thrombosierung bzw. Embolie vorherrscht.

Entsprechend ihrem zeitlichen, labordiagnostischen und klinischen Verlauf kann die DIC hilfsweise in verschiedene Formen eingeteilt werden. Man unterscheidet eine kompensierte von einer dekompensierten DIC sowie die akute, "overt"-Form von der chronischen bzw. "non-overt"-Form [14]. Ebenso vielschichtig und komplex wie die unten beschriebenen Auslöser und zugrundeliegenden Erkrankungen bei der DIC kann auch beim einzelnen Patienten das klinische Bild sein. Die beschriebene initiale Gerinnungsaktivierung, die im weiteren Verlauf auftretende Aktivierung oder Hemmung der Fibrinolyse sowie das terminal häufig vorliegende Multiorganversagen bzw. die diffusen Blutungen erlauben eine grobe klinische und labordiagnostische Einteilung der DIC in verschiedene Stadien (☞ Abb. 9.3). Es gilt aber zu beachten, dass der Prozess einer - insbesondere akuten und dekompensierten - DIC häufig so schnell verläuft, dass sich die in Abb. 9.3 dargestellten Stadien nicht mehr nachvollziehen lassen und bereits bei Diagnosestellung das Endstadium erreicht ist.

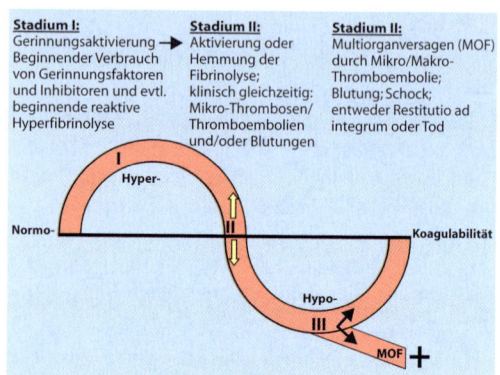

Abb. 9.3: Die verschiedenen Stadien der disseminierten intravasalen Gerinnung (DIC): Veränderungen in Klinik und Gerinnungssystem. MOF = Multiorganversagen.

Trotz der hohen interindividuellen Variabilität und der diversen Auslöser dieses komplexen Syndroms wurde versucht, eine klinische Definition der DIC zu erstellen [3]. Danach ist die DIC definiert als

> "eine systemische thrombo-hämorrhagische Störung in Verbindung mit gut definierten klinischen Situationen und labordiagnostischem Nachweis:
> 1. einer Aktivierung des Gerinnungssystems
> 2. einer Aktivierung bzw. einer Hemmung des Fibrinolysesystems
> 3. eines Verbrauchs von Inhibitoren sowie
> 4. eines Endorganschadens/-versagens."

Im Jahr 2001 wurde aufgrund einer Konsensus-Konferenz durch das "Scientific Subcommittee (SSC) on Disseminated Intravascular Coagulation (DIC) of the International Society of Thrombosis and Hemostasis (ISTH)" folgende Definition veröffentlicht [1]:

> "DIC ist ein erworbenes Syndrom, charakterisiert durch eine intravaskuläre Gerinnungsaktivierung mit einem Verlust der Lokalisation, ausgelöst durch verschiedene Ursachen. Dieses Syndrom kann von der Mikrozirkulation ausgehen und die Mikrozirkulation schädigen, was bei ausreichendem Schweregrad zu Organdysfunktionen führen kann."

Erkrankungsgruppe	Beispiele einzelner Erkrankungen
Schwere Infektionen/Sepsis	• **Bakteriell**: Gram-negative (Endotoxin) und Gram-positive (v.a. Mucopolysaccharide) Bakterien • **Viral**: z.B. virale hämorrhagische Fieber (Ebola, Dengue, etc.) • Weitere: Pilzinfektionen, Protozoen, etc.
Malignome	• **Hämatologische Systemerkrankungen**: Myelo-/lymphoproliferative Syndrome; (akute) Leukämien, z.B. Promyelozyten-Leukämie (AML-M3); • **Solide (metastasierende) Tumoren**: Lunge, Prostata, Pankreas, GI-Trakt, etc.
Geburtshilfliche Komplikationen	• Aborte • Fruchtwasserembolie • Vorzeitige Plazentalösung • Schwangerschaftsfettleber • (Prä-)Eklampsie, HELLP
Schwere Traumata	• Verbrennung • Polytrauma; schweres Neurotrauma • Großflächige operative Eingriffe • Rhabdomyolyse • Fettembolie
Schock	• **Hypovolämisch** (hämorrhagisch) • **Distributiv** (septisch, anaphylaktisch)
Immunologische Erkrankungen	• Hämolysen • Transplantatabstoßung • Anaphylaxie, generalisierte Autoimmunerkrankungen • Hämolytische Transfusionsreaktion
Schwere Organ- oder Gewebeschäden	• Akute Pankreatitis • Akuter Leberzerfall • Massive ZNS-Verletzung • Schwere chronisch-entzündliche Erkrankungen
Gefäßabnormitäten oder -schäden	• Aortenaneurysma • Riesenhämangiome (Kasabach-Merritt-Syndrom) • Vaskulitis/Angiitis/Angiopathie • Extrakorporale Zirkulation, Gefäßprothesen • Intraaortale Ballon-assistierte Gegenpulsation
Vergiftungen	• Schlangenbiss
Weitere Erkrankungen	• Lebertransplantation • Autotransfusion von Aszites • Nicht sachgerechter Einsatz aktivierter Gerinnungsfaktoren • SIRS (Systemic Inflammatory Response Syndrome) • Massive (erworbene) Gerinnungsstörungen • Hitzschlag, aber auch schwere Hypothermie

Tab. 9.3: Prädisponierende Erkrankungen für die Entwicklung einer disseminierten intravasalen Gerinnung (DIC).

Abb. 9.4 stellt in einem vereinfachten Schema noch einmal das Syndrom der DIC mit dem möglichen gleichzeitigen Vorliegen von einerseits mikrovaskulären Thrombo-Embolien und einem konsekutiven (Multi-)Organversagen sowie andererseits disseminierten, unstillbaren Blutungen vor. Weiterhin zeigt dieses vereinfachte Schema, dass eine DIC immer ein sekundäres Syndrom ist, das auf dem Boden diverser Auslöser bei den verschiedenen Grundkrankheiten entstehen kann.

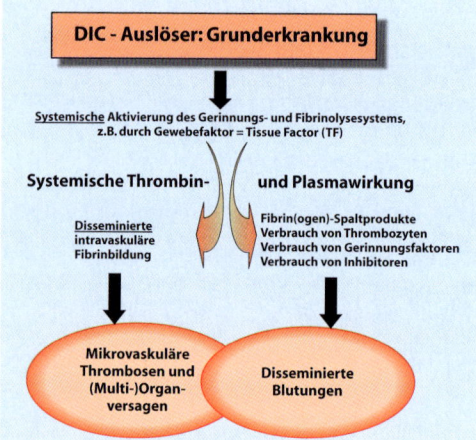

Abb. 9.4: Pathophysiologie und klinisches Bild der DIC, modifiziert nach [2].

9.3.2. Prädisponierende Erkrankungen und Auslöser/Triggermechanismen

Beinahe jedes schwere Krankheitsbild kann einer DIC zugrunde liegen. Dennoch gibt es eine Reihe von Erkrankungsgruppen, die häufiger als andere mit der Entwicklung einer DIC vergesellschaft sind. Diese für eine DIC prädisponierenden Erkrankungsgruppen sind in Tab. 9.3. aufgelistet. Zusätzlich sind dort zu den einzelnen Erkrankungsgruppen Beispiele aufgeführt, welche im klinischen Alltag von Bedeutung sind. Die Kenntnis dieser zugrundeliegenden Erkrankungen, die überdurchschnittlich häufig mit einer DIC assoziiert sind, sind nicht nur für den klinisch Tätigen wichtig, sondern liegen auch dem unten beschriebenen Score zur Diagnostik der DIC [1] zugrunde.

Tab. 9.4 listet die verschiedenen Auslöser und Triggermechanismen auf, die bei den in Tab. 9.3 beschriebenen Erkrankungen zur Auslösung einer DIC führen können.

- Endotoxin (evtl. auch Muccopolysaccharide)
- Endothelschädigung
- Fremdoberflächen
- Zellzerfall /-zerstörung und Membranbestandteile
- Ausgeprägter Tumorzerfall
- Polytrauma
- Chemotherapie
- Überexpression und Freisetzung von Gewebefaktor (Tissue Factor, TF)
- Immunkomplexe und aktivierte Abwehrzellen
- (aktivierte) Gerinnungsfaktoren
- Toxine und chemische bzw. physikalische Faktoren
- Schwere Hypoxie, Azidose, Hyper-/Hypothermie

Tab. 9.4: Triggermechanismen für eine disseminierte intravasale Gerinnung (DIC).

9.3.3. Pathophysiologie

Bei der DIC als einem sekundär durch die oben genannten Grunderkrankungen ausgelösten Syndrom kann man nach Levi [2] zwei Hauptaktivierungswege unterscheiden:

1. Eine systemische Entzündungsreaktion, wie sie z.B. bei einer schweren Sepsis oder einem Polytrauma auftritt und über eine generalisierte Aktivierung des Zytokin- und Entzündungsmediatoren-Netzwerks letztlich zu einer Gerinnungsaktivierung führt sowie

2. die Freisetzung gerinnungsaktivierender Substanzen in den Blutstrom, wie sie z.B. bei geburtshilflichen Komplikationen, Gefäßabnormitäten bzw. Gefäßschäden und zum Teil bei Malignomen und Traumata vorkommt.

Abb. 9.5 und Abb. 9.6 zeigen die initialen Schritte dieser beiden prinzipiellen Aktivierungswege im Detail (modifiziert nach [2]). Die intravasale disseminierte Fibringenerierung und Ablagerung in den kleinen Gefäßen ist hierbei das Resultat einer nicht mehr lokalisierten "Tissue Factor" (TF = Gewebefaktor)-vermittelten Thrombinbildung. Diese überstarke Thrombinbildung und konsekutive

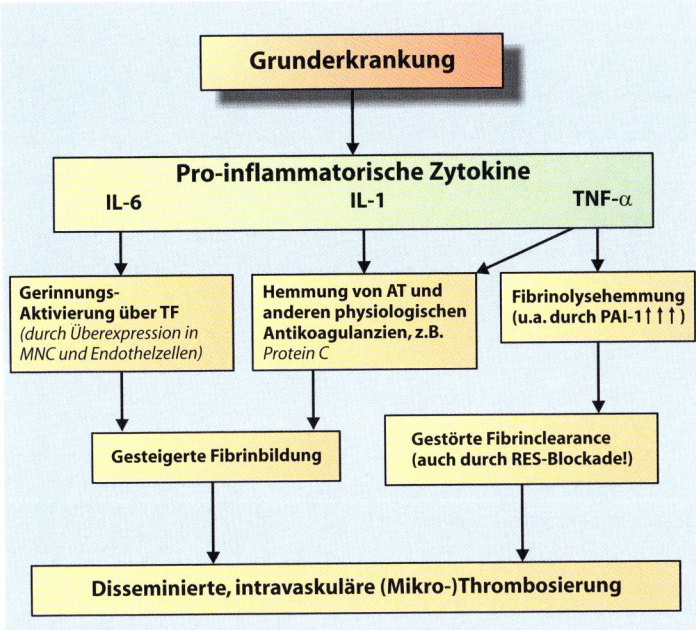

Abb. 9.5: Zur Pathogenese der disseminierten intravasalen Gerinnung (DIC): Die initialen Schritte, (modifiziert nach [2]. AT = Antithrombin; IL-6 = Interleukin 6; IL-1 = Interleukin 1; TNF-α = Tumornekrosefaktor α; MNC = Mononukleäre Zellen; PAI-1 = Plasminogenaktivator-Inhibitor Typ 1; RES = Retikulo-endotheliales System; TF = Tissue Factor.

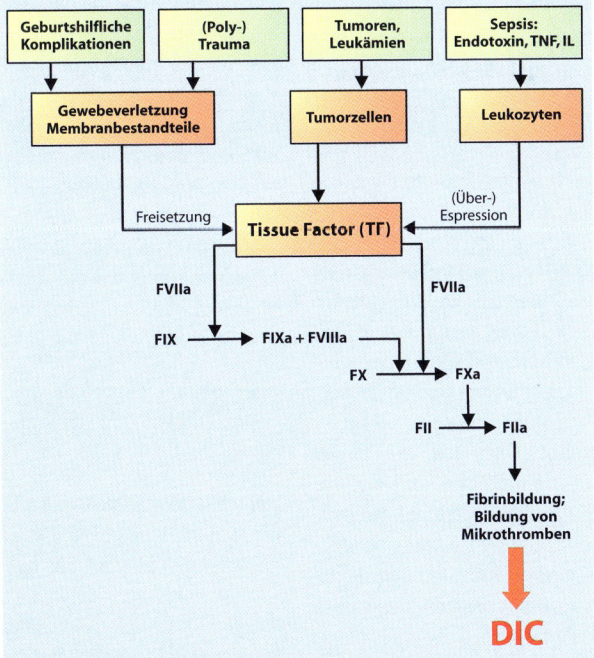

Abb. 9.6: Disseminierte intravasale Gerinnung (DIC) und Gewebefaktor (Tissue Factor, TF).

Fibringenerierung über TF erfolgt entweder über eine vermehrte Expression von TF auf den Zelloberflächen von Makrophagen [18, 21] und eventuell auch von Endothelzellen oder durch Freisetzung von Membranbestandteilen bei schweren Traumata bzw. physikochemischen Einwirkungen oder Tumorzellzerfall. Das daraus resultierende generalisierte Vorliegen von TF in hohen Konzentrationen führt nicht nur via Gerinnungskaskade zur disseminierten Thrombin- und konsekutiven Fibrinbildung, sondern überspielt gleichzeitig die physiologischen Inhibitoren bzw. Antikoagulanzien und depletiert auf diese Weise diese Gegenspieler der Gerinnung. Diese durch proinflammatorische Zytokine wie Interleukin 6 (IL 6)-, Interleukin 1β (IL 1β)- und Tumornekrosefaktor α (TNFα)-mediierte Überexpression von TF ist aber nicht der einzige pathophysiologische Grund der disseminierten Gerinnungsaktivierung: Gleichzeitig wird - hauptsächlich durch TNFα vermittelt - die Gruppe der physiologischen Antikoagulanzien gehemmt: Bei der DIC finden sich niedrige Antithrombinspiegel sowie ein verminderter Gehalt an Protein C (PC) in der Zirkulation. Niedrig gemessene Antithrombin (AT)- und PC-Spiegel sind mit einer erhöhten Mortalität beim individuellen Patienten vergesellschaftet (Übersicht bei [2]).

Bei soliden Tumoren liegt neben erhöhten TF-Spiegeln z.T. auch ein sogenanntes "Cancer Procoagulant" vor, eine Cysteinprotease mit Faktor X-aktivierender Potenz [2, 20, 21].

Neben den beschriebenen Ursachen einer gesteigerten Thrombin- und Fibrinbildung kann es, bedingt durch einen erhöhten Spiegel des Plasminogeninhibitors Typ 1 (PAI 1), zu einer generalisierten Fibrinolysehemmung und zu einer gestörten Fibrinclearance in der Mikrozirkulation kommen. Die Fibrinclearance ist weiterhin dadurch gestört, dass auftretende FgDP, die vom retikulo-endothelialen System (RES) aus der Zirkulation eliminiert werden müssen, dieses System im Sinne einer Sättigung blockieren und somit die Elimination von Fibrin und seiner Spaltprodukte behindern. Die FbDP können, wie oben beschrieben, mit der normalen Fibrin-Polymerisation interferieren und damit zur disseminierten Blutungsneigung beitragen.

Zusammengenommen führen diese Mechanismen zu der in Abb. 9.5 als Resultante dargestellten disseminierten, intravaskulären (Mikro-)Thrombosierung der terminalen Gefäßbahnen sowie zu Makro-Thrombosen und Embolien.

Zelluläres und plasmatisches Gerinnungs- und Fibrinolyse-System und Entzündung

Sowohl für die Pathophysiologie, als auch für die nachfolgend beschriebene Diagnostik, Verlaufskontrolle und Therapie ist die enge Verknüpfung zwischen Gerinnungs- bzw. Fibrinolysesystem und den Entzündungsmechanismen relevant: Die sogenannten Protease-aktivierten Rezeptoren oder PARs, von denen bisher 4 Typen identifiziert und in ihrer Funktion beschrieben wurden, verknüpfen auf zellulärer Ebene Gerinnungs- und Entzündungsmechanismen. Drei der 4 PARs binden Thrombin und führen zu einer Erhöhung der Interleukin 6 (IL 6)- und Interleukin 8 (IL 8)-Spiegel (Übersicht bei [2, 15, 22, 23]). Interleukin 1 (IL 1) und IL 6 induzieren die zelluläre TF-Expression und damit die konsekutive Gerinnungsaktivierung über NFκB-abhängige Mechanismen (siehe oben; Übersicht bei [25]).

Auch Thrombozyten spielen eine wichtige Rolle in der Vermittlung und Aufrechterhaltung von Entzündungsreaktionen [8, 25]. Daneben bilden aktivierte Thrombozyten einen Großteil der für eine systemische Gerinnungsaktivierung notwendigen Phospholipid-Oberflächen. Absprengsel aktivierter Thrombozyten in der Zirkulation, so genannte Mikropartikel, vergrößern diese Phospholipid-Oberflächen weiter und exprimieren ebenso wie die von Leukozyten stammenden Mikropartikel TF. Die komplexe Pathophysiologie der DIC wurde in den letzten Jahren weiter aufgeklärt (Übersichten bei [2 bis 9 und 11, 16, 18, 21, 23]).

Die Postulate hinsichtlich der oben skizzierten pathophysiologischen Abläufe wurden klinisch in eindrücklicher Weise bestätigt:

Der Einsatz von rekombinantem humanem aktiviertem PC (rhu-APC) bei Patienten mit schwerer Sepsis [12, 13] zeigt, dass die Zufuhr dieses aktivierten natürlichen Antikoagulanz durch gleichzeitige Hemmung der Gerinnungsaktivierung und der Entzündungsaktivität zu einer klinisch relevanten und statistisch signifikanten Senkung der Mortalität führt.

9.3.4. **Klinisches Bild**

Genauso vielschichtig wie die unterschiedlichen, für eine DIC prädisponierenden Erkrankungen sein können, findet sich bei manifester DIC klinisch ein variables Bild, welches durch das gleichzeitige Vorkommen einer thrombophilen und einer hämorrhagischen Diathese gekennzeichnet ist. Tab. 9.5 zeigt die verschiedenen klinischen Manifestationen der DIC. Häufig imponiert die hämorrhagische Diathese eindrucksvoll, obgleich die Hyperkoagulabilität mit Mikro- und/oder Makro-Thrombosierungen, Embolien und nachfolgendem Multiorganversagen einhergehen und die Prognose entscheidend verschlechtern kann.

Haut- und Schleimhautblutungen
• Petechien
• Ekchymosen
• Ausgedehnte Hämatome
• Purpura
• Blutungen aus Wunden, Drainagen, Kathetereintrittsstellen, etc.
Haut- und Organnekrosen
• Kleinste bis ausgedehnte Haut- und Schleimhautnekrosen
• Knochennekrosen
• Knochenmarksläsionen
Organschädigung bis Organversagen durch (Mikro-) Thromboembolien
• Schocklunge (ARDS)
• Nierenversagen
• Leberausfall
• Paralytischer Ileus
• Zerebrale Symptomatik: von Somnolenz bis zu ausgedehnten fokalen Symptomen; zerebraler Insult; Krämpfe
• Thromboembolien: arteriell, venös, zerebral
Hämolysen
• Sekundäres Nierenversagen

Tab. 9.5: Klinische Manifestationen und Komplikationen der DIC.

Die Ausprägung einer DIC und die zeitliche Abfolge der verschiedenen Stadien kann beim individuellen Patienten stark divergieren. So steht dem eindrucksvollen Bild der akuten dekompensierten DIC ("overt") das klinisch häufig nicht so eindrücklich imponierende Bild der kompensierten, chronischen DIC entgegen. Vor allem die letztgenannte Form kann auch nur einzelne der in Tab. 9.5 aufgeführten klinischen Manifestationen zeigen, die in unterschiedlichen Schweregraden auftreten können. Es ist daher wichtig, die Auslösemechanismen einer DIC und die zur DIC prädisponierenden Erkrankungen zu kennen, vor allem, um möglichst frühzeitig zur Diagnose zu kommen und auch, um milde Verlaufsformen zu entdecken [14].

9.3.5. **Diagnostik und Verlaufskontrolle**

Zeitlich variabel und komplex wie die klinischen Manifestationsformen der DIC sind auch die Laborparameter in den unterschiedlichen Stadien. Es gibt keinen einzelnen Routine-Labor-Parameter, der mit ausreichend hoher Sensitivität und Spezifität die sichere Diagnose einer DIC gestattet.

> Die Diagnose einer DIC gründet sich auf die Anamnese, die Grunderkrankung und mögliche Auslöser, die klinische Symptomatik sowie auf hämostaseologische, hämatologische und klinisch-chemische Laborbefunde, **vor allem im zeitlichen Verlauf.**

Tab. 9.6 stellt einen diagnostischen Stufenplan vor, mit dessen Hilfe sowohl eine Diagnose als auch die Verlaufskontrolle einer DIC möglich ist.

Basisdiagnostik

- Anamnese und klinische Untersuchung (Haut und Schleimhäute!; neurologische Basisdiagnostik); kontinuierliche Kreislaufüberwachung; Bilanzierung
- Prädisponierende Grundkrankheit soweit möglich diagnostisch abklären!
- Zellzählung im peripheren Blut incl. Differenzialblutbild: Thrombozytenzahl, Thrombozytenmorphologie; Erythrozytenzahl, Fragmentozyten; Erythrozytenmorphologie, Retikulozyten, rote Vorstufen; periphere Leukozytenzahl, Linksverschiebung
- Klinisch-chemische Laborbefunde: Blutgasanalyse, Haptoglobin, LDH, Leber- und Nierenfunktionsparameter
- Globale Gerinnungsanalysen: Thromboplastinzeit (Quickwert), aktivierte partielle Thromboplastinzeit (APTT), Thrombinzeit (TZ), Fibrinogen (FIB)
- D-Dimere oder Fibrinspaltprodukte (FbDP), Antithrombin (AT)

Basisdiagnostik in engen Abständen wiederholen!

Spezielle, ergänzende Diagnostik (fakultativ)

- Aktivierungsmarker der Gerinnung: Thrombin-Antithrombin-Komplexe (TAT), Prothrombin-Fragmente (F1+2), Fibrinmonomere (FM), Fibrinopeptid A (FPA)
- Zusätzliche Aktivierungsmarker der Fibrinolyse: Fibrinogenspaltprodukte (FgDP), Plasminogen, $\alpha2$-Plasmininhibitor, Plasmin-Plasmininhibitor-Komplex (PPI)

Tab. 9.6: Diagnostischer Stufenplan zur disseminierten intravasalen Gerinnung (DIC).

Die in Tab. 9.3 aufgeführten prädisponierenden Erkrankungen für die Entwicklung einer DIC, welche in der Regel sekundär als Komplikation einer Grunderkrankung auftritt, sowie die Triggermechanismen, wie in Tab. 9.4 aufgeführt, müssen anamnestisch und - soweit möglich - durch klinische und apparative Untersuchungen abgeklärt werden. Wichtig ist dabei, sich die in Tab. 9.5 aufgeführten klinischen Manifestationen und speziell die Komplikationen einer DIC vor Augen zu führen und bei der klinischen und apparativen Untersuchung besonderes Augenmerk auf diese zu richten. Ergeben sich Hinweise auf Organschädigungen bzw. Organversagen, so sind die entsprechenden Organsysteme näher zu untersuchen. Eine exakte schriftliche Dokumentation des zeitlichen Verlaufs der pathologischen Befunde ist unabdingbar, da der phasenhafte Verlauf einer DIC zu schnellen Veränderungen des klinischen Bildes sowie der Laborbefunde führen und die zeitliche Zuordnung klinischer Symptome zu labordiagnostischen Ergebnissen die Verlaufskontrolle und therapeutische Strategien erleichtern kann.

Das "SSC on DIC" der ISTH hat neben der oben beschriebenen Definition einer DIC auch einen diagnostischen Algorithmus zur DIC-Diagnostik entwickelt. Die deutsche Übersetzung des Diagnosealgorithmus für die akute dekompensierte "overt" DIC findet sich in Abb. 9.7 (modifiziert nach [1]).

Wie aus Tab. 9.6 und Abb. 9.7 hervorgeht, sind für die Basisdiagnostik der DIC wenige, in fast allen Kliniklaboratorien rund um die Uhr verfügbare Labortests zu untersuchen. Unverzichtbar sind dabei:

- Die Zellzählung im peripheren Blut inklusive Differenzialblutbild und die
- Globaltests der Gerinnung sowie die Bestimmung von AT und D-Dimeren oder FDP (☞ Tab. 9.7).

Spezifische molekulare Marker einer Gerinnungsbzw. einer Fibrinolyseaktivierung sind fakultative, die Basisdiagnostik ergänzende Parameter. In den meisten Fällen reagieren sie schneller und sensibler auf die Gerinnungsveränderungen bei einer DIC als die Parameter der Basisdiagnostik. Da sie allerdings in den meisten Labors nicht permanent mit ausreichender Schnelligkeit bestimmt werden können, stehen sie für die klinische Routine in der Regel nicht zur Verfügung.

Molekulare Marker einer Aktivierung des Gerinnungssystems sind Thrombin-Antithrombin-Komplexe (TAT), Prothrombinfragmente (F1+2), Fibrinmonomere (FM) sowie Fibrinopeptid A (FPA). Eine Aktivierung der Fibrinolyse lässt sich durch Bestimmung der Plasmin-Plasmininhibitor-Komplexe (PPI), der Plasminogen- und $\alpha2$-Plasmininhibitor-Aktivität sowie der FgDP näher charakterisieren [16].

Die Bestimmung von LDH und Haptoglobin ist insbesondere dann angezeigt, wenn durch periphere Fibrinablagerungen eine Hämolyse auftritt und diese im Verlauf bewertet werden soll. Eine Blutgasanalyse gehört zur Basisdiagnostik. Bei Entwicklung einer Lungenfunktionsstörung im Verlauf einer DIC sollte diese Untersuchung in regelmäßigen Abständen wiederholt werden.

Allgemein gilt, dass der engmaschigen zeitlichen Verlaufskontrolle in Abständen von wenigen Stunden bei der akuten, dekompensierten Form der DIC eine wesentliche Bedeutung zukommt. Allerdings können auch bei der kompensierten bzw. chronischen Form der DIC engmaschige Verlaufskontrollen der Laborparameter diagnostisch wertvoll und für die therapeutische Strategie entscheidend sein.

Der in Abb. 9.7 dargestellte DIC-Score des SSC der ISTH besitzt nach Levi [2] eine Sensitivität von 91 % und eine Spezifität von 97 % für die Diagnose einer DIC. Bei Patienten mit Sepsis und DIC wurde gezeigt, dass dieser Score ein starker unabhängiger Prädiktor für einen tödlichen Ausgang bei Intensivpatienten darstellt. Schwerkranke Patienten mit Sepsis, die nach den Kriterien dieses Scores eine DIC aufwiesen, zeigten eine Mortalitätsrate von 43 % im Vergleich zu einer Mortalität von 27 % bei Patienten ohne DIC. Verglichen mit dem APACHE-Score ("Acute Physiology And Chronic Health Evaluation") weist der beschriebene DIC-Score einen höheren prädiktiven Wert für die Mortalität bei Sepsis und DIC auf.

In Tab. 9.7 sind klinische Symptomatik und laborchemische Ergebnisse in Abhängigkeit vom jeweiligen DIC-Stadium aufgeführt. Auf diesen stadienabhängigen Verlauf des klinischen Bildes und der Laborergebnisse soll im Folgenden näher eingegangen werden:

Akute dekompensierte, "overt" DIC

1. Risikobewertung: **Hat der Patient eine zugrundeliegende Erkrankung, welche bekanntermaßen mit einer DIC assoziiert sein kann?**
*(falls **JA:** Weiter mit Algorithmus; falls **NEIN:** Bitte diesen Algorithmus nicht weiter benutzen!)*

2. Globale Gerinnungstests anordnen: Thrombozytenzahl, Prothrombinzeit
(Quickwert als Gerinnungszeit in sec.), **Fibrinogen, lösliche Fibrinmonomere oder Fibrinspaltprodukte**

3. Bewertung der globalen Gerinnungstests:

Thrombozytenzahl
(>100 x 10^9/L = 0; <100 x 10^9/L = 1; <50 x 10^9/L = 2

"Fibrin-Marker" erhöht *(lösliche Fibrinmonomere bzw. Fibrinspaltprodukte erhöht?; nein = 0; moderat erhöht = 2; stark erhöht = 3)*

Verlängerte Prothrombinzeit
(<3 sec = 0
6 sec < x > 3 sec = 1
>6 sec = 2)

Fibrinogenspiegel
(>1,0 g/l = 0
<1,0 g/l = 1)

4. Werte addieren ⟶ **SCORE:**

▶ **Falls Score ≥ 5** ⟶ **kompatibel mit "overt" DIC** ⟶ **Scoring täglich wiederholen!**
▶ **Falls Score < 5** ⟶ **verdächtig für "non-overt" DIC, aber <u>NICHT</u> bestätigend!!**
    ⟶ **Scoring in den folgenden 1-2 Tagen wiederholen!**

Abb. 9.7: Scientific and Standardization Committee (SSC) der International Society on Thrombosis and Haemostasis (ISTH): Ein Score zur Diagnostik der DIC, modifiziert nach [1].

Stadium	I	II	III
Klinik	Oft gering bis keine; beginnende periphere Durchblutungsstörungen durch systemische Gerinnungsaktivierung und Fibrinbildung	Mikro-/Makro-thrombosierungen, beginnender Organausfall; Blutungen	(Multi-) Organversagen; massive Blutungen; Schock
Laborergebnisse			
Quickwert in %	⇔	⇓	⇓⇓⇓
APTT	⇔-⇓	⇑	⇑⇑⇑
TZ	⇔	⇑	⇑⇑⇑
Fibrinogen	⇔ - ⇑	⇓	⇓⇓
Antithrombin	⇔ - ⇓	⇓⇓⇓	⇓⇓⇓⇓
D-Dimere	(⇔) - ⇑	⇑⇑⇑	⇑⇑⇑⇑
Thrombozyten	⇔ - ⇓	⇓⇓⇓	⇓⇓⇓⇓
TAT	⇑	⇑⇑⇑	⇑⇑⇑⇑
F1+2	⇑	⇑⇑⇑	⇑⇑⇑⇑
FM	⇑	⇑⇑⇑	⇑⇑⇑⇑
FgDP	⇔	⇑⇑⇑	⇑⇑⇑⇑
Protein C	⇔	⇓	⇓⇓⇓
Erythrozytenmorphologie	normal	normal	evtl. Schistozyten

Tab. 9.7: Klinischer und labordiagnostischer Verlauf der DIC. APTT = aktivierte partielle Thromboplastinzeit; TZ = Thrombinzeit; TAT = Thrombin-Antithrombin-Komplexe; F1+2 = Prothrombinfragmente 1+2; FM = Fibrinmonomere; FgDP = Fibrinogen-Spaltprodukte. ⇔ = unverändert; ⇔ - ⇑ = unverändert bis (leicht) erhöht; ⇑ = erhöht; ⇑⇑⇑ = deutlich erhöht; ⇑⇑⇑⇑ = sehr stark erhöht; ⇔ - ⇓ = unverändert bis (leicht) erniedrigt; ⇓ = erniedrigt; ⇓⇓ = deutlich erniedrigt; ⇓⇓⇓ = sehr stark erniedrigt.

Das DIC-Stadium I ist meist durch eine nicht richtungsweisende bzw. gering ausgeprägte klinische Symptomatik gekennzeichnet. Eine beginnende systemische Gerinnungsaktivierung bedingt erste Anzeichen einer Mikrozirkulationsstörung mit peripheren Durchblutungs- und Organfunktionsstörungen. Die zugeordneten Laborergebnisse sind häufig noch diagnostisch wenig wegweisend: Durch die systemische Gerinnungsaktivierung zeigen die Globalwerte Thromboplastinzeit (Quickwert) und aktivierte partielle Thromboplastinzeit (APTT) zum Teil eine Verkürzung der Gerinnungszeiten, was im klinischen Alltag häufig übersehen wird. In diesem Zustand der Hyperkoagulabilität ist auch das Akute-Phase-Protein Fibrinogen häufig erhöht. Die Thrombozytenzahlen und der AT-Spiegel beginnen abzufallen. Die molekularen Aktivierungsmarker der Gerinnung wie TAT, F1+2, FM und FPA sind erhöht. Gegen Ende des Stadiums I beginnen auch die D-Dimere als Zeichen der systemischen Gerinnungs- und Fibrinolyse-Aktivierung anzusteigen.

Ist die zugrundeliegende prädisponierende Erkrankung nicht selbstlimitierend bzw. wird sie therapeutisch nicht erfolgreich angegangen, so geht das klinisch blande Stadium I häufig in das DIC-Stadium II über. Im Stadium II erhöht sich das Thromboembolierisiko weiter, es treten jetzt Thrombosen und Embolien in der Mikro- aber auch schon in der Makrozirkulation auf. Beginnende Organfunktionsstörungen entwickeln sich im schlimmsten Fall bereits im Stadium II bis hin zum Organausfall. Im klinischen Stadium II treten auch diffuse innere und Haut- und Schleimhautblutungen auf. Oft kann der Untersucher sowohl Blutungsmanifestationen an Haut und Schleimhäuten, als auch gleichzeitig Haut- und Schleimhautnekrosen diagnostizieren.

Eine einmalige Querschnittsanalytik der Laborparameter ist von begrenzter Aussagekraft. Die

Dynamik der Gerinnungsprozesse wird durch wiederholte Bestimmung der Laborparameter im zeitlichen Verlauf erfasst.

Im Stadium II fallen die AT-Aktivität und die Thrombozytenzahlen deutlich ab, die D-Dimer-Spiegel steigen als Zeichen der nun ausgeprägten Gerinnungs- und Fibrinolyse-Aktivität stark an. Auch die Globaltests der Gerinnung weisen eindrucksvolle Veränderungen auf: Der Quickwert in Prozent nimmt ab, die APTT und Thrombinzeit (TZ) sind deutlich verlängert und der Fibrinogenspiegel fällt. Die molekularen Marker der Gerinnung und Fibrinolyse, TAT, F1+2, FM, FPA und PPI sind deutlich erhöht, ebenso FDP. Plasminogen, α_2-Plasmininhibitor und die physiologischen Gerinnungsinhibitoren Protein S (PS) und PC sind jetzt zusätzlich erniedrigt.

Eine therapeutische Beeinflussung der Grundkrankheit oder eine Selbstlimitierung derselben kann im Stadium II zu einer "restitutio ad integrum" führen.

Geht die DIC in das Stadium III über, treten klinisch lebensbedrohliche Komplikationen der generalisierten Mikrozirkulationsstörung mit Multiorganversagen und schweren lebensbedrohlichen Schockzuständen in den Vordergrund. Durch Verbrauch von Thrombozyten und Gerinnungsfaktoren bei einer generalisierten Thromboseneigung sowie durch die sekundäre Hyperfibrinolyse und Proteolyse können massive, diffuse und zum Teil unstillbare Blutungen gleichzeitig den klinischen Zustand des Patienten weiter verschlechtern.

Die Laborwerte zeigen jetzt deutliche Abweichungen von den jeweiligen Normbereichen: Die Globaltests der Gerinnung sind massiv derangiert, der Quickwert in Prozent ist stark reduziert. Dies beruht einerseits auf Verbrauch und Degradation der Gerinnungsfaktoren, andererseits auch auf der nun ausgeprägten Funktionsstörung der Leber. APTT und TZ sind massiv verlängert, z.T. sind sie koagulometrisch nicht mehr bestimmbar. Der Fibrinogenspiegel und andere Einzelgerinnungsfaktoren sind massiv abgefallen, ebenso die physiologischen Gerinnungsinhibitoren AT, PC und PS, sowie die Thrombozytenzahl. Die Aktivierungsmarker der Gerinnung und Fibrinolyse sind jetzt massiv erhöht, ebenso die D-Dimere als Zeichen

der generalisierten Gerinnungs- und Fibrinolyseaktivierung.

Während im Stadium III sowohl das klinische Bild, als auch die laborchemischen Abweichungen eindrucksvoll und nicht zu übersehen sind, ist das DIC-Stadium I im Gegensatz dazu eine diagnostische Herausforderung. Deshalb ist die engmaschige Verlaufskontrolle der klinischen und laborchemischen Parameter von so großer Bedeutung. Zusätzlich müssen die in Tab. 9.8 aufgelisteten differenzialdiagnostischen Überlegungen berücksichtigt werden. Dabei ist zu beachten, dass die dort aufgeführten Erkrankungen und Medikamente einerseits ein klinisches bzw. laborchemisches Bild einer DIC vortäuschen, andererseits aber unter Umständen auch zum Ausgangspunkt einer DIC-Entwicklung werden können.

Primäre Leberfunktionsstörung?
• Leberzirrhose
• Tumorinfiltration
• Akute Hepatitis
• Stauungsleber
Medikamente?
• Asparaginase; weitere Chemotherapeutika/Zytostatika
• Heparin-induzierte Thrombozytopenie Typ II (HIT II)
• (aktivierte) Prothrombinkomplex-Konzentrate
• Fibrinolysebehandlung
• Antikoagulanzienbehandlung
Primäre Gerinnungsstörung?
• Primäre Hyperfibrinolyse
• Hereditäre Thrombophilie: z.B. Antithrombin-Mangel, Protein C-/Protein S-Mangel
• Akute Thrombosen und massive Embolien
Andere Erkrankungen?
• Schwere Nierenerkrankungen
• Mikroangiopathische hämolytische Anämie (Quickwert + APTT normal!)
• Hämolytisch-Urämisches Syndrom (HUS)
• Thrombotisch-thrombozytopenische Purpura (TTP)

Tab. 9.8: Differenzialdiagnostische Überlegungen.

Eine wichtige Differenzialdiagnose im Rahmen der DIC-Diagnostik ist diejenige zwischen primärer und sekundärer Hyperfibrinolyse. Diese Differenzialdiagnose hat erhebliche therapeutische Implikationen: Die sekundäre Hyperfibrinolyse bei der im Rahmen der DIC ausgeprägten Gerinnungsaktivierung hat durch Auflösung von Fibringerinnseln in der Mikrozirkulation "therapeutischen Charakter" und darf durch Antifibrinolytika nicht blockiert werden. Andererseits kann eine primäre Hyperfibrinolyse mit Freisetzung großer Mengen an Elastase und anderer Proteasen durch Degradation der Gerinnungsfaktoren zu so massiven und diffusen Blutungen führen, dass aufgrund der dadurch lebensbedrohlichen Situation eine Therapie mit Antifibrinolytika als "ultima ratio" nicht vermieden werden kann.

9.3.6. Therapie

Betrachtet man die bisher gemachten Aussagen zu Definition, Auslösern, Pathophysiologie, klinischem Bild und Diagnostik, so ergeben sich grundlegende Regeln zum therapeutischen Management der DIC. Es mangelt an randomisierten und plazebokontrollierten Studien zur Therapie, so dass Evidenz-basierte Therapieempfehlungen im nicht gegeben werden können. Als Grundkonsens über die Vorgehensweise bei der Therapie der DIC lässt sich jedoch folgendes zusammenfassen:

Behandlungsstrategie der DIC
- Höchste Priorität besitzt die Behandlung der Grundkrankheit!
- Behandlung der (initialen) Hyperkoagulabilität
- Unterbrechung der Umsatzsteigerung von Gerinnungs- und Fibrinolysefaktoren und deren Inhibitoren
- Vermeidung der Mikro- bzw. Makro-Thrombosierung und -Embolie
- Wiederherstellung bzw. Erhalt der (Mikro-) Zirkulation
- Vermeidung bzw. Therapie der hämorrhagischen Diathese

Lässt sich die zur DIC prädisponierende Grundkrankheit kausal behandeln, wie dies z.B. bei einigen geburtshilflichen Komplikationen der Fall ist, so kann eine DIC verhindert und die oben beschriebene pathophysiologische Kette der Ereignisse durchbrochen werden. Leider gelingt es in vielen der in Tab. 9.3 aufgeführten prädisponierenden Erkrankungen nicht, diese sofort kausal zu behandeln. In diesen Fällen ist das supportive Management der entsprechenden Patienten von großer Bedeutung. Die supportive antithrombotische und antihämorrhagische Therapie, wie unten skizziert, bleibt jedoch letztlich erfolglos, gelingt die Beherrschung der Grundkrankheit nicht.

Beim therapeutischen Management der DIC-Patienten kann man folgende Medikamentengruppen unterscheiden:

- Substitutionstherapie mit gefrorenem Frischplasma (GFP), Gerinnungsfaktorenkonzentraten, Thrombozyten- und Erythrozytenkonzentraten. Neuerdings zeigt sich zumindest in Meta-Analysen, dass die langdauernde, niedrig dosierte Substitution von Corticosteroiden bei schwerer Sepsis und septischem Schock unter der Vorstellung einer relativen Nebennierenrinden-Insuffizienz die Mortalität der Patienten reduzieren kann [26].

- Behandlung mit Antikoagulanzien und physiologischen Gerinnungsinhibitoren

- (Behandlung mit Antifibrinolytika als "ultima ratio" bei (primärer) Hyperfibrinolyse und unstillbaren, diffusen Blutungen)

Aus dem im Abschnitt Pathophysiologie Genannten ergibt sich, dass auch die Therapie der DIC stadienadaptiert sein muss. Einzig die bestmögliche Behandlung der Grundkrankheit, soweit durchführbar, besitzt für alle 3 genannten Stadien die höchste Priorität.

▶ Stadium I

Im Rahmen der oben beschrieben initialen Hyperkoagulabilität gilt es, der Aktivierung des Gerinnungssystems entgegen zu wirken. Deshalb ist in diesem Stadium der Einsatz von niedrig dosiertem Heparin (unfraktioniertes Heparin, UFH) in einer Dosis von 150-200 IE/kg KG/24h (bzw. 10.000-15.000 IE/24h als 24h-Dauerinfusion über Infusionspumpe beim normalgewichtigen Erwachsenen) dann indiziert, wenn normale bzw. nur leicht erniedrigte Thrombozytenzahlen vorliegen. Es muss allerdings betont werden, dass keine kontrollierten Studien mit relevanten klinischen Endpunkten vorliegen, die z.B. eine Mortalitätssenkung durch Heparinbehandlung bei DIC-Patienten gezeigt hätten [2]. Für niedermolekulares Heparin (NMWH) konnte in einzelnen Studien zwar im Vergleich zu UFH eine Verbesserung klinischer Symptome, jedoch keine signifikante Mortalitätsreduktion nachgewiesen werden.

Beim blutenden Patienten sollte kein Heparin gegeben werden. Vorsicht ist geboten bei gleichzeitiger Substitution von AT, da in der Kombination Heparin plus AT das Blutungsrisiko erhöht sein kann. Im individuellen Fall, insbesondere bei bereits bestehender Blutungsneigung bzw. sich abzeichnenden Blutungen einerseits oder Thromboembolien andererseits kann die Heparindosierung entsprechend erniedrigt bzw. erhöht werden. Liegt in diesem Stadium I bei fehlender Blutungsneigung eine manifeste Beinvenenthrombose oder Lungenembolie vor, so ist eine Vollheparinisierung zu erwägen.

Entscheidend wie im gesamten Therapiemanagement der DIC ist ein engmaschiges Therapiemonitoring durch Beachtung der klinischen Zeichen und der laborchemischen Befunde vor und während der Therapie. Dosierungen aller eingesetzten Medikamente müssen nach klinischem Zustand des individuellen Patienten und den Ergebnissen der Laboruntersuchungen vor und nach Applikation des jeweiligen Medikamentes individuell adaptiert werden. Die stadienadaptierte Therapie der DIC ist in Tab. 9.9 aufgeführt, Faustregeln zur Dosierung der genannten Medikamente für erwachsene DIC-Patienten finden sich in Tab. 9.10

Die Substitution von Thrombozyten- und Erythrozytenkonzentraten muss in Abhängigkeit von der individuellen Situation des Patienten und den im Blutbild gemessenen Werten erfolgen. Diese Substitution kann in jedem Stadium der DIC sinnvoll sein.

▶ Stadium II

Im Stadium II mit klinischer Thrombose- und Blutungsneigung bei gleichzeitig verminderter prokoagulatorischer Gerinnungsaktivität und reduzierter Inhibitorkapazität sowie gestörter Fibrinolyse können durch Einsatz von GFP die prokoagulatorischen Gerinnungsfaktoren und ihre natürliche Inhibitoren sowie die Fibrinolysefaktoren balanciert substituiert werden. Nachteil der Applikation von GFP sind die häufig großen Transfusionsmengen, die bei Patienten mit kardialer Insuffizienz problematisch sein können. GFP

Stadium:	I	II	III
Behandlung der Grundkrankheit	+	+	+
Heparin	(+)	?	-
Antithrombin-Konzentrat	(+)	+	+
GFP	-	+	+
Thrombozytenkonzentrat	?	?	+
Erythrozytenkonzentrat	?	?	+
Aktiviertes Protein C	Nur bei Erwachsenen mit schwerer Sepsis und multiplem Organversagen!		
PPSB	-	-	(+)[1]
Fibrinogenkonzentrat	-	-	(+)[1]
FXIII-Konzentrat	-	-	(+)
Antifibrinolytika	-	-	(+)[2]
Rekombinantes Thrombomodulin	Nicht außerhalb von Studien! Bisher keine gesicherte Indikation!		
rTFPI	Nicht außerhalb von Studien! Bisher keine gesicherte Indikation!		

Tab. 9.9: Stadienadaptierte Therapie der DIC. GFP = gefrorenes Frischplasma; PPSB = Prothrombinkomplexkonzentrat mit Gerinnungsfaktoren II, VII, IX und X als Konzentrat; rTFPI = rekombinanter Tissue Factor Pathway Inhibitor; + = Einsatz sinnvoll; (+) = Einsatz fraglich, kann jedoch im Einzelfall sinnvoll sein; ? = in Abhängigkeit von individueller Situation und Laborergebnissen; - = kein sinnvoller Einsatz; [1]: nur nach vorhergehender Normalisierung des Antithrombin-Spiegels!; [2]: als ultima ratio bei unbehandelbaren Blutungen und nachgewiesener Hyperfibrinolyse!

MERKE:

- Wichtigste Voraussetzung ist die Behandlung der Grundkrankheit!
- Dosierungen nach Klinik des Patienten und Ergebnissen der Laboruntersuchungen (vor und nach Applikation) adaptieren!
- Gerinnungskonzentrate nur nach vorheriger Anhebung des Antithrombin-Spiegels (AT > 70 IE/dl)!
- Dosierungen sind, falls nicht anders angegeben, nur für Erwachsene und nur als Faustregel gültig!

Präparat	Dosierung und Hinweise
Heparin	• Kein Heparin beim blutenden Patienten! CAVE: gleichzeitige Substitution von AT erhöht das Blutungsrisiko; bei AT-Substitution evtl. vorher Heparin absetzen! • Hyperkoglulabilität (Stadium I): unter Gerinnungs-überwachung: 150-200 IE/kg KG/24 h • Manifeste TVT /PE: Vollheparinisierung
Gefrorenes Frischplasma (GFP)	4-10 Einheiten/24 h in Einzeldosen von mind. 800 ml unter Gerinnungsüberwachung (Ziel: AT > 70IE/dl; Quickwert > 30 %)
Antithrombin	2.000 IE als i.v-Bolus → 2.000-4.000 IE i.v./24 h unter Gerinnungsüberwachung (Ziel: AT > 70IE/dl)
Thrombozyten	1 therapeutische Einheit/24 h (= 6 Einzel- oder 1 Pool-Random-TK bzw. 1 Apherese-TK); Ziel: Thrombozyten > 10-20 x 10^9/l; je nach Grunderkrankung und Verlauf auch höher!
Erythrozyten	Nach Indikation (Hb + Klinik!)!: ≥ 2 EK
PPSB	• CAVE! Antithrombin-Spiegel muss vor Applikation normalisiert sein (AT > 70 IE/dl)! • 2.000-4.000 IE/24 h; Ziel: Quickwert > 30 %
Fibrinogen	2-4 g i.v. (Ziel: Fibrinogen > 100 mg/dl, entsprechend 1 g/l)
F XIII	20-40 IE/kg KG/24 h i.v. (Ziel: F XIII > 30IE/dl; CAVE: F XIII wird durch die Globaltests der Gerinnung nicht erfasst!)
Aktiviertes Protein C	Nur bei Erwachsenen mit schwerer Sepsis und Multiorganversagen: 24µg/kg KG/h über 96 h
Aprotinin	Nur bei ausgeprägter Hyperfibrinolyse und unstillbaren Blutungen: 500.000 IE initaler Bolus i.v. (über 5-10 min.) → 50-100.000 IE/h i.v.

Tab. 9.10: Dosierungen. TVT= tiefe Beinvenenthrombose; PE = Pulmonalarterienembolie; → = ... gefolgt von ...; IE = internationale Einheiten; TK = Thrombozytenkonzentrat; EK = Erythrozytenkonzentrat.

und Thrombozyten sollten jedoch nicht als reine "Laborkosmetik" zur Normalisierung von Laborwerten, sondern nur in Zusammenhang mit dem klinischen Bild des Patienten verabreicht werden: Liegen klinisch Blutungszeichen oder bereits eine manifeste Blutung vor, bzw. sollen bei gestörten Gerinnungswerten und erniedrigten Thrombozytenzahlen invasive Prozeduren durchgeführt werden, so sind die jeweiligen Substitutionen indiziert. Sind speziell einzelne Gerinnungsfaktoren depletiert, so können diese, soweit als Hochkon-

zentrat erhältlich, substituiert werden. Dies sollte allerdings immer nur nach vorheriger Normalisierung des AT-Spiegels erfolgen. Während Gerinnungsfaktorenkonzentrate keine Volumenbelastung darstellen, werden damit andererseits nicht alle in der Gerinnungskaskade notwendigen Faktoren substituiert (Übersichten bei [2, 10, 17]).

Der klinische Einsatz von AT-Konzentrat ist aus den genannten pathophysiologischen Hintergründen sinnvoll. Therapiestudien mit AT-Konzentrat zeigten gewisse positive Effekte hinsichtlich Verbesserung der Laborparameter, einer Verkürzung der DIC-Dauer sowie einer Verbesserung der Organfunktionen (Übersicht bei [2]). Die in letzter Zeit in klinischen Studien verabreichten "ultrahohen" Dosierungen von AT-Konzentrat zur Erzielung supraphysiologischer Plasmaspiegel von AT zeigten eine geringgradige Mortalitätsreduktion bei den so behandelten Patienten, jedoch ließ sich in keiner der bisher durchgeführten Behandlungsstudien mit AT-Konzentrat ein statistisch signifikanter Effekt auf die Mortalitätsreduktion bei DIC-Patienten nachweisen. Auch eine große multizentrische randomisierte und placebokontrollierte Phase-III-Studie zur hochdosierten AT-Gabe bei Patienten mit schwerer Sepsis ergab keine signifikante Reduktion der Mortalität der Patienten, die mit AT-Konzentrat behandelt wurden, im Vergleich zur Plazebogruppe [19]. Diese Studie [19] ist insbesondere hinsichtlich der gleichzeitigen Applikation von Heparin hochinteressant: Die hochdosierte Gabe von AT-Konzentrat war mit einem erhöhten Risiko von Blutungen assoziiert, wenn gleichzeitig Heparin appliziert worden war. Andererseits zeigte sich in der Subgruppe der Patienten, die neben dem hochdosierten AT **nicht** gleichzeitig Heparin bekommen hatten, ein Behandlungsvorteil. Diese Ergebnisse sind allerdings bislang nicht in weiterführenden prospektiven Studien verifiziert worden (Übersicht bei [2]).

Eine große Phase III-Studie zur Wirksamkeit und Sicherheit von rhu-APC bei Patienten mit schwerer Sepsis zeigte hingegen eine statistisch signifikante Reduktion der Mortalität der mit rhu-APC behandelten Patienten: Bei 96-stündiger Dauerinfusion der Substanz Drotrecogin (rhu-APC) versus Plazebo ergab sich eine absolute Reduktion der 28-Tage-Mortalität um 6,1 %, eine relative Reduktion der Mortalität um 19,4 %. Die Häufigkeit schwerer Blutungen war in der mit rhu-APC behandelten Patientengruppe höher als in der Plazebo-Gruppe (3,5 % vs 2 %; p=0,06). Aus der gleichzeitig antikoagulatorischen, pro-fibrinolytischen, antiinflammatorischen und evtl. antiapoptotischen und endothelprotektiven Wirkkombination von rhu-APC ergibt sich wahrscheinlich auch der beobachtete statistisch signifikante Effekt auf einen globalen klinischen Endpunkt wie die Mortalitätssenkung [12,13]. Die Substanz Drotrecogin ist heute auch in Deutschland zur Behandlung von erwachsenen Patienten mit schwerer Sepsis mit multiplem Organversagen in Ergänzung zur Standardtherapie zugelassen (aus der Fachinformation von Xigris®).

Die Gabe von rhu-APC verbesserte nicht nur die Gerinnungsstörung der Patienten, sondern führte auch zu einer geringeren Rate an Organversagen. Eine bislang nicht veröffentlichte Beobachtung aus einer retrospektiven Analyse der beschriebenen Studie ergab, dass Patienten, die eine DIC im Rahmen ihrer schweren Sepsis entwickelt hatten, stärker von der Behandlung mit rhu-APC profitierten als die Patienten, die keine "overt" DIC hatten (Übersicht bei [2]).

Für andere Inhibitoren wie den Tissue-Factor-Pathway-Inhibitor (TFPI) fanden sich vielversprechende Resultate im Tierversuch und den ersten klinischen Studien [15]. Allerdings liegen bislang keine Phase III-Studienresultate mit signifikant verbesserten globalen klinischen Endpunkten wie z.B. Mortalitätsreduktion vor. Solange für TFPI und andere experimentelle Medikamente kein Überlebensvorteil für die so behandelnden Patienten in kontrollierten Phase III-Studien vorliegt, sollten TFPI oder z.B. rekombinantes Thrombomodulin nicht außerhalb von Studien eingesetzt werden. Ähnliches gilt auch für den therapeutischen Ansatz einer "anti-Tumor Nekrose Faktor (anti-TNF)"-Behandlung: Ein geringer Überlebensvorteil der so behandelten Patienten sollte in kontrollierten Phase III-Studien nachgewiesen werden, bevor hier eine Empfehlung gegeben werden kann.

Heparin ist im Stadium II der DIC nur noch in Einzelfällen indiziert. Die Heparindosierung sollte dann deutlich reduziert und in Abhängigkeit von klinischer Symptomatik und Laborwerten bei stärkerer Blutungsneigung oder zunehmender Blutung ganz abgesetzt werden.

▶ Stadium III

Im Stadium III kann, soweit die hämodynamischen Voraussetzungen des individuellen Patienten dies erlauben, das gesamte Gerinnungs- und Fibrinolysepotenzial durch GFP substituiert werden. Nach Normalisierung von AT, ggf. durch Substitution mit AT-Konzentrat in Ergänzung zu GFP, kann Prothrombinkomplexkonzentrat (PPSB) insbesondere dann gegeben werden, wenn die Gerinnungsfaktoren depletiert sind, Blutungen verstärkt auftreten und der Patient große Mengen an GFP nicht toleriert. Thrombozytenwerte < 20.000/ µl bei fortbestehenden Blutungszeichen sind eine Indikation zur Thrombozytenkonzentratsubstitution. Bei weiterbestehender DIC ist die Thrombozytenüberlebenszeit der transfundierten Thrombozyten extrem verkürzt, so dass die Laborwerte engmaschig überwacht werden müssen. Bei fortbestehender Blutungsneigung und Fibrinogenwerten < 100 mg/dl (1 g/l) kann die Applikation eines Fibrinogenkonzentrats erwogen werden, es muss jedoch darauf hingewiesen werden, dass diese Hochkonzentrate potenziell thrombogen sein können und durch im Konzentrat enthaltenes Plasminogen auch eine begrenzte profibrinolytische Wirkung auftreten kann, so dass die Indikation sehr streng zu stellen ist.

Als "ultima ratio" kann der Einsatz von Antifibrinolytika bei überwiegender (primärer) Hyperfibrinolyse und schwerer hämorrhagischer Diathese, welche lebensbedrohlich und unstillbar ist, betrachtet werden. Wie oben beschrieben, ist der Gegenregulationsmechanismus der sekundären Hyperfibrinolyse im Rahmen der DIC grundsätzlich sinnvoll und für das Überleben notwendig. Durch eine iatrogene Hemmung der sekundären Fibrinolyse kann der Prozess der Fibrinablagerung in der Mikrozirkulation verstärkt und dadurch ein Multiorganversagen ausgelöst werden. Vor Gabe einer antifibrinolytischen Substanz muss das Überwiegen der (primären) Hyperfibrinolyse labordiagnostisch eindeutig nachgewiesen sein. Dies umfasst den Nachweis des weitgehenden Verlustes von Fibrinogen, des starken Anstiegs der FgDP sowie den Nachweis größerer Mengen zirkulierenden Plasmins, z.B. über den Nachweis von PPI oder durch starken Abfall von α_2-Plasmininhibitor und Plasminogen (indirekt). Falls als "ultima ratio" nötig, sollte Aprotinin in der in Tab. 9.3.8. angegebenen Dosierung eingesetzt werden.

Übersichten zur Therapie der DIC bzw. weiterführende Literatur finden sich in [2, 5-7, 12, 13, 15, 17, 19, 21 bis 24].

9.3.7. Literatur

1. Taylor FB, Toh C-H, Hoots WK, Wada H, Levi M, on behalf of the Scientific Subcommittee on Disseminated Intravascular Coagulation (DIC) of the International Society on Thrombosis and Haemostasis (ISTH). Towards definition, clinical and laboratory criteria, and a scoring system for disseminated intravascular coagulation. Thromb Haemost 2001;86:1327-30.

2. Levi M. Current understanding of disseminated intravascular coagulation. Brit J Haematol 2004;124:567-576.

3. Bick RL, Arun B, Frenkel EP. Disseminated intravascular coagulation. Haemostasis 1999;29:111-134.

4. Ten Cate H, Timmerman JJ, Levi M. The pathophysiology of disseminated intravascular coagulation. Thromb Haemost 1999; 82:713-717.

5. Slofstra SH, Spek A, ten Cate H. Disseminated intravascular coagulation. The Hematology Journal 2003;4: 295-302.

6. Levi M, ten Cate H. Disseminated intravascular coagulation. N Engl J Med 1999; 341:586-592.

7. Levi M, de Jonge E, van der Poll T, ten Cate H. Disseminated intravascular coagulation. Thromb Haemost 1999;82:695-705.

8. Weyrich AS, Lindemann S, Zimmerman GA. The evolving role of platelets in inflammation. J Thromb Haemost 2003;1:1897-1905.

9. Esmon CT. Inflammation and thrombosis. J Thromb Haemost 2003;1:1343-1348.

10. Mueller MM, Bomke B, Seifried E. Fresh frozen plasma in patients with disseminated intravascular coagulation or in patients with liver diseases. Thromb Res 2002;107:S9-S17.

11. Levi M, de Jonge E, van der Poll T, ten Cate H. Advances in the understanding of the pathogenetic pathways of disseminated intravascular coagulation result in more insight in the clinical picture and better management strategies. Sem Thromb Hemost 2001;27:569-75.

12. Bernard GR, Vincent J-L, Laterre P-F, LaRosa SP, Dhainaut, J-F, Lopez-Rodriguez A, Steingrub JS, Garber GE, Helterbrand JD, Ely EW, Fisher CJ, for the PROWESS Study Group. Efficacy and safety of recombinant human activated protein C for severe sepsis. N Engl J Med 2001;344:699-709.

13. Hotchkiss RS, Karl IE. The pathophysiology and treatment of sepsis. N Engl J Med 2003;348:138-150.

14. Hoots WK. Non-overt disseminated intravascular coagulation: definition and pathophysiological implications. Blood Rev 2002;16:S3-S9.

15. Maruyama I. Recombinant thrombomodulin and activated protein C in the treatment of disseminated intravascular coagulation. Thromb Haemost 1999;82:718-721.

16. Müller-Berghaus G, ten Cate H, Levi M. Disseminated intravascular coagulation: clinical spectrum and established as well as new diagnostic approaches. Thromb Haemost 1999;82:706-712.

17. Seifried E, Müller M. Disseminierte intravasale Gerinnung. In: Leukämietherapie - 2. Auflage. Hoelzer D, Seipelt G (eds.). UNI-MED (Bremen) 2004;9:130-142.

18. Bouchard BA, Tracy PB. The participation of leukocytes in coagulant reactions. J Thromb Haemost 2003;1:464-469.

19. Warren BL, Eid A, Singer P, et al., for the KyberSept Trial Study Group. High-Dose Antithrombin III in Severe Sepsis. – A Randomized Controlled Trial. JAMA 2001;286:1869-1878.

20. von Depka Prondzinski M. Hämostasestörungen bei onkologischen Patienten. Internist 2005;46:48-56.

21. Levi M, de Jonge E, van der Poll T. New treatment strategies for disseminated intravascular coagulation based on current understanding of the pathophysiology. Ann Mad 2004;36:41-49.

22. Wada H. Disseminated intravascular coagulation. Clin Chim Acta 2004;344:13-21.

23. Norman KE. Alternative Treatments for Disseminated Intravascular Coagulation. Drug News Perspect 2004;17:243-250.

24. Franchini M, Manzato F. Update on the Treatment of Disseminated Intravascular Coagulation. Hematology 2004;9:81-85.

25. ten Cate H. Thrombocytopenia: One of the Markers of Disseminated Intravascular Coagulation. Pathophysiol Haemost Thromb 2003/2004;33:413-416.

26. Annane D, Bellisant E, Bollaert PE, et al. Corticosteroids for severe sepsis and septic shock: a systematic review and meta-analysis. BMJ 2004;329:480-488.

9.4. Erworbene Hemmkörper gegen Gerinnungsfaktoren

9.4.1. Definition, Ätiologie und Pathogenese

Hemmkörper gegen Gerinnungsfaktoren sind erworbene, spontan auftretende oder in Verbindung mit verschiedenen Grundkrankheiten vorkommende Autoantikörper, die mehrheitlich der IgG- und IgM-Klasse angehören. Sie sind gegen spezifische Gerinnungsfaktoren oder deren physiologische Inhibitoren gerichtet. Spontane Inhibitoren werden beschrieben, die gegen den FVIII, den von Willebrand-Faktor (VWF), sowie gegen die Faktoren V, VII, IX, X, XI und XIII gerichtet sind [1,4,7,9]. Weiterhin liegen Kasuistiken über Antikörper gegen **Protein C** und **Protein S** sowie Berichte von Antikörpern gegen bovines und humanes **Thrombin** und gegen **Prothrombin** vor. Von den gegen Einzelfaktoren gerichteten Hemmkör-

pern sind die sog. **Lupusinhibitoren** abzugrenzen, die Phospholipid-spezifisch sind und damit lipidabhängige Globaltests wie die APTT verlängern und häufig bei Autoimmunerkrankungen von Kollagenosetyp auftreten [2,3]. Im Gegensatz zu den Blutungs-induzierenden, Faktoren-spezifischen Inhibitoren gehen Lupusinhibitoren mehrheitlich mit einer Thromboseneigung einher, die im Zusammenhang mit einer Endothelbindung steht, bei der Thrombomodulin blockiert und verstärkt Tissue Factor (TF) exprimiert wird. Der Thromboseneigung bei Lupusinhibitoren nahe stehend bzw. z.T. identisch ist das Antiphospholipid-Antikörper-Syndrom (APA-Syndrom). Es ist durch das Vorkommen von arteriellen und/oder venösen Thromboembolien, bei laboranalytischem Nachweis eines Lupusinhibitors und/oder von **Antiphospholipid-Antikörpern** gekennzeichnet [2]. Weiterhin unterscheidet man zwischen Hemmkörpern bei Individuen mit ursprünglich normaler Hämostase, die zu erworbenen Hämophilie-ähnlichen hämorrhagischen Diathesen führen und der **Hemmkörper-Hämophilie** bei angeborener Hämophilie A oder B (☞ Kap. 5.), die im Allgemeinen durch Alloantikörperbildung gegen substituierten FVIII oder FIX auftritt.

Wenngleich selten vorkommend, treten bei nichthämophilen Patienten Inhibitoren gegen **FVIII** am häufigsten auf [8]. Sie kommen häufiger bei älteren Patienten vor. In 50 % der Fälle treten sie in Verbindung mit einer Schwangerschaft, mit Autoimmunerkrankungen, malignen Erkrankungen oder Medikamenten-induziert auf (z.B. Penicilline). In 30-40 % der Fälle liegen keine erkennbaren Grundkrankheiten vor. Die Inhibitoren können persistieren oder sich innerhalb von 1-4 Jahren spontan zurückbilden. Antikörper gegen den **VWF** als Ursache eines erworbenen von Willebrand-Syndroms (VWS) werden u.a. bei systemischem Lupus erythematodes (SLE), lymphoproliferativen Erkrankungen und Paraproteinämien gefunden [9]. Sie zeigen einen Subtyp 1, seltener auch einen Subtyp 2 (☞ Kap. 10.2.). FV-Inhibitoren sind selten und werden in Verbindung mit operativen Eingriffen, Bluttransfusionen und Antibiotika beobachtet. Inhibitoren gegen **FXIII** kommen z.T. in Verbindung mit der Einnahme von Isoniazid vor, gehören der IgG-Klasse an und können die Thrombin-abhängige FXIII-Aktivierung oder den aktivierten FXIII hemmen sowie die Fibrin-Bindung des FXIII blockieren.

FVII-Inhibitoren stellen eine Rarität dar, Kasuistiken mit IgG-Antikörpern sind beschrieben. Immunologisch vermittelte erworbene **FX-Defekte** werden als Bindung von **FX** an leichte Immunglobulinketten bei Amyloidose und multiplem Myelom beschrieben. **Antikörper gegen FIX** treten seltener, aber bei ähnlichen Krankheitsbildern wie FVIII-Hemmkörper auf. Antikörper gegen **Prothrombin** wurden bei SLE beschrieben. Antikörper gegen **FXI** und **FXII** wurden bei SLE und Chlorpromazin-Einnahme beschrieben und gehen nicht oder selten (FXI-Hemmkörper) mit einer Blutungsneigung einher.

9.4.2. Klinische Symptomatik

Die gegen spezifische Gerinnungsfaktoren gerichteten Hemmkörper verursachen generell als erworbene Störung eine Blutungsneigung wie bei dem jeweilig angeborenen Faktorenmangel. FVIII-Inhibitoren induzieren mehrheitlich eine schwere Blutungsneigung wie bei Hämophilie A, mit Muskel- und Weichteilblutungen, Hämaturien und retroperitonealen Blutungen, seltener Gelenkblutungen. Ähnliches gilt für die deutlich selteneren FIX-Inhibitoren. Antikörper gegen den VWF verursachen einer dem VWS ähnlichen Blutungsneigung variablen Ausmaßes. Die Blutungsneigung bei FV-Inhbitoren ist variabel, bei FVII-Inhibitoren leicht bis schwer, bei FXIII-Inhibitoren häufig schwer und bei FXI-Hemmkörpern selten leicht bis schwer.

Lupusinhibitoren bzw. das APA-Syndrom gehen mit einem hohen Thromboserisiko einher. Am häufigsten treten Bein- und Beckenvenenthrombosen auf, aber auch atypisch lokalisierte venöse Thrombosen, wie Sinus-, Mesenterial- oder Armvenenthrombosen. Weiterhin kommen arterielle Thrombosen einschließlich Myokardinfarkt vor [2]. Häufig ereignen sich rezidivierende Aborte infolge Thrombosierung der Plazentastrombahn [6]. Blutungskomplikationen in Verbindung mit Lupusinhibitoren sind selten und zumeist durch begleitende Thrombozytopenien bedingt.

9.4.3. Diagnose und Verlaufskontrolle

Spezifische Hemmkörper gegen Gerinnungsfaktoren verursachen eine Verlängerung der Gerinnungszeiten des jeweiligen Globaltests, meistens der APTT. Der Nachweis erfolgt mithilfe des Plasmatauschtests und der Einzelfaktorenanalyse im Einstufentest, die für den betroffen Gerinnungsfaktor pathologisch ausfallen. Im Plasmatauschtest, der allgemein im APTT-System erfolgt, verursacht der Inhibitor im Patientenplasma eine Hemmung von Gerinnungsfaktoraktivität des zugemischten Normalplasmas, die über den Verdünnungseffekt im Mischungsverhältnis hinausgeht. Eine Quantifizierung des Inhibitortiters, z.B. bei FVIII-Hemmkörpern, ist mit Hilfe der Bethesda-Methode möglich. Eine Bethesda-Einheit (BE) reduziert die FVIII-Aktivität um jeweils 50 %. Die Verlaufskontrollen des Inhibitortiters erlauben eine Aussage über den Erfolg therapeutischer Maßnahmen oder den spontanen Verlauf bzw. Anstieg/Rückbildung der Hemmkörperaktivität.

Lupusinhibitoren verursachen eine Verlängerung der Gerinnungszeiten bei Verwendung von Lupusinhibitor-sensitiven Phospholipid-Reagenzien im APTT-System [3]. Der Nachweis erfolgt mit dem pathologischen Ergebnis beim Plasmatauschversuch im APTT-System. Die Aktivitäten der Gerinnungsfaktoren sind dabei generell im Einstufentest bei hinreichend hoher Verdünnung normal. Der Nachweis von Antiphospholipid-Antikörpern, wie z.B. Antikörper gegen Cardiolipin oder β_2-Glykoprotein-I, erfolgt in der Regel mit Enzymimmunoassays.

9.4.4. Therapeutische Strategien

Die Therapie ist abhängig von der Grundkrankheit, je nach Ausmaß der klinisch manifesten Blutungsneigung [1,8]. Eine alleinige Immuntoleranztherapie mit hohen Dosen von FVIII-Konzentraten ist obsolet. Im Allgemeinen wird mit dem Ziel einer Hemmkörperelimination eine immunsuppressive Stufentherapie durchgeführt, beginnend mit Glukokortikoiden in hoher Dosierung, z.B. Prednisolon 1-2 mg/kg KG täglich, für 2-4 Wochen. Bei unzureichendem Erfolg kann zytostatisch bzw. immunsuppressiv mit Cyclophosphamid, 100-200 mg täglich, bzw. Azathioprin, 100-200 mg täglich weiterbehandelt werden. Ein möglicher Therapieeffekt ist nach 4-6 Wochen zu erwarten. Darüber hinaus liegen Berichte über erfolgreiche immunmodulatorische Therapien mit hochdosierten Immunglobulinen vor [1,8,9]. Neuerdings wird über Therapieerfolge mit Rituximab als B-Zell-spezifisches Immunsuppressivum, insbesondere bei zusätzlichen Autoantikörpern berichtet [10]. Bei schweren Blutungen kommt die therapeutische Apherese, ggf. mit selektivem Immunabsorbens in Frage. Zu Einzelheiten entsprechender Maßnahmen und Faktoren-Substitutionen bzw. Behandlung mit aktivierten Komplexpräparaten für den spezifischen Fall von FVIII-Hemmkörpern wird auf Kapitel 5.3. verwiesen. Bei hochtitrigen Inhibitoren ist rekombinanter aktivierter FVII (rFVIIa) wirksamer als aktivierte Prothrombinkomplexe und auch kostengünstiger (☞ Kap. 5.7.). Der Einsatz von FVIII-Konzentraten mit VWF-Anteilen im Rahmen der Immuntoleranztherapie scheint insbesondere bei Therapieversagern von Vorteil zu sein. Prospektive Studien fehlen. Unabhängig vom gesteigerten plasmatischen Gerinnungspotenzial nach Einsatz von rFVIIa, wird der Einsatz von rFVIIa gegenüber aktivierten Prothrombinkomplexpräparaten bei bestimmten Patientengruppen, insbesondere in der Pädiatrie momentan bevorzugt. Grundsätzlich muss bei erworbenen Hemmkörpern (Mortalitätsrate 16 %) die Therapie in einem Zentrum durchgeführt werden. Die Kombination von Apheresetechniken, zytoreduktiver und Immuntoleranztherapie führt zu kompletten Remissionsraten bereits nach 1-3 Tagen in 88-97 % der Patienten (Bonn-Malmö-Protokoll). Blutungen bei dem Antikörper-vermittelten erworbenen VWS sprechen häufig auf Desmopressin an, mit allerdings verkürzter Wirkdauer. Therapieerfolge sind hier auch mit hochdosierten Immunglobulinen beschrieben [9].

Bei Lupusinhibitoren bzw. dem APA-Syndrom sollte primär eine Therapie der Grundkrankheit erfolgen. Bei bereits aufgetretenen Thromboembolien wird eine entsprechende Rezidiv- bzw. Progressionsprophylaxe mit Heparinen und Kumarinderivaten entsprechend den allgemeinen Richtlinien für die Dauer der Antikörper-Präsenz empfohlen. Eine frühzeitige Beendigung dieser Therapie ist mit einem hohen Risiko an Rezidiven verbunden. Ohne Behandlung der Grundkrankheit kann die antikoagulatorische Therapie nur in Ausnahmefällen Rezidive verhindern.

Literatur

Allgemeine Literatur

Aledort M. Comparative thrombotic event incidence after infusion of recombinant factor VIIa versus factor VIII inhibitor bypassing activity. J Thromb Haemost 2004; 2:1700-8.

Habermann B, Hochmuth K, Scharrer I et al. Management of haemophiliac patients with inhibitors in major orthopaedic surgery by immunoadsorption, substitution of factor VIII and recombinant factor VIIa. Haemophilia 2004;10:705-12.

Knight C, Paisley S, Jones ML. Economic modelling of different treatment strategies for haemophilia A with high responding inhibitors. Haemophilia 2003;9:521-40.

Kreuz W, Escuriola-Ettinghausen C, Auerswald GKH et al. Immune tolerance induction in haemophilia A and inhibitors using VWF containing F VIII concentrates Blood 2004;104:845-6.

Laguna P, Klukowska A. Mangement of oral bleedings with recombinant factor VIIa in children with haemophilia A and inhibitor.Haemophilia 2005;11:2-4.

Luu H, Ewenstein B. FEIBA safety profile in multiple modes of clinical and home therapy application. Haemophilia 2004;10:10-6.

Monahan PE, Aledort LM. Factors affecting choice of haemostatic agent for the haemophilia patient with an inhibitor antibody. Am J Hematol 2004;77:346-50.

Parameswaran R, Shapiro AD, Gill JC et al. Dose effect and efficacy of rFVIIa in the treatment of haemophilia patients with inhibitors. Haemophilia 2005;11:100-6.

Rodriguez-Merchan EC, Rocino A. Literature review of surgery management in inhibitor patients. Haemophilia 2004;10:22-9.

Sallah H. Treatment of acquired haemophilia with factor eight inhibitor bypassing activity. Haemophilia 2004; 10:169-73.

Zeitler H, Merzenich G, Hess L, Brackmann HH. Treatment of acquired haemophilia by the Bonn-Malmö Protocol: documentation of an in vivo immunomodulating concept. Blood 2005;105:2287-93.

Spezielle Literatur

1. Boggio LN, Green D. Acquired haemophilia. Rev Clin Exp Hematol 2001;5:389-404.

2. Esmon NL, Smirnov MD, Esmon CT. Thrombogenic mechanisms of antiphospholipid antibodies. Thromb Haemost 1997;78:79-82.

3. Exner T, Triplett DA, Taberner D et al. Guidelines for testing and revised criteria for lupus anticoagulants. Thromb Haemost. 1991;65:320-5.

4. Green D. Factor VIII and other coagulation factor inhibitors. In: Thrombosis and haemorrhage. Loscalzo J, Schafer AI (eds). Philadelphia, Baltimore, London. Lippincott Williams & Wilkins 2003;599-610.

5. Feinstein DI. Immune coagulation disorders. In: Colman RW, Hirsh J, Marder VJ, Salzman EW (eds.) Haemostasis and Thrombosis. Lippincot, Philadelphia 1998,881-905.

6. Hauser I, Schneider B, Lechner K. Post-partum factor VIII-inhibitors. A review of the literature with special reference to the value of steroid and immunosuppressive treatment. Thromb Haemost 1995;73:1-5.

7. Shapiro SS, Siegel JE. Hemorrhagic disorders associated with circulating inhibitors. In: Runoff OD, Forbes CD (eds.): Disorders of Haemostasis. WB Saunders, Philadelphia 1996,208-27.

8. Söhngen D, Specker C, Bach D et al. Acquired factor VIII inhibitors in nonhemophilic patients. Ann Hematol 1997;74:89-93.

9. Tefferi A, Nichols WL. Acquired von Willebrand disease: concise review of occurrence, diagnosis, pathogenesis and treatment. Am J Med 1997;103:536-540.

10. Wiestner A, Cho HJ, Asch AS et al. Rituximab in the treatment of acquired factor VIII inhibitors. Blood 2002; 100:3426-8.

Substitution mit gerinnungsaktiven Hämotherapeutika bei angeborenen Hämostasestörungen

10. Substitution mit gerinnungsaktiven Hämotherapeutika bei angeborenen Hämostasestörungen

10.1. Hämophilie A und B

10.1.1. Definition, Ätiologie und Pathogenese

Die Hämophilie A bzw. B sind angeborene hämorrhagische Diathesen, die durch eine Verminderung der koagulatorischen FVIII- bzw. FIX-Aktivität verursacht werden. Die Erkrankung wird X-chromosomal-rezessiv vererbt. Somit erkranken nur Männer manifest, Frauen sind Konduktorinnen. Spontanmutationen sind häufig. Die für den FVIII und den FIX verantwortlichen Gene sind auf dem langen Arm des X-Chromosoms lokalisiert und durch Mutationen, Deletionen oder Inversionen verändert. Die Folge ist eine verminderte Produktion oder ein Strukturdefekt der Faktoren VIII oder IX. Je nach Ausmaß des Faktorendefizits unterscheidet man zwischen schwerer, mittelschwerer, leichter bzw. milder Hämophilie und Subhämophilie (Tab. 10.1).

Die Prävalenz der Hämophilie in der Normalbevölkerung liegt bei 1:6.000, das Verhältnis zwischen Hämophilie A und B bei 4:1. Schwere Verlaufsformen finden sich bei etwa 30 % der Hämophilen, leichte Formen bei mehr als 50 %.

Schweregrad der Hämophilie	Restaktivität von FVIII oder FIX
Schwer	unter 1 IE/dl bzw. % der Norm
mittelschwer	1-5 IE/dl bzw. % der Norm
Leicht	5-15 IE/dl bzw. % der Norm
Subhämophilie	15-50 IE/dl bzw. % der Norm

Tab. 10.1: Hämophilie A oder B: Klinische Einteilung.

Die Hemmkörperhämophilie ist eine Sonderform der Immunkoagulopathien, die auf einer FVIII- bzw. FIX-spezifischen Antikörperbildung (Hemmkörper) bei der angeborenen Hämophilie A bzw. B beruht. Hierbei handelt es sich mehrheitlich um Antikörper der IgG-Klasse, welche gegen die funktionellen Epitope der Faktoren VIII bzw.

IX gerichtet sind, dadurch die koagulatorischen Aktivitäten inhibieren und einen verringerten bis fehlenden Anstieg der Faktorenaktivitäten bei Substitution mit FVIII- bzw. FIX-Konzentraten zur Folge haben. Sie tritt bei bis zu 25 % der Hämophilen auf und wird häufiger bei der Hämophilie A als bei der Hämophilie B beobachtet [3]. Zur labordiagnostischen Bestimmung der Intensität der Hemmkörperwirkung wird allgemein die Bethesda-Methode verwendet. Man unterscheidet zwischen **low-respondern** mit Hemmkörperaktivitäten **unter 5 Bethesda-Einheiten (BE)** je ml Plasma und **high-respondern** mit **über 5 BE/ml.** Manche Autoren unterscheiden in diesem Zusammenhang zwischen unter/über 10 BE/ml.

10.1.2. Klinische Symptomatik

Die Klink der Blutungsneigung ist bei Hämophilie A und B identisch. Die Intensität der Blutungen steigt mit dem Ausmaß des Faktorendefizits. Spontanblutungen in Weichteile und Gelenke sind insbesondere bei den schweren Formen typisch. Chronische rezidivierende Blutungen führen im Allgemeinen zu bleibenden Schäden am Bewegungsapparat, speziell zur hämophilien Arthropathie. Leichtere Formen der Hämophilie sind oligosymptomatisch und werden häufig erst durch verstärktes oder anhaltendes Nachbluten bei Verletzungen oder Operationen erkannt. Unbehandelt können Blutungen bei der Hämophilie lebensbedrohliche Ausmaße annehmen. Die Hemmkörperhämophilie unterscheidet sich hinsichtlich der Symptomatik der Blutungsneigung, abgesehen von einem unzureichenden Ansprechen auf die Substitutionstherapie, nicht prinzipiell von der Hämophilie ohne Hemmkörper. Konduktorinnen sind im Allgemeinen asymptomatisch und weisen eine um etwa 50 % erniedrigte FVIII- bzw. FIX-Aktivität auf.

10.1.3. Diagnose und Verlaufskontrolle

Der labordiagnostische Leitbefund ist eine isolierte Verlängerung der APTT, die Diagnosesicherung erfolgt durch Einzelfaktorenbestimmung der FVIII- bzw. FIX-Gerinnungsaktivität (clotting activity, FVIII:C bzw. FIX:C), wobei die Faktorenaktivitäten unter 50 % der Norm liegen. Zur Objektivierung des Schweregrads sind unter Berücksichtigung möglicher biologischer Schwankungen der Faktorenaktivitäten Mehrfachuntersuchungen zu empfehlen. Ergänzend stehen immunologische Methoden zur Bestimmung der Konzentrationen von FVIII (FVIII:CAg) oder IX zur Verfügung. Je nach Ausmaß des Faktorendefizites unterteilt man die Hämophilie in verschiedene Schweregrade (Tab. 10.1). Der VWF, als wichtige differenzialdiagnostische Größe zur Abgrenzung gegenüber einem von-Willebrand-Syndrom (VWS), ist bei der Hämophilie normal. Konduktorinnen weisen eine um etwa 50 % erniedrigte F VIII bzw. FIX-Aktivität auf. Da die individuelle Response auf Substitution mit Faktorenkonzentraten oder die Behandlung mit Desmopressin Schwankungen unterliegt, sollten Einzelfaktorenanalysen vor und unmittelbar nach Behandlung durchgeführt werden. Des Weiteren werden bei Hämophilen unter Substitutionstherapie regelmäßige Kontrollen auf Inhibitoren empfohlen, vorzugsweise nach der Bethesda-Methode. Eine Bethesda-Einheit (BE) inhibiert FVIII:C um 50 %. Dieser Test erlaubt eine Quantifizierung der Inhibitor-Aktivität bei Hemmkörperhämophilie und damit eine Differenzierung in high oder low responder (> oder < 10 BE/ml). Als Screeningtest auf Anwesenheit eines Inhibitors eignet sich auch der Plasmatauschtest im APTT-System. Diese Methode dient auch zum Nachweis von erworbenen Inhibitoren gegen Gerinnungsfaktoren bei nicht-kongenitaler Koagulopathie, die gegenüber dem hereditären Faktorenmangel abzugrenzen sind. Schließlich stehen noch molekulargenetische Untersuchungsmethoden zur Differenzierung von Anomalien wie Inversionen, Deletionen und weitere Polymorphismen des FVIII- oder FIX-Gens und seiner Domänen zur Verfügung [6]. Diese Methoden sind insbesondere für die pränatale Diagnostik von besonderer Bedeutung.

10.1.4. Therapeutische Strategien

Für die Prophylaxe und Therapie von Blutungen bei der Hämophilie, insbesondere den schweren und mittelschweren Verlaufsformen, nehmen die aus humanem Plasma oder durch rekombinante Biotechnologie hergestellten **FVIII- und FIX-Konzentrate** eine zentrale Stellung ein [1,4,10]. Die Applikation erfolgt intravenös. 1 IE Faktorenkonzentrat, die dem FVIII- bzw. FIX-Gehalt von 1 ml Frischplasmapool entspricht, ergibt einen Anstieg der koagulatorischen FVIII- bzw. FIX-Aktivität um 1-2 %. Die Dosis errechnet sich als orientierendes Maß nach folgender Formel:

Dosis (IE) = kg KG x angestrebter FVIII-Anstieg (IE/dl bzw. % der Norm) x 0,5

Dosis (IE) = kg KG x angestrebter FIX-Anstieg (IE/dl bzw. % der Norm)

Je nach Lokalisation und Ausmaß der Blutung bzw. des geplanten operativen Eingriffs werden unterschiedlich hohe Zielbereiche der FVIII- bzw. FIX-Aktivität gefordert [1,4]. Die Angaben in Tab. 10.2 sind orientierende Größen. Grundsätzlich sollte der Substitutionserfolg klinisch und labordiagnostisch durch Einzelfaktorenanalyse vor und nach Konzentrat-Gabe kontrolliert werden. Bei schwerer Hämophilie sollte als Initialdosis 50 bis 70 IE Faktorenkonzentrat/kg KG i.v. verabreicht werden. Entsprechend den unterschiedlichen Halbwertzeiten wird bei Weiterbehandlung die Gabe von FVIII-Konzentraten in 8-stündigen und von FIX-Konzentraten in 12-stündigen Abständen empfohlen. Insbesondere bei schweren Blutungen oder großen Operationen sollten die Faktorenaktivitäten im Intervall vor der nächsten Konzentratapplikation oberhalb von 50 % gehalten werden. Dies gilt insbesondere für zerebrale Blutungen, schweres Trauma oder gastrointestinale Blutungen. Bei Blutungen oder Eingriffen geringeren Ausmaßes sollte initial der hämostyptische Grenzbereich von 30 % nicht unterschritten werden. Die hochdosierte Substitution ist solange fortzuführen, bis Blutungen eine eindeutige Rückbildungstendenz zeigen oder invasive Maßnahmen abgeschlossen sind. Dann sollte im Anschluss eine niedriger dosierte Therapie weitergeführt werden, bis das Risiko eines Blutungsrezidivs beseitigt und die Wundheilung abgeschlossen ist. Bei Knochenfrakturen und orthopädischen Eingriffen am Skelettsystem ist eine initiale Substitution auf Normwerte anzustreben. Im weiteren Verlauf müssen zur Knochenheilung minimale FVIII- bzw. FIX-Aktivitäten um 10-20 % aufrecht erhalten werden, so dass eine Substitution über mehrere Wochen er-

Blutung	Erwünschte therapeutische FVIII- bzw. FIX-Aktivtität	Behandlungsdauer
Bewegungsapparat:		
Gelenke	20-40 %	24-72 h
Muskel	40-60 %	
Weichteile	40-60 %	
Schleimhäute, Hohlräume:		
Epistaxis	20-40 %	24-72 h
Mundhöhle, Zungengrund	30-60 %	48-96 h
Gastrointestinaltrakt	30-60 %	48-96 h
Harnwege	20-40 %	24-72 h
Lebensbedrohliche Blutungen:		
Intrakraniell,-thorakal, gastrointestinal	80-100 %	4-14 Tage (bzw. nach Klinik)
Operationen:		
kleine Eingriffe: z.B. Zahnextraktion, Herniotomie	20-40 %	2-4 Tage
große Eingriffe: z.B.Viszeralchirurgie	50-80 %	14-21 Tage bzw. bis zum Abschluss der Wundheilung

Tab. 10.2: Hämophilie A oder B: Behandlungsstrategie.

forderlich ist. Bei Blutungen der ableitenden Harnwege mit Makrohämaturie besteht das Risiko einer Stauungsniere durch Koagelbildung. Hier ist durch frühzeitige Gabe einer niedrigen Faktorendosis von 10-20 IE/kg KG ein rasches Sistieren der Blutung anzustreben und für eine gesteigerte Flüssigkeitszufuhr zu sorgen.

Neben der intermittierenden Bolusinjektion wurde in den letzten Jahren vermehrt die **kontinuierliche Infusion** von Faktorenkonzentraten eingesetzt, insbesondere mit FVIII. Hierbei wird nach einer Bolusinjektion eine intravenöse Dauerinfusion angeschlossen, wobei sich die Dosierungen nach gewünschtem Anstieg der Faktorenaktivität, nach dem Gewicht des Patienten und der Faktoren-Clearance richten. Durch die Bolus-Gabe soll die Faktorenkonzentration auf das gewünschte Ausgangsniveau angehoben werden. Die Dosierung der anschließenden Erhaltungstherapie richtet sich nach der Formel: Infusionsrate (IE/kg/h) = Clearance (ml/kg/h) x gewünschte Faktoren-Konzentration (IE/dl). Bei akuten Blutungen kann eine durchschnittliche Clearance von 3 ml/kg/h zugrunde gelegt werden, Dosiskorrekturen sollten dann entsprechend den Laborkontrollen der Faktorenaktivität im Plasma vorgenommen werden. Mit dieser Therapieform können akute Blutungen

wirksam beherrscht, Operationen ohne Komplikationen durchgeführt und darüber hinaus der Faktorenverbrauch deutlich reduziert werden. Die mögliche Entstehung von in der Regel "low titre"-Inhibitoren muss beim Labormonitoring berücksichtigt werden.

Bei akuten Blutungen, z.B. infolge Traumas oder bei spontan auftretenden Blutungen etwa im Bereich der Gelenke ist eine raschest mögliche Faktorensubstitution als Ereignis-bezogene Behandlungsmaßnahme im Sinne einer sog. **Bedarfstherapie** anzustreben [4]. Ein wesentlicher Fortschritt wurde durch die ärztlich kontrollierte (Heim-)Selbstbehandlung der Hämophilen erreicht, die eine rasche Faktorenbehandlung ermöglicht und damit eine frühzeitige Blutstillung garantiert. Voraussetzung hierfür ist eine Belehrung und ein Training von Hämophilie-Patienten oder der Eltern zur Behandlung mit Faktorenkonzentraten und ihre Anwendung mit Aufbereitung der Präparate und Unterweisung in die Injektionstechnik. Von der Bedarfstherapie abzugrenzen ist die **Prophylaxe** mit Faktorenkonzentraten, die speziell die bei den schweren Verlaufsformen auftretenden Spontanblutungen verhindern oder minimieren soll (Tab. 10.3). Sie ermöglicht in Form einer **Dauertherapie** insbesondere im Kindesalter

Substitutionstherapie bei Hämophilie	
Bedarfsbehandlung	**Dauerbehandlung**
Schwere Hämophilie	
Kindesalter	
Initialdosis bei • Gelenk-, Muskelblutungen: 30-40IE/kg KG • schweren Blutungen: 50-70 IE/kg KG individuell und situativ angepasste Erhaltungstherapie bis zur Rückbildung der Blutung	Mittlere Dosis von 20-40 IE/kg KG dreimal/Woche mit Beginn im Kleinkindesalter (1-2 Jahre) beim Auftreten der ersten (Gelenk-) Blutungen bis zum Abschluss des Wachstums
Erwachsenenalter	
Initialdosis bei • Gelenk-, Muskelblutungen: 20-40IE/kg KG • schweren Blutungen: 50-70 IE/kg KG	Mittlere Dosis von 20-30 IE/kg KG dreimal/Woche bei • rezidivierenden Blutungen (z.B. chronische Synovitis) • abnormer körperlicher und psychischer Belastung • Rehabilitationsmaßnahmen
Mittelschwere Hämophilie	
Initialdosis bei • Gelenk-, Muskelblutungen: 30-40IE/kg KG • schweren Blutungen: 50-70 IE/kg KG individuell und situativ angepasste Erhaltungstherapie bis zur Rückbildung der Blutung	abhängig von Intensität und Häufigkeit der Blutung wie bei schwerer Hämophilie
Leichte Hämophilie	
Leichte Blutungen oder gering invasive Eingriffe bei Hämophilie A: Desmopressin (Minirin ®) 0,4 µg/kg KG (intravenöse Infusion in 0,9 % NaCl-Lösung über 30-60 min), ggf. 12-stündlich, längstens 3-5 Tage, alternativ subkutane Applikation; bei unzureichendem Faktorenanstieg Gabe von Faktor VIII Konzentrat *Leichte Blutungen bei Hämophilie B*: Faktor IX-Konzentrat wie bei mittelschwerer Hämophilie *Schwere Blutungen*: Faktorenkonzentrate wie bei mittelschwerer Hämophilie	Dauertherapie unüblich

Tab. 10.3: Substitutionstherapie bei Hämophilie.

durch Verringerung des Risikos von Gelenkblutungen eine weitgehend normale Entwicklung des Bewegungsapparates [1, 10]. Die entsprechenden Therapiemodalitäten und ihre Anwendungsformen sind in der nachstehenden Tabelle (Tab. 10.3) aufgezeigt. Ergänzend ist die Behandlungsmöglichkeit mit **Desmopressin** anzuführen, das eine Mobilisierung von FVIII-Komplex aus dem Speicherpool bewirkt und einen Anstieg des FVIII und des VWF im zirkulierenden Blut auf etwa das 2- bis 3-fache der vorbestehenden Restaktivität herbeiführt. Die Therapie mit Desmopressin ist nur für leichte Formen der Hämophilie geeignet. Desmopressin wird parenteral, d.h. intravenös als Kurzinfusion bzw. subkutan verabreicht. Intranasale Applikationsformen sind neuerdings verfügbar [8].

Die **Hemmkörperhämophilie** zeichnet sich aufgrund eines Inhibitors gegen FVIII oder FIX durch das Fehlen oder die Reduktion eines Faktorenanstiegs auf Substitution mit dem entsprechen Faktorenkonzentrat aus. Hieraus resultiert eine unzureichende antihämorrhagische Wirkung der Substitutionstherapie bei herkömmlichen Dosierungsmodalitäten. Unabhängig davon, dass prospektive randomisierte Studien fehlen, gibt es keine sicheren Hinweise, dass rekombinante Faktorenkonzentrate häufiger zu einer Hemmkörperentwicklung führen.

Die Behandlungsstrategien unterscheiden sich je nach therapeutischem Ziel der Bekämpfung einer akuten Blutung oder der langfristigen Hemmkörperelimination [2, 7, 9, 12, 13, 14]. Darüber hinaus bestimmt die Intensität des Hemmkörpers bzw. die Titerhöhe die Wahl der einzusetzenden Faktorenkonzentrate [2, 7]. Von zentraler Bedeutung für die Behandlung von Blutungen bei Hemmkörperhämophilie sind die **aktivierten Prothrombinkomplex-Präparate** mit FVIII-Inhibitor Bypassing-Aktivität und der **rekombinante aktivierte Faktor VII** [12, 13, 14]. Alternativ kommt, sofern die apparativen Voraussetzungen gegeben sind, eine **therapeutische Plasmapherese** vorzugsweise unter Verwendung eines geeigneten Immunabsorbens zur passageren Hemmkörperelimination in Frage. Empfehlungen zur therapeutischen Vorgehensweise sind in Tab. 10.4 aufgeführt. In Verbindung mit diesen Maßnahmen liegen zusätzliche Therapieansätze zur **Immunmodulation** und **Immunsuppression** vor, mit denen, abgesehen von der unten genannten Immuntoleranzinduktion, eine dauerhafte Hemmkörperunterdrückung angestrebt wird. Diese Therapiekonzepte (Tab. 10.4), beispielsweise entsprechend dem Malmö- oder Bonn-Protokoll, beinhalten die Gabe von Immunglobulinen oder die Kombination aus Kortikosteroiden und Cyclophosphamid [11]. Ein weiteres Konzept beinhaltet in Abhängigkeit vom Hemmkörpertiter und jeweiliger Ansprechrate eine konsekutive Stufentherapie mit FVIII, FEIBA bzw. rFVIIa und anschließende immunsuppressive Behandlung mit Prednisolon bzw. zusätzlich

Therapie bei Hemmkörperhämophilie	
Low Responder (< 5 BE/ml)	High Responder (> 5 BE/ml)
Akute Blutungen	
Faktor VIII- bzw. FIX-Konzentrat in hoher Dosis (mindestens zweifach) bis zum Erreichen einer hämostyptisch wirksamen FVIII- bzw. FIX-Aktivität (Überspielen des Hemmkörpers)	FVIII- bzw. FIX-Substitution unwirksam
bei unzureichender Wirkung der FVIII- bzw. FIX-Konzentrat-Substitution FEIBA®, **Aktiviertes Prothrombinkomplex-Konzentrat**, Initialdosis 50-100 E/kg KG, Erhaltungsdosis: 100 E/kg KG bis 2-mal pro Tag. Einzeldosis von 100 E/kg KG und Tagesdosis von 200 E/kg KG nicht überschreiten. Oder Novoseven®, **rekombinanter aktivierter Faktor VII (rVIIa)**, mittlere Dosis 90 µg/kg KG initial 2-stündl., später ggf. 4 bis 6-stündlich oder kontinuierliche Infusion mit Initialdosis 90 µg/kg KG, anschließend 10-30 µg/kg KG/Std iv.	FEIBA®, Aktiviertes Prothrombinkomplex-Konzentrat, Initialdosis 50-100 E/kg KG, Erhaltungsdosis: 100 E/kg KG bis 2-mal pro Tag. Einzeldosis von 100 E/kg KG und Tagesdosis von 200 E/kg KG nicht überschreiten. Oder Novoseven®, rekombinanter aktivierter Faktor VII (rVIIa), mittlere Dosis 90 µg/kg KG initial 2-stündlich später ggf. 4- bis 6-stündlich oder kontinuierliche Infusion mit Initialdosis 90 µg/kg KG, anschließend 10-30 µg/kg KG/Std i.v.
	Bei unzureichender Wirkung und Nachweis der Kreuzreaktivität: Hyate C®, porcines Faktor VIII-Konzentrat 50-100 E/kg KG zweimal pro Tag
	Beim Versagen der o.g. Therapie: Immunabsorptionsapherese

Tab. 10.4: Hemmkörperhämophilie: therapeutische Strategie I.

Cyclophosphamid über mehrere Wochen bis Monate [7].

Von den akuten Behandlungsmaßnahmen zur Bekämpfung von Blutungen ist die sogenannte **Immuntoleranzinduktion** zu nennen, mit der eine Hemmkörperelimination angestrebt werden soll [2, 9, 11]. Es muss darauf geachtet werden, dass insbesondere bei "Therapieversagern" plasma derived Faktorenkonzentrate mit VWF-Anteil eingesetzt werden. Diese Therapie beinhaltet eine Dauersubstitution mit Faktorenkonzentrat in hoher Dosis, welche sich auch besonders in der Pädiatrie als praktikable Behandlungsmaßnahme mit hoher Erfolgsrate erwiesen hat. Empfehlungen zur therapeutischen Vorgehensweise sind in Tab. 10.5 aufgeführt.

Strategisch muss aber der Verhinderung der Inhibitorentwicklung eine hohe Priorität eingeräumt werden. Es finden sich zunehmend Hinweise darauf, dass eine frühzeitige Prophylaxe von Blutungskomplikationen mit regelmäßiger Substitution von Faktorenkonzentraten mit einem geringeren Risiko der Hemmkörperentwicklung verbunden ist. Inwieweit pädiatrische Patienten zunächst mit plasma derived Gerinnungsfaktorpräparaten behandelt werden sollen, bevor eine Therapie mit rekombinanten Präparaten folgt, ist hinsichtlich der Auswirkungen auf die Inhibitorentwicklung unklar. Weitere prospektive Studien sind erforderlich.

Unabhängig von den Dosierungsempfehlungen muss die Therapie von akuten Blutungskomplikationen und die Festlegung der Dosis und Substitutionsintervalle bei der Prophylaxe unter klinischen Gesichtspunkten erfolgen und vom Hämophilie-

Therapie bei Hemmkörperhämophilie	
Low Responder (< 5 BE/ml)	High Responder (> 5 BE/ml)
Hemmkörperelimination und Immuntoleranz-Induktion	
Kinder	
50-100 E FVIII/kg KG/ dreimal pro Woche bis zur Rückbildung des Hemmkörpers / Normalisierung von FVIII-Recovery und -Halbwertszeit, anschließend angepasste Dauertherapie. Auf den Stellenwert von FVIII-Konzentraten mit hohem VWF-Anteil sollte geachtet werden.	100-200 E FVIII /kg KG zweimal/Tag bis zur mehrere Monate anhaltenden Rückbildung des Hemmkörpers / Normalisierung von FVIII-Recovery und -Halbwertszeit - längstens ein Jahr, anschließend angepasste Dauertherapie. Auf den Stellenwert von FVIII-Konzentraten mit hohem VWF-Anteil sollte geachtet werden. mögliche Kombination mit FEIBA® 50 E/kg KG zweimal pro Tag zur Reduktion der Blutungsneigung während Immuntoleranz-Induktions-Therapie. Abhängig von der Blutungsdiathese, dem Inhibitorspiegel ist rekombinanter FVIIa aktivierten Prothrombinkomplexen überlegen und dann auch kostengünstiger.
Erwachsene	
Keine Immuntoleranz-Induktions-Therapie bei Dauertherapie: 50 E Faktoren-Konzentrate/kg KG dreimal pro Woche Auf den Stellenwert von FVIII-Konzentraten mit hohem VWF-Anteil sollte geachtet werden.	100-150 E FVIII/kg KG zweimal/Tag bis zur mehrere Monate anhaltenden Rückbildung des Hemmkörpers / Normalisierung von FVIII-Recovery und -Halbwertszeit - längstens ein Jahr, anschließend angepasste Dauertherapie. Auf den Stellenwert von FVIII-Konzentraten mit hohem VWF- Anteil sollte geachtet werden. mögliche Kombination mit FEIBA ® 50 E/kg KG zweimal pro Tag zur Reduktion der Blutungsneigung oder rekombinantem FVIIa (dann aber keine Faktorensubstitution) während Immuntoleranz-Induktions-Therapie. Bei hochtitrigen Hemmkörpern rekombinante FVIIa Konzentrate abhängig von der Blutungsdiathese in die Überlegungen einbeziehen.

Tab. 10.5: Hemmkörperhämophilie: therapeutische Strategie II.

zentrum in regelmäßigen Abständen einer Revalidierung unterzogen werden.

Die Therapie von Blutern muss deshalb individuell erfolgen.

Literatur

Allgemeine Literatur

Aledort LM. Is the incidence and prevalence of inhibitors greater with recombinant products? Yes. J Thromb Haemost 2004;2:861-2.

Ananyeva N., Khrenov A., Darr F. et al. Treating haemophilia with recombinant blood factors: a comparison. Expert Opin Pharmacother 2004;5:1061-70.

Berntorp E, Boulyjenkov V, Brettler D et al. Modern treatment of haemophilia. Bull World Health Organ 1995;73:691-701.

DiMichele DM, Seremetis S. Hemophilia – factor VIII deficiency. In: Thrombosis and haemorrhage. Loscalzo J, Schafer AI (eds). 2003; Philadelphia, Lippincott Williams & Wilkins, Baltimore, London 2003;560-574.

Freedman J, Garvey MB. Immunoadsorption of factor VIII inhibitors. Curr Opin Hematol 2004;11:327-33.

Jacquemin MG, Saint- Remy JMR. Factor VIII alloantibodies in haemophilia. Curr Opin Hematol 2004;11: 146-50.

Lusher JM. Is the incidence and prevalence of inhibitors greater with recombinant products? No. J Thromb Haemost 2004;2:863-5.

Mannucci PM, Tuddenham EG. The haemophiliacs: progress and problems. Semin Hematol 1999;36:104-17.

Makris M. Systematic review of the management of patients with haemophilia A and inhibitors. Blood Coagul Fibrinolysis 2004;15:S25-7.

Morada M, Villar A, Hernadez Navarro F. Prophylactic treatment effects on inhibitor risk. Haemophilia 2005; 11:79-83.

Nilsson IM, Berntorp E, Lofqvist T et al. Twenty-five years' experience of prophylactic treatment in severe haemophilia A and B. J Intern Med 1992;232:25-32.

Schimpf K. Therapie der Hämophilien. Hämostaseologie 1994;14:44-54.

Schramm W. Experience with prophylaxis in Germany. Sem Hematol 1993;30:44-54.

Schramm W. Konsensus-Empfehlungen zur Hämophiliebehandlung in Deutschland. Hämostaseologie 1994; 81-3.

Seifried E, Oldenburg J. Angeborene plasmatische Gerinnungsstörungen einschließlich Von-Willebrand-Syndrom. In: Transfusionsmedizin. Mueller-Eckhardt C, Kiefel V (Hrsg). Berlin, Springer Verlag 2004;409-46.

Srivasava A. Dose and response in haemophilia – optimization of factor replacement therapy. BJH 2004;127:12-25.

Vorstand und Wissenschaftlicher Beirat der Bundesärztekammer (Hrsg.)Leitlinien zur Therapie mit Blutkomponenten und Plasmaderivaten, Köln: Deutscher Ärzte-Verlag, 2003.

Zeitler H, Merzenich G, Hess L et al. Treatment of acquired haemophilia by the Bonn-Malmö protocol: documentation of an in vivo immunomodulating concept. Blood 2005;105:2287-93.

Spezielle Literatur

1. Allain JP. Dosage requirements for substitution therapy in haemophiliacs; general principles. In: Management of the Hemophilias. Scand J Haematol 1976;1090,24:29-32.

2. Brackmann HH, Gormsen J. Massive factor VIII infusion in haemophilic patients with factor VIII inhibitor, high responder. Lancet II 1977:933.

3. Ehrenforth S, Kreuz W, Scharrer I et al. Incidence of development of factor VIII and factor IX inhibitors in haemophiliacs Lancet. 1992;339:594-8.

4. Escobar MA. Treatment on demand-in vivo dose finding studies. Haemophilia 2003;9:360-7.

5. Farrugia A. Evolving perspectives in product safety for haemophilia. Haemophilia 2002;8:236-43.

6. Gitschier J, Wood WI; Goralka TM et al. Characterization of the human factor VIII gene. Nature 1984;312: 326.

7. Grünewald M, Beneke H, Güthner C et al. Acquired haemophilia: experiences with a standardized approach. Haemophilia 2001;7:164-9.

8. Köhler M, Hellstern P, Miyashita C et al. Comparative study of intranasal, subcutaneous and intravenous administration of desamino-D-arginine vasopressin (DDAVP). Thromb Haemost 1986;55:108-11.

9. Mariani G, Scheibel E, Nogao T et al. Immune tolerance as treatment of alloantibodies to factor VIII in haemophilia. The International Registry of Immune tolerance Protocols. Sem Hematol 1994;31:62-4.

10. Miners AH, Sabin CA, Tolley KH, Lee CA. Primary prophylaxis for individuals with severe haemophilia: how many hospital visits could treatment prevent? J Intern Med 2000;247:493-9.

11. Oldenburg J, Schwaab R, Brackmann-HH. Induction of immune tolerance in haemophilia A inhibitor patients by the 'Bonn Protocol': predictive parameter for therapy duration and outcome. Vox Sang 1999;77 Suppl 1:49-54.

12. Seremetis S. Dose optimization of recombinant factor VIIa in the treatment of acute bleeding in haemophi-

lia-associated inhibitors. Blood Coagul Fibrinolysis 2003; 14:29-30.

13. Shapiro AD; Gilchrist GS; Hoots WK; et al. A Prospective, randomised trial of two doses of rFVIIa (Novo Seven) in haemophilia patients with inhibitors undergoing surgery. Thromb Haemost 1998;80:773-8.

14. Sjamsoedin LJ. The effect of activated prothrombin-complex concentrate (FEIBA) on joint and muscle bleeding in patients with haemophilia A and antibodies to factor VIII. A double-blind clinical trial. N Engl J Med 1981;305:717-21.

10.2. von Willebrand-Erkrankung (VWE)

10.2.1. Definition, Ätiologie und Pathogenese

Die nach ihrem Erstbeschreiber benannte von Willebrand-Erkrankung (VWE oder von Willebrand-Syndrom, VWS) beruht auf einer vererbbaren Synthesestörung des von Willebrand-Faktors (VWF), der durch seine besondere Funktion die Adhäsion der Thrombozyten an subendotheliale Strukturen vermittelt und damit für die Primärhämostase mitverantwortlich ist. Unter physiologischen Bedingungen bildet er mit dem koagulatorischen FVIII (FVIII:C) einen nicht-kovalent gebundenen Komplex. Der VWF ist ein Glykoprotein und zählt zu den größten Eiweißkörpern mit einem Molekulargewicht von 0,6 bis 20×10^6 Dalton. Er besitzt eine multimere Struktur, die aus kovalent verbundenen einkettigen Untereinheiten mit einem Molekulargewicht von 220.000 Dalton zusammengesetzt ist. Die VWF-Multimere zirkulieren im Plasma in kondensierter globulärer Form, die sich unter der Einwirkung starker Scherkräfte zu filamentösen Strukturen entfalten können und dabei ihre Bindungsepitope freilegen.

Die mit A-D bezeichneten Molekülabschnitte weisen Bindungsdomänen für FVIII:C, Kollagen, Heparin und thrombozytäre Glykoproteine (GPIb-IX, GPIIb-IIIa) auf. Diese Eigenschaften befähigen den VWF zu verschieden Funktionen als Trägermolekül, Adhäsivprotein oder Brückenmolekül, insbesondere für die Thrombozyten-Kollagen- und die Thrombozyten-Thrombozyten-Interaktion. Hieraus resultiert seine funktionelle Bedeutung für die Thrombozytenadhäsivität und -aggregation.

Der VWF wird in Megakaryozyten und in Endothelzellen gebildet und lässt sich im Plasma, an Thrombozyten und in der Gefäßwand nachweisen. Das VWF-Gen mit einer Größe von 178 kb ist auf dem kurzen Arm des Chromosoms 12 lokalisiert und enthält 52 Exone mit 40-1400 Basenpaaren. Nach Translation wird zunächst der Prä-Pro-VWF gebildet, aus dem durch Sulfatierung, Glycosylierung und Dimerisierung der Pro-VWF entsteht. Nach weiterer Glycosylierung und Ausbildung von Multimeren durch N-terminale Verknüpfung des Pro-VWF und Peptidabspaltung entsteht der endgültige VWF. Dieser wird in Organellen gespeichert wie die alpha-Granula des Thrombozyten und aktiv oder passiv in die Zirkulation freigesetzt.

Infolge unterschiedlicher genetischer Übertragungswege und verschiedener Anomalien des VWF wird die VWE in mehrere Typen bzw. Subtypen klassifiziert (Tab. 10.6).

10.2.2. Diagnose und klinische Symptomatik

Eine gezielte **Labordiagnostik** ist unerlässlich. Der Nachweis der VWE erfolgt durch die Bestimmung von Blutungszeit, Plättchenfunktionsanalyzer 100® (PFA-100®), APTT, VWF-Antigen (VWF: Ag), VWF-Ristocetin-Cofaktor (VWF:RCo) und koagulatorischer FVIII-Aktivität (FVIII:C) und der VWF-"Collagen binding activity" (VWF: CBA). Zur Klassifizierung werden die VWF-Multimerenanalyse, die Ristocetin-induzierte Plättchenaggregation, VWF-Bindungsversuche, insbesondere mit Kollagen, oder die molekulargenetische Analyse herangezogen [2]. Die molekulargenetische Analytik von Anomalien des VWF-Gens, bei der speziell die Sequenzierung von Exon/Intron-Grenzen im Vordergrund steht, ist derzeit spezialisierten Laboratorien vorbehalten [4, 8]. Sie kann insbesondere zur Klassifizierung des Typ 2 weiterführen, der häufig bei der Phänotypisierung Probleme bietet.

Bei der häufigsten Form, dem **Typ 1** der VWE, die etwa zwei Drittel aller Fälle umfasst, liegt eine reine quantitative Verminderung des VWF vor. Die Struktur des VWF ist hier normal. Das VWF:Ag und der VWF:RCo im Plasma sind gleichsinnig erniedrigt. Im Regelfall werden Restaktivitäten von 5 bis 30 % gemessen. Dieser Typ wird autosomal-dominant vererbt und zeigt klinisch eine leichte bis

von Willebrand-Erkrankung - Klassifizierung				
	Typ 1	Typ 2A	Typ 2B	Typ 3
Defekt	quantitativ	qualitativ	qualitativ	quantitativ
Erbgang	dominant	dominant oder rezessiv	autosomal rezessiv	
Prävalenz	70-80 %	ca. 10 %	3-5 %	1-3 %
VWF-Antigen	erniedrigt	normal-erniedrigt	normal-erniedrigt	fehlt
VWF:RCo	erniedrigt	erniedrigt	normal-erniedrigt	fehlt
FVIII:C	normal-erniedrigt	normal-erniedrigt	normal-erniedrigt	stark erniedrigt
RIPA	normal-erniedrigt	stark erniedrigt	normal-erhöht	fehlt
Multimeren	normal	große und intermediäre fehlen	große fehlen	fehlen
Blutungs-neigung	Defekt-abhängig leicht-schwer	leicht-mittelschwer	schwer	

Typ 2 C-H: variable Reduktion der großen und intermediären Multimeren

Typ 2 M (Vicenza): Plättchen-abhängige VWF-Funktion reduziert, kein Fehlen der großen Multimeren, Veränderung der binding-site für GP Ib

Typ 2 N (Normandy): FVIII:C-Bindungsfunktion des VWF (Misssense-Mutation) reduziert, Erniedrigung des FVIII:C

Abkürzungen: VWF:RCo = VWF-Ristocetin-Cofaktor, RIPA = Ristocetin-induzierte Plättchenaggregation

Tab. 10.6: Einteilung der von Willebrand-Erkrankung.

mittelschwere Blutungsneigung mit bevorzugter Manifestation an Haut und Schleimhäuten, die sich häufig als Ekchymosen, Epistaxis oder Meno- und Metrorrhagien äußern. Protrahierte Blutungen treten sekundär nach Verletzung oder invasiven Eingriffen auf. Charakteristisch für die VWE ist hierbei das Bild der Sofortblutung im Gegensatz zur Spät- oder Nachblutung bei der Hämophilie. Leichtere Formen kommen häufig vor und bereiten diagnostisch Schwierigkeiten, wenn die VWF-Parameter tief normal oder grenzwertig erniedrigt sind. Der Grund liegt in der variablen Expressivität der VWE, mit undulierendem klinischen Verlauf und dem Verhalten des VWF vergleichbar einem Akutphasenprotein.

Der **Typ 2** beruht auf einer qualitativen VWF-Abnormität. Labordiagnostisch wird häufig eine Diskrepanz zwischen höheren Werten im Immunoassay im Vergleich zu dem Funktionstest nachgewiesen. Der Typ 2 ist phänotypisch heterogen und umfasst mehrere Subtypen. Er wird mehrheitlich autosomal-dominant vererbt, auch rezessive Formen kommen vor. Klinisch zeigt sich überwiegend eine mittelschwere Blutungsneigung. Der Typ 2A ist die häufigere Form, die bei 5-10 % aller

VWE-Fälle vorkommt und durch das Fehlen der hochmolekularen Multimeren gekennzeichnet ist. Hieraus resultiert eine Störung der Thrombozytenadhäsivität und -aggregation. Der **Typ 2B** weist einen abnormen VWF mit erhöhter Affinität zum GPIb-Rezeptor der Plättchen auf. Hierdurch kommt es zu einer vermehrten Bindung an zirkulierende Thrombozyten und zu leichten Thrombozytopenien. Der Typ 2B ist im Unterschied zum Typ 2A durch eine gesteigerte Ristocetin-induzierte Plättchenaggregabilität gekennzeichnet. Eine abnorm gesteigerte Funktion des GPIb von Thrombozyten kann ebenfalls zu einer vermehrten Bindung des VWF an zirkulierende Plättchen führen. Diese Variante wird als Platelet-type oder Pseudo-VWS bezeichnet.

Der seltene **Typ 3** ist durch weitestgehendes Fehlen des VWF gekennzeichnet. Auch der FVIII:C im Plasma ist infolge der Abwesenheit seines Trägermoleküls deutlich erniedrigt. Die Substitution von Plasmaderivaten kann zur Hemmkörperbildung gegen den VWF führen. Der Erbgang des Typ 3 ist autosomal-rezessiv, bei zahlreichen Patienten wird eine Deletion des VWF-Gens nachgewiesen. Die Erkrankten sind in der Regel homozygote

Merkmalsträger und leiden an einer schwerwiegenden Blutungsneigung mit häufig spontanen, z.T. lebensbedrohlichen gastrointestinalen Blutungen sowie, ähnlich wie bei der Hämophilie, Blutungen in die Gelenke. Heterozygote Individuen, die nur mäßig erniedrigte VWF-Konzentrationen im Plasma aufweisen, sind im Allgemeinen asymptomatisch.

Die **erworbene VWF** ist eine uneinheitliche Manifestation, die in der Regel sekundär bei Grundkrankheiten wie lymphoproliferative Erkrankungen, chronische myeloische Leukämie (CML), Thrombozythämie, Plasmozytom, sonstige malignen Neoplasien oder Autoimmunopathien z.B. vom Kollagenosetyp auftreten kann [3, 9]. Antikörperbildung gegen den VWF oder Struktur- und Synthesedefekte des VWF kommen als Ursache in Frage. Mehrheitlich werden Typ 1- und Typ 2-Manifestationen bei der erworbenen VWF beschrieben.

10.2.3. Therapeutische Strategien

Neben lokalen hämostyptischen Maßnahmen gibt es mehrere medikamentöse Behandlungsmodalitäten zur Prävention und Therapie von Blutungsmanifestationen bei der VWE [1,5,7]. Das am häufigsten eingesetzte Produkt ist **Desmopressin**, ein Vasopressin-Derivat (1-Desamino-8-D-Argininvasopressin, DDAVP, Minirin®), das ursprünglich zur Behandlung des Diabetes insipidus entwickelt wurde [5]. Desmopressin wird intravenös oder subkutan in einer Dosis von 0,2 bis 0,4 µg/kg KG oder intranasal mit 2 bis 4 µg/kg KG appliziert. Es bewirkt eine Steigerung des zirkulierenden VWF um das 2- bis 4-fache. Das Ansprechen auf Desmopressin kann individuell unterschiedlich sein, so dass bei gesicherter Diagnose eine Testanwendung des Medikaments mit Messungen des VWF vor und 30 bis 60 min. nach Gabe empfohlen wird. Desmopressin ist in der Mehrzahl der Fälle bei der VWE Typ 1 und in geringerem Ausmaß beim Typ 2A wirksam. Beim Typ 3 ist mangels verfügbarem VWF keine Wirkung zu erwarten. Beim Typ 2B und beim Platelet-type- (Pseudo-) VWS kommt es unter Desmopressin in der Regel zu einem Thrombozytenabfall, so dass vom Einsatz abgeraten wird. Je nach Blutungsmanifestation kann die Gabe von Desmopressin in 12-stündigen Abständen wiederholt werden, nach 3- bis 5-tägiger Behandlung ist mit einem Wirkungsverlust in Bezug auf die VWF-

Freisetzung zu rechen. Grundsätzlich sollten die Dosisintervalle nach klinischen Aspekten gewählt werden. Es können unerwünschte Wirkungen wie Flush, Kopfschmerzen, Herzfrequenzanstieg oder Blutdruckabfall auftreten. Infolge des antidiuretischen Effekts von Desmopressin ist auf Flüssigkeitsbilanzierung zu achten und eine mögliche Hyponatriämie (Laborkontrolle!) zu berücksichtigen. Bei vorbestehenden Gefäßverschlusskomplikationen, z.B. koronare Herzkrankheit, Apoplexie, ist Desmopressin mit Zurückhaltung einzusetzen. Dies gilt auch für zerebrale Anfallsleiden. Bei Kindern unter 3 Jahren sollte Desmopressin nicht eingesetzt werden [7].

Sofern eine Thromboseprophylaxe indiziert sein sollte, muss Heparin bei Patienten mit VWS in reduzierter Dosis und unter Kontrolle des anti-Xa-Spiegels erfolgen (Tab. 10.7).

Therapie bei von Willebrand-Erkrankung			
Typ 1	Typ 2a	Typ 2b	Typ 3
DDAVP	VWF-haltiges Konzentrat	VWF-haltiges Konzentrat	VWF-haltiges Konzentrat
VWF-haltiges Konzentrat	DDAVP eingeschränkt	Cave DDAVP: Thrombozytopenie	

Tab. 10.7: Therapie bei von Willebrand-Erkrankung.

Plasmaderivate bzw. **VWF-haltige Faktorenkonzentrate** werden je nach Subtyp und Schweregrad der VWE eingesetzt, wenn DDAVP nicht hinreichend wirksam oder ein Therapieerfolg nicht zu erwarten ist. Gefrorenes Frischplasma (GFP) ist aufgrund seines Gehalts an nativem VWF ein geeignetes Substitutionsmittel, die Anwendung ist jedoch aufgrund der hohen Volumenbelastung limitiert. Mehrheitlich werden heute virusinaktivierte FVIII-Konzentrate von intermediärem Reinheitsgrad eingesetzt, die einen hinreichend hohen Gehalt an VWF mit Anteilen der hochmolekularen Multimere aufweisen [1]. Die größte Erfahrung liegt für das Produkt **Haemate® HS** vor, das bei der VWE Typ 1, 2a, 2b, 3 und beim Platelet-type-VWS wirksam ist. Ein neues plasmatisches VWF-Präparat (**Wilate®**) weist eine gegenüber Haemate® längere Halbwertzeit auf und ist doppelt virusinaktiviert. Weitere plasmatische, mittelgradig gereinigte FVIII-Konzentrate mit unterschiedlichem VWF-Gehalt stehen handelsüblich zur Verfügung und befinden sich im klinischen Einsatz bzw. in Erprobung. Hochgereinigte Plasma-derived und rekombinante FVIII-Konzentrate sind mangels VWF-Gehalt ungeeignet. Ein rekombinanter VWF befindet sich derzeit in Entwicklung. **Zur Bekämpfung von Blutungen ist die Gabe von 30 bis 50 IE/kg KG eines VWF-haltigen FVIII-Konzentrats in 12 bis 24-stündigen Abständen im Allgemeinen ausreichend.** Insbesondere nach urologischen/gynäkologischen Operationen (hohes fibrinolytisches Potenzial) muss - unter Berücksichtigung der Lokalverhältnisse - die Substitutionstherapie ausreichend lange durchgeführt werden. Die Halbwertzeit des VWF:RCo beträgt in der Regel 8-16 h, aufgrund des additiven Substitutionseffektes mit kleinmolekularem FVIII:C und hochmolekularem VWF ist bei der VWE mit einer Kumulation von FVIII:C zu rechnen. Laborkontrollen des VWF zur Bestimmung der individuellen Recovery bzw. Pharmakokinetik und aufgrund der Chargenschwankungen des VWF-Gehaltes der Konzentrate (Chargenvariabilität) sind ratsam. Die früher eingesetzten Kryopräzipitate waren aufgrund ihres hohen VWF-Gehaltes brauchbar. Da derzeit keine virusinaktivierten Kryopräzipitate im deutschsprachigen Raum zur Verfügung stehen, haben sie z.Zt. keine praktische Bedeutung.

Literatur

Allgemeine Literatur

Holmberg L, Nilsson IM. Von Willebrand disease. Clin Haematol 1985;14:461-88.

Rodeghiero F, Castaman G, Treatment of von Willebrand disease. Semin Hematol 2005;42:29-35.

Ruggeri ZM. Structure and function of von Willebrand factor. Thromb Haemost 1999;82:576-84.

Ruggeri ZM. Pathogenesis and classification of von Willebrand disease. Haemostasis 1994;24:265-75.

Schneppenheim R, Budde U (Hrsg). Von Willebrand-Syndrom und von Willebrand-Faktor – Aktuelle Aspekte der Diagnostik und Therapie. Bremen, London, Boston, UNIMED-Verlag 2004.

Schneppenheim R, Budde U. Phenotypic and genotypic diagnosis of von Willebrand disease: a 2004 update. Semin Hematol 2005;42:15-28.

Zimmerman TS; Ruggeri-ZM. von Willebrand disease. Hum Pathol 1987;18:140-52.

Spezielle Literatur

1. Batlle J, Noya MS, Giangrande P, Lopez-Fernandez F. Advances in the therapy of von Willebrand disease. Haemophilia 2002;8:301-7.

2. Budde U, Schneppenheim R, Plendl H et al. Luminographic detection of von Willebrand factor multimers in agarose gels and on nitrocellulose membranes. Thromb Haemost 1990;63:312-5.

3. Kreuz W, Linde R, Funk M et al. Induction of von Willebrand disease type I by valproic acid. Lancet 1990; 335:1350-1.

4. Mancuso DJ, Tuley EA, Westfield LA et al. Structure of the gene for human von Willebrand factor. J Biol Chem 1989;264:19514-27.

5. Mannucci PM. Desmopressin (DDAVP) for treatment of disorders of hemostasis. Prog Hemost Thromb 1986;8:19-45.

6. Nishino M, Girma JP, Rothschild C et al. New variant of von Willebrand disease with defective binding to factor VIII. Blood 1989;74:1591-9.7. Schneppenheim R, Thomas KB, Sutor AH. Von Willebrand disease in childhood. Semin Thromb Hemost 1995;21:261-75.

8. Schneppenheim R. Molekulare Genetik des von Willebrand-Syndroms. Hämostaseologie 2004;24:37-43.

9. Tefferi A, Nichols WL. Acquired von Willebrand disease: concise review of occurrence, diagnosis, pathogenesis and treatment. Am J Med 1997;103:536-40.

Index

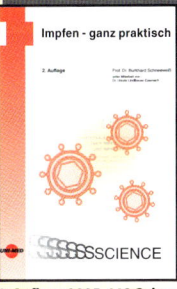
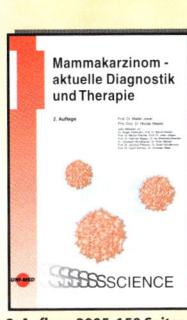
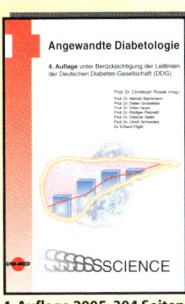
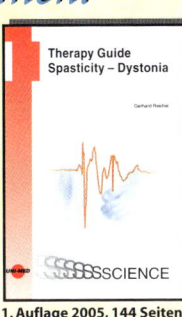
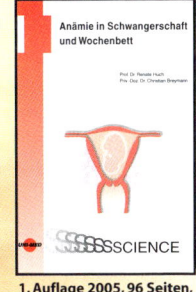
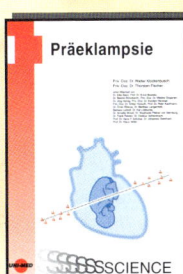
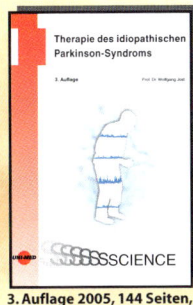
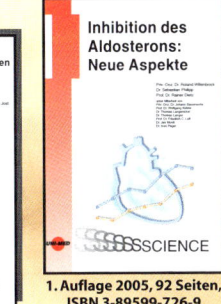
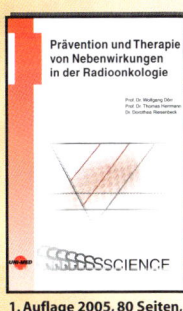
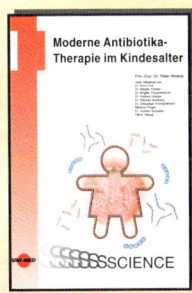
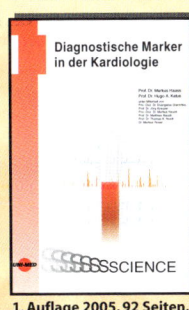
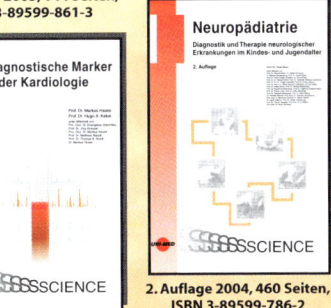
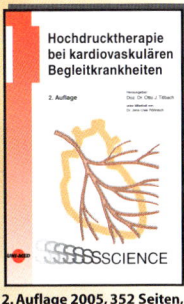
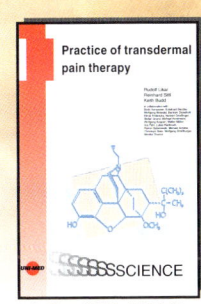
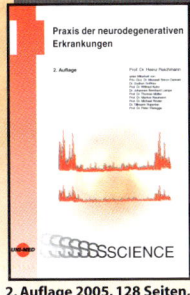
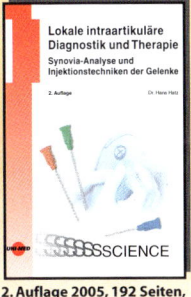

Fachliteratur über Hämostaseologie von UNI-MED...

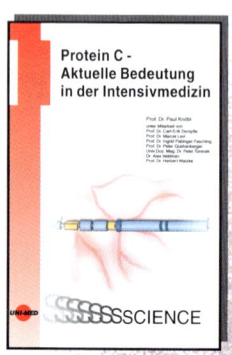

Protein C - Aktuelle Bedeutung in der Intensivmedizin

1. Aufl. 2004, 128 S.,
ISBN 3-89599-764-1

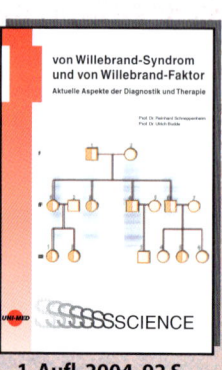

von Willebrand-Syndrom und von Willebrand-Faktor
Aktuelle Aspekte der Diagnostik und Therapie

1. Aufl. 2004, 92 S.,
ISBN 3-89599-640-8

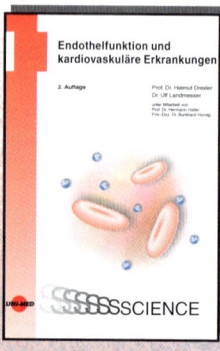

Endothelfunktion und kardiovaskuläre Erkrankungen

2. Aufl. 2003, 140 S.,
ISBN 3-89599-732-3

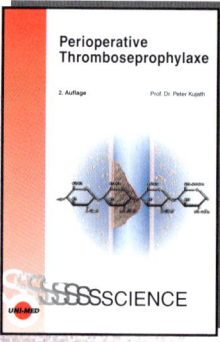

Perioperative Thromboseprophylaxe

2. Aufl. 2001, 96 S.,
ISBN 3-89599-535-5

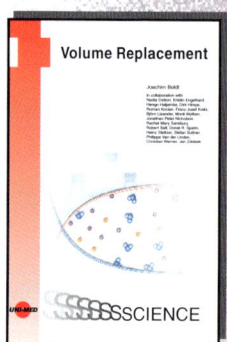

Volume Replacement

1. Aufl. 2004, 116 S.,
ISBN 3-89599-721-8

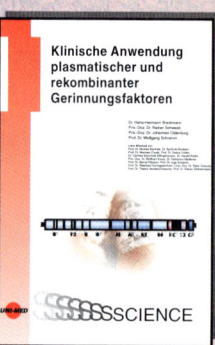

Klinische Anwendung plasmatischer und rekombinanter Gerinnungsfaktoren

1. Aufl. 2003, 224 S.,
ISBN 3-89599-586-X

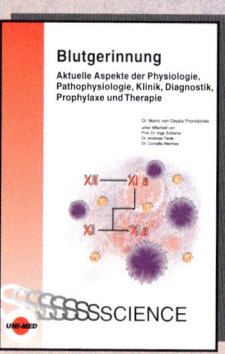

Blutgerinnung
Aktuelle Aspekte der Physiologie, Pathophysiologie, Klinik, Diagnostik, Prophylaxe und Therapie

1. Aufl. 2002, 136 S.,
ISBN 3-89599-554-1

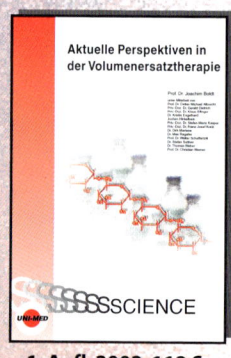

Aktuelle Perspektiven in der Volumenersatztherapie

1. Aufl. 2002, 112 S.,
ISBN 3-89599-548-7

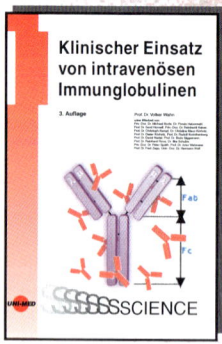

Klinischer Einsatz von intravenösen Immunglobulinen

3. Aufl. 2005, 176 S.,
ISBN 3-89599-843-5

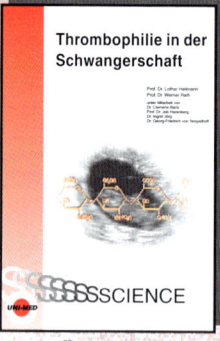

Thrombophilie in der Schwangerschaft

1. Aufl. 2002, 112 S.,
ISBN 3-89599-602-5

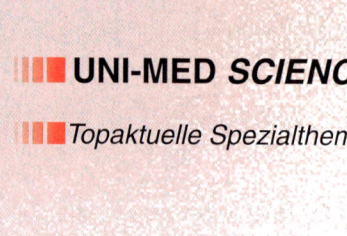

UNI-MED *SCIENCE* -

Topaktuelle Spezialthemen!

...ständig im Fluß!

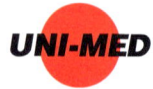

UNI-MED Verlag AG • Kurfürstenallee 130 • D-28211 Bremen
Telefon: 0421/2041-300 • Telefax: 0421/2041-444
e-mail: info@uni-med.de • Internet: http://www.uni-med.de